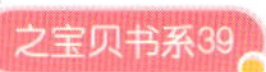

图解怀孕万事通

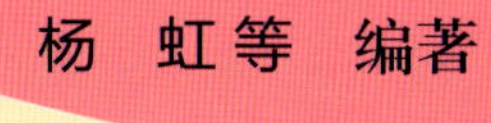

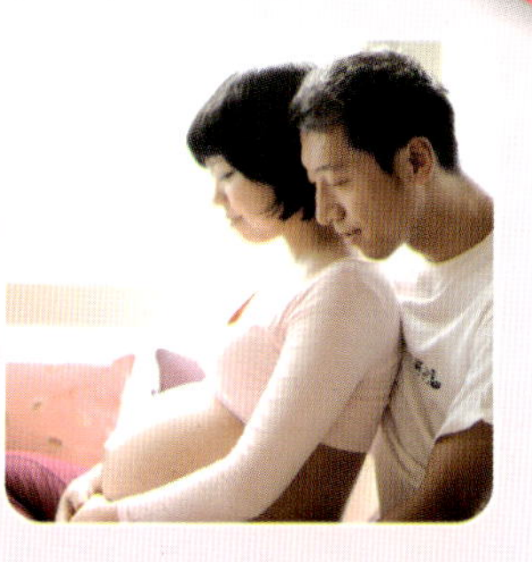

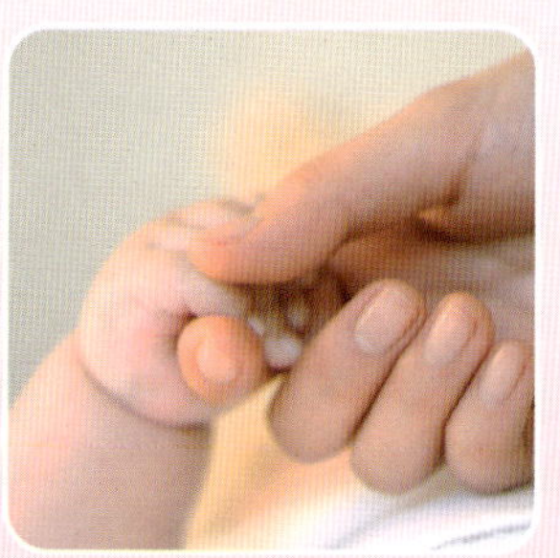

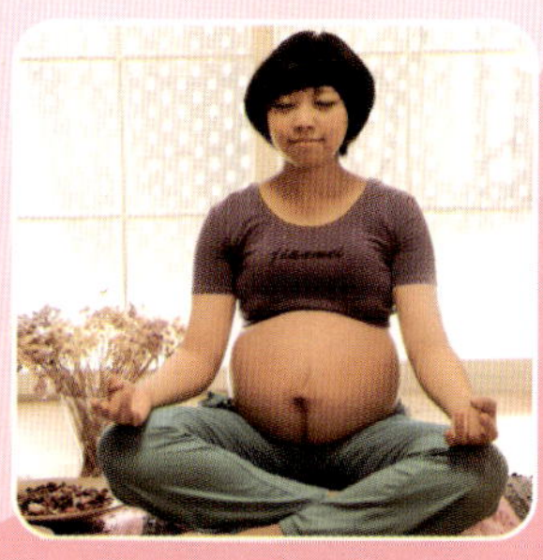

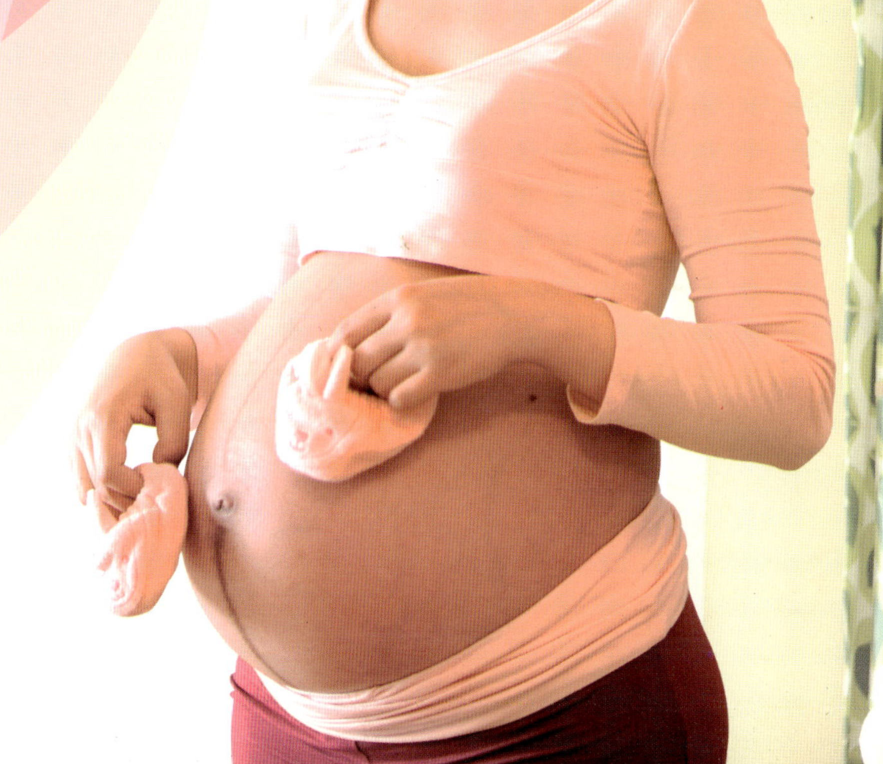

图书在版编目（CIP）数据

图解怀孕万事通/杨虹等编著.—北京：中国纺织出版社，2009.9
（之宝贝书系；39）
ISBN 978-7-5064-5814-6
Ⅰ.图… Ⅱ.杨… Ⅲ.妊娠期-妇幼保健-图解 Ⅳ.R715.3-64

中国版本图书馆CIP数据核字（2009）第122782号

策划编辑：尚 响　　责任编辑：李彦芳　　特约编辑：祁 薇
责任印制：刘 强　　装帧设计：沈 琳

中国纺织出版社出版发行
地址：北京东直门南大街6号　邮政编码：100027
邮购电话：010-64168110　　传真：010-64168231
http://www.c-textilep.com
E-mail:faxing@c-textilep.com
北京人教方成彩色印刷有限公司印刷　各地新华书店经销
2009年9月第1版第1次印刷
开本：635×965　1/12　　印张：20
字数：250千字　　定价：39.80元

推荐序

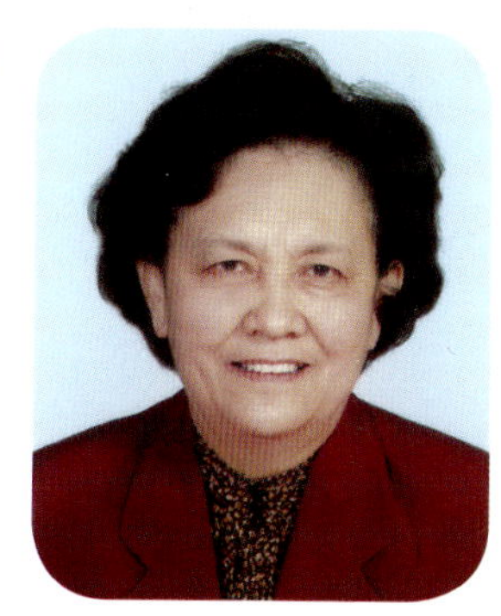

每一位母亲都是平凡而伟大，普通而神圣的，正是她们的辛勤劳动，缔造出生生不息的人类世界。

本书的各位作者，既是专业的产科医生，以维护母婴平安、健康为己任的职业妇女，又是亲身经历妊娠、分娩过程，拥有完美家庭的成功母亲。她们以妊娠发生、发展的时间顺序为主线，围绕胎儿发育历程、孕妇生理改变、孕期常见问题、临床就医指南、相关法律法规等热点话题，进行系统、全面的编辑，应用诙谐、幽默的语言，介绍新颖、实用的知识。

本书主笔杨虹主任医师从事妇产科临床工作近三十年，积累了丰富的医疗、教学及科研经验，善于深入浅出地为孕产妇家属解释临床问题，具有较强的科普写作能力。书中采用深入浅出的叙述方法，突出科学性、实用性、先进性，旨在为各界育龄妇女提供有关妊娠、胎教、分娩、喂养、保健等方面的专业知识，从而了解妊娠、分娩的过程，了解产前检查的作用及必要性，了解孕期自我监护的方法及重要性，了解与临床医生沟通的技巧及方法，以期平安渡过妊娠、分娩这一人生的特殊阶段，获得良好的妊娠结局。

相信此书将成为妊娠、分娩过程中的最佳伴侣，陪同每一位母亲。

首都医科大学附属北京友谊医院 薛永玉

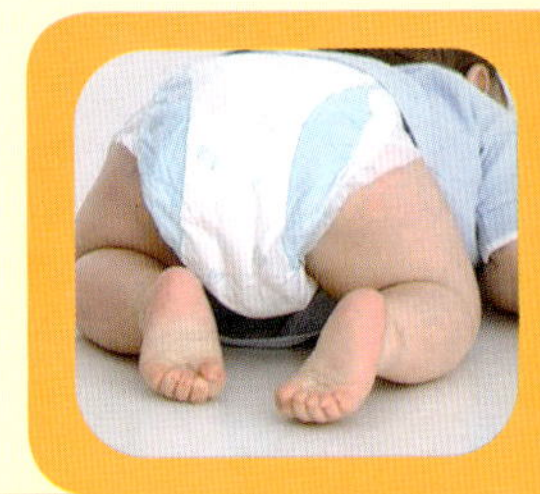

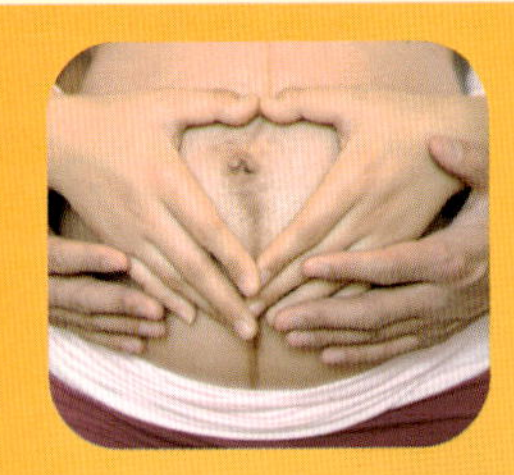

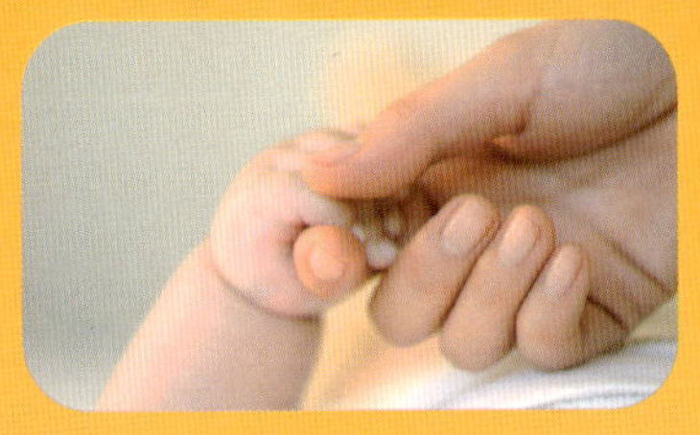

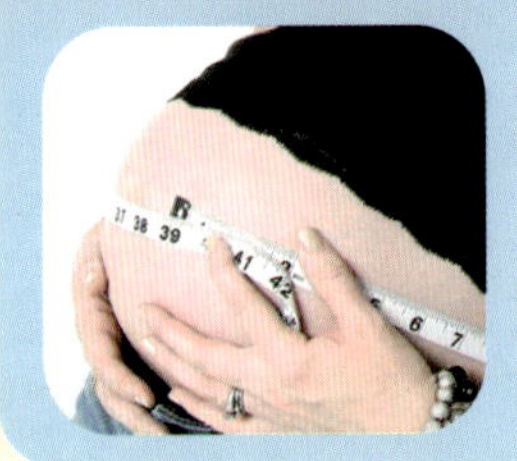

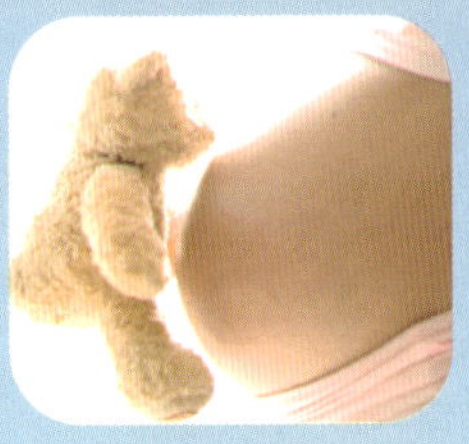

鸣 谢

孕 妈 妈：崔晶晶 李 枫 王 玮 王 艳

妈 妈：李 岚 瞿 力 Charity

爸 爸：李梓龙 Steve

宝 宝：黄煜宸 李 游 Caleb Luke Jacob

指导教练：刘亚鹏

护 士：张 茜

摄 影 师：大 雄 郭咏君 武 勇

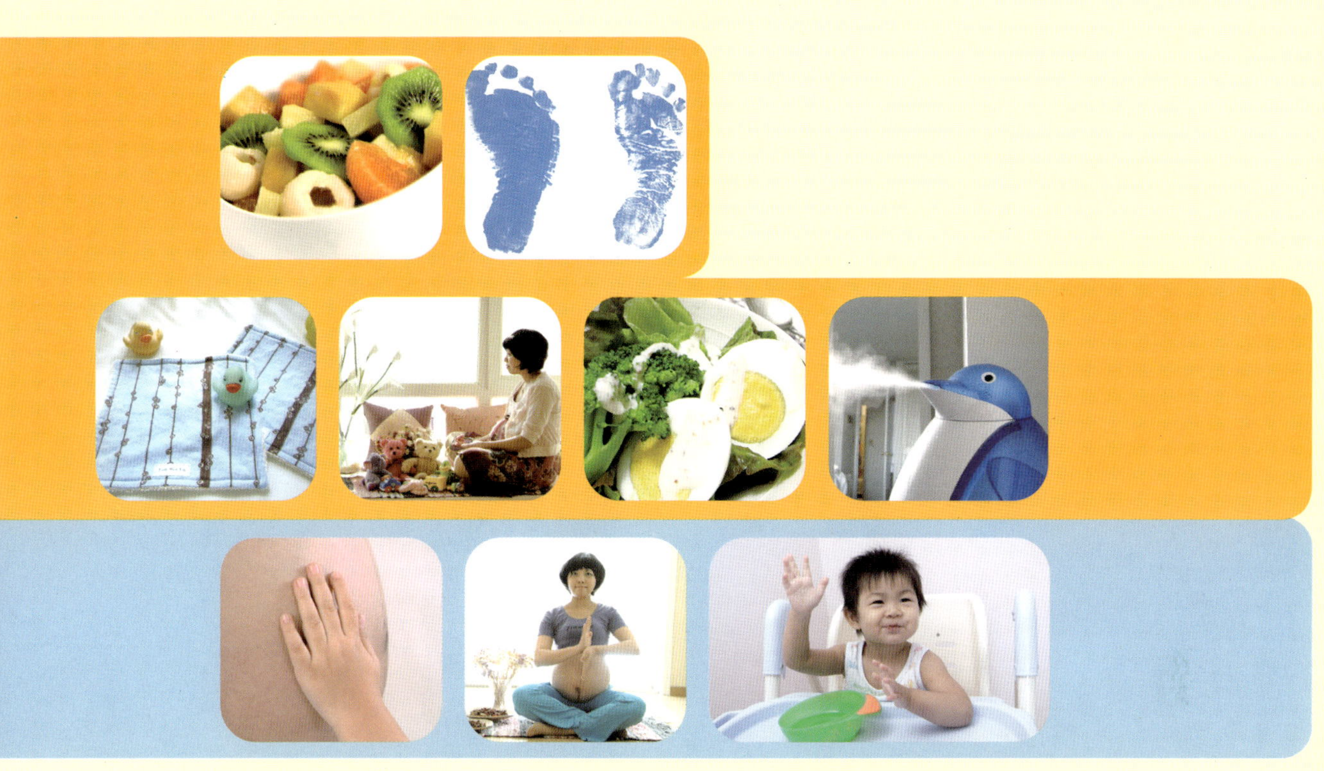

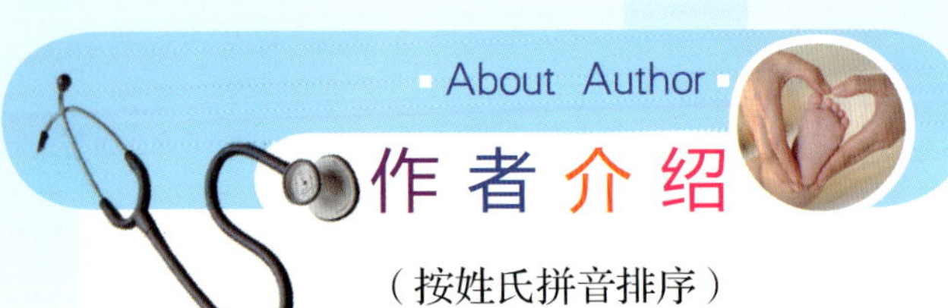

（按姓氏拼音排序）

边　茜

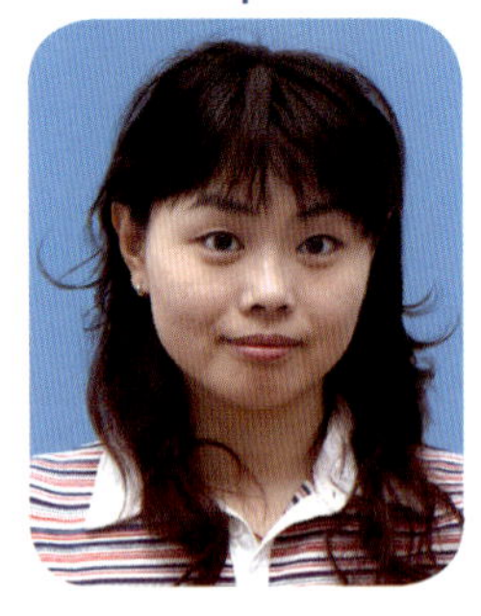

2002 年毕业于西安交通大学医学部，从此开始了妇产科临床医生的职业生涯。每天接触孕妇、产妇、新生儿及形形色色的家属……那时，自己还是一个小女孩，怀孕、分娩这些事情对于我来说仅仅是工作，甚至把孕妇和其他的妇科病人一样当作“病人”来看待。

但是当我自己经历了孕育、分娩、哺育后，我对于自己的工作有了更加深刻的理解，也更加热爱我的工作了。因为我深深地体会到孕育的过程是多么的美好，分娩的过程是多么的伟大，哺育的过程是多么的幸福。幸福的女人才是最有魅力的，在与宝贝的亲密接触中，彼此间传达着爱与被爱的幸福与甜蜜，请大家都好好地享受这个美妙的过程吧！

黄岱红

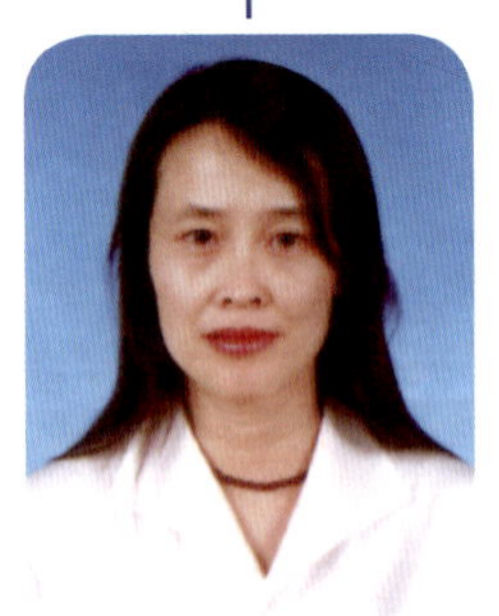

1983 年毕业于首都医科大学，曾在北京妇产医院从事妇产科临床工作十余年，参与编写《北京妇产医院的妇产科诊疗常规》一书。喜欢深入浅出。现从事科学普及工作。

人们总是相信创造奇迹是科学家的事情，离普通人很遥远。其实，没有哪个奇迹能超过生命的奇迹。而生命的奇迹恰恰是我们普通人创造的。当人体最小的细胞精子与人体最大的细胞卵子相遇的那一瞬间，一个新的生命就诞生了。受精卵在母亲的宫殿里如何顺利走完 280 天历程，我想将这孕育生命的奥妙与大家一起分享，一起搭建完美无缺的生命宫殿，一起创造生命的奇迹。

李 珊

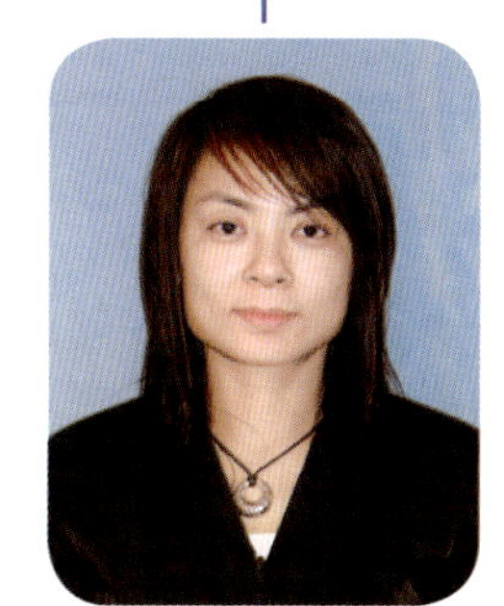

1999 年毕业于吉林大学医学部，从事妇产科临床近十年，现在加拿大渥太华留学，攻读胎儿及婴幼儿教育。

妊娠，是一个正常的生理过程。在这个奇妙的过程中，遗传、营养、环境、心理等因素始终相伴，相互作用。医生应该怀着关爱、同情之心，采用科学、合理之法，陪伴在孕产妇身旁，随时耕耘，保驾护航，将这个过程装点得芳香四溢、姹紫嫣红、幸福平安……

杨 虹

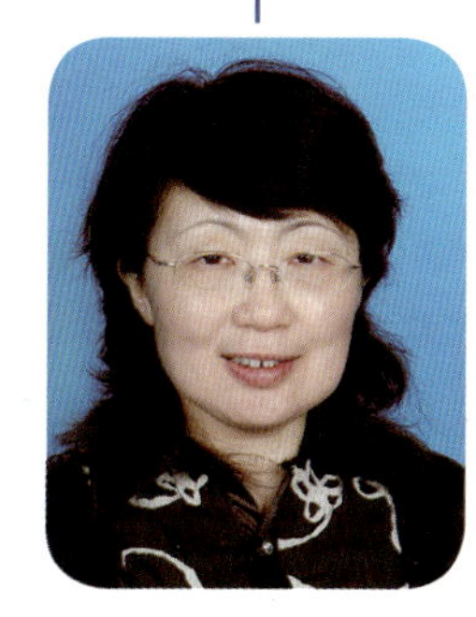

1983 年毕业于首都医科大学，妇产科主任医师。工作近三十年来，一直从事妇产科的临床、教学及科研工作，积累了丰富的临床经验，掌握了全面的理论知识。多次指挥及组织了妊娠急性脂肪肝、妊娠合并重症肝炎、各类产科休克、弥漫性血管内凝血、产后出血、妊娠期高血压疾病、妊娠合并各种内科疾病及新生儿重度窒息等危重症抢救工作；设计并组织实施了“国家自然科学基金”及“首都医科大学基础与临床基金”的临床课题研究；对乙型肝炎病毒的母婴传播机制、孕产期阻断措施及婴儿远期预后具有全面、深入、持久的研究。在国家核心期刊发表专业论文二十余篇。

目前担任北京市孕产期保健技术专家指导组成员、北京市医疗事故技术鉴定专家库成员、北京市预防艾滋病母婴传播技术专家指导组成员、丰台区医疗事故技术鉴定专家库成员、丰台区孕产妇危重症抢救专家指导组成员、丰台区计划生育专家指导组成员。

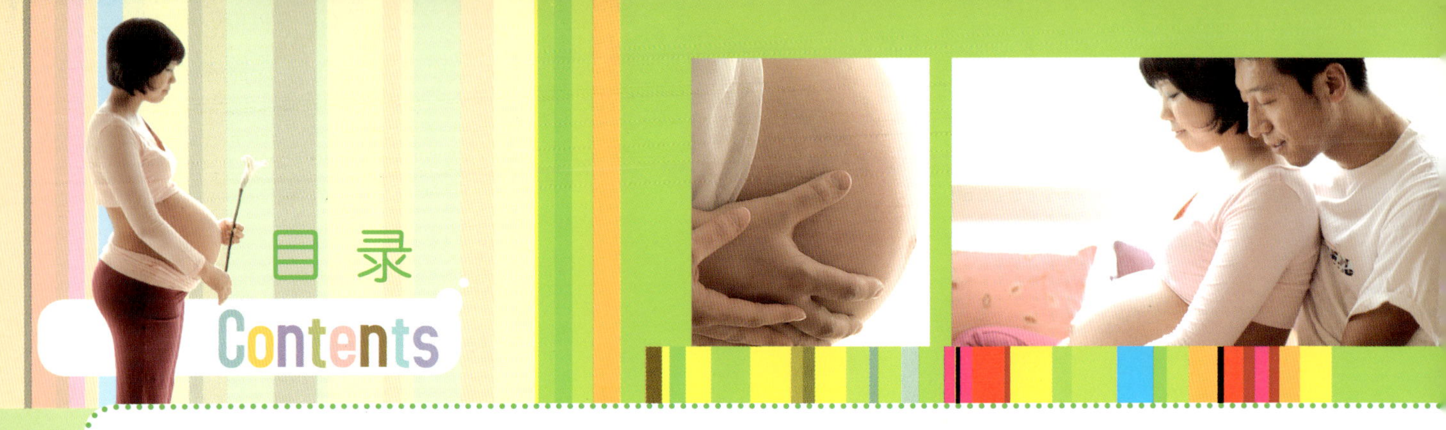

目录

Contents

第一章　孕前准备

——为生一个聪明健康的宝宝打下基础

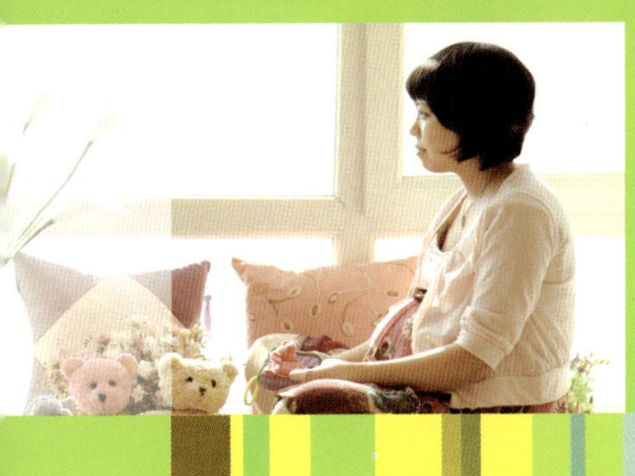
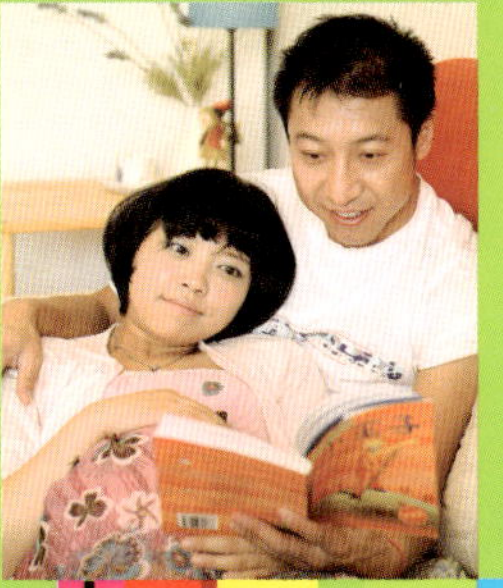
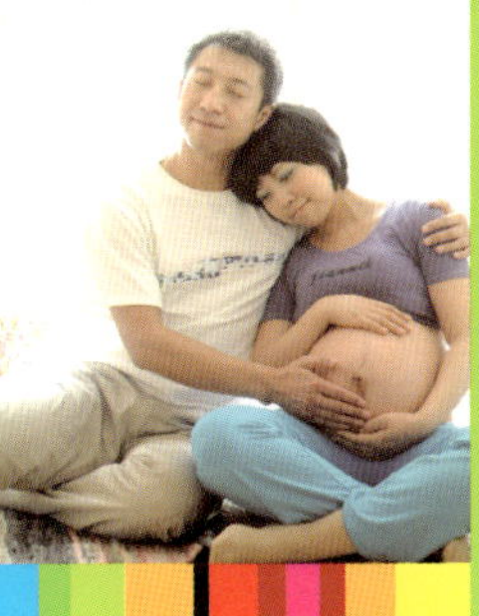

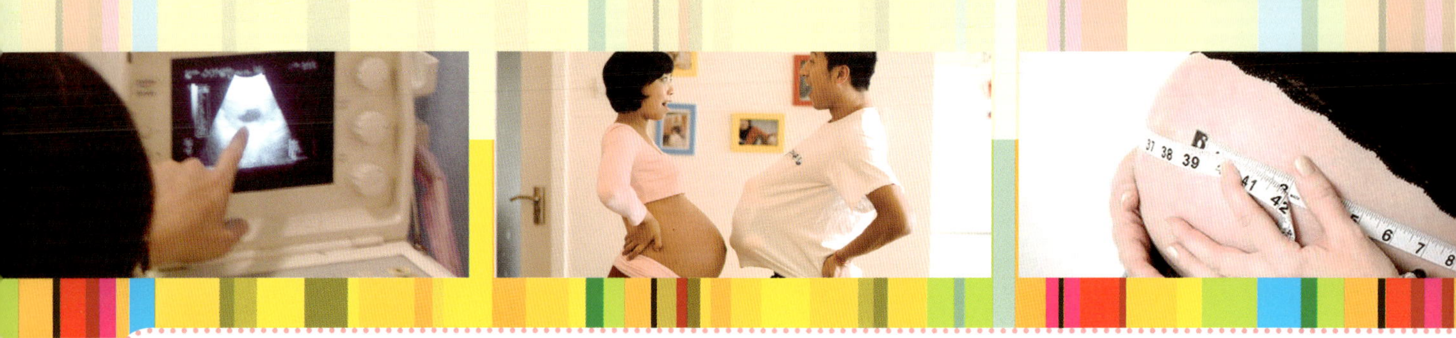

第二章　孕期保健
——健康胎宝宝、时尚孕妈妈两不误

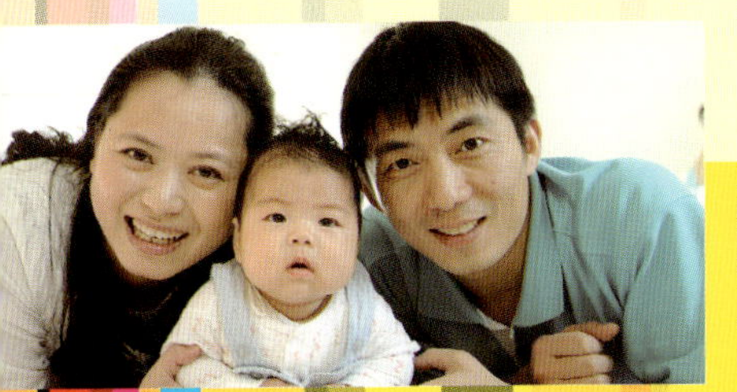
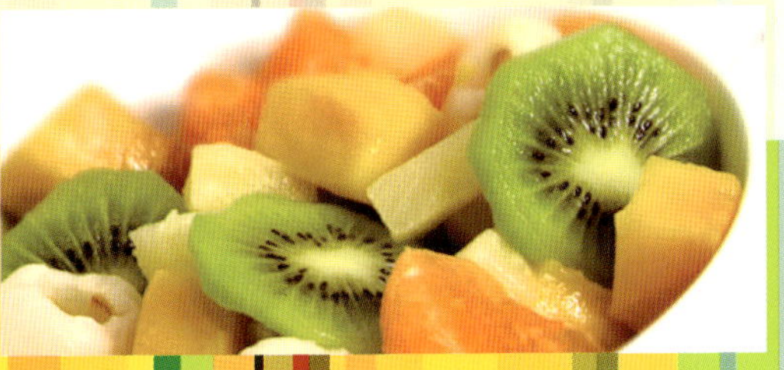
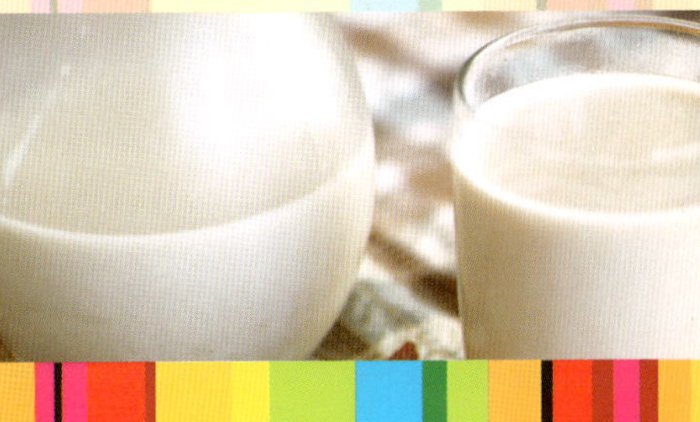

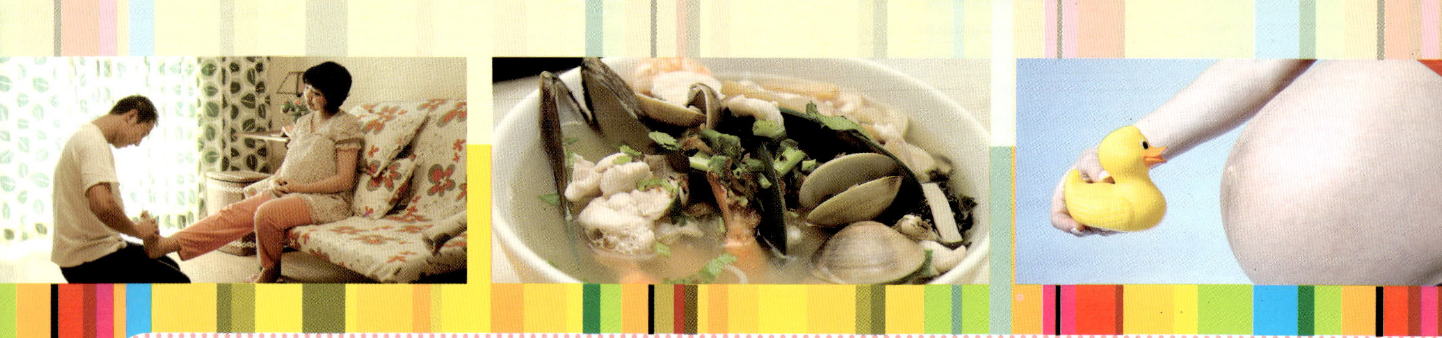

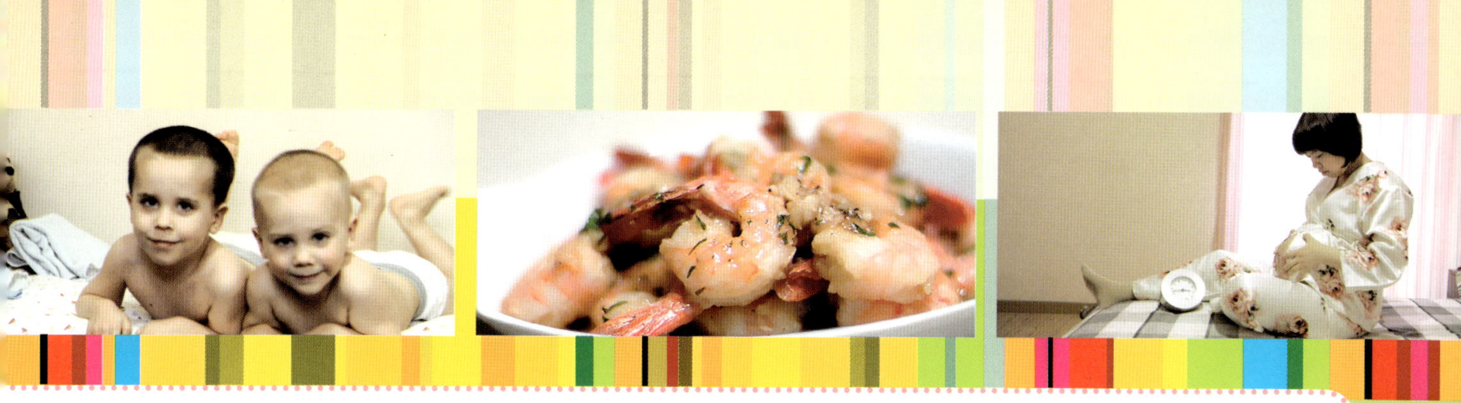

第三章　胎教优生

——让孩子赢在起跑线上

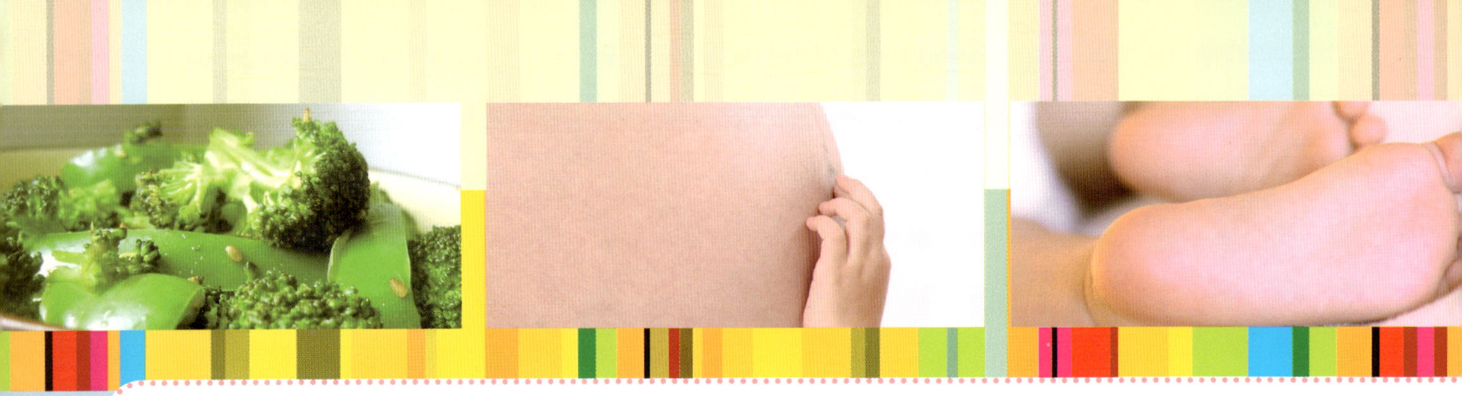

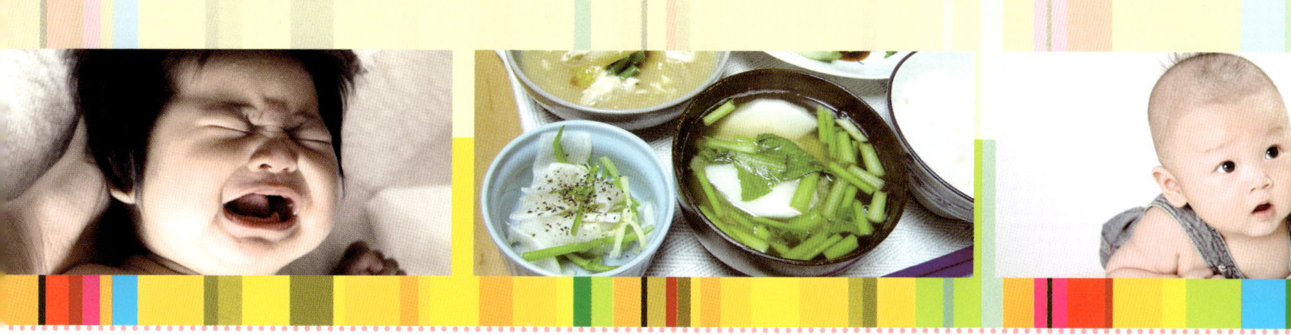

第四章　一朝分娩
——为了宝宝，痛并快乐着

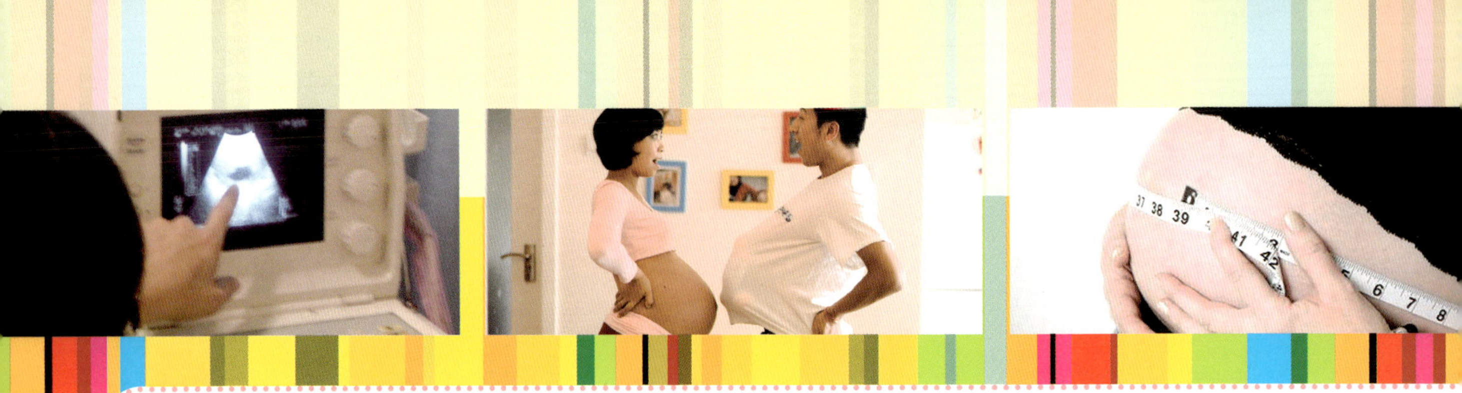

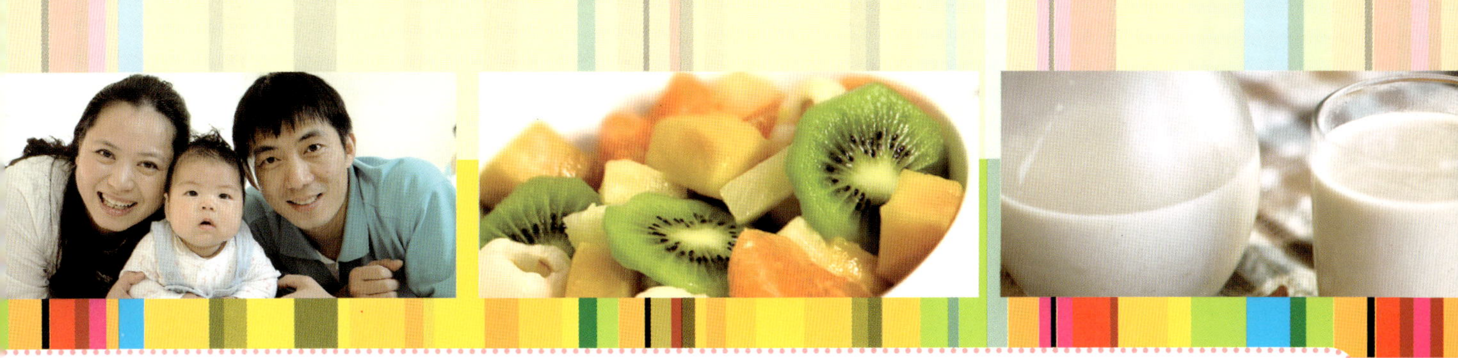

第五章 产后恢复

——美丽与生产两不误

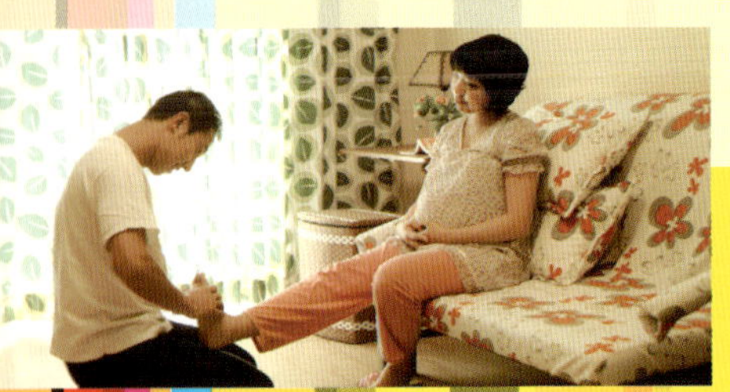
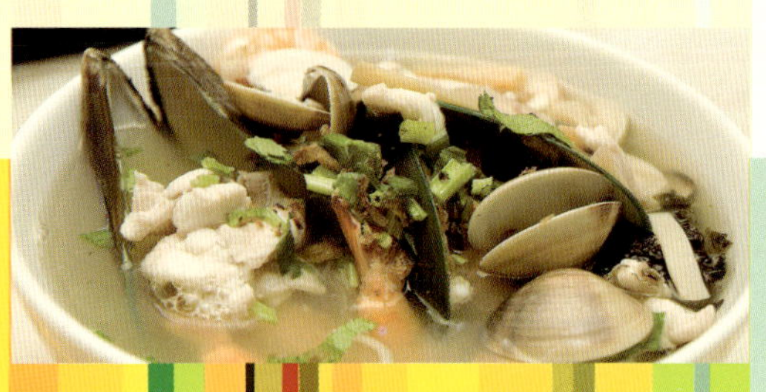
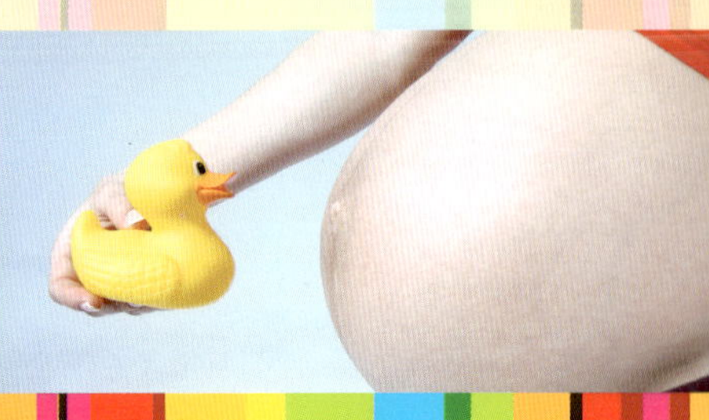

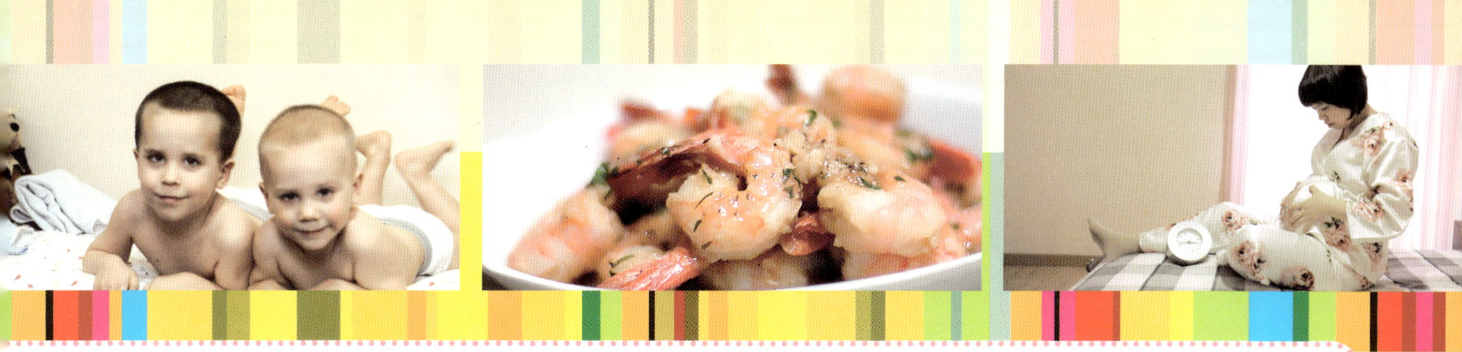

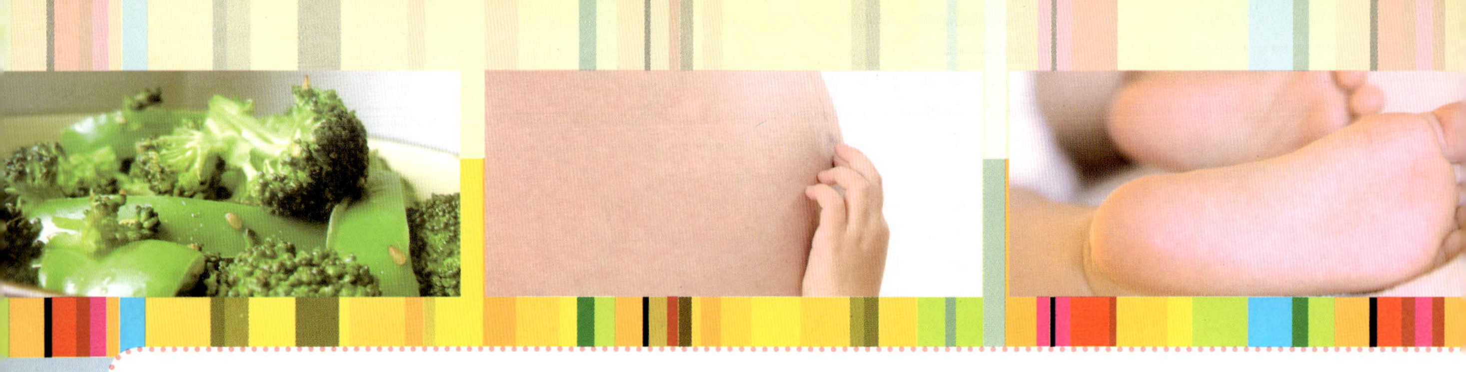

第六章　母乳喂养
——和宝宝最亲密的接触

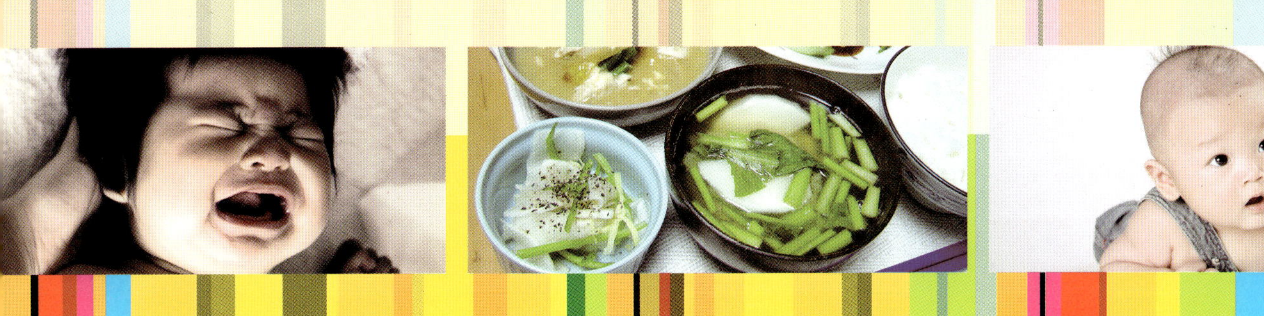

第一章　孕前准备——为生一个聪明健康的宝宝打下基础

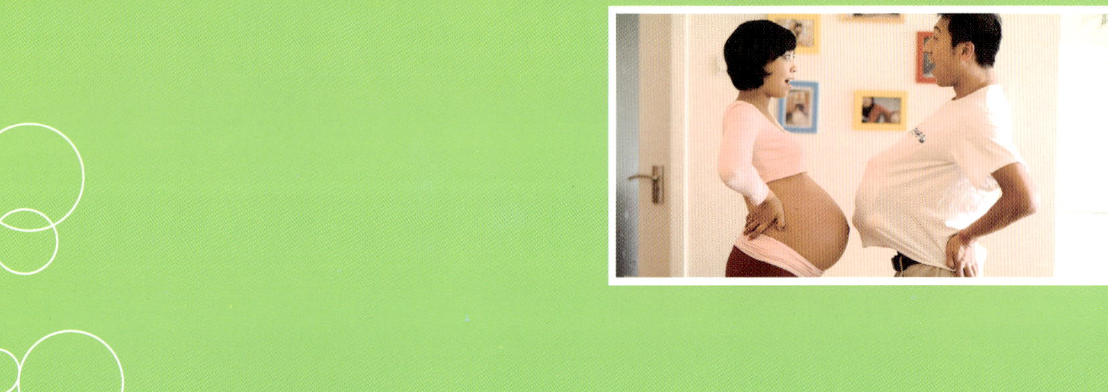

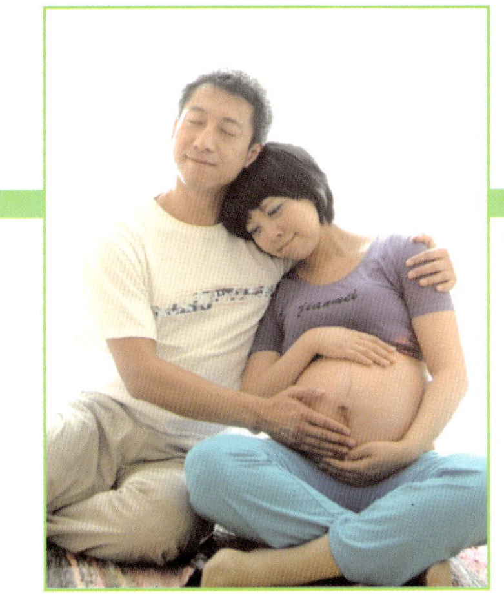

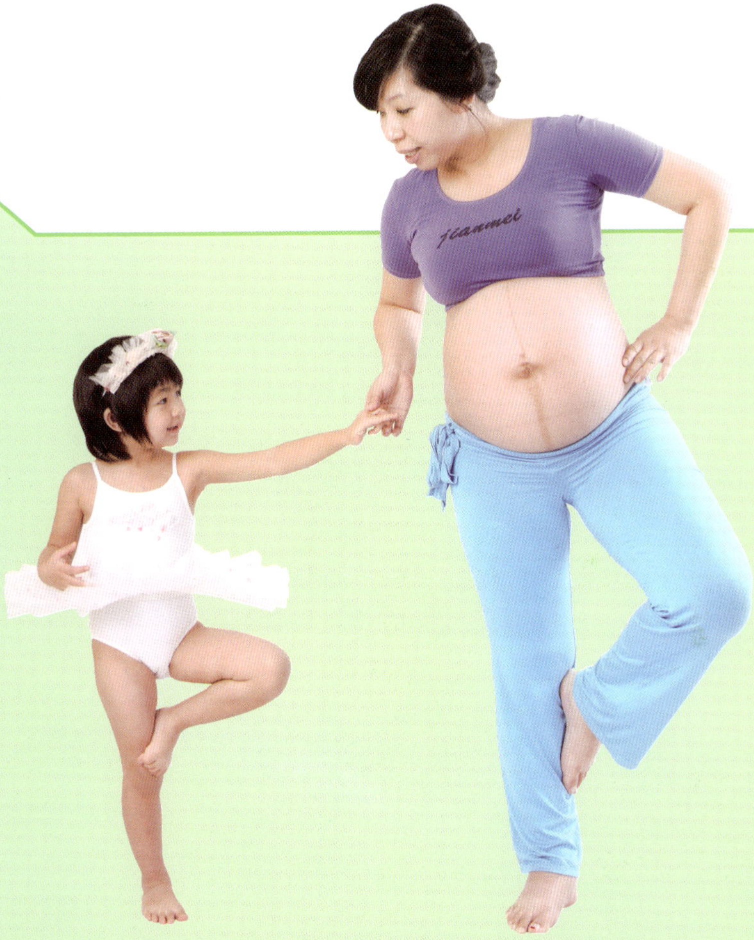

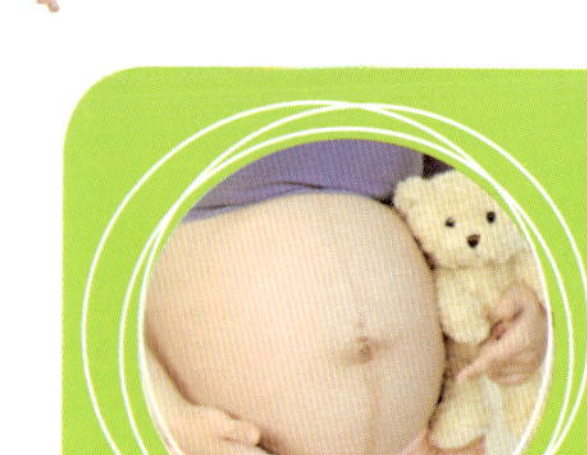

一、心理准备——顺利完成角色转变

夫妻两人在妊娠前应该有良好的沟通，充分地交流，心理上要达成共识，生理上才能完成“共振”，下一代方能健康、聪明，家庭也会幸福、安宁。两人之间沟通的主要内容是：建立夫妻之间的相处模式，达成养育子女的基本共识，预测家庭状况的变化前景，以便在此后的妊娠、分娩过程中一起从容面对，处惊不乱。

目前，我国育龄夫妻多是独生子女，处理家庭事务的自身能力相对较弱，那么如何顺利完成角色转变进入父母领域呢？

“为人父母”是一门必修的实验课，其实我们的父母和长辈就是最优秀的老师，我们各自的家庭就是最实用的教材，同事、朋友的家庭则是参考资料，取得好成绩的“秘籍”是要有爱心、耐心和责任心。当然最重要的是要有学习的兴趣，同时又要根据自己的具体情况，解决例如交通、出差、工作压力、经济支出增加等问题。心理准备是无形的，但却是非常必要的。

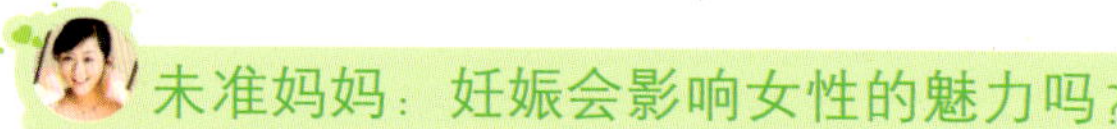

未准妈妈：妊娠会影响女性的魅力吗？

专家面对面

妊娠期间由于女性激素及生长激素分泌旺盛，准妈妈的身体会出现许多变化，乳房丰满，皮肤白皙，气色红润，这些变化都会增加女性成熟的风

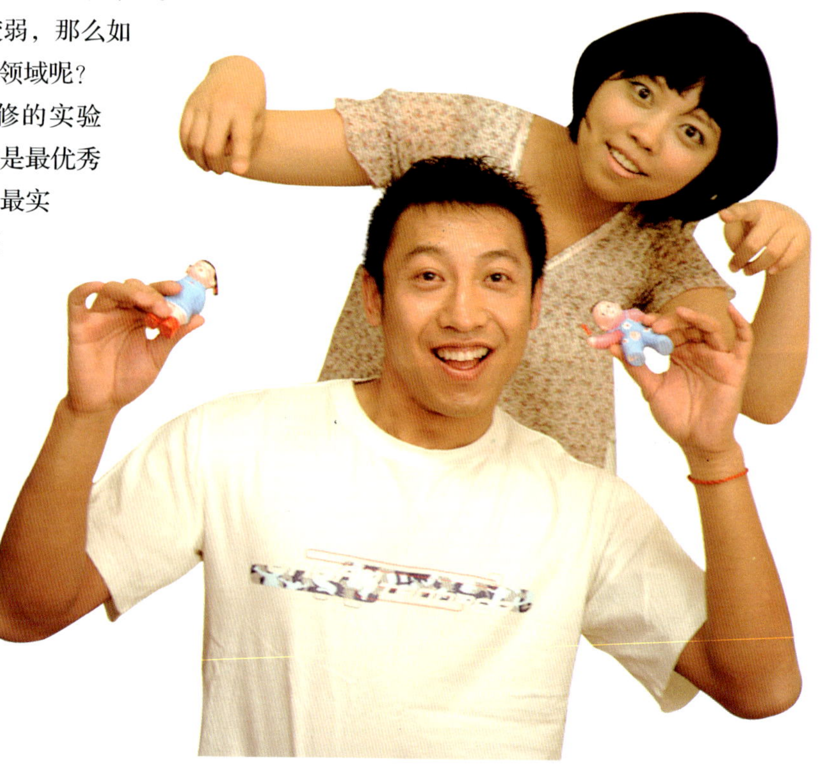

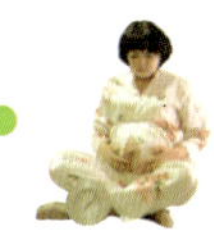

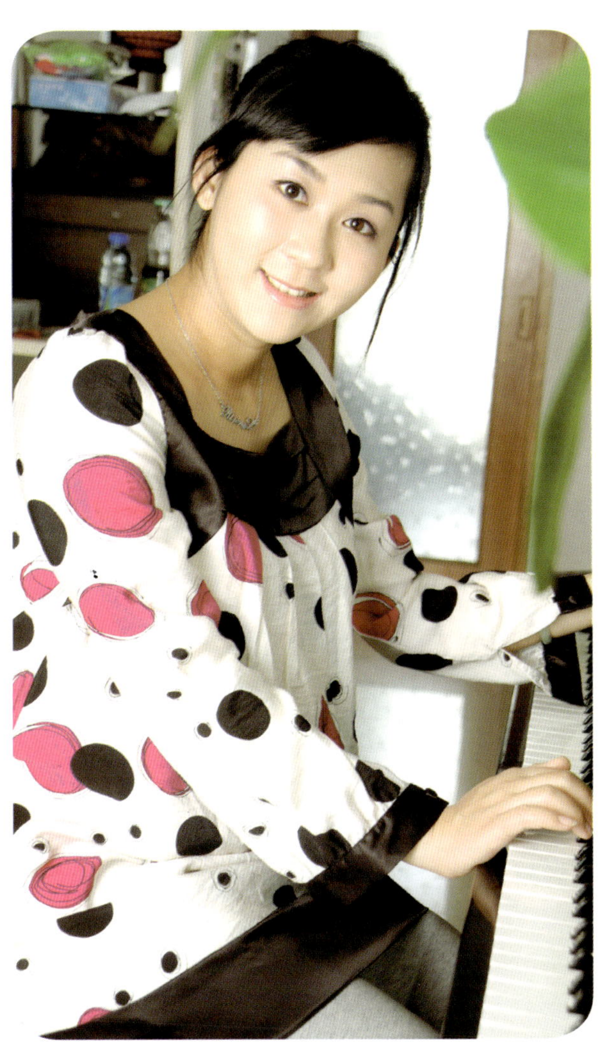

韵，使其由青涩的小女孩变为妩媚动人的少妇，女人的魅力只有增加没有降低。

未准爸爸：妻子怀孕后，由于有时心情不好，会影响家庭稳定吗？

专家面对面

妊娠是生理过程，虽然在妊娠早期有些女性会出现恶心、呕吐、择食、乏力等不适，但是随着妊娠月份的增加，机体会逐步适应变化，上述症状很快就会消失。而且，此时正是丈夫展示爱心、智慧、能力的大好时机，处理得当，更会大获妻子“芳心”，增进夫妻感情，随着宝宝的降生，家庭会更加稳定。

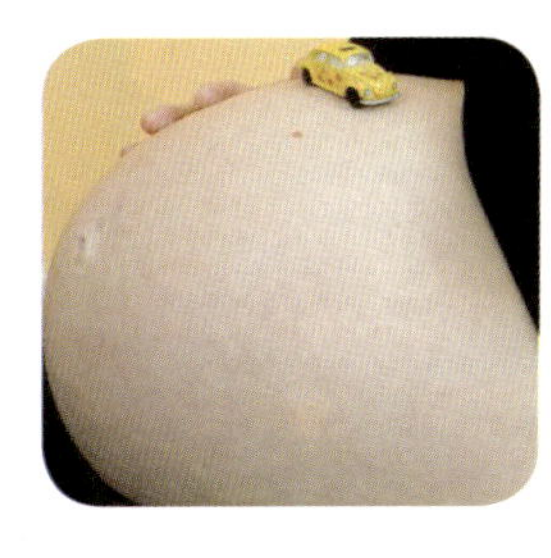

未准妈妈：我脾气不好，会不会遗传给孩子？

专家面对面

如果想生好脾气的孩子的话，就必须控制自己的情绪。国外的一项研究显示：那些忧虑医疗条件不好、生孩子费用太高的妇女，与那些很少烦恼的妇女相比，怀孕的成功率大大降低。而且，虽然没有证明母亲的性格会通过遗传基因影响子女，但是可以通过生活环境、待人接物的方式影响子女。所以，做个好妈妈要有仁爱之心，宽以待人。

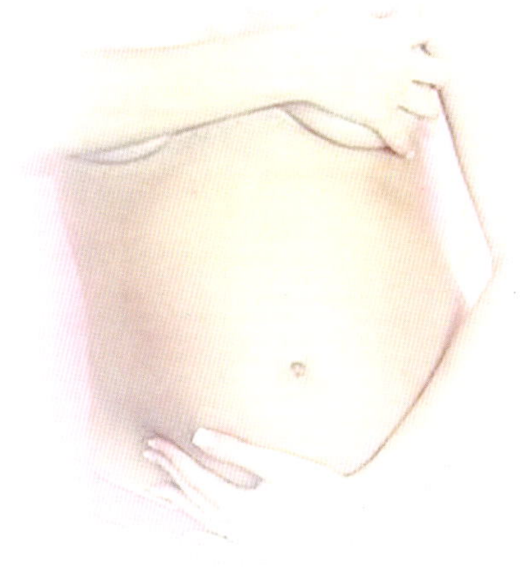

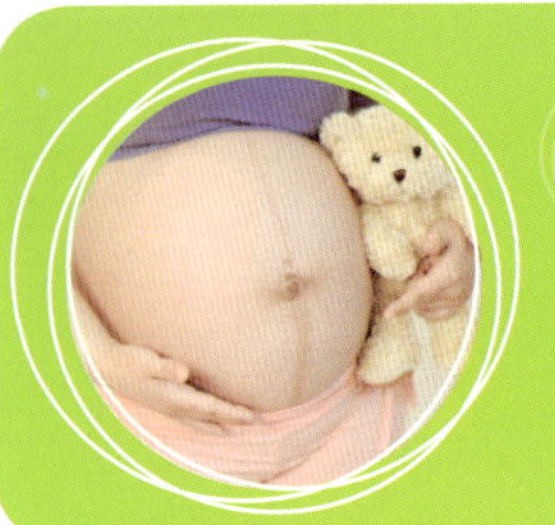

二、身体准备——选择最佳的受孕时机

身体是怀孕的基础，夫妇双方的身体状况决定着受孕是否成功，妊娠是否平安，分娩是否顺利，宝宝是否健康。因此，需要在孕前进行必要的身体检查，体育锻炼，营养调配及选择最佳的受孕时机。

孕前检查

未准妈妈：随着生活水平和知识水平的不断提高，优生的意识逐渐深入人心，越来越多的准父母自愿进行“孕前检查”。但是究竟应该在何时、何地、进行何种检查呢？

专家面对面

在计划妊娠前3～6个月开始做检查，夫妻双方应该同时进行。可以选择专门的体检医院或妇产科专科医院。因为，这类医院设有专门的检查科室及配套的检查项目，能够满足需求，且结果可靠。一旦检查发现问题，应该到相关医院进行针对性的咨询、检查和治疗，并且根据医学建议选择妊娠时机。

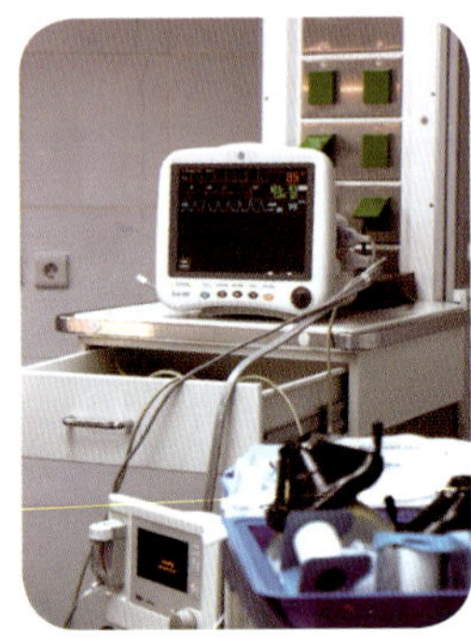

未准妈妈：婚前检查和孕前检查有何不同？

专家面对面

婚前检查主要是男女双方于结婚登记之前，在专业的医疗机构进行医学询问，身体检查，实验室检查和相关理化检查，以便及时发现不能或不宜结婚、生育的疾病和畸形，供当事人孕育决策时参考。

孕前检查主要是夫妻双方于妊娠之前，在专业的医疗机构进行全面的身体检查，实验室检查和

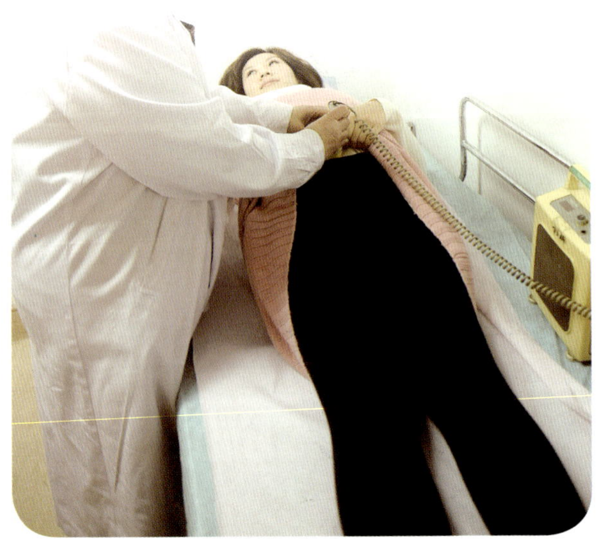

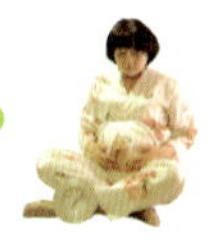

相关理化检查，以便选择最佳的生育年龄和受孕时机，进行孕期营养、保健指导和相关遗传咨询，为母婴平安、健康创造环境。

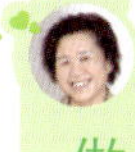

长辈：过去我们怀孕时啥事儿没做，你们不是一样健康吗？

专家面对面

科学在不断的发展，人类在不停地进步，我们对下一代的要求也要跟上时代的步伐，现在的家庭多是独生子女，谁不希望他们聪明、健康。何况现在的生存环境污染，生育年龄偏大，工作压力增加，心理负担加重，这些因素都会影响胎儿生长发育，能够避免当然要尽可能地避免。

口腔检查

妊娠期雌、孕激素水平明显升高，会使牙龈血管增生，血管通透性增加，表现为孕妇的牙龈增生、肿胀，容易出血。那么，如果孕前患有牙龈炎，孕后症状就会加重，出血显著，容易感染，甚至会破坏牙周骨，引起牙齿松动、脱落。而且，龋齿、智齿阻生也会随之加重。由于胎儿的存在，妊娠期用药、麻醉、手术又会有诸多的禁忌，所以孕前应该到口腔科进行口腔状况检查，如果存在上述疾病，就要接受相应的治疗、医学指导和保健，进行补牙、拔牙、洗牙，同时学习如何正确地刷牙和使用牙线，了解孕期如何进行口腔疾病的治疗和手术。

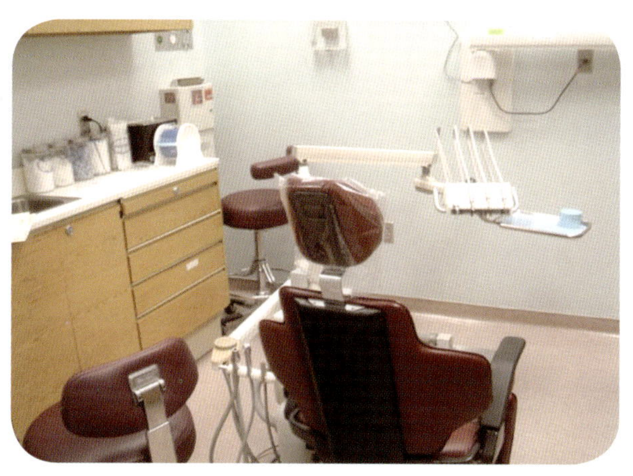

生殖道检查

生殖道是胎儿生长的摇篮，娩出的通道，故其环境优劣关系重大，稍有闪失后患无穷。常规的生殖道检查内容有：阴道检查及分泌物涂片、宫颈超薄细胞检查（TCT）、盆腔B超检查、相关血清学检查等。

需要治疗的生殖道疾病

首先是阴道炎。常见的阴道炎有滴虫性、霉菌性、细菌性三种。患病的原因就是感染了滴虫、霉菌和细菌。最明显的症状是阴道外阴痒，白带（阴道分泌物）多。

滴虫是体积极小的寄生虫，常常寄生在阴道内，常常由公共浴池、游泳池等传染，同房也可以传染给男性，寄生在男性的尿道、前列腺内。感染后白带常常较多，稀且微发黄。

霉菌通常来自肠道的感染，有人的大肠内有霉菌的寄生，大便后可传播到阴道内，感染后白带常常变成白色的豆腐渣状，较

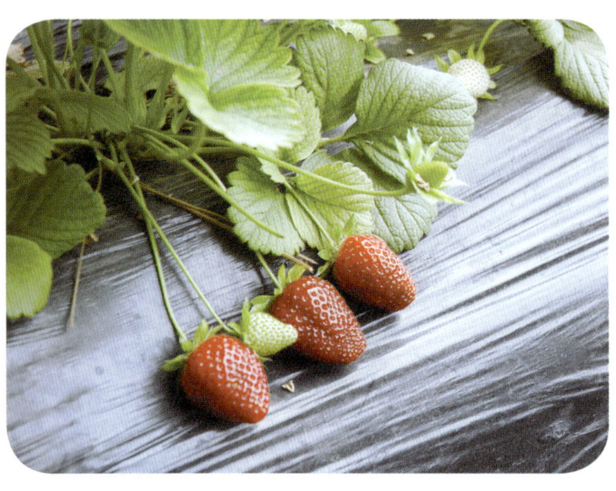

痒。孕妇的阴道对霉菌抵抗力低，更容易感染。

细菌可以来自周围的生活环境，感染后的白带也较稀薄，量多，依致病菌的不同，白带会有不同的气味。会阴、阴道也会有灼热感及疼痛。

感染这几种阴道炎后都需要阴道上药治疗，辅助口服药物或其他治疗，三种阴道炎的治疗药物不同。阴道炎患者的白带内有病原体(滴虫、霉菌、细菌)，常常使精子的活动能力和成活率降低，结果就是难以怀孕。因此，如果感觉白带增多，外阴、阴道瘙痒，应该到医院接受专业检查及正规治疗，同时，还要保持内衣、洁具的清洁卫生，保持卧室、浴室、卫生间的通风消毒。不要忽略阳光的消毒作用，更不要按各类广告买药，因为你自己不知道究竟患的是哪种阴道炎。

其次是宫颈炎，通常被称为宫颈糜烂。原因是宫颈的各类慢性炎症，使原本光滑的宫颈变得毛糙，易出血。常见的症状是白带多，腰下部痛，同房后有少量出血。

宫颈是精子进入子宫的唯一通道，所以有宫颈炎后，宫颈内的黏液黏度发生变化，精子就难以进入子宫，所以和阴道炎一样，患宫颈炎(宫颈糜烂)后不容易怀孕。

第三是盆腔炎，常常有人将附件炎、输卵管炎、输卵管积水、输卵管不通，都可以统称为盆腔炎，是由盆腔的慢性细菌感染造成的。女性的盆腔通过输卵管、子宫、宫颈、阴道和体外相通。所以盆腔容易被外界的细菌感染。需要强调的是，有不干净的、过度频繁的、混乱的性生活的人，易患有盆腔炎。

盆腔感染后的表现常常是小腹隐痛、腰痛、白带多，不怀孕。有时急性发作，会发烧、肚子剧烈疼痛。盆腔炎的治疗方法效果都不太好，可以口服消炎药，中成药等，也可以理疗、直肠给药。当然要到医院由医生来帮助治疗。

此外，细菌性增生症的阴道感染与生育力、异位妊娠以及流产之间的关系十分密切，其源自阴道内某些类型的细菌过度生长，而引起的阴道炎症，导致一种“腥臭味”、乳汁样稀薄的分泌物，阴道pH值变化以及较少见的阴道瘙痒。这种感染并不认为是一种性传播疾病，与酵母菌的感染情形类似。医学界现在都认为，阴道细菌性增生症与流产和早产有密切联系。当前，关于阴道细菌性增生症或阴道PH值长期变化的其他成因与妊娠不利之间的关系，还没有任何研究，但是改变阴道PH值并引发轻度炎症的那些过程，极可能导致对于精子的不利环境，降低生育力，另外还会引起流产和早产。所以

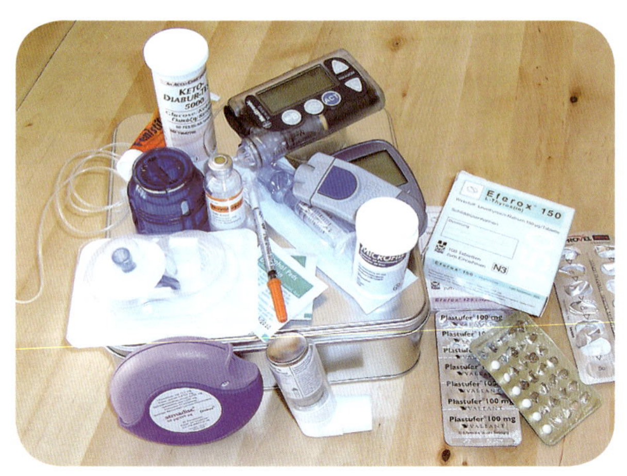

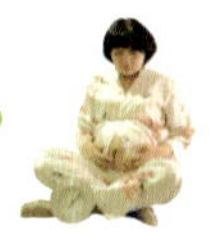

所有女性都应该进行孕前检查，以确定是否发生阴道细菌性增生。

未准妈妈：如果不幸得了这些病怎么办？

专家面对面

到医院接受医生的指导、治疗。不要按着广告买药自己治，因为你还不知道究竟患的是那种疾病。这些疾病都影响怀孕，所以如果想要孩子，最好积极治疗。而且，这些病都有容易复发的特点，所以经适当治疗后，就赶紧怀孕吧。治疗期间应该避孕，并告知医生自己准备怀孕，以便选择适当的药物治疗。如果不幸你是在治疗期间怀孕了，治疗的药物会不会对胎儿有影响呢？最好咨询一下给你治疗的医生。

未准妈妈：如果怀孕了发现有这些疾病怎么办？

专家面对面

妊娠后由于激素作用阴道的粘膜充血，PH值降低，容易发生阴道炎，原有的宫颈糜烂也会加重。虽然，这些疾病一般不会影响胎儿的健康，但是严重的生殖道感染，可以导致胎儿宫内感染，进而发生流产、早产、死胎及胎儿脑瘫。所以，一旦患病，应该在医生的指导下进行治疗，因为，无论感染还是用药，都可能对胎儿有不良影响，都应该慎之又慎。

未准妈妈：为什么总是我在做检查和治疗，他应该注意什么？

专家面对面

妊娠发生在妈妈体内，而且一呆就是十个月。妈妈的心理、生理、健康、营养对宝宝的影响当然至关重大，全面检查十分必要。当然，准爸爸的健康也不容忽视，首先要全面体检，排出各种慢性疾病；戒烟戒酒，暂停桑拿、蒸汽浴、泡温泉，并且保持至少三个月，因为从开始的精原细胞形成到成熟的精子，一般需要100天时间。同理，对精子生成有不良影响的药物，停药时间也需要三个月。

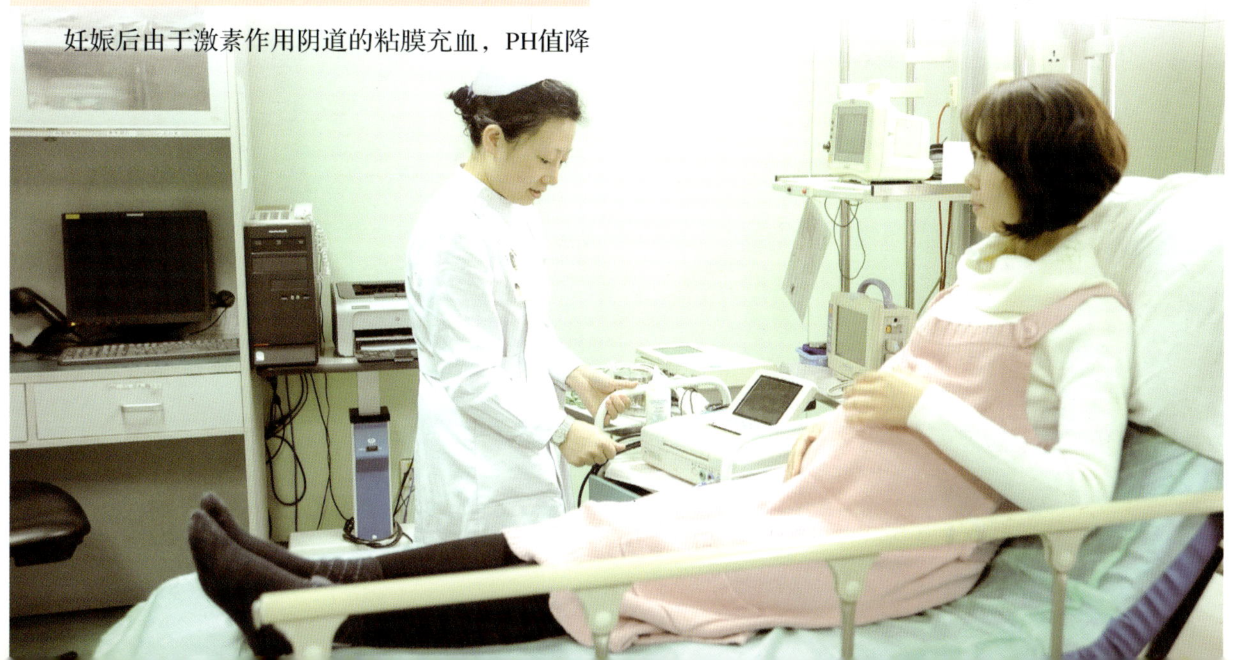

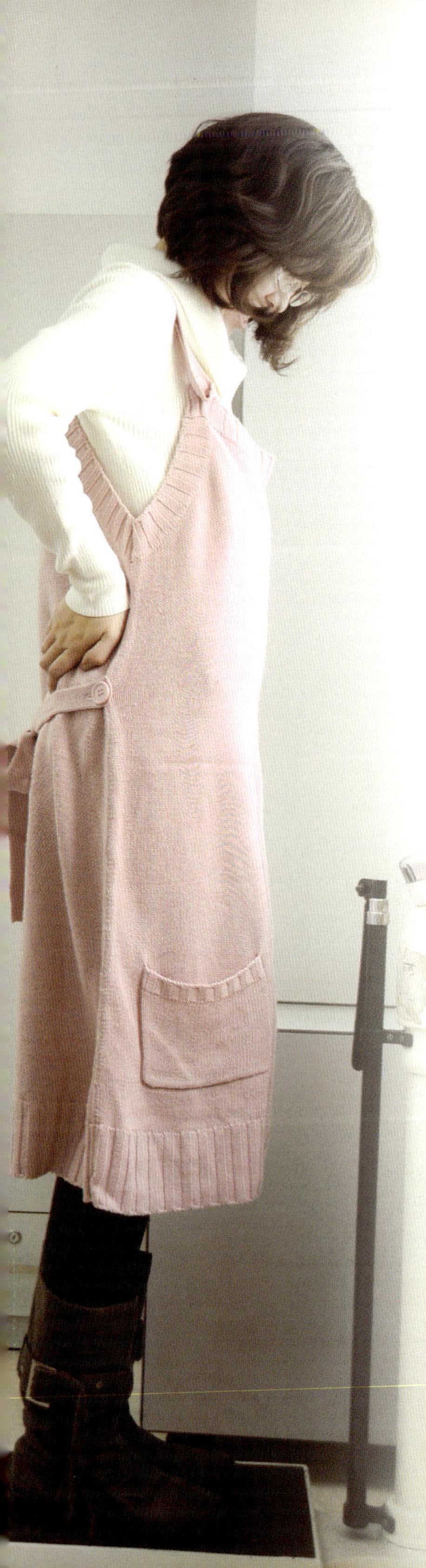

身体锻炼

传统的观念使女性在结婚后成为被动怀孕者，因此根本无法讨论计划怀孕的事宜，更谈不到怀孕前的身体锻炼。很多女性在怀孕后发现自己的身体不适于生育或有可能影响胎儿发育，结果只能忍痛割爱，终止怀孕。这不仅是家庭的遗憾，而且也会给女性身体带来很大的伤害。

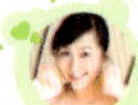

未准妈妈：孕前锻炼会不会使孕早期容易发生流产？

专家面对面

过去认为，女性怀孕时大都尽量减少体育活动或运动。而随着科学的进步，越来越多的证据表明，夫妻双方在计划怀孕前的一段时间内，若能进行适宜而有规律的体育锻炼与运动，不仅可以促进女性体内激素的合理调配，确保受孕时女性体内激素的平衡与精子的顺利着床，避免怀孕早期发生流产，而且可以促进孕妇体内胎儿的发育和日后宝宝身体的灵活程度，更可以减轻孕妇分娩时的难度和痛苦。

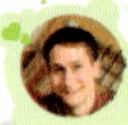

未准爸爸：准备要孩子，我是否也需要锻炼锻炼？

专家面对面

适当的体育锻炼当然可以帮助丈夫提高身体素质，保持旺盛的精力，以确保精子的质量。因此，对于任何一对计划怀孕的夫妻而言，应该进行一定时期的有规律的运动后再怀孕。

夫妻双方计划怀孕前的3个月，共同进行适宜与合理的运动或相关的体育锻炼，如慢跑、柔软体操、游泳、太极拳等，以提高各自的身体素质，为怀孕打下坚实的基础。

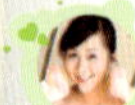

未准妈妈：什么是体重指数？最好以什么样的体重怀孕？

专家面对面

体重指数（BMI）：是根据体重和身高而定的衡量人的体重高低的指数。其计算公式为：体重指数=体重（公斤）/身高的平方（米）。成年女性的标准体重指数是：18～25，也叫健康体重；低于18为体重偏低；25～30为超重；

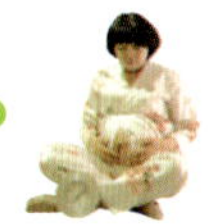

30～35为严重超重；40以上为极度超重。

当然最好以健康体重怀孕。因为体重偏低提示营养不良或疾病；而超重又往往隐匿女性代谢性疾病或其他慢性疾病，对妊娠有不良影响。

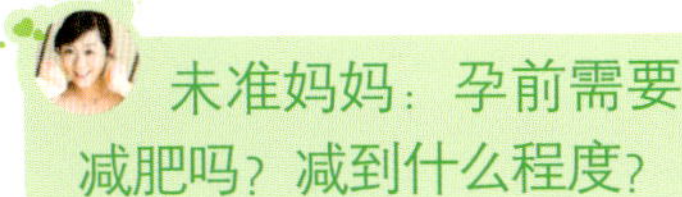

未准妈妈：孕前需要减肥吗？减到什么程度？

专家面对面

对于体重超过正常标准的女性，首先要排除内分泌代谢性疾病，如糖尿病。然后，在计划怀孕前准备好一个周密的减肥计划，最好是运动减肥，并严格执行，而不要随意使用药物减肥，更不要通过限制进食来减肥。因为，各类减肥药物往往是通过干扰机体的物质代谢来达到减肥的目的，这些药物也会对生殖细胞造成不良影响；禁食会使身体脂肪消耗过大，酮体增加，受孕后将对胎儿的健康发育不利。

由于妊娠期的生理变化使脂肪的合成大于分解，这当然是有利于胎儿的生长发育的需要。但是，同时也使孕妇的体重明显增加，正常情况下整个孕期体重会增加25～30公斤。因此，过于肥胖会增加准妈妈的心脏负担，不利妊娠、分娩，也是妊娠高血压、妊娠糖尿病等疾病的危险因素。

身体较为肥胖的育龄妇女若计划怀孕，要注意减少脂肪、淀粉和糖类食物的摄入，不应限制进食和盲目减肥，通过合理营养，配合适量锻炼，在孕前至少3个月，尽量达到或接近理想体重即可怀孕。

丈夫们应该帮助自己的妻子合理安排饮食，与妻子共同锻炼身体或运动，达到怀孕前身体素质的要求。我们相信：这些夫妻的宝宝也一定是聪明可爱的正常宝宝。

避孕措施

要想选择最佳时机受孕，就要采取切实可行的避孕措施。很多青少年错误地认为，第一次性交或在性交之后用水、皂液等冲洗阴道，就能冲走精子，防止怀孕，其实这样很容易导致意外怀孕的发生。

不同年龄、不同生育要求的夫妇应该选择适合自己的最佳避孕方式。

新婚夫妇：以男用避孕套、女服用短效口服避孕药为佳。由于新婚妇女阴道较紧，不宜上环和阴道隔膜。想在半年后怀孕的，不宜用长效避孕药(针)，因为用了长效避孕药，其停药后半年方可怀孕，否则对胎儿不利。

探亲夫妇：以男用避孕套、

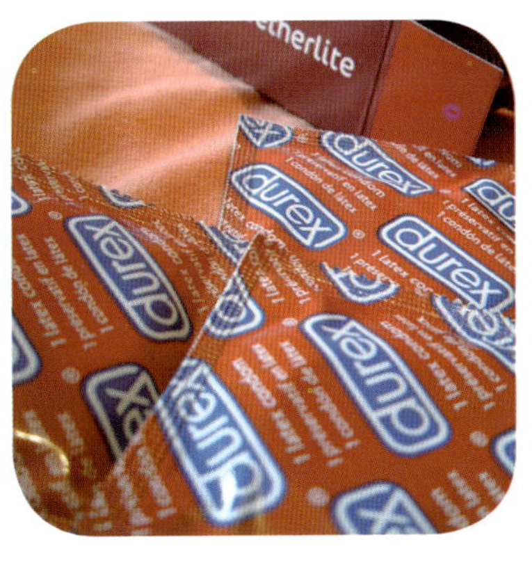

女服用探亲避孕药片为佳，不宜采用安全期避孕法，因为两地分居的夫妇相逢，情绪激动，往往会“即兴排卵”或“提前排卵”，安全期推算不准，很容易导致避孕失败。

哺乳期妇女：以男用避孕套，女用阴道隔膜加避孕药膏为佳；不宜用口服避孕药，因为它可影响乳汁的分泌和婴儿的生长发育。

独生子女夫妇：以女性宫内节育器为佳，如需要再生，取出宫内节育器即可。子女幼小，男女双方不宜行结扎术，以防子女意外，虽然男女都能够再通，但毕竟有一定的难度。但如果不再想生育了，则以结扎术为最佳。

更年期妇女：以避孕套、避孕膜、避孕栓为佳，不宜用口服或注射避孕药。因为更年期妇女，卵巢功能已逐渐衰退，这时往往表现为月经紊乱，而那些口服或注射避孕药物，会加重经期的紊乱。

未准妈妈：什么是事后“救急”避孕？

专家面对面

紧急避孕，顾名思义就是指在无防护性生活或避孕失败后的一段时间内，为了防止妊娠而采用的避孕方法，最常用是药物避孕。其原理是采用大剂量的避孕药——药物剂量一般是常规避孕药的十多倍，以此来干扰卵巢的功能，抑制排卵，从而达到避孕的目的。因此，这种方法在避孕的同时，对女性的卵巢、肝脏、肾脏及内分泌系统都会产生危害，而且这种危害有时甚至很难估量。

具体方法：在性生活后1～2天内服用，成功率可达到90%以上。尽管如此，这毕竟只是一种事后的“补救措施”，绝对不可作为常规避孕方法，而且“是药三分毒”，有关专家指出，这体现在紧急避孕药方面尤为明显。除有如恶心、呕吐、头痛、头昏、乏力、乳房肿胀、出血、月经延迟等一些常见的副作用以外，专家还特别强调，即使选用，一年最好不要超过一次。

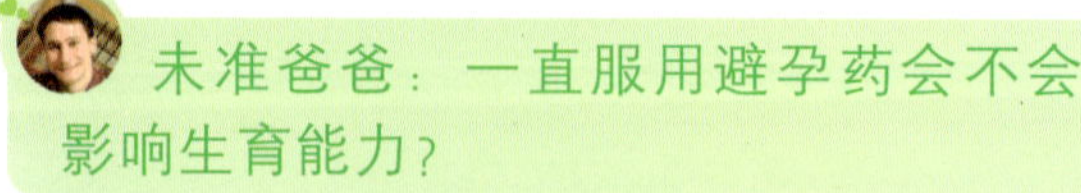

未准爸爸：一直服用避孕药会不会影响生育能力？

专家面对面

一般情况下，在停止使用避孕措施之后生育能力就恢复了，至于恢复的速度到底有多快，要视你采取何种措施而定。

如果你使用的是宫内节育器，只要把它摘除，就能立刻恢复生育能力。但是，建议在取出节育环后半年以后再怀孕，因为节育器会造成宫体部子宫

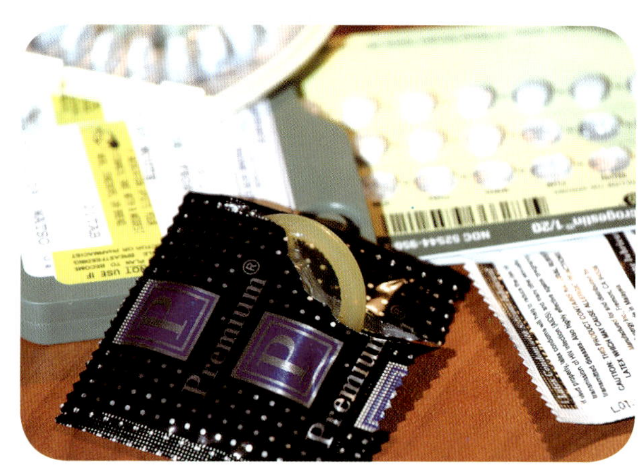

内膜的损伤，使受精卵不能在正常部位着床，引起胎盘位置异常。

如果是服用避孕药，为了安全起见，最好向医生咨询怀孕时间，一般是停药后至少3个月再怀孕。

未准妈妈：我和丈夫希望要个孩子，尝试很长时间不成功，我们应该何时去寻求医生的帮助？

专家面对面

这个问题很大程度上取决于夫妻双方的年龄以及个人情况。如果夫妻二人不满30岁而且没有什么特别的问题，例如，以前做过什么手术，月经周期没有规律等，在尝试一年之后你仍然没有怀孕再考虑去看医生。因为，即使你的卵巢能够排出正常的卵子，输卵管伞不一定能准确的“抓”到卵子，输卵管的蠕动也不一定能及时地“送”入宫腔，进入宫腔的卵子更不一定能“幸运”地遇到前来拜会的精子。所以妊娠是非常神奇的，可遇不可求的。不要着急，耐心等待。

然而，如果妻子的年龄超过35岁了，那看医生的时间应该早一些，因为女性受孕的概率在35岁以后会直线下降。

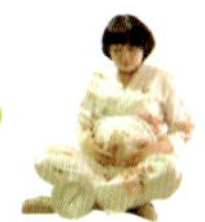

选择时机

未准妈妈：是不是什么时候受孕都合适？

专家面对面

如果你希望生一个健康聪明的宝宝，在受孕时间上要有所忌讳，总的原则有以下八个不宜：

- 不要在情绪压抑时受孕。人一旦处于焦虑抑郁或有沉重思想负担的精神状态，不仅会影响精子或卵子的质量，即使受孕后也会因情绪的刺激而影响母体的激素分泌，使胎儿不安、躁动，影响生长发育，甚至于流产。
- 不要在蜜月时受孕。由于在新婚前后，男女双方为操办婚事、礼节应酬而奔走劳累，体力超负荷消耗，降低了精子和卵子的质量，从而不利于优生。
- 不要在旅行途中受孕。由于人在旅行途中生活起居没有规律，大脑皮质经常处于兴奋状态，加上过度疲劳和旅途颠簸，可影响胎卵生长或引起受孕子宫收缩，导致流产或先兆流产。
- 不要在患病期间受孕。因为疾病会影响体质和受精卵的质量及宫内着床环境，患病期间服用的药物也可能对精子和卵子产生不利的影响。
- 不要高龄受孕。35岁以上的妇女发生染色体畸变而导致畸形胎儿的比例随年龄增加呈增加的趋势。
- 不要在停用避孕药后立即受孕。长期口服避孕药的妇女，至少在停药两个月后才可受孕；放置避孕环的妇女在取环后，应等来过2～3次正常月经后再受孕。

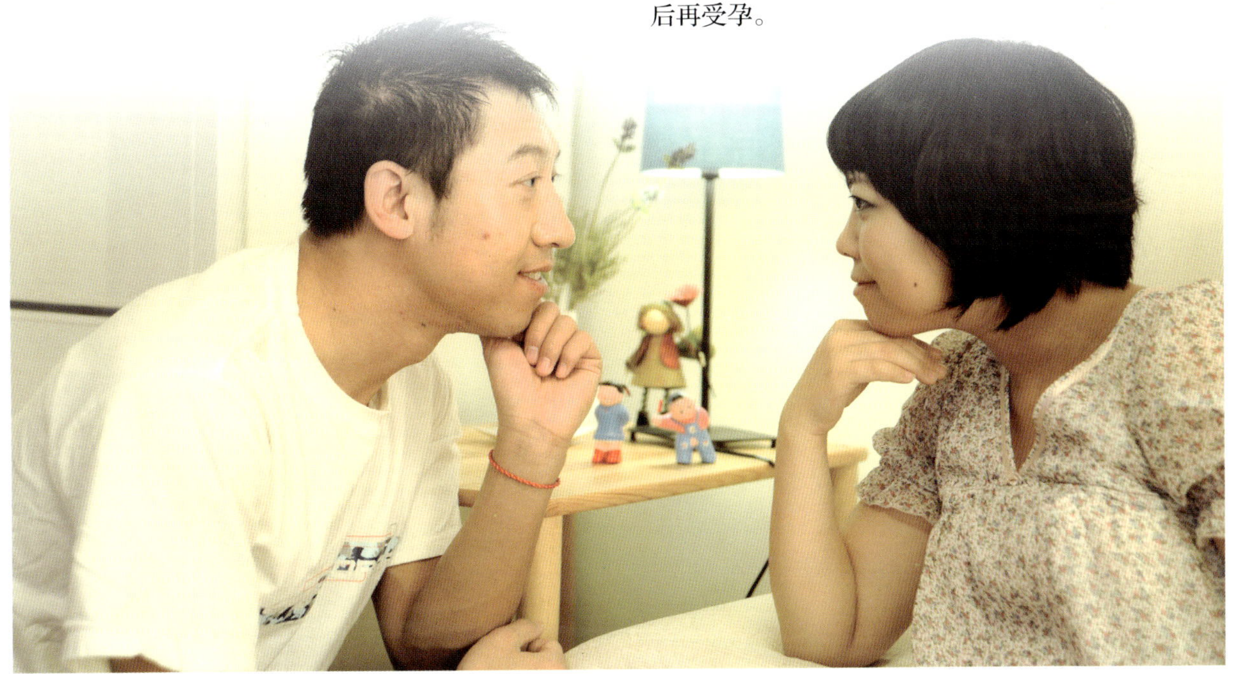

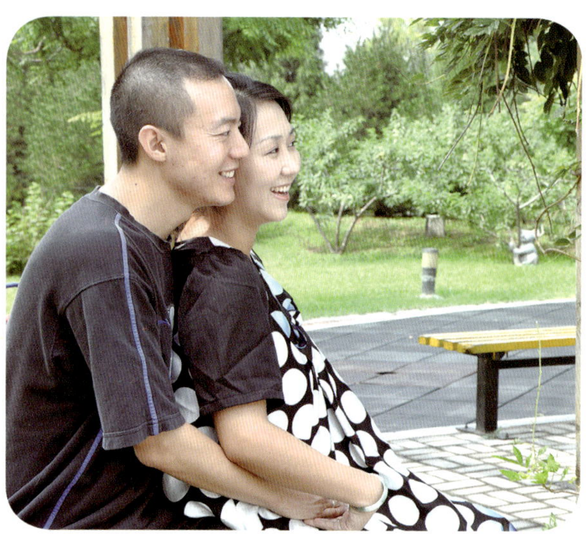

- 不要在受孕前接触放射性物质和剧毒性物质。因为生殖细胞对X线和剧毒物质的反应非常敏感。需要在完全脱离接触性放射性物质和剧毒性物质环境后一个月以上受孕才较为妥当，以免生出畸形胎儿。
- 不要在早产、流产和清除葡萄胎后立即受孕。妇女在早产、流产后子宫内膜受到创伤，立即受孕容易再度流产而形成习惯性流产。葡萄胎清除后，至少要定期随访两年，在这段时间内尽可能不要受孕。

未准妈妈：导致女性不孕的原因主要有什么？

专家面对面

排卵障碍：占女性不孕因素的25%。激素水平紊乱，造成卵巢内的卵泡不能成熟或不能排卵，比如泌乳素过高引起的月经不调、多囊卵巢综合征和卵巢早衰等。

输卵管因素：输卵管阻塞或输卵管通而不畅占女性不孕因素的30%。慢性输卵管炎引起伞端闭锁或输卵管黏膜破坏时输卵管阻塞，导致不孕。此外，输卵管发育不全、盆腔粘连，也可导致不孕。

子宫因素：子宫畸形、子宫肌瘤、子宫内膜炎、内膜结核、内膜息肉、宫腔粘连等均能影响受精卵着床，导致不孕。

宫颈因素：宫颈黏液功能异常、宫颈炎症及宫颈免疫学功能异常，影响精子通过，均可造成不孕。

未准爸爸：导致男性不育的原因主要有什么？

专家面对面

精子数量不足：正常男子每毫克精液能产生至少2000万精子，如果少于2000万个精子则为数量不足，即少精子症。

精子活力不足：由于精子活动力弱，不能游过宫颈同卵子在输卵管相遇，又称弱精子症。

精子形态不良：畸形的精子不能穿透卵子外层，导致卵子不能受精，又称畸形精子症。

精子完全缺乏：睾丸功能衰竭可造成无精子症，输精管堵塞也可造成精子完全缺乏。

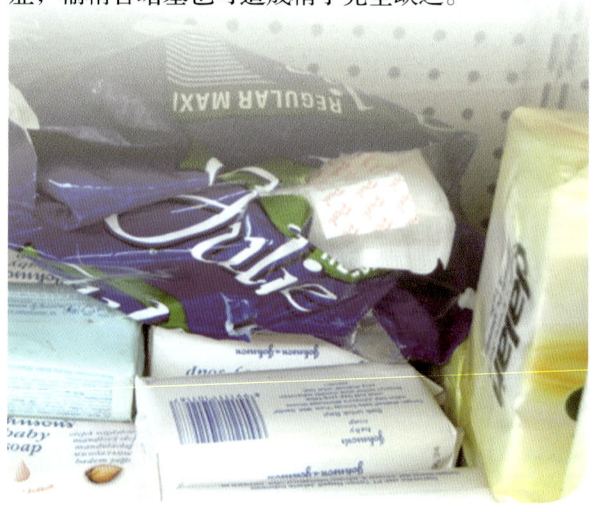

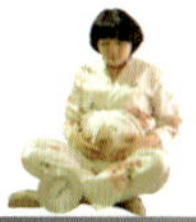

精索静脉曲张：可引起精液中精子的活力下降而导致男性不育。

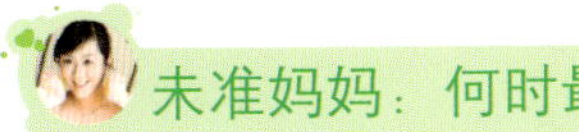

未准妈妈：何时最易受孕？

专家建议：

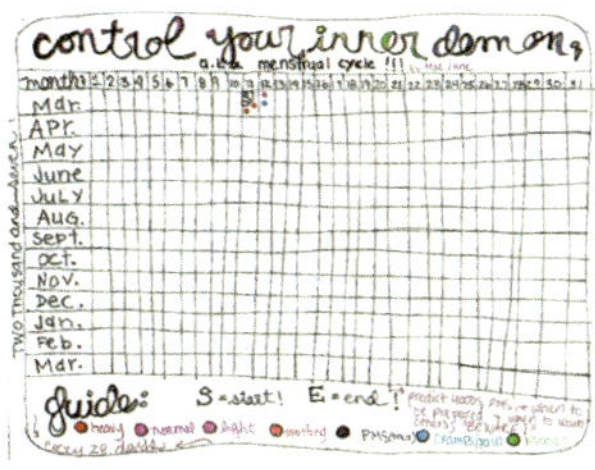

你们应该经常在月经中期同房，尤其是在月经周期的前半段期间。由于精子在子宫颈内能存活3～5天，因此建议夫妻最好每天同房一次，以此确保精子的供应量，以便在卵子释放的时候及时受精。排卵期以及此前临近的几天是同房的最佳时机，因为卵子通常只能存活12～24小时。

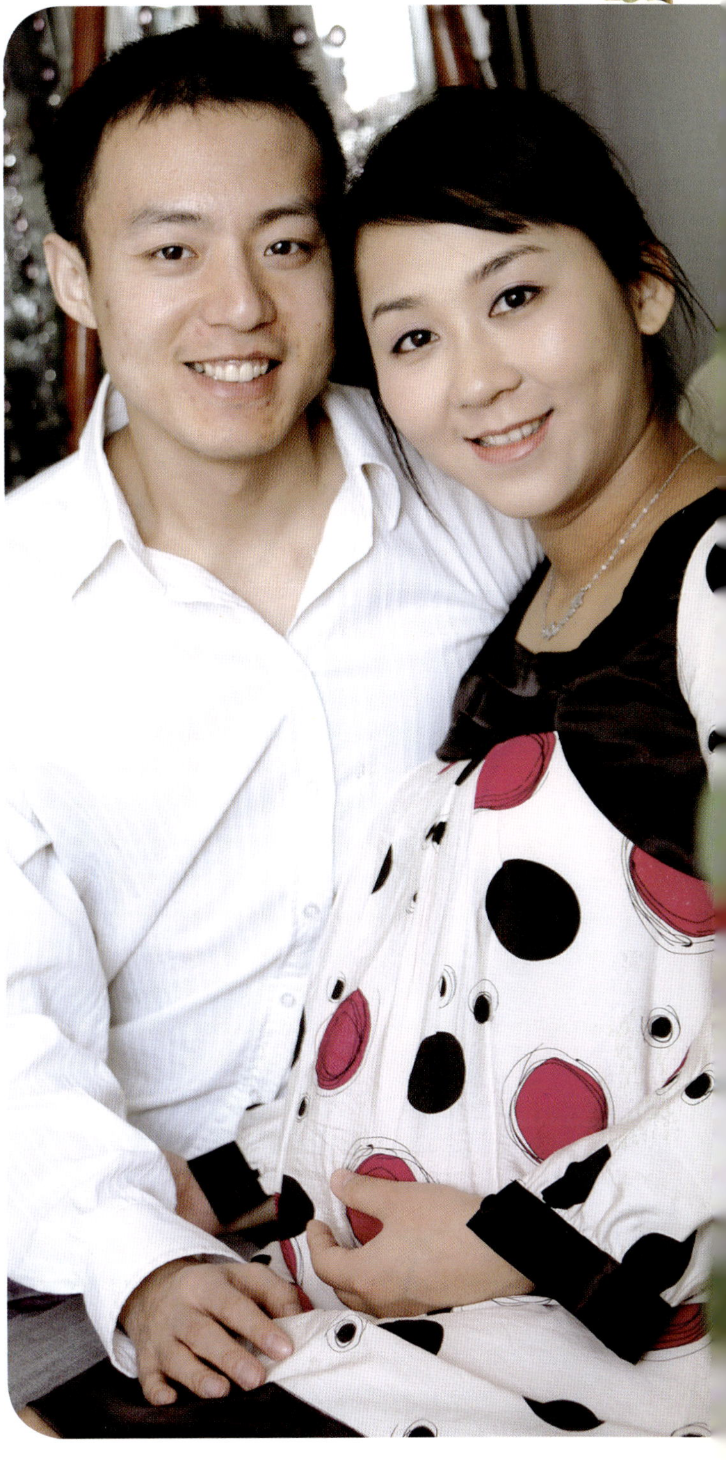

未准爸爸：同房时采用什么样的姿势有助于受孕？

专家面对面

如今还没有什么证据表明同房时采用某种姿势会对受孕有所帮助。精子根本无须重力作用的帮助就能快速前行，而且如果条件适宜的话，最强健的精子只需两分钟就能穿过子宫颈到达子宫。关键是保证同房的频率，而且不要被怀孕的念头所困扰，在享受性爱的同时受孕才是最佳状态。

未准妈妈：月经周期的长短对怀孕有无影响？

专家面对面

月经周期的长短对怀孕没有影响，除非你的周期没有规律，这样会给预测排卵期造成一定难度。大多数女性的月经周期在一生中会发生变化，随着年龄的增长周期会变长或缩短。只要你能确定每月排卵的日子，月经周期的长短就不会给怀孕造成任何不良影响。

未准妈妈：如何识别自己是否处于排卵期？

专家面对面

你可以根据自己的生理变化来识别。有些女性在排卵期期间因为卵子从卵巢排出会感到小腹阵痛或是类似月经时的疼痛。在排卵期之前，阴道会分泌出鸡蛋清一样的黏液。排卵期通常在下一次月经来潮前14天左右，但是也要记住每个月的排卵期可能是不一样的。

如果月经周期不太规律，而你又希望确定排卵期的时间，你可以试着根据体温曲线图来进行判断。在排卵期期间，你的体温会上升0.3℃～0.5℃。

未准爸爸：采取什么措施能够增加精子的数量以及提高精子的质量？

专家面对面

为了增加精子的数量，妻子可以鼓励丈夫穿着较宽松的内裤和长裤，让他洗凉水澡，而不是热水澡。烟酒过度也会造成精子数量和质量的减退，所以要劝丈夫少喝酒少抽烟，如果有可能的话最好戒烟戒酒。有关某些维生素和微量元素能够提高精子质量的说法很多，但是对此并没有相关的研究数据。

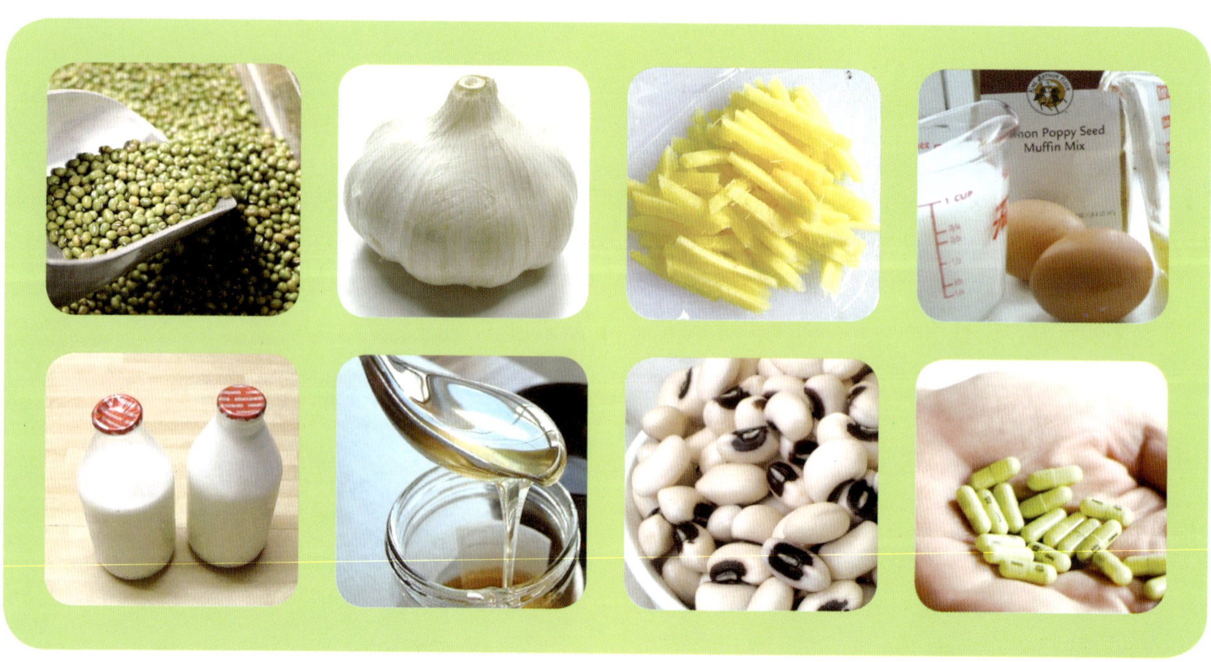

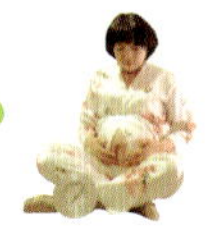

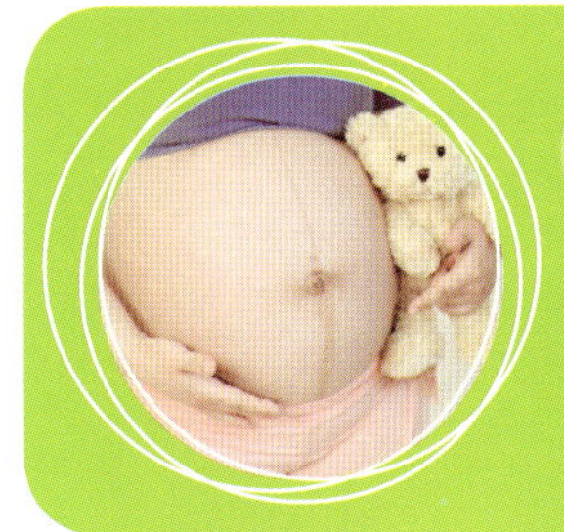

三、营养准备——使身体处于最佳状态

众所周知，胎儿的生长发育与母亲的营养状况密切相关，所以，妊娠后，无论家庭还是孕妇本人都很注意饮食营养，但对于孕前的饮食却比较忽视。其实“冰冻三尺，非一日之寒”，许多营养物质的吸收和利用，都不是短期内完成的；而且，妊娠早期是胎儿器官分化形成的关键阶段，这一阶段胎儿的营养来源很大程度依靠妇女孕前体内的营养储备。

适宜的饮食

一般情况下，妇女在计划妊娠前的3个月至半年就应注意饮食调理，最重要的是先做到平衡膳食，从而保证摄入均衡适量的蛋白质、脂肪、碳水化合物、维生素、矿物质等营养素，这些营养素是胎儿生长发育的物质基础。人类的食物是多种多样的，不同的食物所含的营养素各不相同，没有一种食物是十全十美的。只有适当地选择食物，并合理搭配，才能获得均衡全面的营养。我国的营养学家把各种各样的食物分成了五大类，每一类食物都要保证供给。

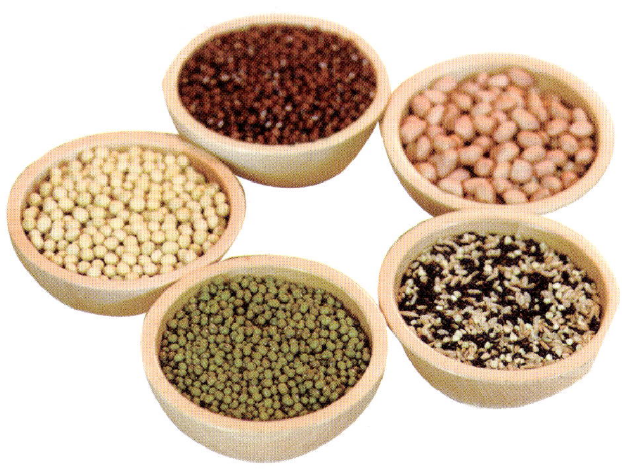

第一类：谷类。包括米、面、杂粮。主要提供碳水化合物、蛋白质、膳食纤维及B族维生素。它们是膳食中能量的主要来源。根据劳动强度的不同，每人每天要吃250～400克。

第二类：蔬菜和水果。主要提供膳食纤维、矿物质、维生素和胡萝卜素。蔬菜和水果各有特点，不能完全相互替代。一般来说红、绿、黄色较深的蔬菜和深黄色水果含营养素比较丰富，所以应多选用深色蔬菜和水果。每天应吃蔬菜300～500克，水果200～400克。

第三类：鱼、虾、肉、蛋（肉类包括畜肉、禽肉及内脏）类。主要提供优质蛋白质、脂肪、矿物质、维生素A和B族维生素。它们彼此间营养素含量有所区别。

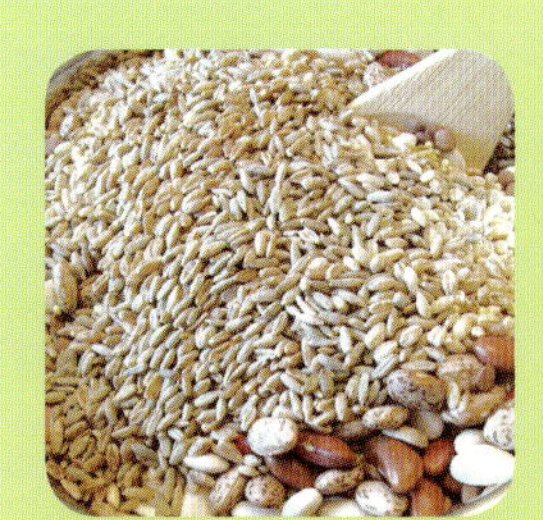

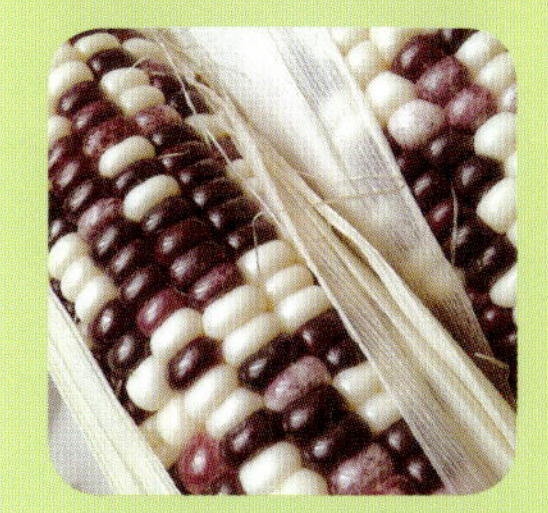

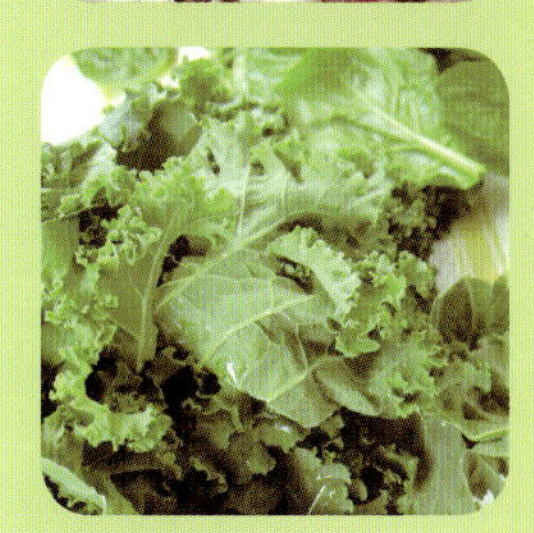

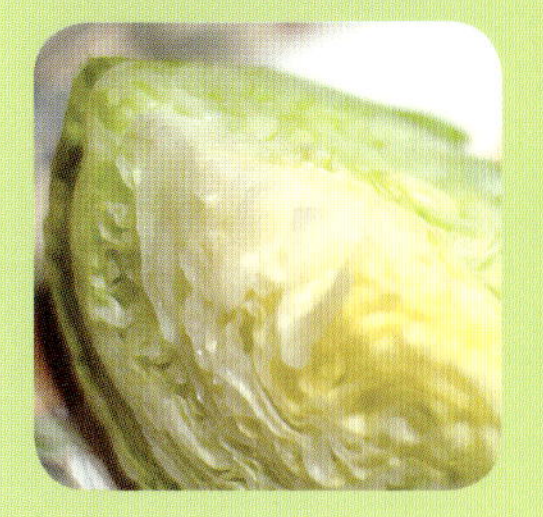

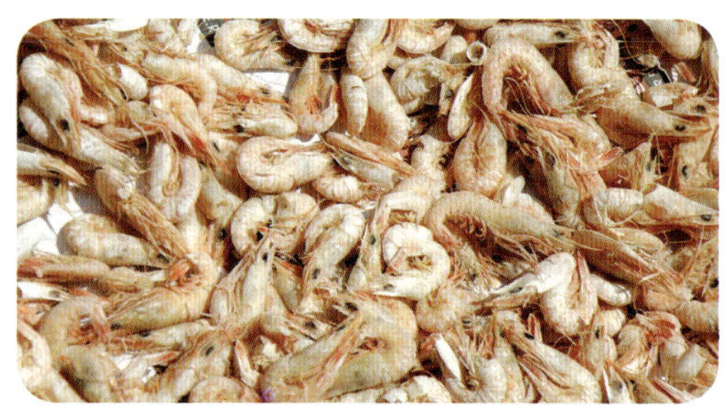

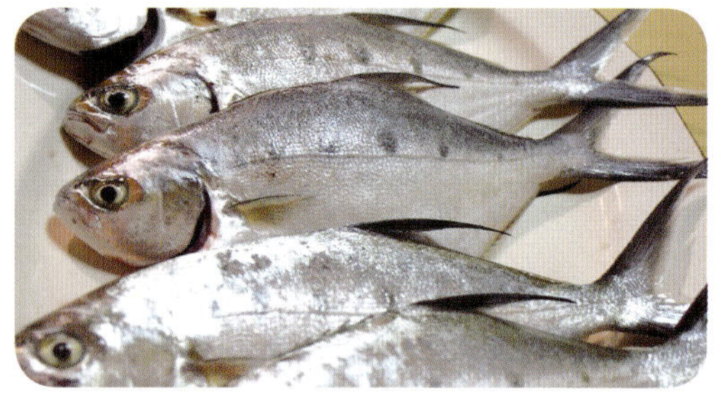

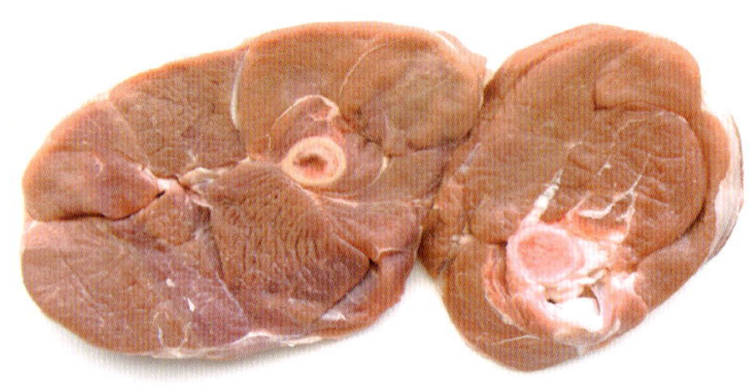

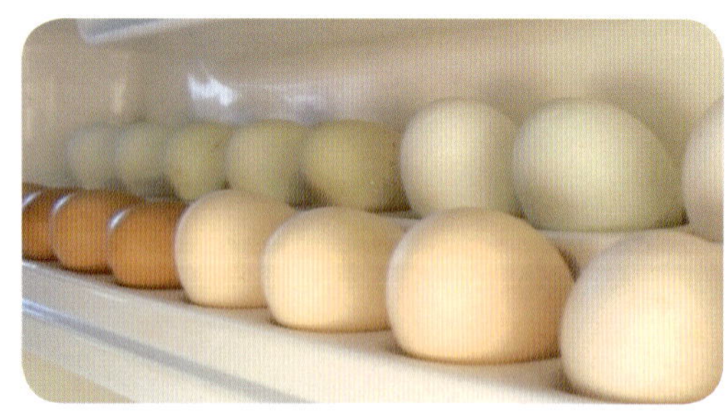

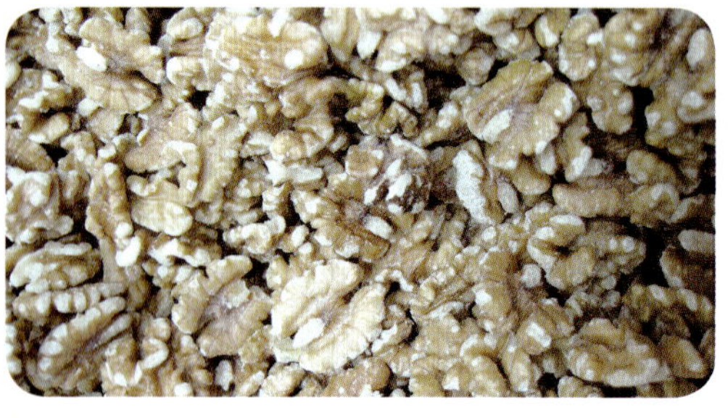

每天应吃150～250克。

第四类：奶类和豆类食物。除含丰富的优质蛋白质和维生素外，含钙量较高，且利用率也高，是天然钙质的极好来源。豆类含丰富的优质蛋白质、不饱和脂肪酸、钙及维生素B_1、维生素B_2等。每天应饮鲜奶250～500克，吃豆类及豆制品50～100克。

第五类：油脂类。包括植物油等。主要提供能量。植物油还可提供维生素E和必需脂肪酸。每天25克左右。

这五类食物不能互相替代，每日膳食中都应包括这几类食物，并轮流选用同一类中的各种食物，使膳食丰富多彩。吃的食物品种越多，摄入的营养素越全面。

注意补充叶酸

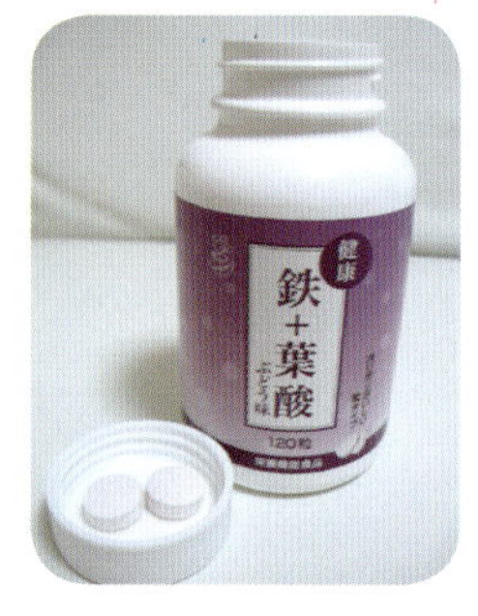

在计划妊娠前至少3个月就应该注意补充叶酸。叶酸是一种水溶性维生素，是胎儿早期神经发育所必需的一种营养物质。如果妇女孕早期缺乏叶酸，将影响胎儿神经管的正常发育，继而导致脊柱裂和无脑畸形为主的神经管畸形。

叶酸在动物肝脏、鸡蛋、绿叶蔬菜、红黄色的果蔬（如西红柿、柑橘）、豆类、坚果（如花生、核桃）中含量较丰富。怀孕前多吃些含叶酸丰富的食物是非常必要的。

增加微量营养素的摄取

此外在计划妊娠前还应该增加微量营养素的摄取。钙、铁、维生素A等微量营养素缺乏不但对妇女身体健康造成影响，还会直接影响胎儿的生长发育，因此计划怀孕的妇女应特别注意这些营养素的供给。

含铁丰富且吸收利用率高的食物有动物肝脏、动物血、瘦肉等。含钙丰富的食物有奶及奶制品、小虾皮、小鱼（连骨吃）、豆腐等。含维生素A丰富的食物有动物肝脏、全奶、蛋类等。深绿色和红黄色果蔬（如菠菜、豌豆

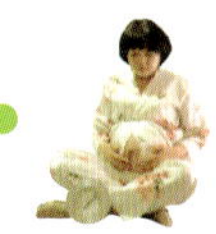

苗、胡萝卜、辣椒、芒果、杏子等）含有丰富的胡萝卜素，而胡萝卜素在体内可转变为维生素A。平常多选用这类食物，即可逐步纠正钙、铁、维生素A等微量营养素缺乏的状况。缺乏严重者可在医生指导下补充一些微量营养素制剂。

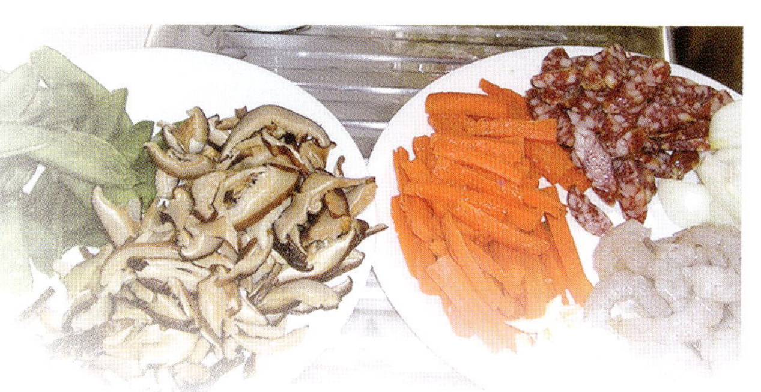

不宜的饮食

长辈：哪些是不利妊娠的饮食？

专家面对面

许多到了生育年龄的妇女总认为营养是怀孕后的事，殊不知，怀孕前，改变不良的饮食习惯，保持健康的营养状态，对受孕也是非常有用的。

少喝咖啡、茶，少吃巧克力：咖啡因会改变女性体内雌、孕激素的比例，从而间接抑制受精卵在子宫内的着床和发育。女性过多摄入可致雌激素分泌减少，而体内雌激素水平下降，就有可能对卵巢的排卵功能构成不利影响，使得受孕机会降低。

少吃腌制食物，少用铝制品：准备怀孕的妇女应该注意不吃各种腌制酸菜，因其富含致胚胎畸变的亚硝胺；炊具尽量使用铁锅或不锈钢制品，避免使用铝制品及彩色搪瓷制品，以防铝和铅元素对人体细胞产生伤害；应避免各种原因引起的食物污染等。

总之，健康的基础是营养，营养的准备从孕前开始。妇女应从孕前就调整饮食结构，注重平衡膳食，做好充分营养准备，才能保证身体健康、精力充沛，生育健康、聪明、可爱的宝宝。

小贴士

养成良好的饮食习惯。良好的饮食习惯是育龄妇女身体储备的重要保证。不同食物中所含的营养成分不尽相同，含量也不等。因此，应注意不偏食，或过度摄取某种食物，尽量吃得杂一些，保证营养均衡全面。

推荐饮食

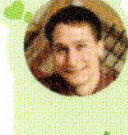

未准爸爸：要想生一个健康宝宝，如何合理选择食物，如何培养良好的饮食习惯？

专家面对面

首先，要保证充足的优质蛋白质：蛋白质是细胞的重要组成部分，也是生成精子的重要原材料，合理补充富含优质蛋白质的食物，有益于协调男性内分泌机能以及提高精子的数量和质量。

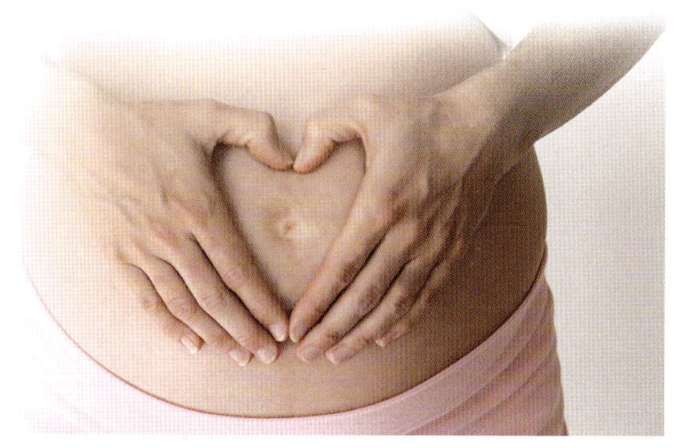

富含优质蛋白质的食物：深海鱼虾、牡蛎、大豆、瘦肉、鸡蛋等。

其次，要合理补充矿物质和微量元素：人体内的矿物质和微量元素对男性生育力具有同样重要的影响。最常见的就是锌、硒等元素，它们参与了男性睾丸酮的合成和运载的活动，同时帮助提高精子活动的能力以及受精等生殖生理活动。

含锌较高的食物有：贝壳类海产品、动物内脏、谷类胚芽、芝麻、虾等。

含硒较高的食物有：海带、墨鱼、虾、紫菜等。

第三，不要小看水果蔬菜：男士往往对水果蔬菜不屑一顾，认为那是女孩子的减肥食物。事实上，水果蔬菜中含有的大量维生素是男性生殖生理活动所必需的。一些含有高维生素的食物，对提高精子的成活质量有很大的帮助。如维生素A和维生素E都有延缓衰老、减慢性功能衰退的作用，还对精子的生成、提高精子的活性具有良好效果。缺乏这些维生素，常造成精子生成的障碍。

第四，适量补充脂肪和胆固醇：性激素主要是由脂肪中的胆固醇转化而来，胆固醇是合成性激素的重要原料，脂肪中还含有精子生成所需的必需脂肪酸，如果缺乏，不仅影响精子的生成，而且还可能引起性欲下降。

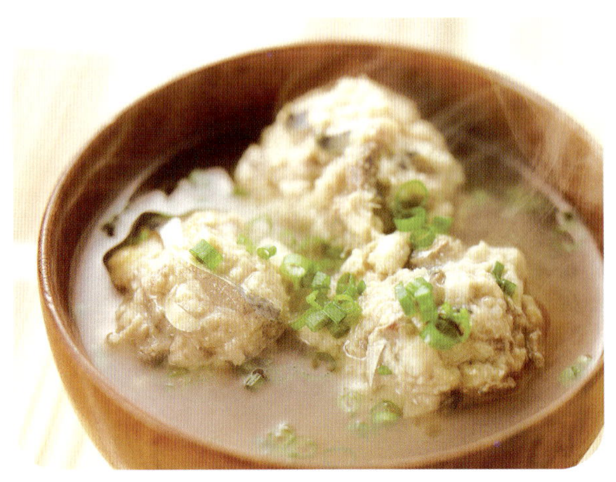

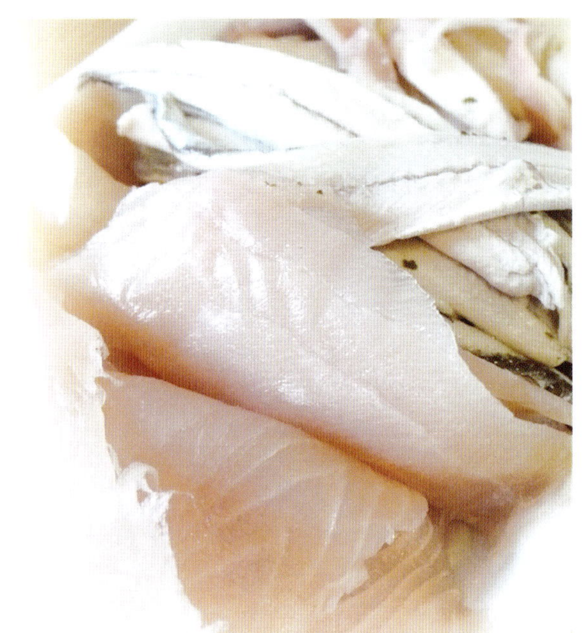

富含胆固醇的食物：肉类、鱼类、禽蛋中含有较多的胆固醇，适量摄入有利于性激素的合成。尽量少吃猪肉，可多选择鱼类、禽类食物，尤其是多吃深海鱼，深海鱼中含有的人类必需的脂肪酸，参与了激素的产生和平衡，有益男性生殖健康。

第五，严格戒烟禁酒：吸烟可使正常精子数减少10%，且精子畸变率有所增加，吸烟时间越长，畸形精子越多，精子活力越低。同时，吸烟还可以引起动脉硬化等疾病，90%以上的吸烟者，阴茎血液循环不良，阴茎勃起速度减慢。而过量或长期饮酒，可加速体内睾酮的分解，导致男性血液中睾酮水平降低，出现性欲减退、精子畸形和阳痿等。因此，为下一代的健康出生，应尽量做到戒烟禁酒。

第六，特殊情况：慢性病准爸爸要在医生同意下，停用对生育有影响的药物3～6个月再受孕；此外，过度疲劳、高温作业、大病初愈都应该恢复至少3个月，而且尽量增加身体锻炼，饮食营养，放松心情，保证睡眠，以此提高精子的数量和活力，改善精子质量，增强受孕能力。

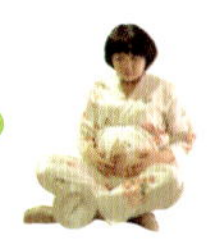

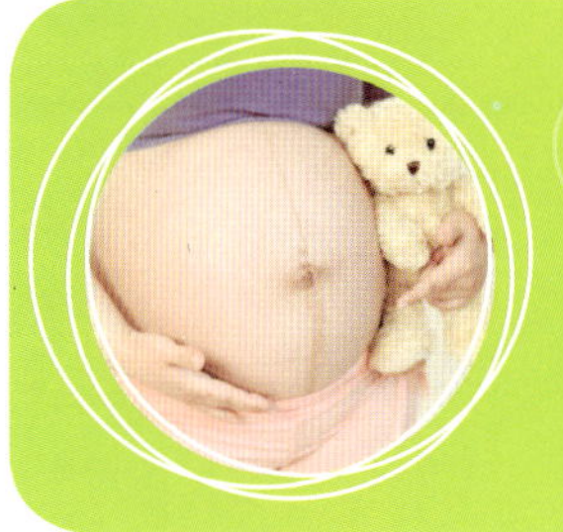

四、遗传咨询——保证得到一个健康婴儿

咨询应该在孕前就开始，也可以在孕期进行，或者在生产以后。遗传疾病咨询是指怀上一个带有基因疾病的孩子的风险有多大，同时还包括如何进行测试和治疗，都有哪些方法等。遗传病根据个人及家族历史，风险可以极高，使后代直接就发生基因问题。遗传疾病可以从单方父母处继承下来，或者在孩子的基因中随机发生。

遗传咨询的定义

遗传咨询是由从事医学遗传的专业人员或咨询医师，对咨询者就其提出的家庭中遗传性疾病的发病原因、遗传方式、诊断、预后、复发风险率、防治等问题予以解答，并就咨询者提出的婚育问题提出建议和具体指导供参考。遗传咨询是预防遗传性疾病的一个重要环节。

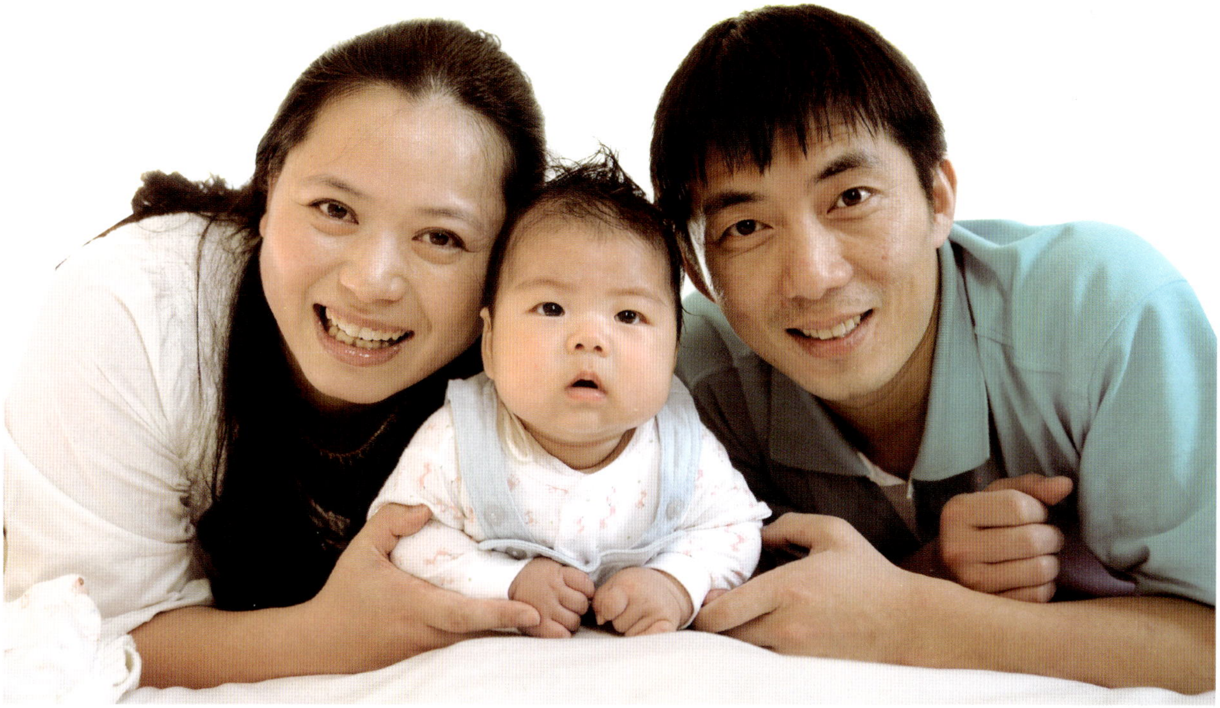

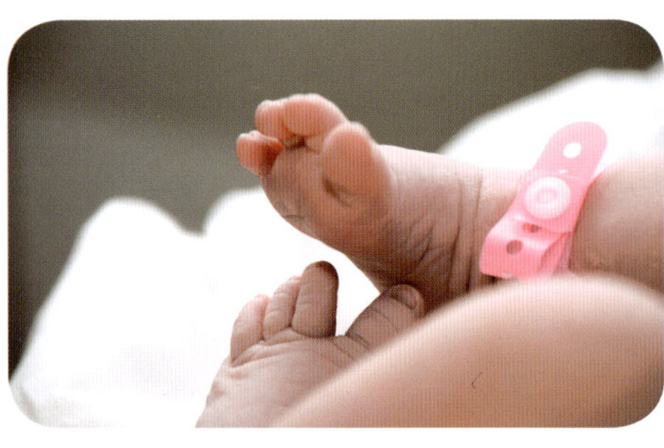

遗传咨询的步骤

明确诊断。首先通过家族调查，家谱分析，临床表现和实验室检查，如皮纹检查，染色体检查，生化检查及基因诊断等方法，明确是否有遗传性疾病。

确定遗传方式，预测子代再现风险。预测遗传性疾病患者子代再发风险率，可以根据遗传性疾病类型和遗传方式作出估计。至于宫内胚胎或胎儿接触致畸因素，则应根据致畸原的毒性、接触方式、剂量、持续时间以及胎龄等因素，综合分析其对胚胎、胎儿的影响作出判定。

遗传咨询的对策

制订遗传疾病风险因素表

- 准备生产前，母亲的年龄已经到了35岁或更高。
- 家族中有先天缺陷史(无论是父母当中的哪一方)。
- 家族中有遗传疾病史。
- 以前生下来的孩子当中曾发生先天缺陷或遗传疾病。
- 家族中有婴儿夭折史。
- 两次及以上的流产史。
- 家族中有“不很聪明”或有“学习困难”的成员。
- 个人患过的疾病有可能传递给婴儿的人。

未准妈妈：什么是遗传疾病？

专家面对面

有些疾病是可以遗传的，这种疾病可通过基因从父母传递至婴儿。常见的包括镰状细胞症、囊肿性纤维化、某种形式的智障还有肌肉萎缩症等。如果某种疾病在家族中遗传，某些家族成员就会受到影响，而另外一些成员则没有症状，但可能成为携带者，他们可以将这种疾病遗传给下一代。

如果觉得家族中有可能带有一种严重的遗传疾病，或者自己符合“遗传疾病风险因素表”中所列的遗传疾病风险因素条件，建议与医生见面咨询，以找到可能的遗传疾病模式。

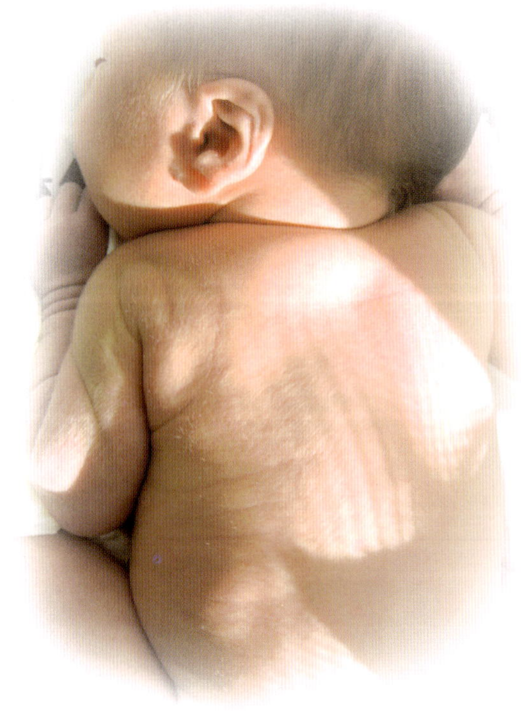

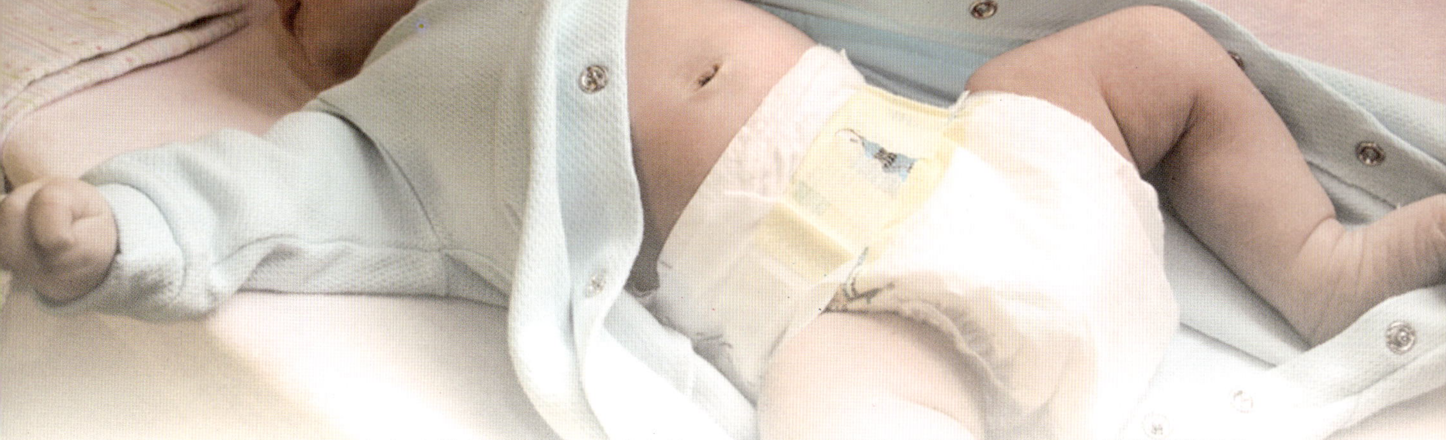

有一种最新科技称为孕前基因诊断，可以利用体外受精的某种修改程序让一些夫妇选择健康胚胎，这样可以保证得到一个健康婴儿。

长辈：都有哪些情况可以引起胎儿畸形？

专家面对面

如果出现下列情况，孕妇应该去医院做产前诊断，如发现胎儿畸形或有遗传病，则应及早施行选择性流产。不过预防胜于治疗，孕妇最好是避免发生这些情况，生出健康的宝宝。

1. 孕妇在妊娠早期遭病毒感染。

2. 孕妇接触了有毒物或受到过辐射。

3. 孕妇接触过不良药物。任何药物都有其副作用，就看怎样选择，孕妇应该恪守这样一个原则：尽量少用药，最好不用药，任何用药都要在医生的指导下进行。

4. 家里饲养家猫。猫是弓形虫体病的传染源。孕妇感染此病后生下的婴儿可能患有先天性失明、脑积水等。

5. 经常化浓妆。化妆品中含有铅、汞等有毒物质，这些物质被孕妇的皮肤吸收后，可透过血胎屏障进入血液循环，进而影响胎儿发育。

6. 经常情绪不好。人的情绪变化与肾上腺皮质激素的多少有关。当孕妇出现忧虑、焦急、暴躁、恐惧等不良情绪时，肾上腺皮质激素可能阻碍胚胎某些组织的交融作用，造成胎儿唇裂或腭裂等。

7. 妊娠早期洗热水澡。有些孕妇在怀孕初期常进行热水浴或蒸汽浴，过高的温度与闷热的浴室空气很易影响胎儿大脑和脊髓的发育。

未准爸爸：遗传咨询是怎么回事？每对夫妻孕前都要做吗？

专家面对面

遗传咨询是指夫妻中有遗传性疾病或有遗传病家族史，抑或曾有畸形儿分娩史，要对患者进行必要的检查，详细询问病史，绘制家谱图分析，进行相关体检及化验，预测这类疾病再现的可能性，有无产前检查方法，然后再决定是否可以生育。

正常夫妻，虽然有可能是患病基因的隐性携带者，仅做常规咨询即可，一般不需要化验检查。但是，有下列情况的夫妻应该在孕前进行遗传咨询：

1. 夫妇双方或家系成员患有某些遗传病或先天畸形者。

2. 曾生育过遗传病患儿的夫妇。

3. 不明原因智力低下或先天畸形儿的父母。

4. 不明原因的反复流产或有死胎死产等情况的夫妇。

5. 婚后多年不育的夫妇。

6. 35岁以上的高龄孕妇。

7. 长期接触不良环境因素的育龄青年男女。

8. 孕期接触不良环境因素以及患有某些慢性疾病的孕妇。

9. 常规检查或常见遗传筛查发现异常者。

10. 其他需要咨询的情况。

通过咨询，专家会提供相关医学知识和生育建议，以保证妊娠安全，提高整个国家民族的质量。

未准妈妈：哪些夫妻不宜生育？

专家面对面

按照《中华人民共和国母婴保健法》的相关规定，患有下列疾病的夫妇不宜生育：

常染色体显性遗传病：如骨骼发育不全、视网膜母细胞瘤、多发性家族性结肠息肉等，由于这类遗传病的显性致病基因在常染色体上，故家族中每一代都可以有患者，与性别无关，患者与正常人结婚，所生子女的发病危险为50%，所以不宜生育。

X连锁显性遗传病：如遗传性肾炎、抗维生素D型佝偻病等，由于这类遗传病的显性致病基因在X染色体上，故家族中连续几代都有患者，女性患者多于男性，约为2∶1，也不宜生育。

多基因遗传病：如无脑儿、先天性心脏病等大多数先天性畸形，躁狂抑郁性精神病、精神分裂症等许多常见的成人疾病。系由多个基因的累加效应引起的遗传性疾病，一般与环境因素共同作用而导致。发病呈家族聚集倾向，故患者亲属的发病率高于群体发病率，发病风险与遗传度密切相关。后代的再发风险大于10%，均不宜生育。

染色体病：如21三体综合征、18三体综合征等先天愚型，系由染色体数目或结构异常而导致的遗传疾病，其子女均为染色体病患者，故都不宜生育。

常染色体隐性遗传病：如先天性聋哑、苯丙酮尿症、白化病、半乳糖血症、肝豆状核变性等。

X连锁隐性遗传病：血友病A、血友病B和进行性肌营养不良等。

未准爸爸：哪些夫妻应暂缓生育？

专家面对面

夫妇任何一方患有急性传染病时不宜受孕，尤其是各类病毒性感染，可以导致基因突变，引起胎儿畸形，最好在治愈后再妊娠，至少也要等到病情稳定，停止药物治疗后。

妻子患有心、肝、肾等重要脏器慢性疾病和糖尿病，尤其在这些器官功能不正常时，不宜受孕；患有梅毒、淋病等性传播性疾病要到正规医院进行彻底地治疗后再妊娠；长期服用某种药物时，应向医生咨询安全后再妊娠。

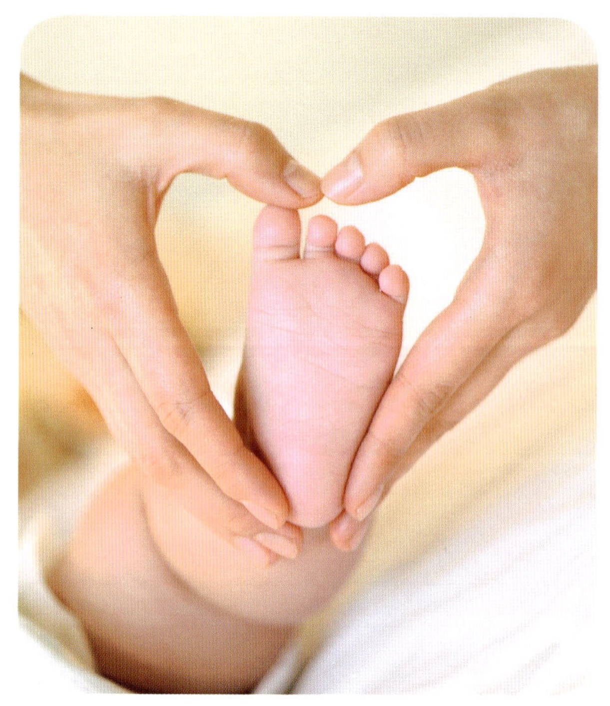

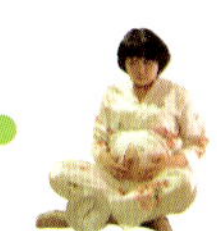

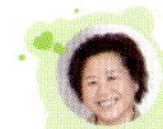

长辈：什么是ABO血型不合？

专家面对面

血型是由位于染色体上的基因决定的。人体细胞含的23对染色体，其中一半来自父方，另一半来自母方，这些染色体分别携带着来自父母双方成千上万的遗传基因，以此代代相传。

ABO血型是由A、B和O三种血型基因所决定，血型基因位于第9对两条染色体上。由于A、B是显性基因，O是隐性基因，所以第9对染色体只要一条带A基因，无论另一条染色体相应位点上是A和O型基因，都表现为A型血。O型血则必须是第9对两条染色体上都同样是O基因。

如果第9对染色体上一条带A基因，另一条带B基因，就表现为AB型血。根据这个道理，一对配偶如果男方为A型血，女方为O型血，那么他们子女的血型遗传可能有两种组合，即3/4的人为A型血，另一半为B型血。所以，子女的血型可以与母亲或父亲都不相同。

ABO三种抗原的遗传分别受三个等位基因控制，其血型基因就是复等位基因，在相对位点上可出现三种血型基因，即A、B或O，因而相对位点上基因总和为AA、BB、OO、AB、AO或BO六种组合形式，称为遗传式。A或B属显性基因，O属隐性基因，与上列遗传式相对应的表现型就为A、B、O、AB、A、B型，实际上就是A、B、O、AB四型。

父亲血型	母亲血型	子女可能出现的血型	子女不可能有的血型
A	A	A、O	B、AB
A	O	A、O	B、AB
A	B	A、B、AB、O	——
A	AB	A、B、AB	O
B	B	B、O	A、AB
B	AB	A、B、AB	O
AB	O	A、B	AB、O
AB	AB	A、B、AB	O
O	O	O	A、B、AB
B	O	B、O	A、AB

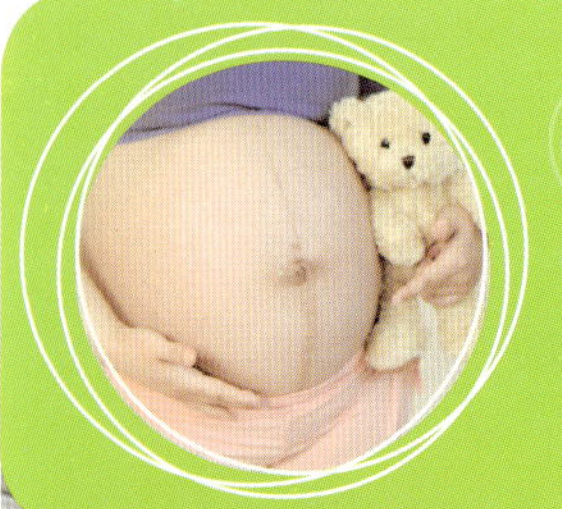

五、环境因素——居住开心，宝宝更开心

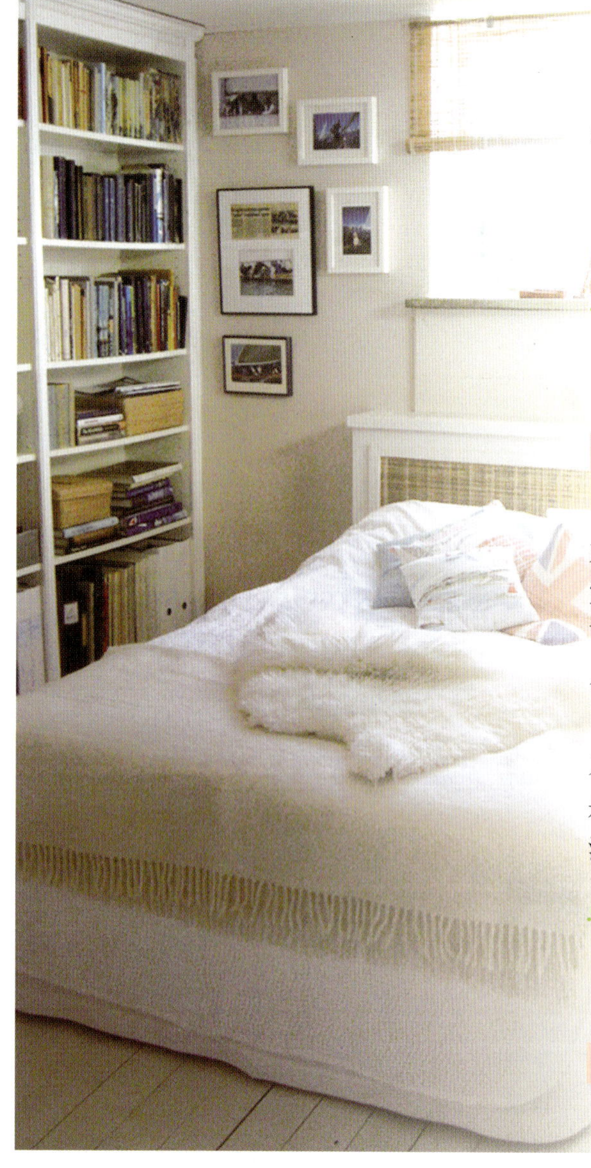

已经准备怀孕的夫妻，除了要进行必要的身体检查外，妈妈先要居住得开心了，宝宝才可以更开心。

居住环境

未准妈妈：我们的新房背阴，老人说：阴气重不利生育。是这样吗？

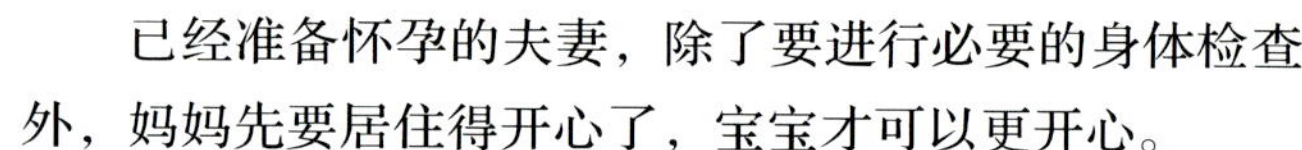

专家面对面

所谓阴气，一般都是指房间内空气的湿度和亮度。如果房内长期处于一个阴湿环境，不够通畅，光线偏暗，室内的各类微生物就容易滋生，带来各种疾病。而且长期下去，墙壁和地面都是发霉状态，空气内夹杂着异味，都易影响居住者的心情。

纵然夫妻都具备充沛的精力，拥有优秀的生育能力，也难以怀孕。另外，如果室温较低，多冷风吹进，或是房内空调的温度太低，居住者容易感冒或者能量总处于消耗状态，血液循环也较差，这些都不利于生育。

未准妈妈：除了穿衣吃饭妊娠期间我还应该注意些什么？

专家面对面

孕妇除了注意均衡合理的饮食之外，生活环境也很

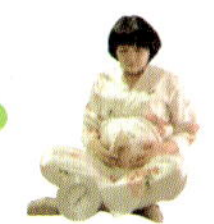

重要。新鲜的空气是人体新陈代谢过程中所必需的。身处城市的孕妇，每日面临各种有害废气的威胁，不少人大多数时间待在室内，呼吸不到新鲜的空气，这不仅会使孕妇的健康受损，而且也会给胎儿带来不利的影响。

因此，早上起床后，孕妇最好到有树林或草地的地方去做操或散步，呼吸植物所释放出来的清新空气。养成每日开窗通风的习惯，保持室内空气流动。经常打扫房间，清除家具及地面上的尘土和垃圾，尤其要保证卫生间的清洁，那里可是藏污纳垢的地方，很容易被忽视，但却对孕妇的危害最大。晚上睡觉时，最好能稍微开一点窗子，有利于空气的流动，但是一定不要让风直接吹到处于睡眠状态的你们。

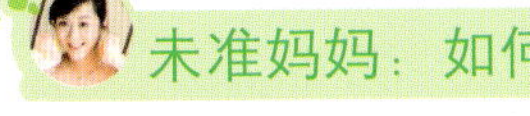

未准妈妈：如何改造我们的新房？

专家面对面

如果新房湿度高，应该改善通风条件，可考虑使用抽湿机或者干燥剂，冬季最好为室内添置一个

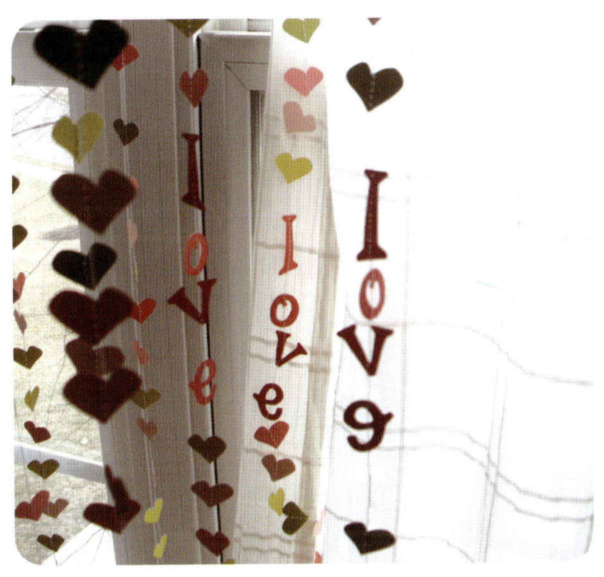

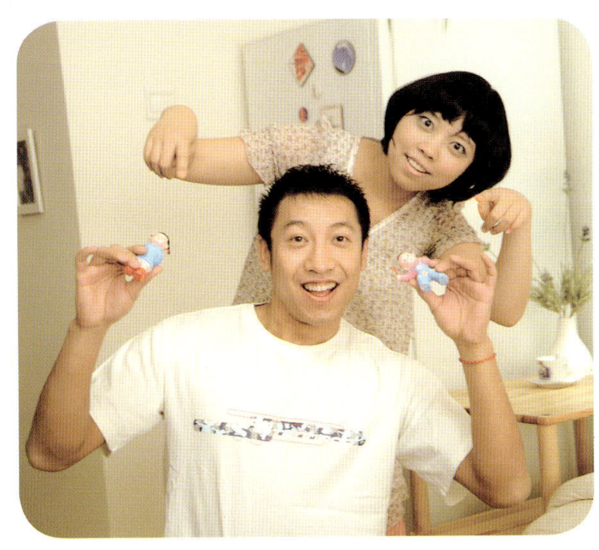

暖炉，驱走寒气和湿气，或者经常开启室内空调除湿。其次，女性要确保周身环境温暖合宜，自然消除疾病隐患。另外，如果室内光线较暗，可尽量拉开窗帘，打开窗户，或多亮着电灯。

记住，有耀目阳光照进的房间最有利于怀孕。

生活习惯

未准妈妈：我有吸烟习惯多年，对怀孕有影响吗？

专家面对面

吸烟会增加不孕和宫外孕的危险。烟叶中的尼古丁能够抑制卵子的输送和受精卵的着床，或使受精卵的着床部位发生异常，从而造成不孕或宫外孕。

另外，吸烟会降低机体的体液和细胞免疫功能，增加女性生殖道感染的机会。吸烟还可引起胎儿的发育障碍，导致流产、早产或先天畸形、低出生体重儿，还能使孕妇发生前置胎盘、胎盘早剥和胎膜早破等严重并发症。

所以，希望减少每日吸烟量，最好戒烟，尤其是注意避免吸入二手烟。

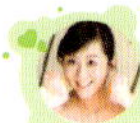

未准妈妈：饮酒也会影响胎儿吗？

专家面对面

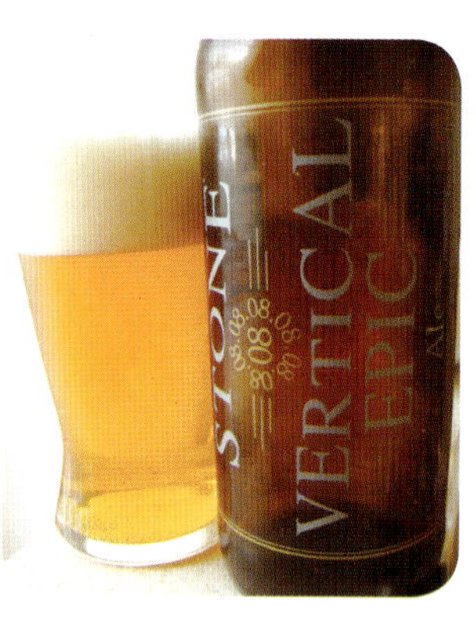

过量饮酒可损害卵巢功能，使女性激素分泌异常，导致不排卵和无月经。如果在妊娠期饮酒，还会危及胎儿。酒精进入体内，会引起人体的染色体畸变和基因突变。如果酒后受孕，则会使胎儿的发育受到很大影响，可能导致智力发育不良、细微动作发展障碍以及出现各种各样的畸形，如兔唇、短腿、先天性心脏病等。

妊娠期间母亲饮酒生下来的婴儿容易出现器官功能障碍，即胎儿性酒精综合征。有害物质还包括放射性物质、重金属盐、亚硝胺等等。因此，年轻的夫妇至少应在计划怀孕前半年戒烟戒酒、远离各种烟尘及有害物质。

所以，为了宝宝的健康，妊娠期间最好少喝酒。

未准爸爸：男性洗桑拿会影响生育吗？

专家面对面

当想要生宝宝时，准爸爸就要从前3个月开始不能洗桑拿了。因为过热的温度会影响睾丸的精子质量，导致受精卵质量下降，影响宝宝的健康。同样，长时间地坐在热坐垫上开车，睡在电热毯上，都会影响精子质量。

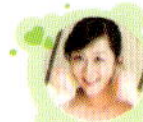

未准妈妈：孕前能使用美白化妆品吗？

专家面对面

美白效果越好的化妆品含铅量越高，如果妈妈体内含铅量多，必然造成宝宝患各种疾病，如多动、智力底下、贫血等。所以，准备怀孕的女士们最好少用这些含铅化妆品。如果想去除体内多余的铅，最简单的办法就是补钙，钙有去除存积人体内铅的功能。

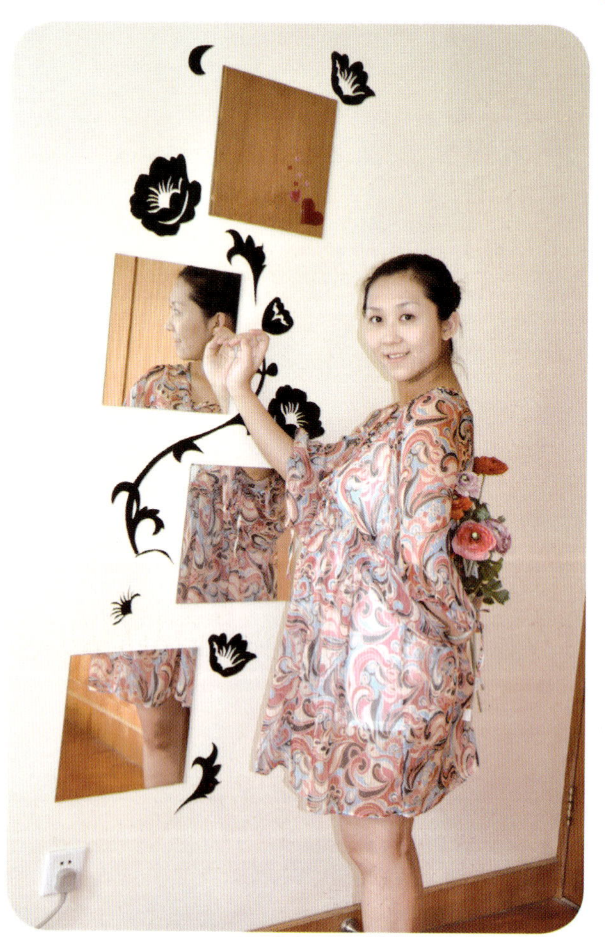

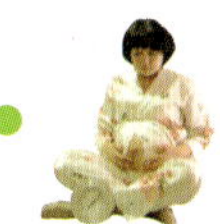

未准妈妈："电脑、手机辐射到底会不会影响宝宝呢？是不是不能接触电脑了？"

专家面对面

据世界卫生组织的调查，电脑辐射会增加女性流产率，但并没有显示会增加出生婴儿的畸形率。所以，如果女士们不放心，最简单的方法就是：可以带一个围裙，这样就能阻挡70%的射线，避免伤害宝宝。

合法权利

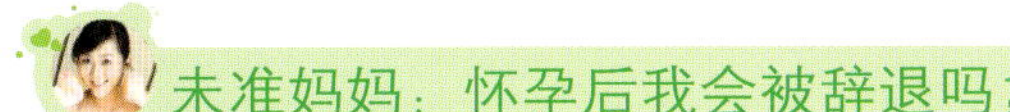

未准妈妈：怀孕后我会被辞退吗？

专家面对面

当然不会。我国一贯尊重和保护妇女儿童的合法权利，出台了一系列法律法规及条例，各地区依此也制定了相应的规章制度。准妈妈们可以根据《中华人民共和国劳动合同法》保护自己的利益。

自我保护

未准妈妈：怀孕期间遇到什么情况我需要停止工作？

专家面对面

如果您的工作环境相对比较安静、干净，危险性比较小，同时您的身体状况良好，您可以选择边工作边怀孕，无须早早地待在家里等待宝宝的出生。但是如果您的工作是与长期使用电脑有关，或经常工作在工厂的操作间中，或是暗室等阴暗嘈杂的环境中，我们建议您应在怀孕期间调动工作或选择暂时离开待在家中。

温馨提示

经常出现不适症状，应该及时到医院就诊，或在产前检查时告诉医生，以便进行相关疾病的检查。

未准妈妈：怀孕期间在工作的时候出现身体不适如何应对？

专家面对面

60%～90%的妇女在怀孕初期在清晨都会出现晨起恶心，呕吐，乏力等症状，相当一部分人在白天工作的时候也会出现不同程度的身体不适。医生的建议是在办公室里准备好毛巾，呕吐袋，同时尽量让自己的位置离洗手间近一些以方便呕吐时尽快到达。

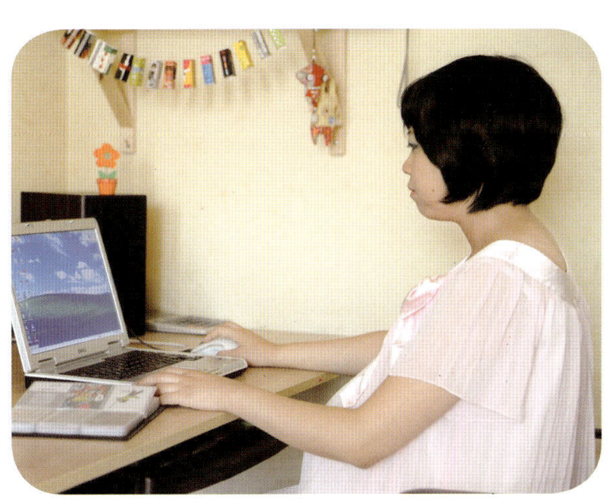

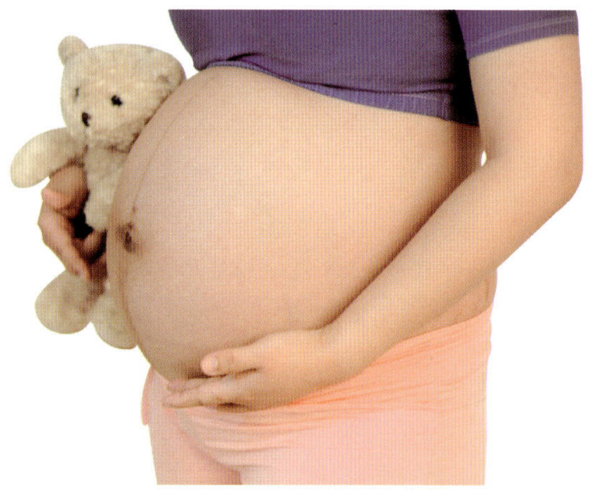

部分孕妇还会出现头晕、心慌、大汗等不适，这可能是低血糖造成的。妊娠引起的糖代谢变化，是为了向胎儿提供更多的营养物质，但同时也容易发生血糖过低。医生的建议是在单位准备一些饼干、水果、巧克力、干果、牛奶等食物，以备不时之需。同时，尽量避免精神紧张，保证按时进餐，必要时加点工作餐、午后茶。

未准妈妈：工作时如何照顾自己怀孕的身体？

专家面对面

如果你是属于伏案工作的，每小时试着做一些伸展肢体和脚部的运动，请脱掉鞋子，把腿在体前伸直，然后把脚弯曲，绷直脚尖，重复4~5次。它可以帮助脚部的血液循环，并可能减轻肢体的部分水肿。

如有可能，您可以在座位前放一只20厘米高的箱子，把双脚放在上面，缓解腿部张力，减少下肢浮肿。工作一段时间后要适当地作作伸展运动，抬腿并适当按摩小腿部以放松压力。

如果你是站着工作，孕妇弹力袜对你的腿部具有支撑、保护作用，因为它们不需收紧腰部或腹部；上班穿宽松、舒适、柔软的衣服；换双坡跟或者平跟鞋，减少体力消耗。

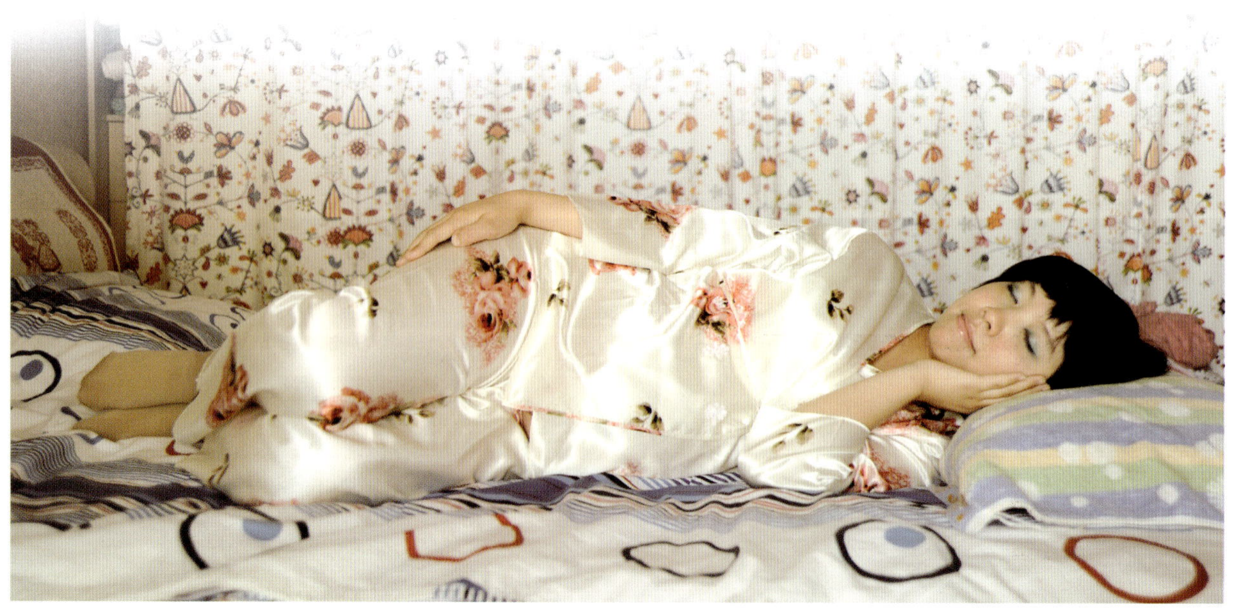

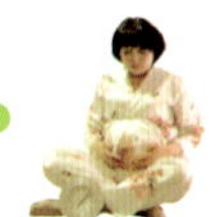

准备一个能盛水的杯子，经常保持充盈状态，及时补充水分。但是，如果您想方便，千万不要憋尿。

你还可以利用工间休息时间，通过温柔地抚摸日渐隆起的腹部和宝宝交流，对自己是一种放松，对宝宝是一种关爱。但这是一件很自我的事情，在公众场合下千万别不停地抚摸自己的肚子，有伤大雅呦！

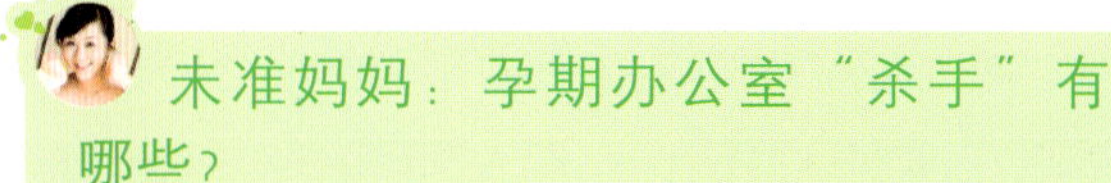

未准妈妈：孕期办公室“杀手”有哪些？

专家面对面

电脑：现在许多怀孕的办公室女性都会穿上各种防辐射的马甲、肚兜、使用电脑防辐射保护屏等等。医生指出，这些“道具”是否能够达到效果、能够屏蔽多少电脑的辐射还没有确切的证明，但很多孕期女性都认为“起码图个心安”。

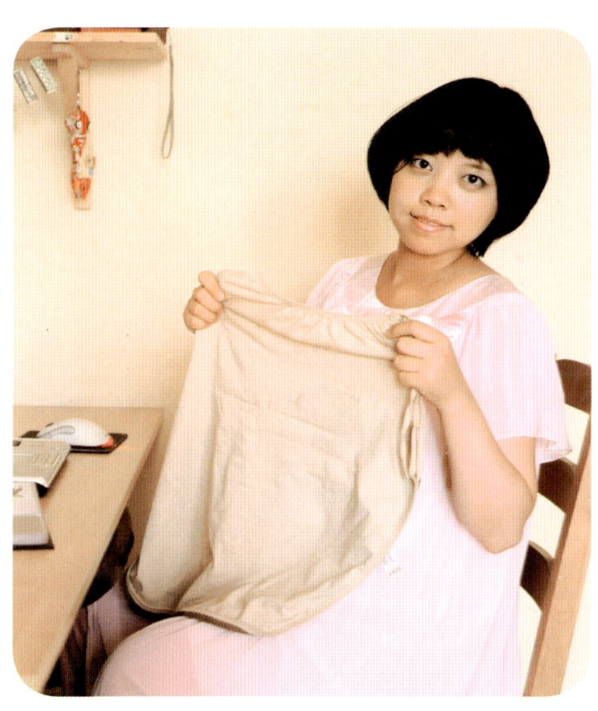

温馨提示

电脑：最好的办法还是减少使用电脑，养成使用完毕马上关机的习惯；更不要做与工作无关的浏览、聊天、游戏等，杜绝与工作无关的电脑时间；避免被其他同事的电脑“包围”，可能的话尽量让自己坐到角落里去。

转椅：“粗身”的孕妇要留心带滑轮的转椅，注意失衡摔倒、绊脚跌倒和移动坐空，防止意外伤害。

复印机：复印机启动时会释放少量有毒气体，危害准妈妈和胎儿的健康。因此，准妈妈应尽量少与复印机打交道。

电话机：多人使用的电话机易传播感冒病菌和肠道病菌，其中不少病菌对普通健康人来说并无危害，却是胎儿致畸的致命杀手。白领准妈妈最好自备专用的电话机，常用酒精擦拭听筒和键盘进行消毒。

二手烟：香烟对妊娠的不良影响不言而喻，二手烟的危害有过之而无不及，远离为妙。

工作餐：身为办公室白领一般来说不会有重体力劳作，但仍然难避免外联业务、工作餐，一方面食物辛辣、油腻不适宜食入，另一方面难免烟酒，还是要尽量请求别人代劳。

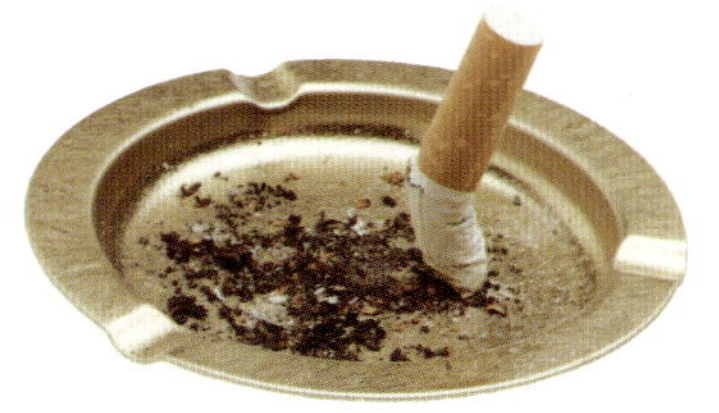

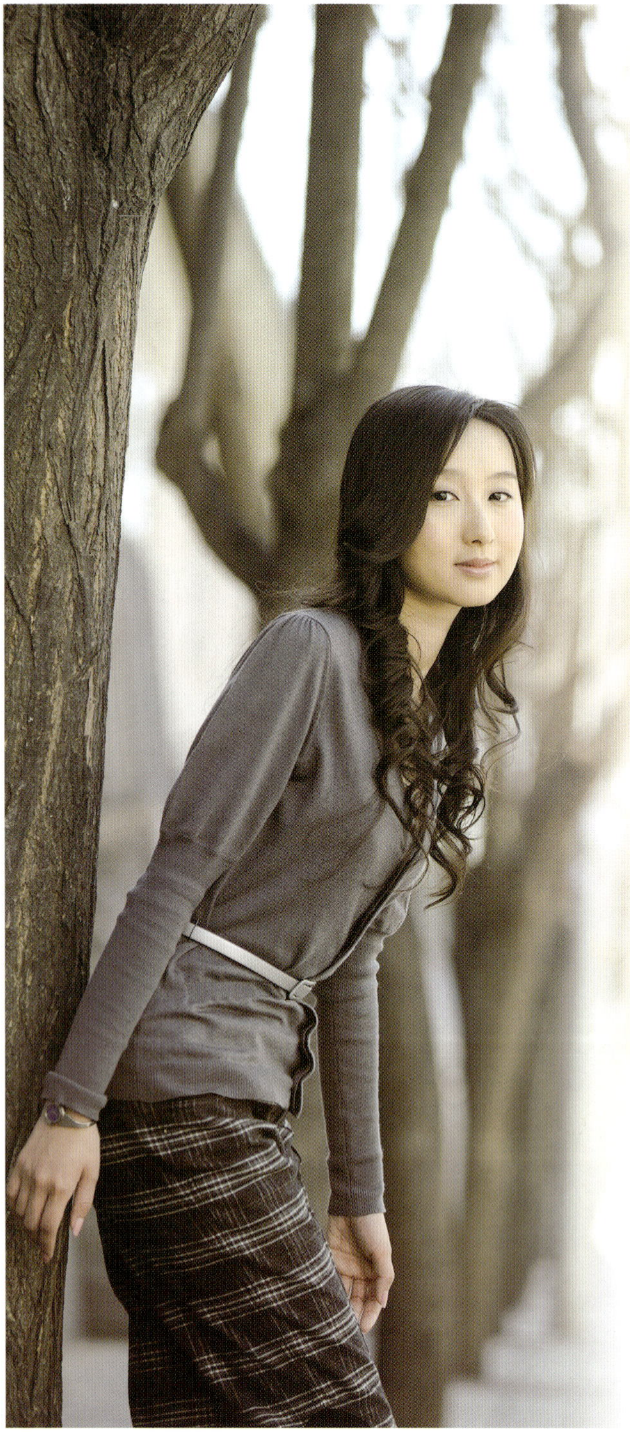

未准妈妈：工作之余如何保护自我？

专家面对面

妊娠期间，孕妈咪背部下方以及骨盆的肌肉会拉紧，长时间挺住肚子“负荷”坐着工作，颈、肩、背兼具手腕、手肘酸痛的可能性要比平时多得多，所以偷闲做做运动非常有必要。

改善颈痛：颈部先挺直前望，然后弯向左边并将左耳尽量贴近肩膀；再将头慢慢挺直，右边再做相同动作；重复做两至三次。

改善肩痛：先挺腰，再将两肩往上耸以贴近耳，停留10秒，放松肩部，重复动作两至三次。

改善“腹”荷：将肩胛骨往背内向下移，然后挺胸停留10秒，重复动作两至三次。

改善手腕痛及手肘痛：手部合十，将手腕下沉至感觉到前臂有伸展感，停留10秒，重复以上动作两三次，接着再将手指转向下，将手腕提升至有伸展的感觉，亦重复动作两三次。

未准妈妈：职业准妈妈如何请产假？

专家面对面

对上班族准妈妈来说，首先要面对的是处理产假与工作的关系，因为只要事先做好职场上的准备，才能让产假无后顾之忧。

规划产假计划：既能照顾好孩子又能在职场占得一席之地是最好的结果，但不是每个妈妈都有那么好的机遇。因此，我们在此想提醒您，虽然休产假是法律赋予您的基本权利，但在行使这些权利时还要多加考虑，尤其是对那些不想放弃工作的妈妈，更需要提前规划一份产假工作计划。

所从事工作的不可替代性越高，交接准备工作就越复杂。建议掌握“5W1H”原则，先将每一项与

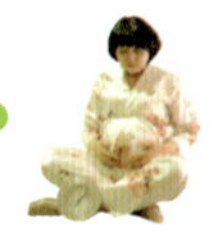

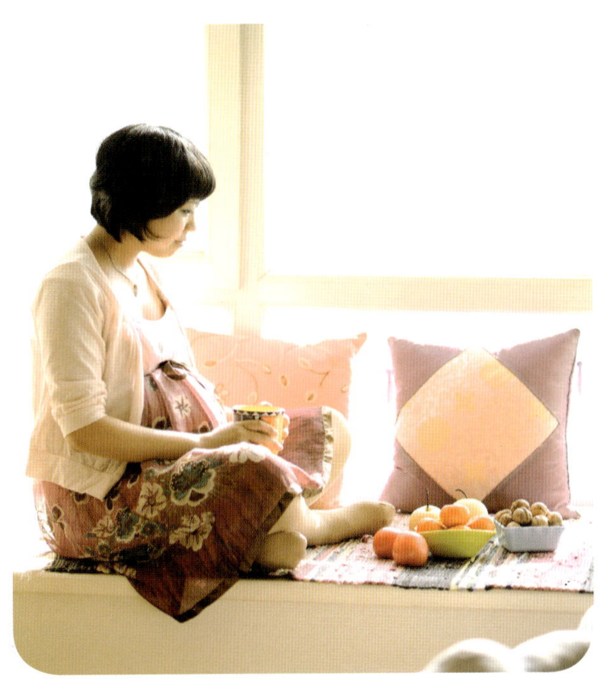

自己相关的工作细节仔细记录下来，之后列出工作明细表，例如“例行事务表”、“专题任务表”、“即将开始实施任务表”等等，这样代理人会根据表中的安排很快接手工作。

WHO：每一项工作涉及的相关人员有哪些？需要向谁汇报工作？

WHY：为什么要做？涉及这项工作的目的等方面。另外，工作中遵循的原则是什么？要保持怎样一个工作状态和态度？有了这些内容作参考，代理人才能在面临重大变动时，做出正确判断。

WHEN：每一项工作执行的日期，例如具体到某日、某周，是否有固定规律。

WHERE：可以从哪里得到资源或协助。

HOW：该如何执行你的工作，有何技巧。

确认工作代理人：在列出工作明细表后，与主管领导沟通，及早确定工作代理人。由于职务和职位的不同，你的工作代理人可能是一个人，也可能是分给不同的人负责不同的工作项目。

交接工作：与工作代理人交接工作是一个很重要的环节。在产假前，让代理人了解你工作的脉络与流程，并提前进入工作状态，万一你出现早产症状，可轻松离开。同时，让代理人同与工作有密切联系的同事熟悉，并告知同事，代理人将在产假期间接替你的工作。

产假期间与公司保持联系：在产假期中可以与代理人通电话，关心一下他的工作状态，虽然有时会比较麻烦，但不吝啬这点时间与耐心，才是以后在职场生存的长久之道。

假期结束前的准备工作：当你还沉浸在与宝贝快乐相处的产假时，会突然发现产假要结束了，所以假期结束前的一两周妈妈要收心了！您可以与同事，尤其是工作代理人聊聊工作进展的程度，现阶段有哪些工作是迫在眉睫，也可以拿出那张工作明细表，让代理人详细说明每件工作的最新状况。这样，你一回到公司就可以迅速找回原来的感觉！

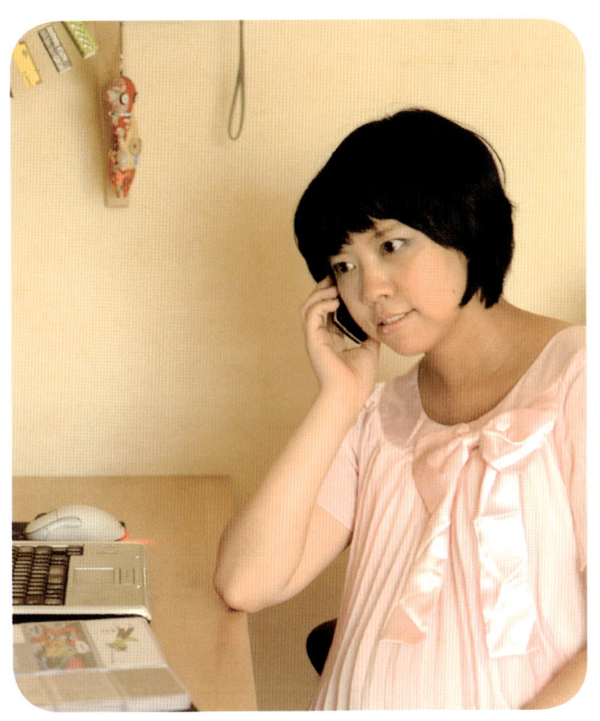

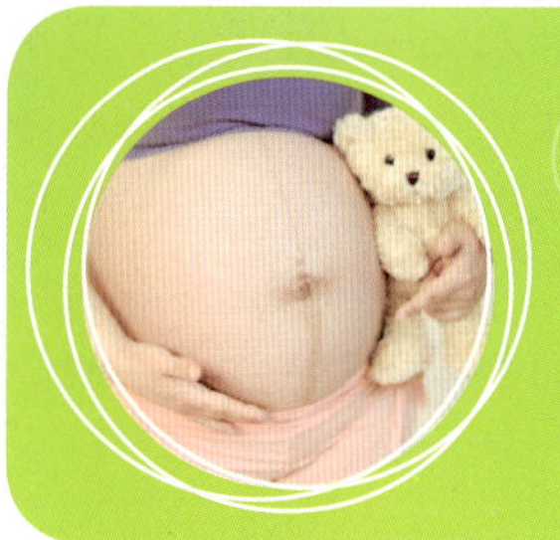

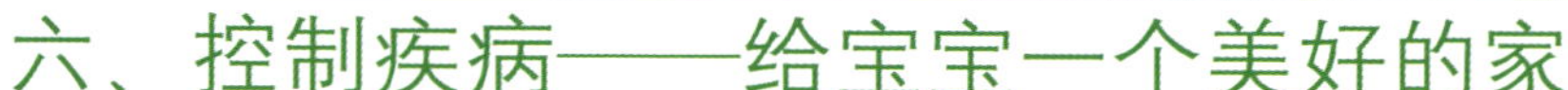

六、控制疾病——给宝宝一个美好的家

糖尿病

未准爸爸：我妻子患有糖尿病，孕前要做哪些准备工作？

专家面对面

严格的血糖控制是糖尿病患者获得健康生活的前提，如果准备要孩子，这更是最基本的要求。怀孕对身体是一种负担，对于合并有糖尿病的产妇更是这样，只有打好血糖控制这一基础，身体才有能力承担。当然，同时还应重视并发症的治疗，降低尿蛋白控制肾病发展，也能使初期的眼底病得以恢复。

此外，糖尿病的发病与生活方式、体重、饮食规律等都有关系。现在要求育龄女性的体重指数小于23为好，还有血脂、血压等相关指标都要综合治疗达标，这也是怀孕前应该做好的准备。因为，身体超重和肥胖常导致胰岛素抵抗。

如果决定怀孕，最好只用胰岛素治疗，可以进行强化治疗，即每日4次以上注射胰岛素，并且经常监测血糖。当然，怀孕之后不能应用口服降糖药物，只能用胰岛素。

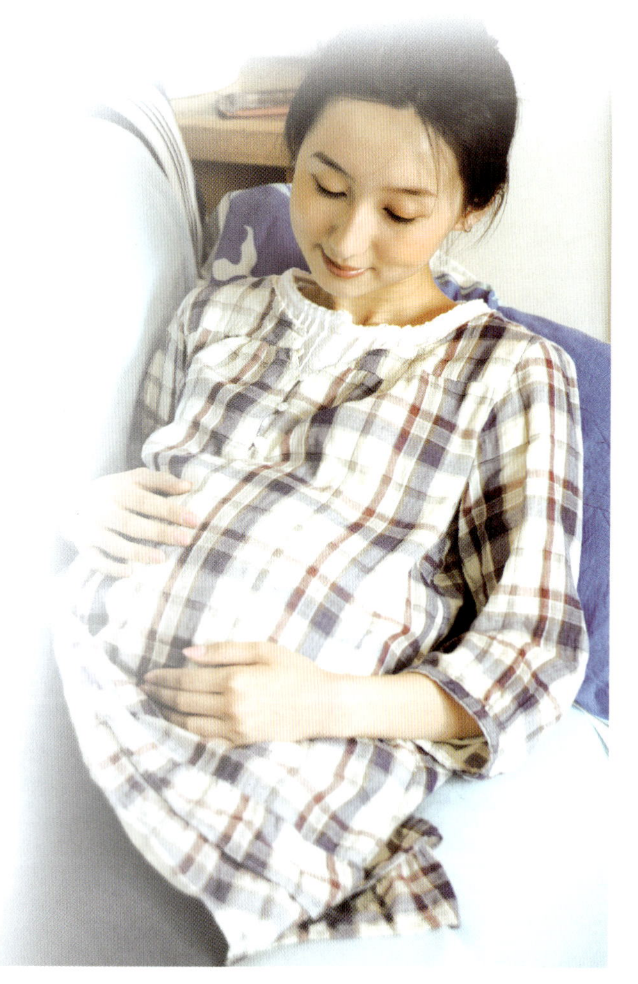

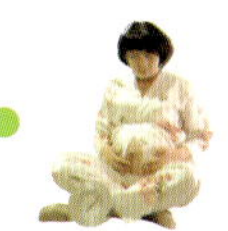

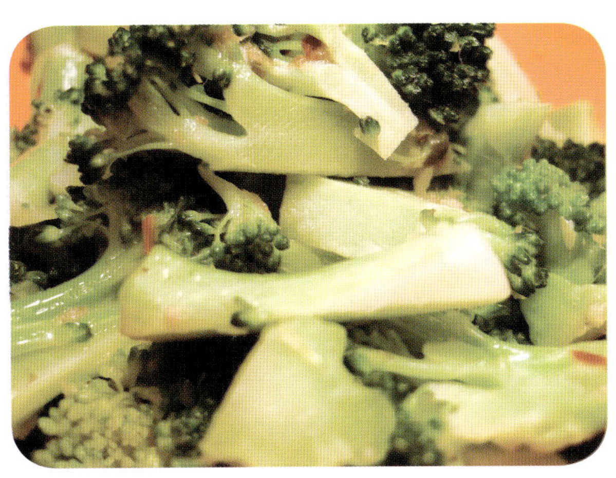

高血压

未准妈妈：患高血压女性孕前需仔细检查什么项目？

专家面对面

患高血压的女性怀孕有一定的风险。不仅某些降压药会对胎儿有危害，而且妊娠本身也会导致孕妇疾病加重。因此，如果育龄女性患有高血压，首先要界定自身的健康能不能胜任妊娠这个过程。一般来说，如果患高血压的时间不长，没有肾脏、心脏等其他的器官受累，妊娠相对风险较小，可以考虑怀孕。

心脏病

随着心血管病诊疗技术的提高，先天性心脏病女性至生存年龄且妊娠者逐渐增加。在妊娠合并心脏病患者中，先天性心脏病占35%～50%，其次有风湿性心脏病，妊娠高血压性心脏病，围生期心肌病，心肌炎，各种心律失常等。不同类型心脏病的发病率随不同地区的经济发展水平差异较大。

未准妈妈：什么样的心脏病患者可以怀孕？

专家面对面

心脏病变较轻，进行一般的体力活动不受或稍受限制，休息时无症状，既往无心力衰竭病史，亦无其他并发症，妊娠后经密切监护，适当治疗多能耐受妊娠和分娩。

未准妈妈：什么样的心脏病患者不可以怀孕？

专家面对面

心脏病变较重，一般的体力活动显著受限制，

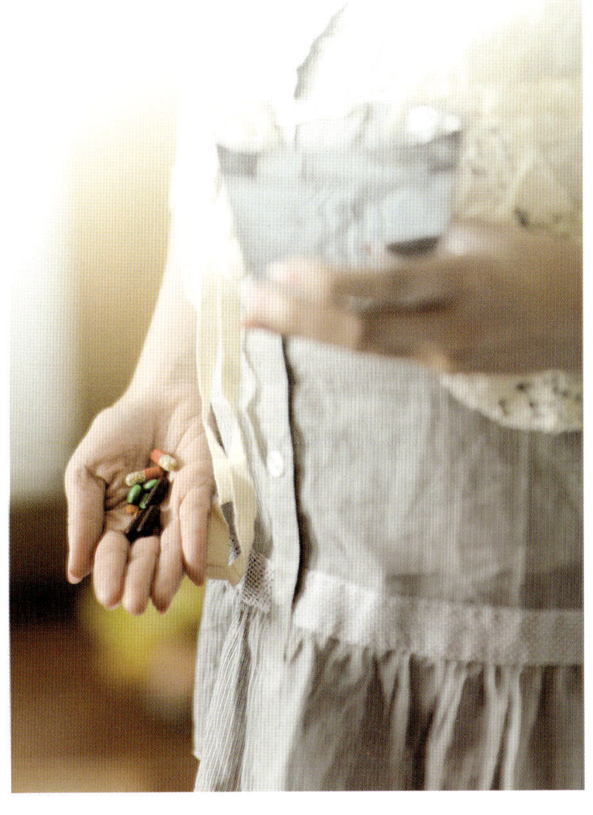

轻微的日常活动即感不适，呼吸困难或有心力衰竭病史，有肺动脉高压，严重心律失常，活动性风湿热，急性心肌炎患者不宜妊娠。年龄在35岁以上，病史较长者不宜妊娠。若以妊娠，应在妊娠早期行治疗性人工流产术终止妊娠。

病毒性肝炎

病毒性肝炎按照引起疾病的病原体——病毒种类的不同分为：甲、乙、丙、丁、戊型等几种类型；按照疾病过程的不统又可分为：急性、亚急性和慢性；按照临床表现不同分为：黄疸型、无黄疸型、胆汁淤积型和重型。

甲型和戊型肝炎是急性肝炎，表现为起病急，临床症状、体征及血清学改变明显，病程相对较短，积极治疗后，预后良好。一般休息3～6个月即可妊娠。

乙型、丙型及丁型多是慢性肝炎，隐匿起病，临床表现不明显，病程数年至数十年，病情可以反复发作，发作后迁延数月，治疗周期较长，经过复杂，预后较差。建议妊娠前全面评估肝脏功能，如果病情稳定，肝脏储备情况良好，可以在医生严密监护下妊娠，否则应该积极保肝治疗，最好请内科专家协助制订治疗方案，以便尽快恢复肝脏功能，改善生活质量。不仅如此，这些类型的肝炎皆属于血源性传播的疾病，妊娠期病毒具有通过胎盘垂直感染胎儿的可能，分娩期也有通过产道感染新生儿的可能，产褥期还有通过乳汁、唾液感染婴儿的可能，因此要格外重视这些病毒的母婴阻断措施。

TORCH病毒感染

患有传染性疾病的女性，应该在专业医院治疗后，遵从医生建议再妊娠，因为这些疾病的致病微

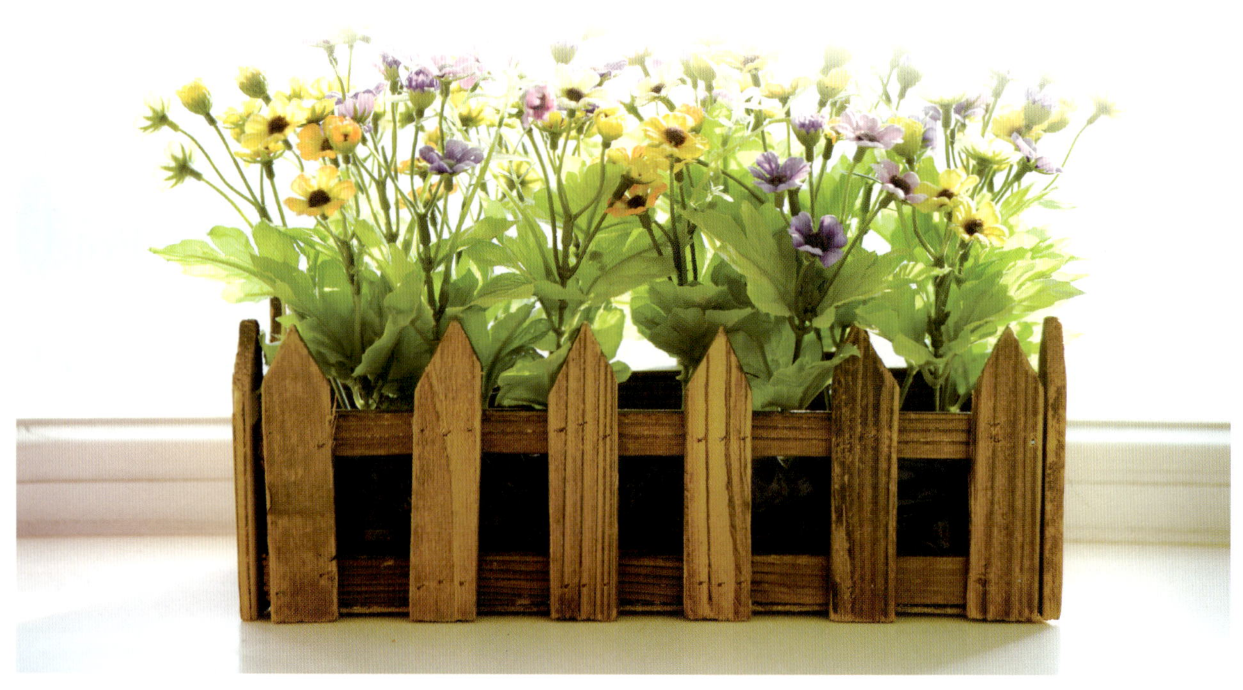

生物可以通过胎盘感染胎儿，导致宫内感染而成为新发患者，或者造成胎儿发育异常，甚至死亡。具体有：

弓形虫病：弓形虫病是一种寄生虫感染疾病，可通过母体传递至胎儿，导致严重的先天性畸形。人体一般是通过食用已感染弓形病病毒的生食或没有完全煮熟的食物感染上这种寄生虫的，也有因为接触猫粪感染弓形病的，因为有些猫生食老鼠感染弓形病寄生虫。猫和人都可以感染弓形病寄生虫而没有任何明显病症。

梅毒：梅毒是一种性传播疾病，在人体内经常潜伏长达数年而无任何症状出现。梅毒会感染胎儿，引起胎儿畸形甚至死亡。所有女性在怀孕后，都要进行梅毒检查，但是，无论我们是否怀疑感染梅毒，都应该在孕前进行检查，这样，在怀上孩子之前便有机会治疗梅毒。

淋病/衣原体：这些性传播疾病可导致早产和生育力下降。如果怀疑感染了性传播疾病，应该去看医生，或者去当地诊所或保健部门进行检查。

风疹病毒感染：风疹又称为德国麻疹，是一种经呼吸道传播、临床症状轻微、预后良好、容易被忽视的急性病毒性传染病。妊娠期间感染风疹病毒，尤其在妊娠早期，风疹病毒能够经过胎盘感染子宫内的胚胎或胎儿，导致胚胎和胎儿严重损害，发生流产、死胎及先天性风疹综合征（CRS），在妊娠1～2月时感染发生率最高，出生后新生儿不一定立即出现症状，可在出生后数月或数年才显现。新生儿多表现为心血管畸形、先天性白内障和耳聋。风疹病毒的感染目前尚无特效疗法，故需以预防为主。

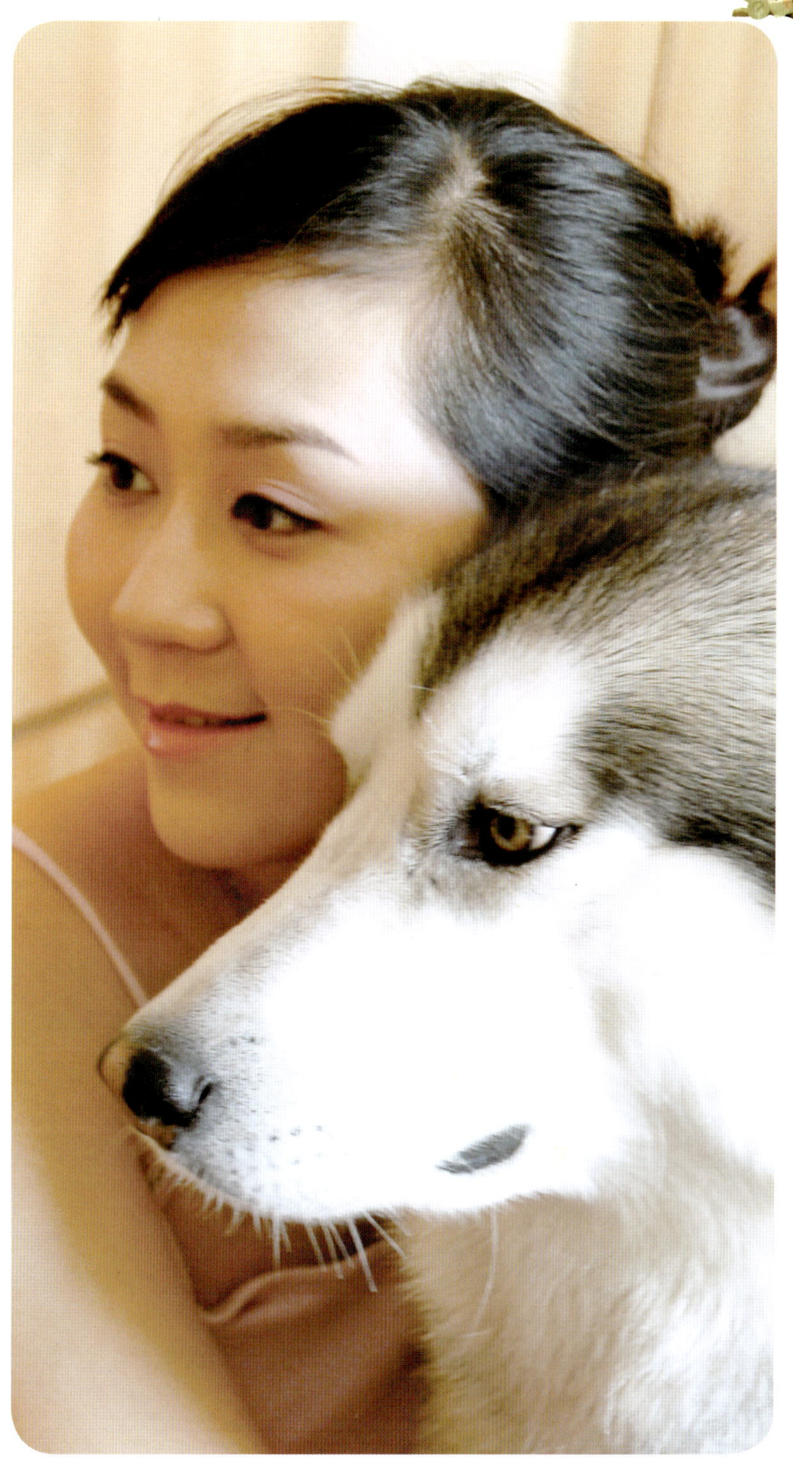

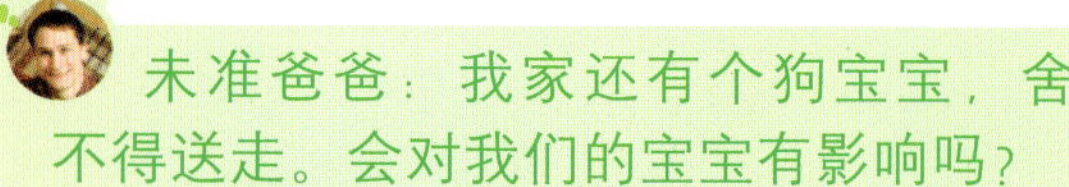

专家面对面

家里有“狗宝宝”的夫妻最好先给“狗宝宝”进行预防接种，保持清洁卫生，减少传染性疾病发生。此外，孕前进行弓形体相关抗体检查，如果阳性及时进行治疗，痊愈后再妊娠。

泌尿系统疾病

妊娠后肾脏负担加重可影响原有的泌尿系统疾病，同时泌尿系统炎症或肾功能减低可影响妊娠的继续、胎儿的生长及母亲的健康。

未准妈妈：为什么妊娠期间易患泌尿系感染性疾病？

专家面对面

首先妊娠期激素变化使输尿管、肾盂、肾盏及膀胱的肌层增厚，输尿管平滑肌松弛，膀胱易发生过度充盈，排尿不完全，残余尿增多，为细菌在泌尿系繁殖创造条件。增大的子宫亦可压迫输尿管导致其扩张，另外，增大的子宫和抬头的压迫使膀胱向上移位，易造成排尿不畅，尿液返流。而且妊娠期间，尿液中营养物质增多，有利于细菌生长，易导致泌尿系感染。

血液系统疾病

血液系统疾病可导致胎儿生长发育的异常，及孕产妇异常出血，影响母儿的安危。贫血是妊娠期常见的合并症，据统计，50%以上孕妇合并贫血，以缺铁性贫血最常见。

未准妈妈：如果怀孕期间贫血对妈妈有什么影响？

专家面对面

轻度贫血影响不大，重度贫血（血色素小于60g/L）时，易导致贫血性心脏病，胎盘缺氧易发生妊娠期高血压疾病，严重贫血对失血耐受性低，易发生失血性休克，由于贫血降低产妇抵抗力，易并发产褥感染危及生命。

未准妈妈：我想知道怀孕期间贫血对宝宝的影响？

专家面对面

一般情况下，胎儿缺铁程度不会太严重，但当孕妇患重度贫血时，胎盘的氧分和营养物质不足以补充胎儿的生长所需，造成胎儿宫内生长受限、胎儿缺氧、早产或死胎。

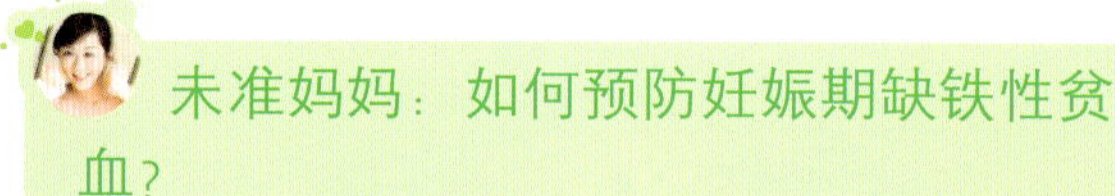

专家面对面

首先，在妊娠前积极治疗失血性疾病，如月经过多等，以增加铁的储备。另外，在孕期加强营养，鼓励进食含铁丰富的食物，如猪肝、鸡血、豆类等。而且妊娠4个月起常规补充铁剂，还要注意在产前检查时必须检查血常规，尤其在妊娠后期应重复检查，做到早期诊断，及时治疗。

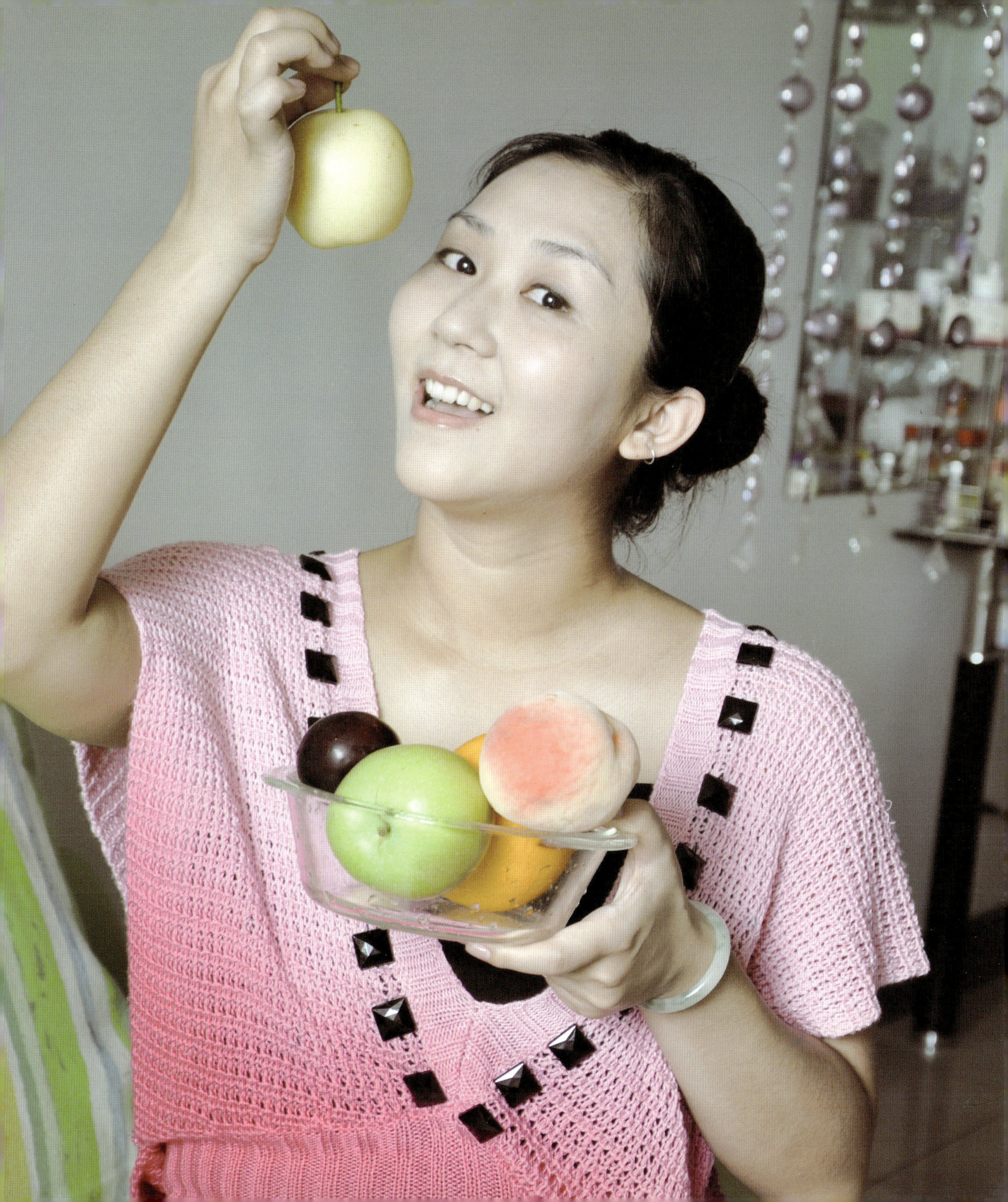

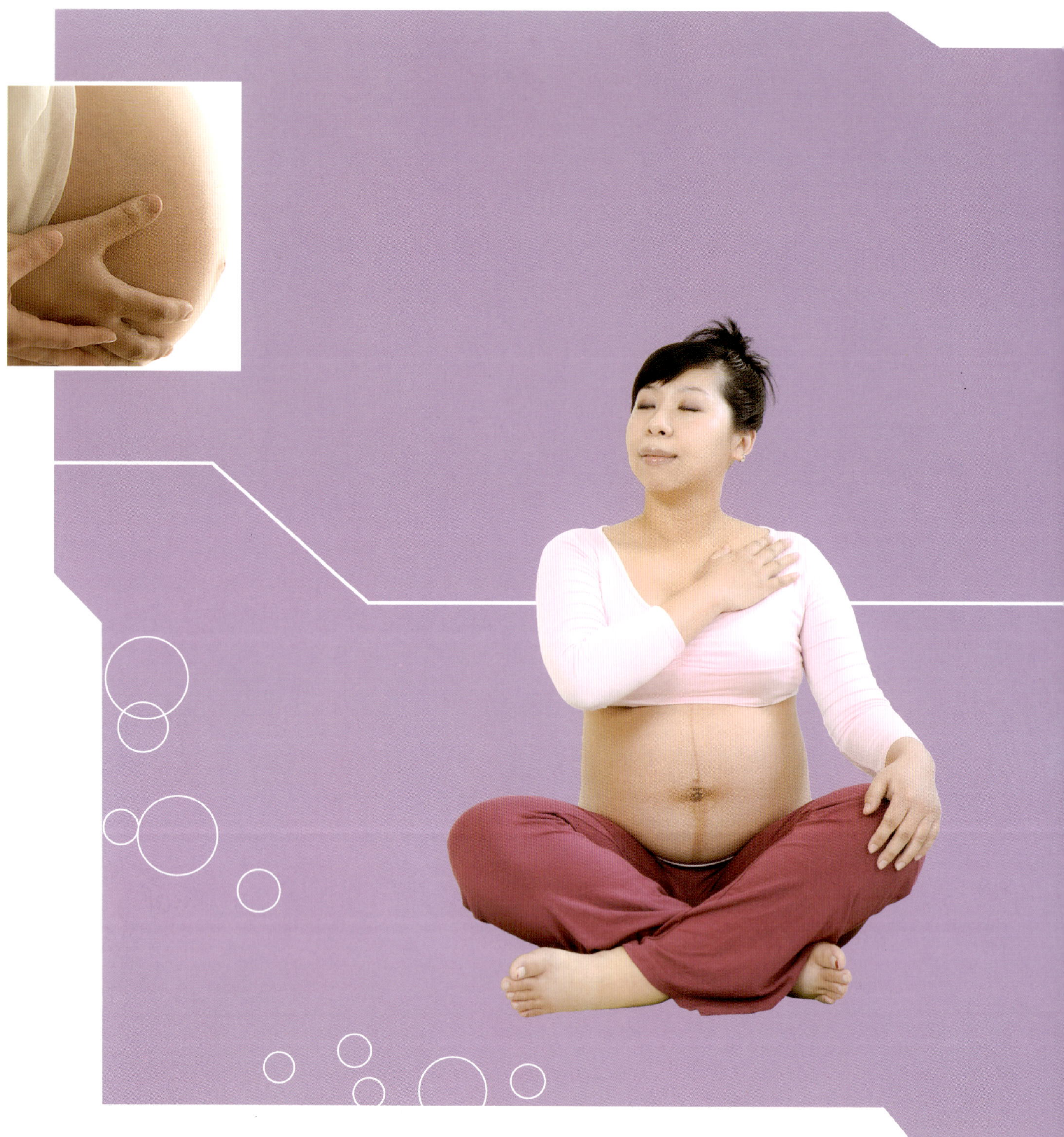

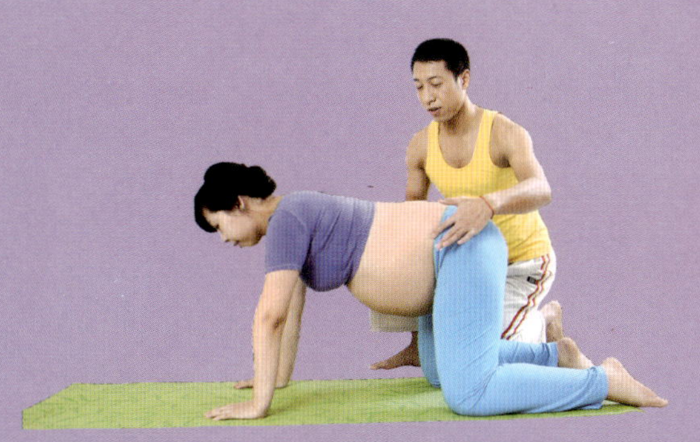

第二章 孕期保健——健康胎宝宝、时尚孕妈妈两不误

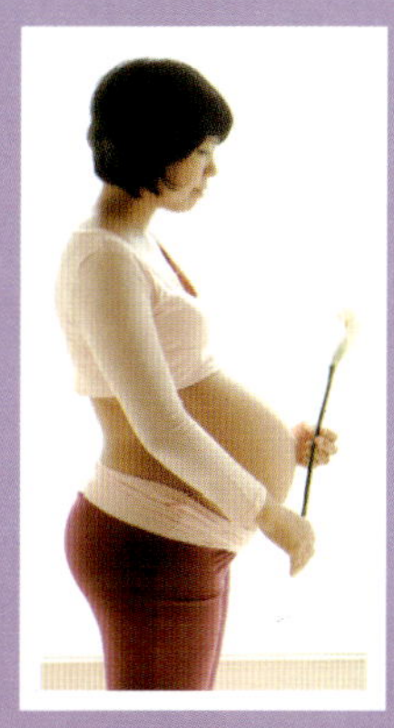

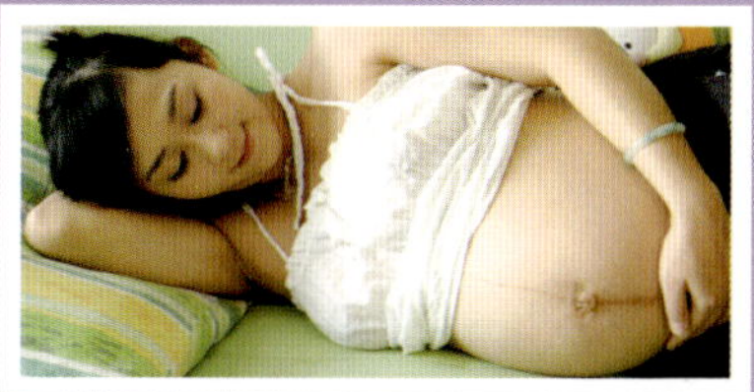

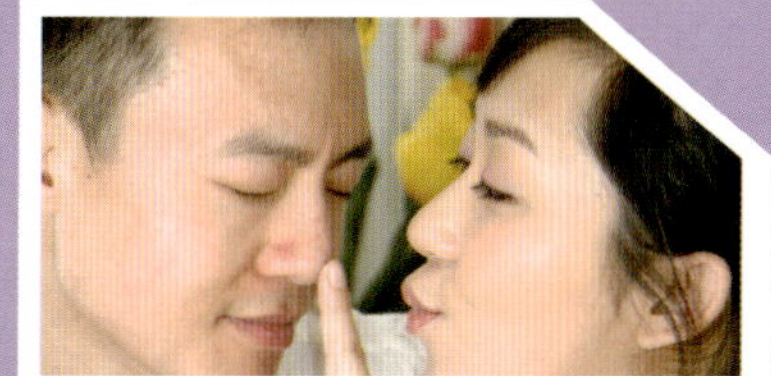

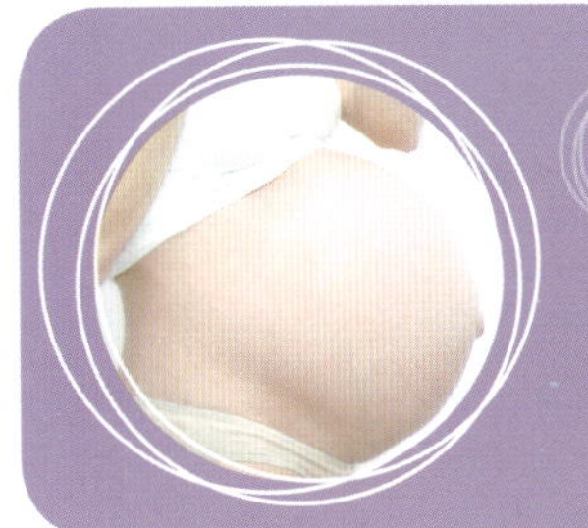

一、孕妈妈的变化、胎儿的发育及产前检查

妊娠早期的生理变化

胎儿的发育变化

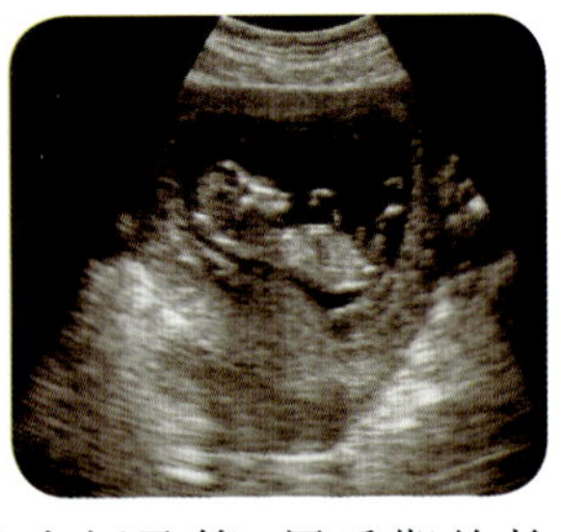

受精后约7～10天，受精卵便在子宫内膜着床，并从母体中吸收养分，开始发育。严格讲，在前8周时，应该称为胚胎，还不能称作胎儿。

4周末：胚胎的大小在怀孕第3周后期约长0.5～1厘米，体重不及1克，但肉眼已能看出其外形。外表上，尚无法明显地区分胚胎的头部和身体，并且长有鳃弓和尾巴，看起来，和其他动物的胚胎发育并无两样。但可辨认胚胎与体蒂。

8周末：胚胎已经初具人形，头臀长平均约2.5厘米；能分辨出眼，耳，鼻，口，手指及足趾；各器官正在分化发育，心脏已经形成，B超可见心脏搏动。这是预防畸形的关键时期。

此时原始的胎盘开始成形，胎膜(亦称绒毛膜)亦于此时形成，生命的最初形态已经展现在了人们的面前。

9～12周：1.各器官已基本形成并开始工作；2.手足和头已清晰可见；3.B超下可见到胎动；4.到满12周，从头顶到臀部约6厘米，体重约15克，身长约9厘米，顶臀长为7.5厘米，头围为7.4厘米，体重约20克。外生殖器已发育，四肢可活动。

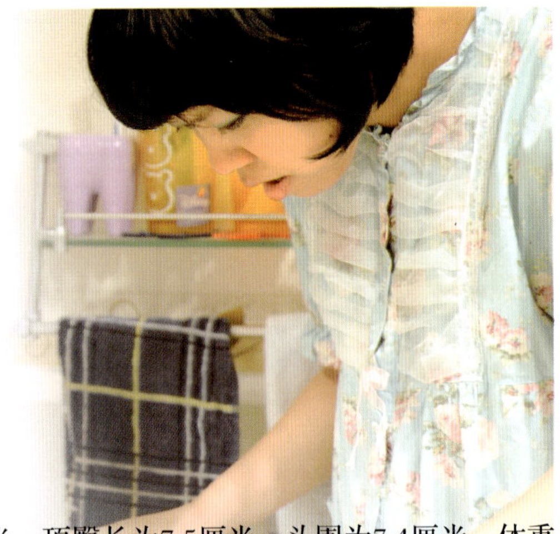

孕妈妈的变化

科学地说，受精卵形成的1周之内还不能称为怀孕。孕妇开始呈现怀孕迹象，常在2周以后，因此这时期尚未有任何怀孕的症状。不过有些人的身体会有发寒、发热、慵懒困倦及难以成眠的症状，因一时未察觉是怀孕，往往还误以为是患了感冒呢。

妊娠0～8周：1.月经停止;2.疲劳感和恶心呕吐；3.心率增加；4.乳房变大。

妊娠9～12周：1.恶心呕吐开始减轻，精神好转，食欲改进。2.有尿频现象；3.脸上可能会出现深色的斑块，在分娩后会逐渐消失。

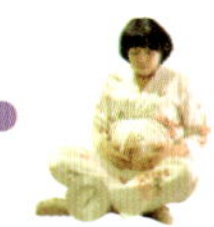

产前检查

妊娠0～8周：

日常护理：1.避免随便用药，或接受X线检查；2.合理安排生活不要过度疲劳；3.可少食多餐，多吃清淡食物，多喝水；4.有条件的孕妇或呕吐较重的孕妇最好补充维生素，特别是B族维生素。

产检项目：1.化验血或尿的HCG确定怀孕与否；2.如呕吐严重做尿检有无酮体，3.做全身体检，排除不宜妊娠的严重疾病；4.给予保健忠告；5.最好到口腔科作一次保健性的口腔护理。

妊娠9～12周：

日常护理：1.多饮水及新鲜水果蔬菜，以防便秘；2.饮食应多样化，不挑食，不偏食；3.不去人多的公共场所，避免感染。

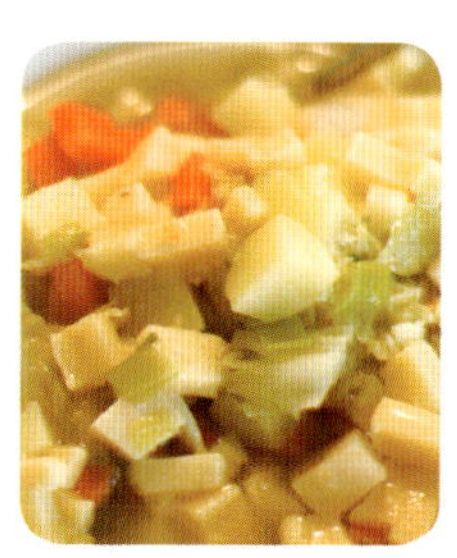

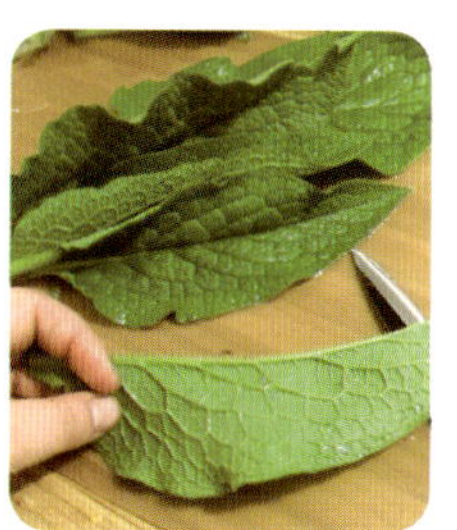

温馨提示

在妊娠早期，正常情况下只做一次检查即可，主要目的是确定妊娠时间、妊娠部位，了解基础血压、血糖、血色素等生理指标，排除不宜妊娠的内科疾病。

小贴士

1.建卡

怀孕后应于3个月内去孕妇户口所在地的医院保健科，建立孕妇围产保健卡（不同街道办事处具体程序有所不同，有的需去街道办事处开具证明，再去医院保健科建卡）。凭卡到指定医院进行系统的产前检查。

2.初次产前检查

时间一般在孕12周，首次检查内容及项目较多，具体检查内容如下：

问病史：仔细询问此次妊娠过程，末次月经准确日期，以便推算预产期；孕早期有无早孕反应，发热及服药史，有无阴道出血、心悸、下肢浮肿等症状。详细了解月经及既往孕产状况，过去身体状况；做过何种手术；有无遗传病家族史，孕妇年龄及职业（是否接触有毒、有害物质）；丈夫身体状况。

全身检查：进行常规体格检查，测量血压、体重，检查心脏及乳房发育情况。

妇科检查：听胎心，了解子宫大小、产道和子宫周围有无病变存在。

辅助检查：查血常规（红、白细胞计数）、血型、出凝血时间；尿常规（尿蛋白、尿糖、尿沉渣镜检）、乙肝五项、肝肾功能、血甲胎蛋白、梅毒反应。

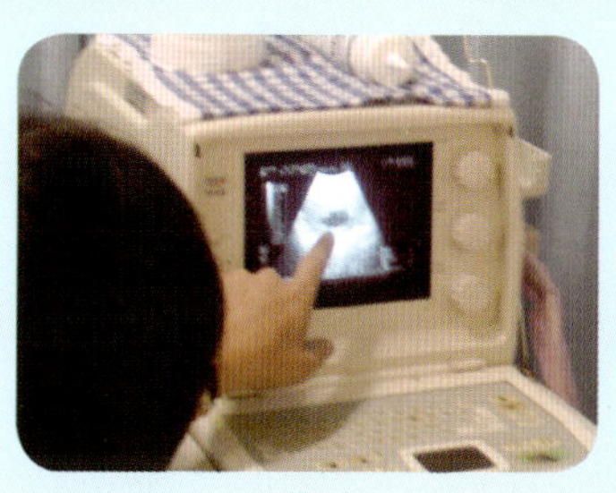

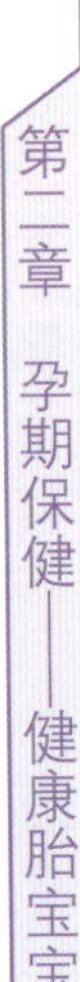

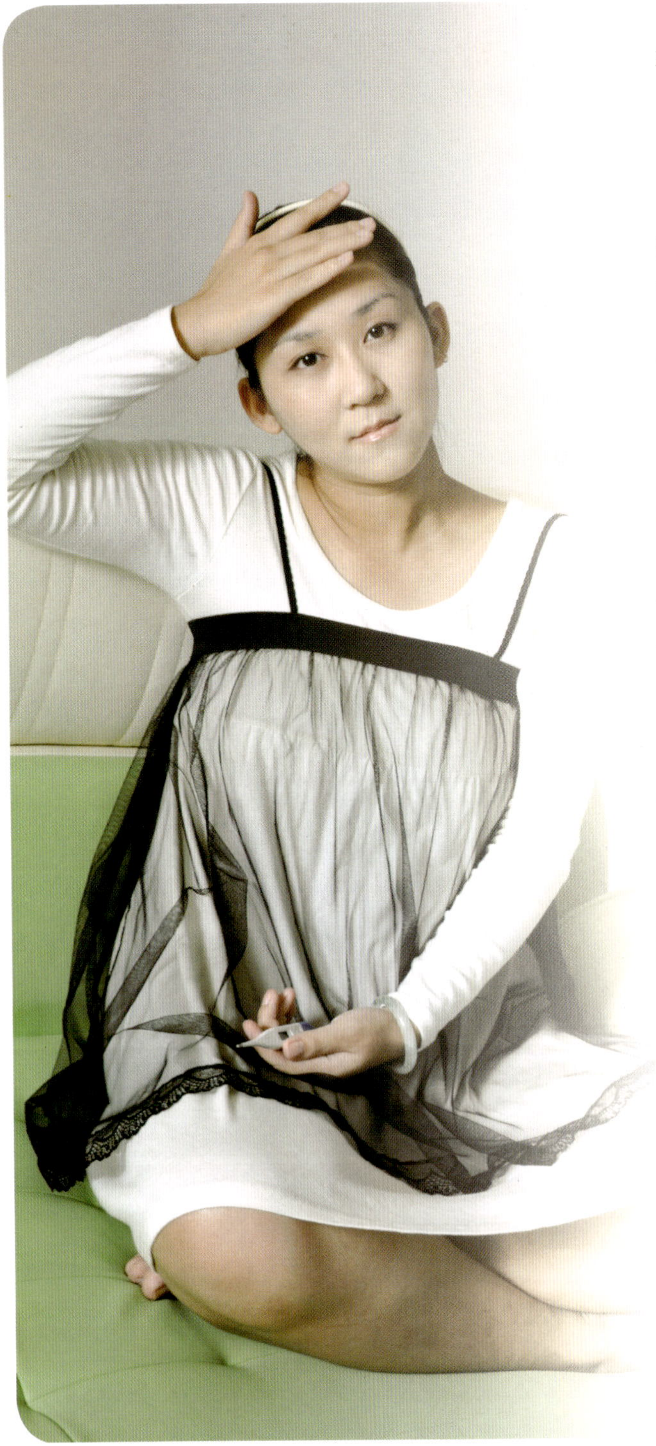

产检项目：B超检查，确定胎儿月龄，了解胎盘位置；每四周做一次产前检查。

就医指南

育龄女性如果发生停经、腹痛、阴道出血，应该首先考虑妊娠，进而明确妊娠部位、准确孕周及宫腔内情况。

孕妈妈：我应该什么时候开始到医院检查？

专家面对面

月经周期正常的育龄妇女，停经40天就应该确诊是否妊娠。如果没有异常情况，早孕期间进行一次检查即可。一般选择在12周进行，因为此时流产的机会已经很低，经腹部多普勒即可清晰地听到胎心跳动。

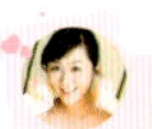

孕妈妈：早孕期应该常规进行B超检查吗？

专家面对面

在研究妊娠早期问题时，诊断性超声是一个有力的工具。超声波对胎儿是否有影响与声波的赫兹有关，波长在3.0～5.0兆赫兹对胎儿没有影响，一般医院使用的腹部超声探头的波长都是在这个范围内。但是超声波毕竟是物理因素，随着对其研究的不断深入，还可能发现其他情况。故不建议在孕早期常规使用，一般在出现下列情况时使用：

1. 可疑流产或死胎。
2. 阴道出血。
3. 月经不规律。
4. 配合特殊操作。

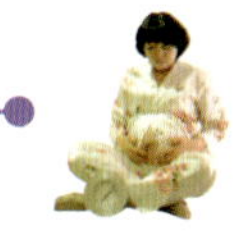

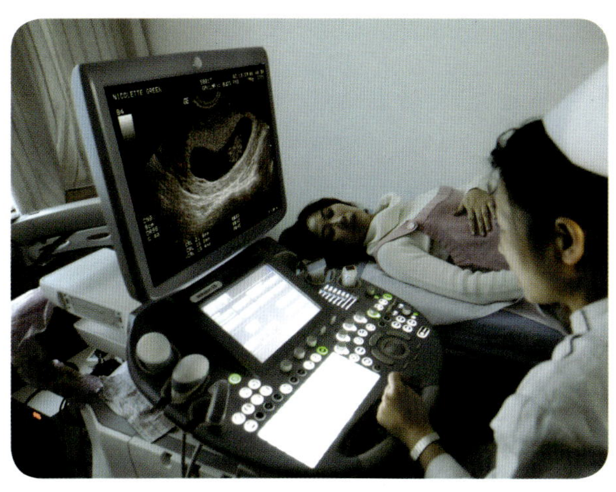

5. 可疑多胎妊娠。
6. 可疑葡萄胎。
7. 可疑异位妊娠。
8. 可疑子宫畸形。
9. 子宫体积与孕周不符。
10. 评估孕妇盆腔肿物。

孕妈妈：妊娠反应太重了，坚持不下去了。下次妊娠是否还会如此？

专家面对面

妊娠反应的发生机制尚未明了，可能与妊娠后体内激素变化有关，也与孕妇的神经–精神类型密切相关。所以，妊娠反应因人而异，因受孕后孕妇的神经及精神状态而异。

妊娠后可以出现乏力、择食、厌油腻、晨起恶心、呕吐等现象，但是一般不会影响日常的工作和生活，不必过分紧张焦虑。妊娠2～3个月后，机体会适应这种生理变化，妊娠反应也就会随之消失。

如果妊娠反应非常严重，以至于不能进食、进水，就应该尽快到医院就诊，及时补充水分、电解质和基本营养物质，维持机体内环境的稳定，保证生活质量。

如果经过上述治疗后症状继续加重，则应该考虑合并其他疾病的可能。虽然终止妊娠可以缓解症状，但是，若孕妇精神状态没有好转，再次妊娠还会出现类似的情况。所以，中止妊娠并非上策，如果支持治疗有效，应该鼓励孕妇继续妊娠。

孕妈妈：妊娠后下腹总是隐隐作痛，但是没有阴道出血，是不是要流产呀？

专家面对面

妊娠期间下腹隐痛的原因很多，应该首先到医院就诊，除外异位妊娠、先兆流产等异常情况。一般的隐痛是因为子宫在与日俱增的时候会牵拉子宫韧带进行性伸展，而出现的牵涉痛，也可能是增大的子宫压迫盆腔的肌肉和韧带，引起的酸胀。不必紧张，适当改变体位，注意休息，做一些舒缓的运动即可，一般不用服用药物。

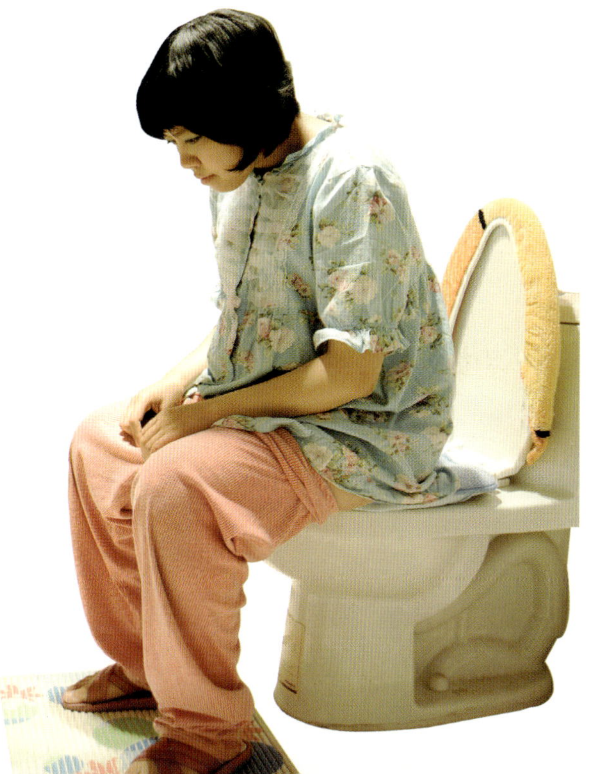

孕妈妈：妊娠后排尿次数增加，影响到夜晚的睡眠，怎么办？

专家面对面

妊娠早期，增大的子宫主要位于骨盆腔内，压迫膀胱，影响其贮存尿液，所以出现排尿次数增加。夜晚，由于平卧时肾脏的血流量增加，血清清除率增加，尿量自然增加，如果膀胱不能响应膨胀，存储响应的尿液，排尿的次数就会增多。如果没有尿急、尿痛、尿不尽等症状，不必紧张。一旦子宫增长超出盆腔，症状自然缓解。为了保证孕妈妈的睡眠，建议晚餐的口味不要太浓重，餐后尽量少喝水，睡前排空膀胱。

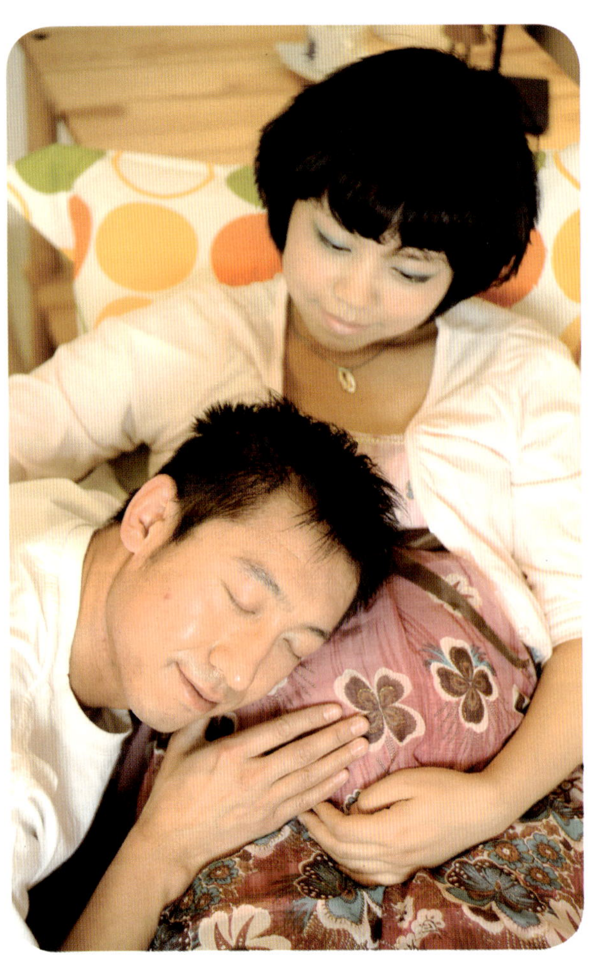

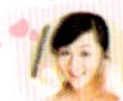

孕妈妈：何时能够听到胎心？

专家面对面

“听”到胎心的时间与所使用的仪器及检测者的熟练程度密切相关。妊娠7周，B型超声就可以经腹部探测到胎心搏动；妊娠12周，多普勒可以听到胎心跳动；妊娠16周，钟式听诊器能够经腹壁听到胎心跳动。但是，非职业的产科医生，即使经过专业的培训一般也要到妊娠晚期方可以听到胎心跳动。所以，同样作为监护胎儿宫内状况的手段，胎动计数比胎心计数要方便、可靠。

心理调试

怀孕时，除了要给胎儿补充丰富的物质营养外，补充精神营养也很重要。孕妈妈的好心情便是胎儿最好的精神食粮。不少原本开朗、自信、有主见的女性，在怀孕后突然变得脆弱敏感，不是担心胎儿长不好，就是担心自己得病，常因一点小事对丈夫发脾气，弄得丈夫也不知所措。孕妇的这些情绪反应都是妊娠期间的心理不适引起的。

温馨提示

不要苛求孩子的性别及容貌，如果重男轻女，希望孩子出生时把父母亲相貌上所有的优点都具备，这种期望太大，会给孕妇造成不必要的心理压力，使她无法保持平静的心态。

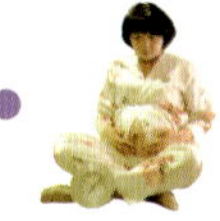

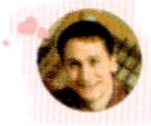

准爸爸：怎样才会让妻子有好心情？

专家面对面

首先，在妻子出现失常的心理状态时，丈夫要善于引导，帮助其恢复到正常的心境。

其次，丈夫要给予妻子足够的关心，帮助妻子尽快适应怀孕所带来的不便与不安，使之保持平和的心情。

第三，夫妻双方在解决某些问题时要能够大度地“容忍”对方，以免发生激烈的争吵。

第四，双方共同安排有规律的生活程序，以消除某种容易导致心理失调的状况。孕期要节制性生活，怀孕头3个月和产前1个月要禁止性生活。

第五，丈夫应了解怀孕会使产生一系列生理、心理变化。加倍爱抚、安慰、体贴妻子，做她有力的心理支柱，尽可能使妻子快乐。

孕妈妈：总是难免遇到一些不顺心的事情，怎样面对呢？

1. 我有没有能力孕育一个健康聪明的小宝宝？我有能力教育好宝宝吗？

2. 接触了对胎儿不利的因素，如电脑、装修材料、药物、不良环境、噪音、养宠物、病人，会引起胎儿畸形吗？

3. 意外地怀孕了，可目前还不宜养育一个宝宝，如住房或经济条件不理想、正在忙于学习或事业发展、有出国机会等。因此想做人流又想继续怀孕，心里既矛盾又烦恼，怎么办？

4. 没在最佳时机怀孕，如年龄太大、季节不好等，会不会生不出一个优秀的宝宝？

5. 近期有过精神创伤，会影响胎儿的正常发育吗？

6. 经常担心自己在怀孕期间生病。

7. 生孩子后，身体状况会不会不如从前？生了孩子后丈夫还会爱我吗？

8. 丈夫将为人父的兴奋，超过了对我的关怀和呵护，使我有被忽略的感觉。

9. 怕别人看出自己怀孕，羞于出现在公共场所。

专家面对面

刚刚妊娠的孕妈妈，还不能适应身体的转变，生理变化会导致一些情绪变化，出现上述问题是很容易理解的。适当的心理调适能够在一定程度上缓解、减轻精神压力。建议使用下列方法：

转移情绪：心里出现担心、紧张、抑郁或烦闷时，去做一件高兴或喜欢的事，如浇花、听音乐、欣赏画册、阅读或去郊游。自然美感引起的

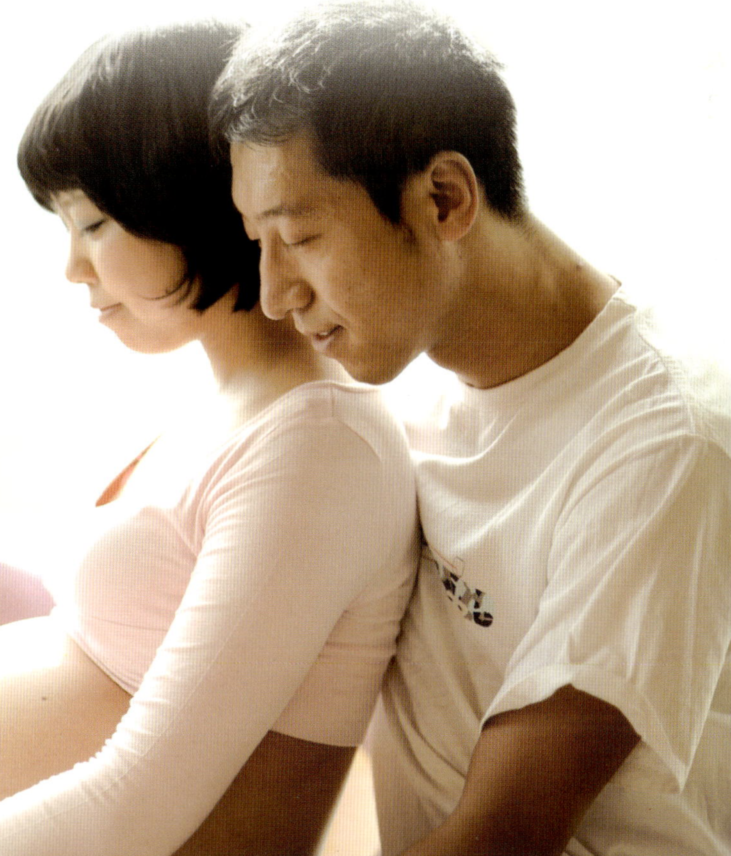

情感，会使孕妇对生活的兴趣提高。洗温水浴或适度做家务活，也会通过促进血液循环消除孕妇的不良情绪。

释放烦恼：可把自己的烦恼向密友倾诉，或写信、写日记。这种做法，能非常有效地调整孕妇的情绪。必要时，可找心理医生进行咨询及疏导。

与好友交流：孕妇不应把自己封闭在家里，而应结交情绪积极乐观的朋友，充分享受与他们在一起的快乐，让他们的良好情绪感染自己。

妊娠中期的生理变化

胎儿的发育变化

13～16周：1.外生殖器可辨认胎儿性别；2.面部及身体长出胎毛；3.皮肤薄而透明，呈深红色，无皮下脂肪；4.双臂及双腿关节形成，骨骼开始发

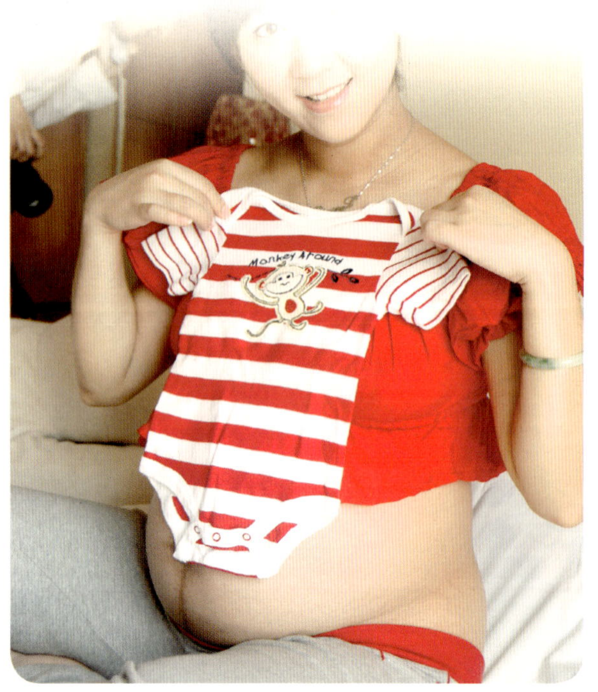

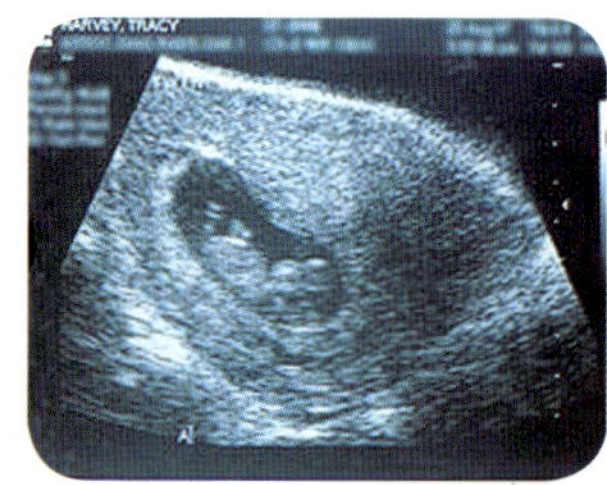

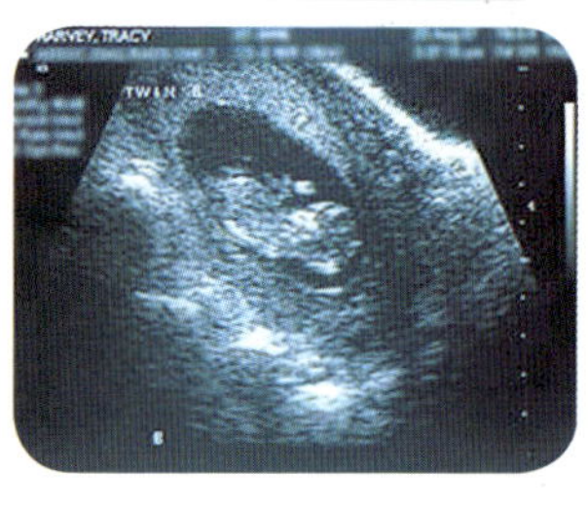

育；5.已有呼吸运动；6.胎儿身长约16厘米，顶臀长12厘米，体重约100克。部分孕妇自觉有胎动。

17～20周：1.头上长出头发；2.牙齿及上下肢正在继续发育；3.胎儿皮肤暗红，表面形成白色油腻状胎脂，保护胎儿皮肤；4.开始有吞咽及排尿功能；5.胎儿身长约25厘米，顶臀长约17.7厘米，头围约17.6厘米，双顶径为4.68厘米，体重约300克。

21～24周：1.汗腺开始形成；2.懂得咳嗽和打嗝，活动有时激烈；3.胎儿尚无脂肪积聚，仍然瘦小；4.听觉已开始有功能；5.从头顶到臀部约20厘米，体重约625克。

25～28周：1.大脑快速发育，反应与足月胎儿大致一样；2.眼睛可以张开，味觉尤其敏锐，开始有胎脂积聚；3.随着医学的发展，此时出生的孩子存活的可能性越来越大；4.身长约35厘米，体重约1100克。

孕妈妈的变化

妊娠13～16周：1.精力可能会比前几个星期充沛；2.隆起的腹部开始变得明显；3.可能有便秘的苦恼；4.由于雌激素水平增高，白带增加。

妊娠17～20周：1.可能开始在乳房、腹部、臀部出现红色的妊娠纹；2.开始感觉到胎动；3.食欲旺盛。

妊娠21～24周：1.腹部明显隆起，行动变得笨拙，关节韧带松弛，导致腰背痛；2.体重增加

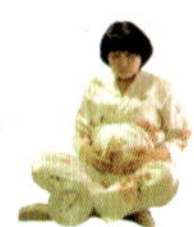

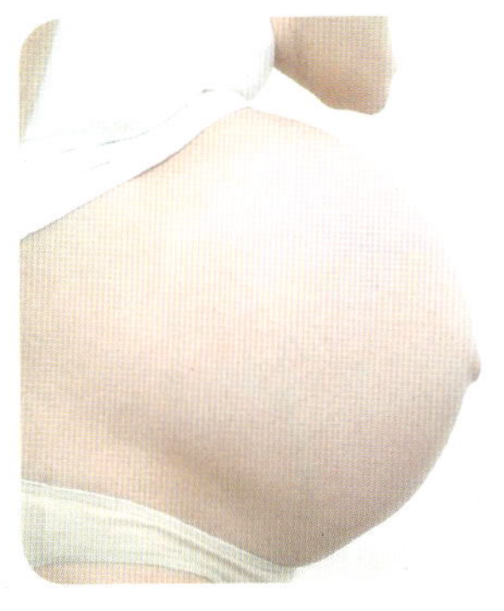

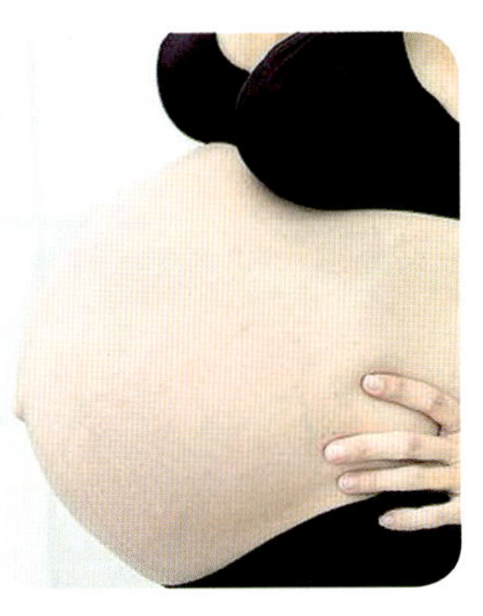

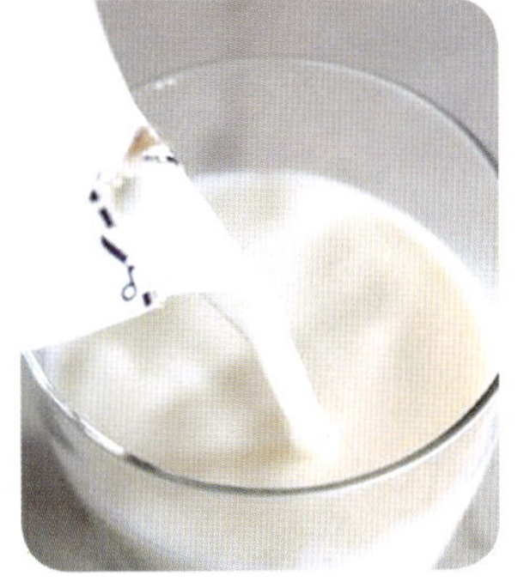

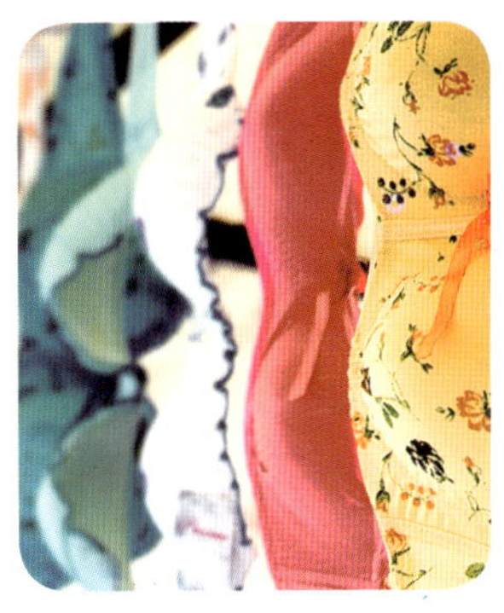

较快，有可能下肢水肿，血压升高；3.胎动更加明显；4.妊娠激素减弱肠蠕动，导致便秘，痔疮发作。

妊娠25～28周：1.胎动加强，能感觉到胎儿的各种运动，如跳动，滚动，休息时更加明显；2.白带增加；3.呼吸困难，消化不良，由于子宫升高，限制了膈肌的运动和胃肠蠕动，吃东西后胃部不舒服；4.下肢由于压迫，可以发生静脉曲张；5.有时头痛、失眠、多梦；6.可有初乳分泌。

产前检查

妊娠13～16周：

日常护理：1.日间多喝水，黄昏后减量，以免导致夜间因尿频影响睡眠；2.改穿宽松衣服及低跟鞋；3.饮食清淡，吃易消化的食物，荤素搭配，粗细粮搭配。

产检项目：唐氏筛查。

妊娠17～20周：

日常护理：1.穿适合乳房变大的棉质文胸，切勿挤压乳房；2.起床或坐起来时动作要慢，如感头晕，立即躺下休息；3.注意营养，不喝奶的妈妈开始补钙，早晚喝250毫升的牛奶或豆浆；4.牙龈出血或牙龈炎去口腔科治疗。

产检项目：进行孕期检查，经孕妇腹壁可听到胎心音。此时是进行B超检查的最好时期，检查胎儿的心脏、骨骼等有无异常。

妊娠21～24周：

日常护理：1.多做有规律的产前运动；2.多吃蔬菜水果及多喝水；3.白天尽量将双脚垫高；4.保持大便通畅。

产检项目：胎儿生长发育状况，孕妇各脏器功能；仍然是B超检查的最好时期，检查胎儿心脏、肾脏、脊柱、四肢及颜面发育。

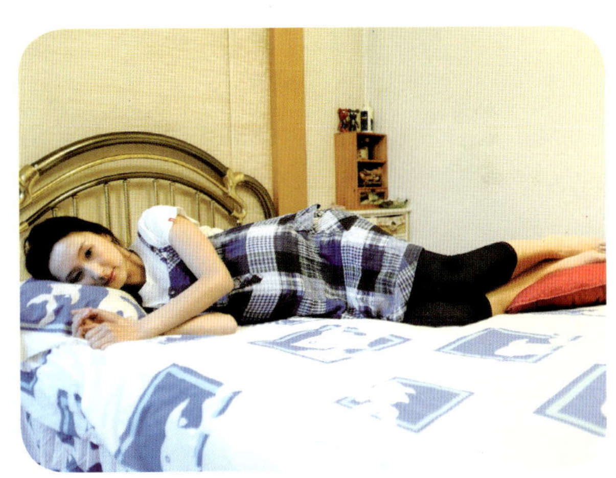

妊娠25～28周：

日常护理：1.注意外阴的清洁，每日清洗，降低感染机会；2.休息时注意姿势，不适宜仰卧位，提倡侧卧位；3.睡前不要紧张，如出现头痛失眠，及时看医生；4.注意观察胎动规律。

产检项目：妊娠期糖尿病筛查。

专家面对面

在妊娠中期，一般每四周做一次产前检查。这个阶段检查的重点是胎儿发育是否正常，唐氏筛查主要排除胎儿常见的染色体畸形；B型超声主要排除胎儿大体畸形，如心脏、头颅、四肢、肾脏等重要脏器异常；了解胎盘位置，羊水指数。同时，注意孕妇血压、血糖、尿蛋白变化，心脏、肝脏、肾脏等重要脏器功能。

就医指南

妊娠中期检查的主要内容是排除胎儿发育异常；确定胎儿数目、胎盘位置及妊娠周数；筛查高血压、心脏病、糖尿病、慢性肝炎、慢性肾炎等内外科合并症，并给予相应的保健和治疗，从而确保母婴安全。

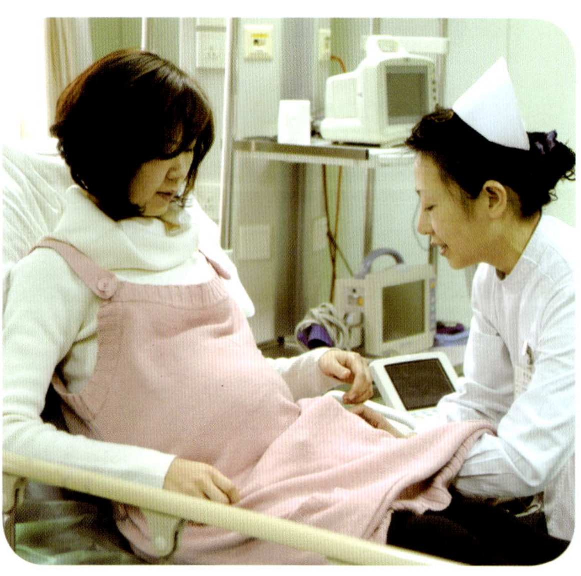

由于这个阶段胎儿生长速度较为缓慢，胎盘功能尚处于上升阶段，孕妇身体个系统的生理变化不是十分明显，因此每4周进行一次产前检查。

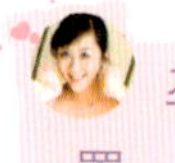

孕妈妈：我都怀孕4个月了还没有感觉到“胎动”正常吗？

专家面对面

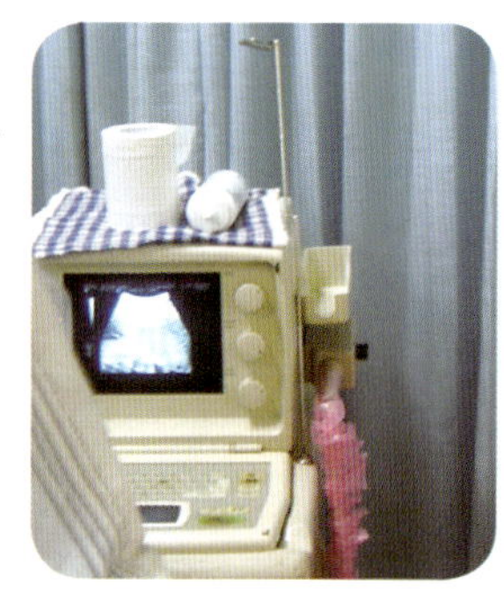

早在妊娠初期，就会出现胎动，只是那时胎儿较小，动作的幅度也不大。因此，大多数孕妈妈，尤其是第一次妊娠的孕妈妈一般不会感觉到新生命的活动。此后，随着胎儿的不断生长发育，胎动的幅度和频率不断增加，到了妊娠16～20周，孕妈妈都会感觉到胎动的存在。如果此时仍然没有感觉到胎动，就应该尽快到医院就诊，首先要请医生明确孕周，其次排除胎儿异常情况，同时医生也会引导孕妈妈感觉胎动。

孕妈妈：B超检查提示我的胎盘低置，有危险吗？

专家面对面

妊娠中期的胎盘位置有可能随着子宫的不断增长而进行性上升，但是在尚未升高的时候，还是应该小心行事，不要做剧烈的运动，尽量避免腹压骤然升高，减少性生活的频率和强度，一旦出现腹痛

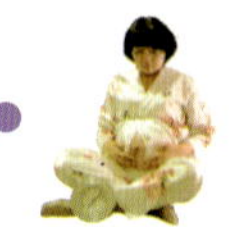

或阴道出血及时就医。

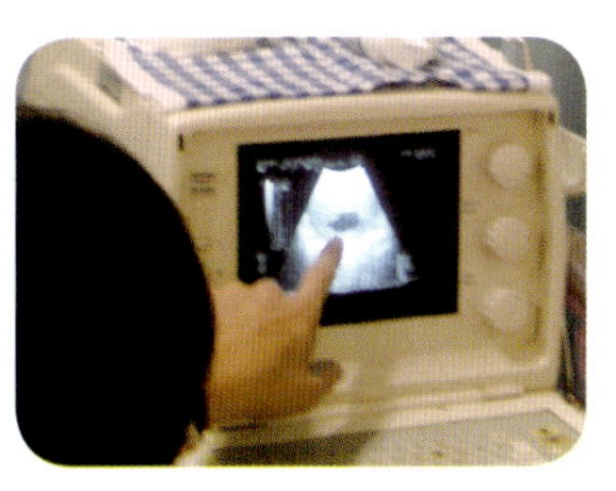

通常情况下医生会在4～8周后，于膀胱充盈即憋尿时复查胎盘位置，记住一定要在膀胱充盈时检查，因为此时增大的膀胱将子宫颈推到耻骨联合上方，B超的探头可以容易地“见”到胎盘与宫颈的关系，从而明确胎盘的具体位置。

孕妈妈：怀孕后排便特别费劲，痔疮也发作了，又不能用药。如何是好？

专家面对面

妊娠以后受激素水平的影响，胃肠道的蠕动减慢，粪便在肠道内积存时间延长，其中的水分被吸收，造成大便干燥、硬化、结块，使得排出困难；另外妊娠期间体力活动减少，也不利于排便；当然妊娠后期胎儿先露压迫乙状结肠和直肠，进一步加重排便的困难。用力的排泄和干燥的粪块，加重直肠、肛门的负担，可以引发痔疮或加重原有的痔疮。

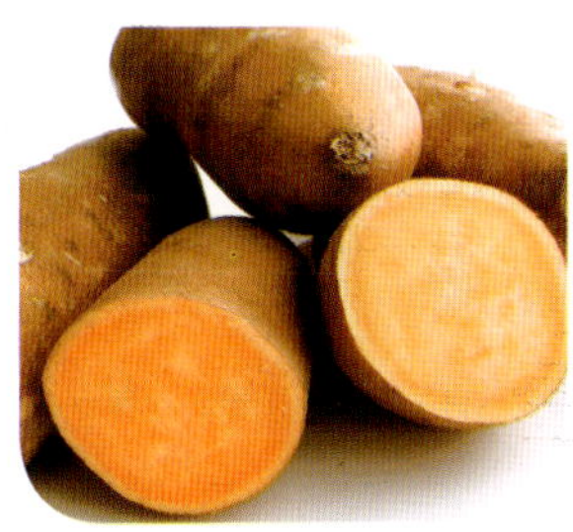

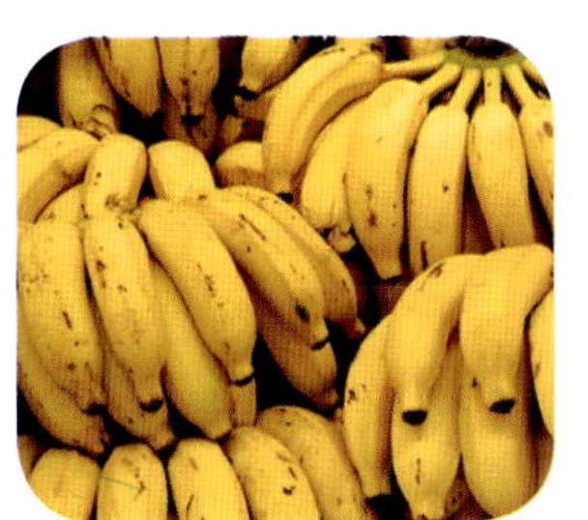

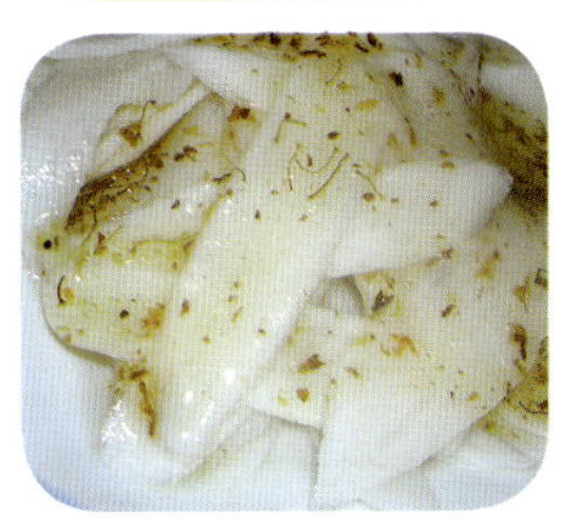

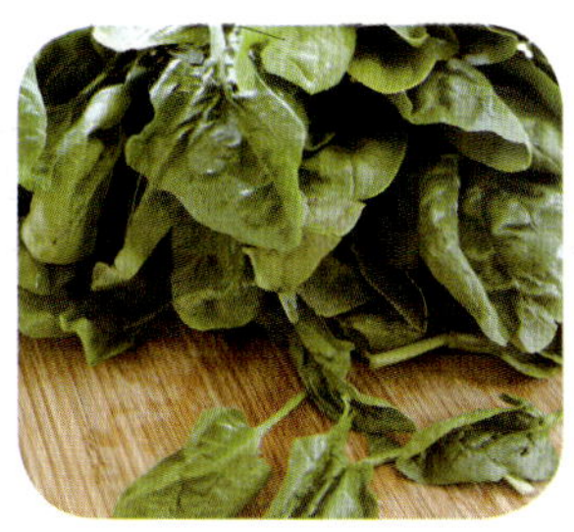

针对原因采取的对策：首先，养成每天固定时间排便的习惯，以避免粪块过度硬化。其次，改变饮食结构，每餐食入一定富含纤维素的蔬菜和水果，以便促进胃肠蠕动。第三，每日清晨饮一杯温水，可以有效改善胃肠功能，提高胃肠道平滑肌的动力。第四，如果上述方法效果不明显，建议食用芝麻、山药、香蕉、红薯等具有润肠作用的食物。最后，尽量少吃辛辣食物，减少直肠刺激，可以一定程度上改善便秘及痔疮发病。

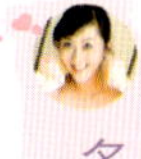

孕妈妈：妊娠后我的白带明显增多，是否发生了感染？

专家面对面

女性激素具有促进阴道分泌物增加的作用，妊娠期间激素水平升高，白带呈白色糊状或透明状，无嗅，属于正常生理改变，不必紧张。

但是，如果白带呈豆渣状，或者黄绿色、混有血迹，伴有异味及外阴瘙痒等不适，就属于异常情况。应该尽快到医院就诊，进行相关检查，以便明确诊断，采取有效的治疗措施，控制感染。

此外，如果反复阴道感染，就应该进行进一步检查。

孕妈妈：最近我的小腿总是抽筋，晚上或者受凉时加重，这是怎么回事？

专家面对面

这是孕妈妈缺钙的典型表现。人体的钙离子90%以上存在于骨骼中，5%存在于肌肉中，不足2%存在于血液中。因此，化验血液中的钙离子浓度对缺钙没有实际作用。妊娠后，由于胎儿生长发育的需要，孕妈妈应该每日补充1000毫克的钙剂，同时，佐以适当剂量的维生素D，促进钙离子的吸收、利用。如果平时体内的钙含量就不足，妊娠后又没有及时补充，就会出现腓肠肌的痉挛，也就是常说的“抽筋”。

此外还要增加含钙食物的摄入量，多做户外运动，多晒太阳，避免食用影响钙吸收的食物和药品。

孕妈妈：怀孕后经常腰酸背痛是什么原因？

专家面对面

妊娠期间，孕妈妈的体内分泌大量的松弛素，以便使骨盆的关节、韧带松弛，以适应分娩的需要。另外，增大的子宫使孕妈妈的身体重心前移，为维持身体新的平衡腰背部的肌肉必须持续收缩，处于紧张状态，使腰椎向前突出，身体的重心保持在正中位置，这样孕妈妈就经常会感到腰酸背痛。尤其是过去存在腰背部损伤的孕妈妈，症状还会更加明显。

这种情况一般不必治疗，尽可能多休息，保持腰背部宽松、温暖，必要时可以卧床休息，局部热敷和按摩，以缓解腰背部肌肉的紧张度。

孕妈妈：我没有糖尿病，为什么医生要让我做“糖筛检查”？

专家面对面

妊娠期间胎盘可以分泌许多对胰岛素有拮抗作用的物质，如胎盘生乳素、雌激素、孕激素、皮质醇和胎盘胰岛素酶等，使孕妇对胰岛素的敏感性随着妊娠孕周的增加而降低。这样有利于胎儿吸收、利用妈妈血浆中的葡萄糖，以此满足胎儿生长发育的需要。而孕妇为了维持自身正常的糖代谢水平，就需要相应增加胰岛素的分泌量，于是对于胰岛素分泌受限的孕妇来说，不能满足这一生理代谢的变化而导致血糖升高，因此出现糖尿病症状，或者使原有的糖尿病加重。由于妊娠后胎儿的能量来源主要是从母体摄取葡萄糖，以及孕妇自身的生理变化，使得孕妇体内糖原储备下降，因此空腹血糖往往降低，这也是孕妇容易发生低血糖及酮症酸中毒的病理基础。

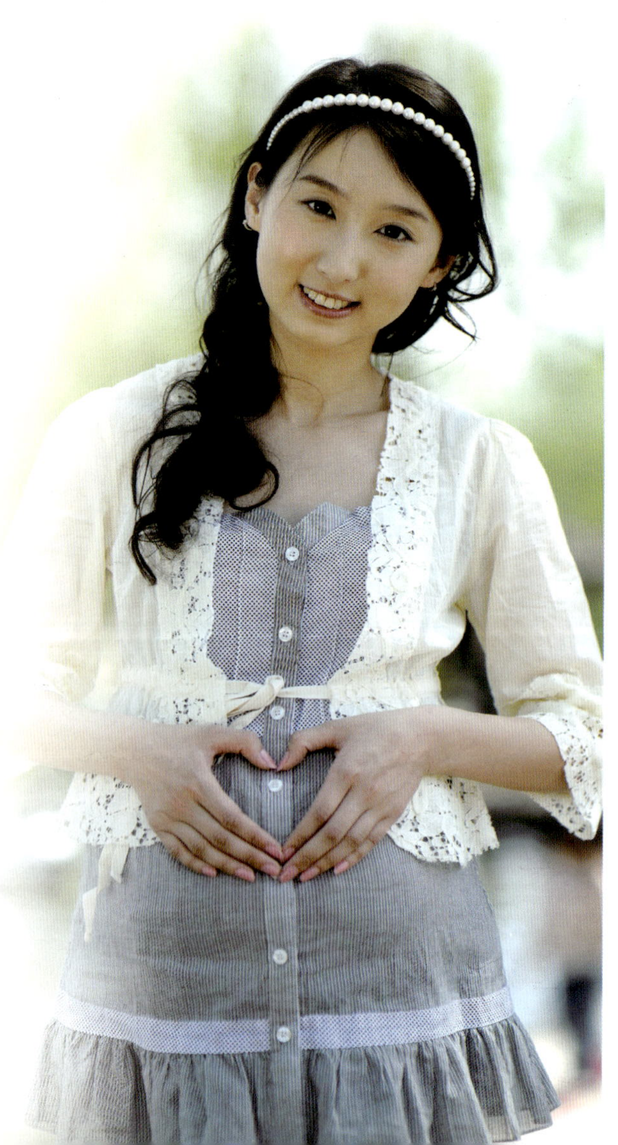

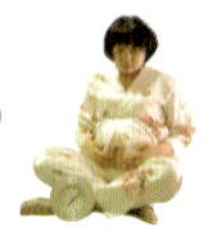

因此，妊娠早期应该常规化验空腹血糖，排除原有的糖尿病；妊娠中、晚期要对孕妇进行糖筛检查，排除妊娠期糖尿病。

心理调试

孕妇常见的情绪问题

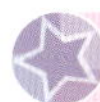

孕妈妈：就因为老公一句“今天的菜有点咸了”的话，我竟然像孩子一样大哭起来。不知当时怎么会那么委屈，老公怎么解释我都听不进去了。怎么会这样？

专家面对面

无论丈夫多么温存、心细，在孕期，你也会对丈夫的有些作为感到愤怒，因为无论怎样向他解释孕期反应多么难受，都无法真正令他感同身受。所有的感受都要你一个人来承受，于是感到孤独。随着孕期的发展，乏力、浮肿、食欲不振、失眠等各种毛病接踵而至，如果丈夫不能充分体谅，你就会倍感委屈。

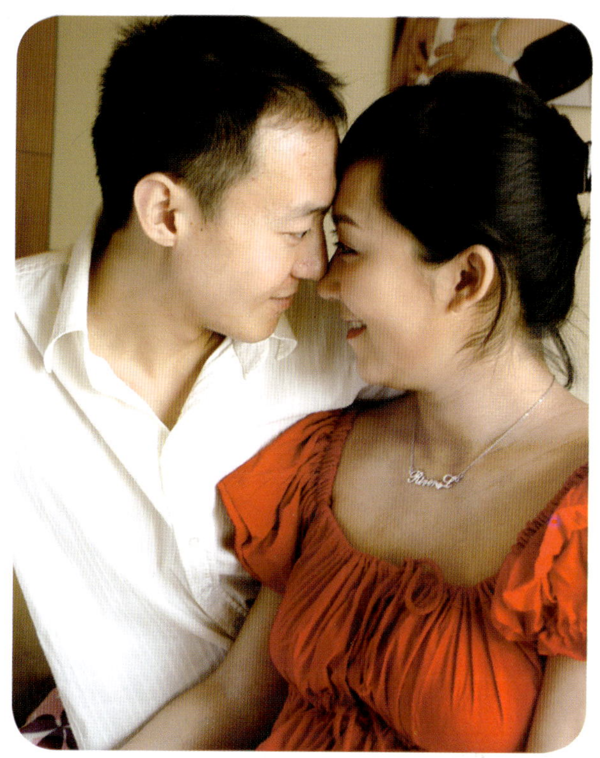

别担心，类似这种情况，任何一对夫妻都曾遇到过。其实任何一个没有经验的丈夫对于怀孕后日益变化的妻子都会感到不安和手足无措，对怀孕的妻子感情投入过多，丈夫本身也会出现与怀孕相同的症状，情绪越来越不稳定。此外，丈夫还会变得过于神经质，没完没了地向妻子发表意见，妻子因此而患抑郁症的例子不少。

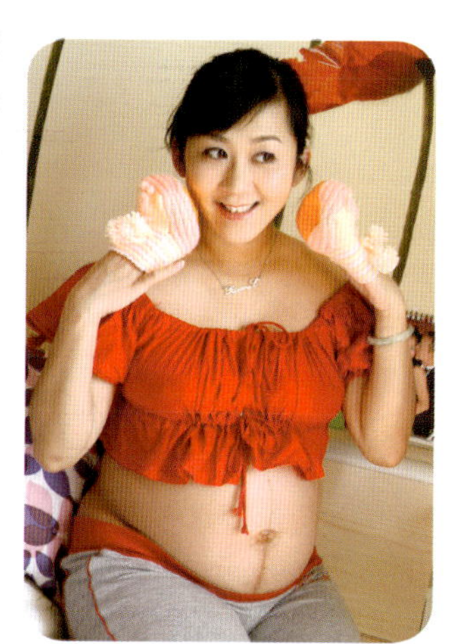

而且在怀孕期间，不仅要依靠丈夫的关心，还应该找一些能使自己心情得到放松的好朋友在一起。

良好心态才有宝宝健康

良好的心态、融洽的感情是幸福美满的家庭的一个主要条件，也是孕妇达到优孕优生的重要条件。在孕妇心态良好的情况下，受精卵就会“安然舒适”地在子宫内发育成长，生下的宝宝就更健康、聪慧。

现代医学、心理学研究证明：母亲孕期的心理状态，如恐惧、紧张、悲伤、忧愁、抑郁、狂喜等，均在一定程度上影响胎儿的正常成长和健康发育。胎儿生长发育所需的营养成分，是由母亲血液循环通过胎盘提供的，母亲不良的情绪变化会影响营养的摄取、激素的分泌和血液的化学成分。健康向上、愉快乐观的情绪会使血液中增加有利于健康发育的化学物质，所怀胎儿便发育正常，分娩时也较顺利；反之，不良的情绪会使血液中有害于神经系统和其他组织器官的物质剧增，并通过胎盘影响胎儿发育，以致导致胎动异常、胎儿畸形、早产、智力低下、未成熟儿等。临产时孕妇受精神刺激而极度不安时，有可能发生滞产或产后大出血，只有良好心态才有宝宝的健康。

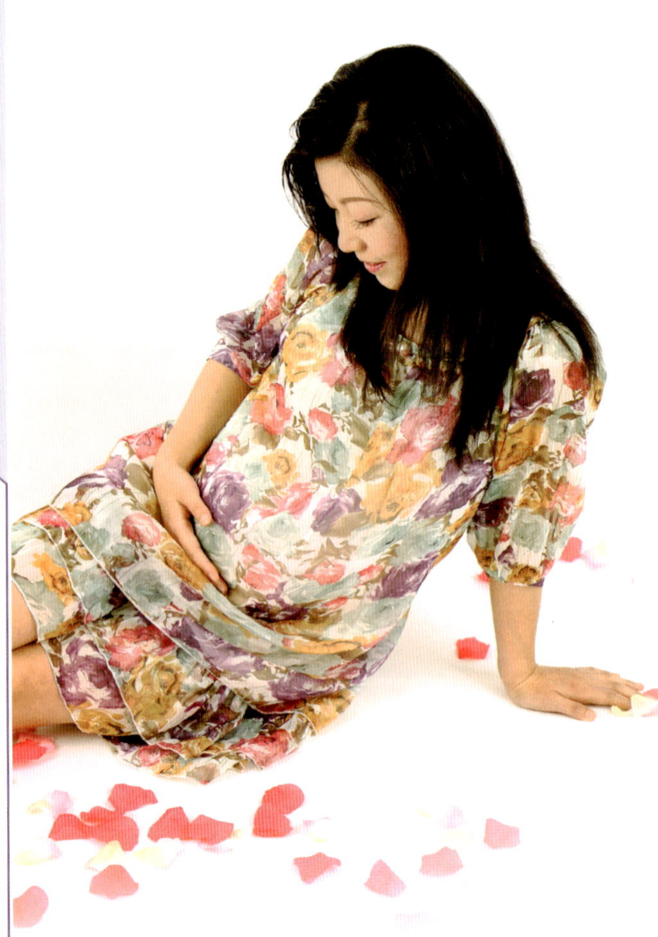

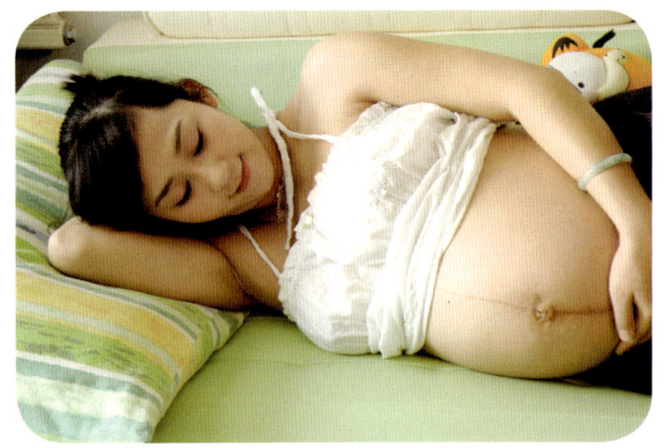

定时体检：不可在心理上过分放松。因为孕中期也可能会出现妊娠高血压综合征和贫血等症状，因此，一定要按时到医院接受检查。

积极活动：适当地活动，做一些用力平缓的家务，正常上班，可增强孕妇的肌肉力量，对日后分娩有一定帮助，可振奋精神，对于保持稳定、健康的心理状态大有益处。

做产前准备：对分娩隐约产生恐惧时，学习一些分娩知识，并和家人一起为未出世的宝宝准备一些必需品。这样，会使孕妇心情好转，对分娩从恐惧逐渐变为急切的盼望。

避免不良刺激：应避免让孕妇听到胎儿畸形、损伤及死亡的事情，避免对心理造成不良刺激。

妊娠晚期的生理变化

胎儿的发育变化

29～32周：1.身体各器官差不多完全长成，但仍需要长得胖些；2.已能区分光亮与黑暗；3.趾甲已达趾间；4.耳廓有弹性；5.从头顶到臀部约30厘米，体重约1800克。

33～36周：1.指甲已长出达指尖，各器官亦发育基本完全；2.头部已长出头发；3.头已降入骨盆，

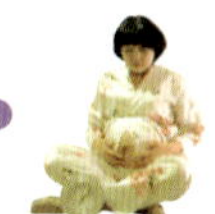

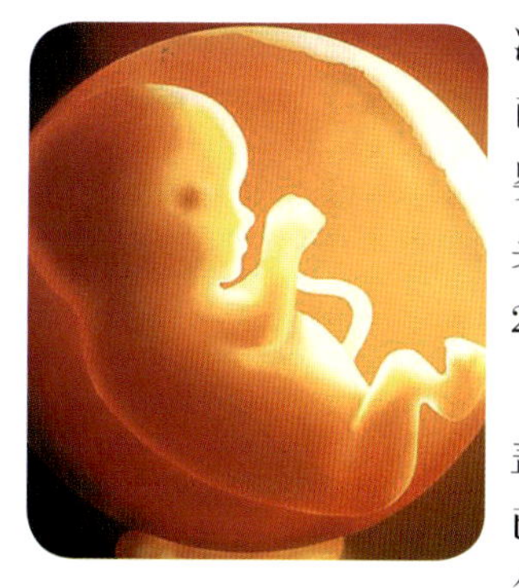

准备出生；4.如果是男婴，睾丸已下降阴部；5.这个阶段出生的婴儿，生存机会达到九成；6.从头顶到臀部约32厘米，体重约2500克。

37～40周：1.少量胎脂仍覆盖在皮肤皱褶处；2.大部分胎毛已消失；3.已经为出生做好了准备；4.现在子宫里的空间非常紧张，胎儿不得不紧紧地蜷缩成一个球状；5.从头顶到臀部约36厘米，体重约3400克。

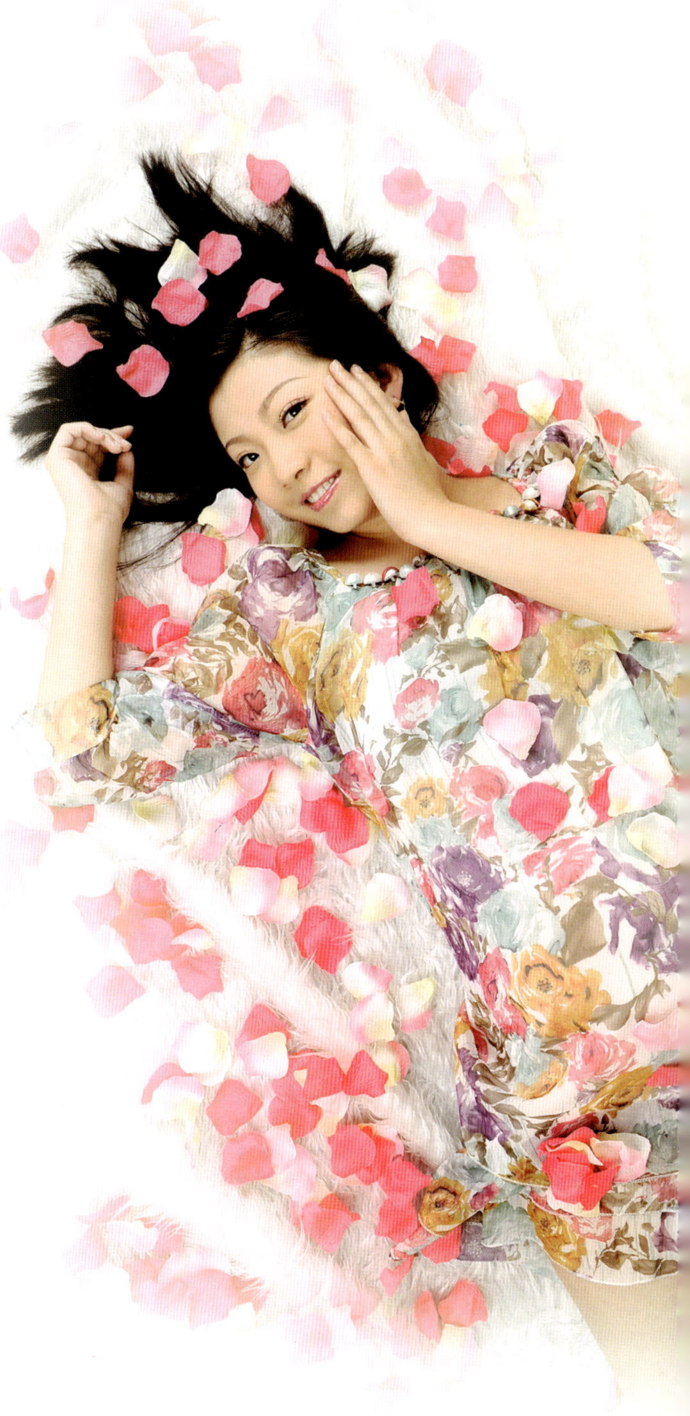

孕妈妈的变化

妊娠29～32周：1.胎儿活动频繁；2.呼吸不畅更加明显；3.您可能需要频繁地排尿；4.原有的雀斑更加明显，痔疮加重，并可出现尿失禁，特别是在增加腹压时。

妊娠33～36周：1.烧心、消化不良和呼吸困难等症状有所减轻；2.更加频繁地排尿；3.手脚肿胀；4.感觉疲乏；5.耻骨联合部位疼痛，有的较重，影响行走。

妊娠37～40周：您可能有临产的迹象，比如：宫颈黏液栓排出，阴道少许见红，轻微腹痛，子宫收缩。

产前检查

妊娠29～32周：

日常护理：1.多做产前运动，增加肌肉弹性；2.多坐下休息，垫高双脚及穿医用弹力袜；3.避免疲劳和远行，避免在人多的地方出入，不适合逛商店。

产检项目：胎儿生长超声波估计，评价胎儿生长速度，孕母有无并发症，如妊娠期高血压疾病，贫血及糖代谢异常等。

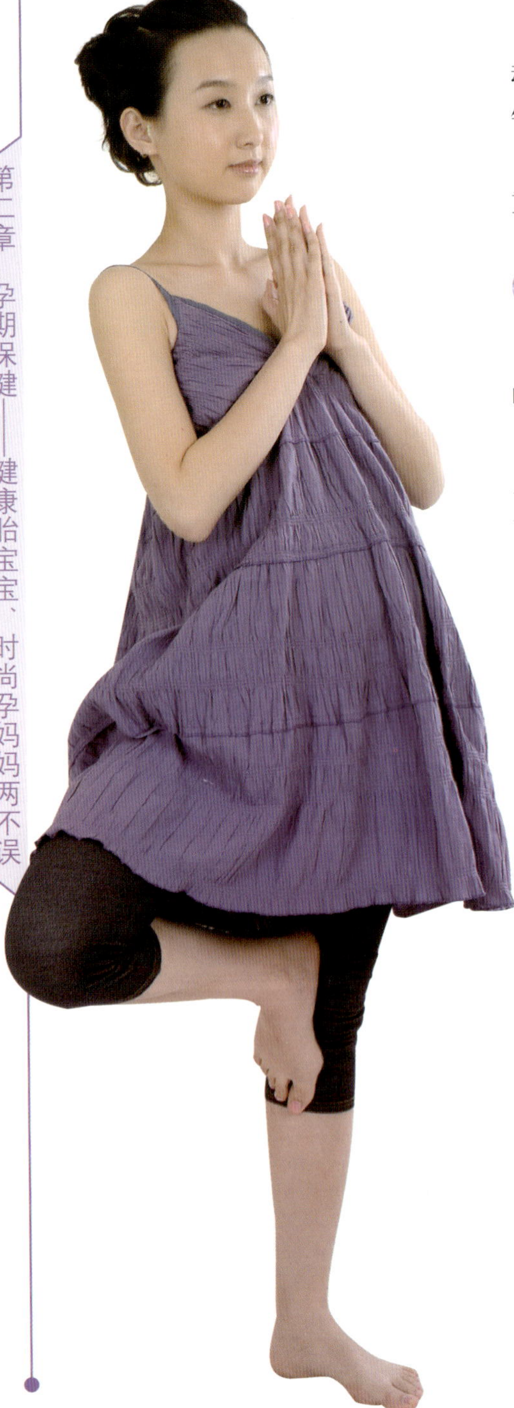

妊娠33～36周：

日常护理：1.避免激烈运动，以免心脏负担加重；2.多服钙质食物，少吃盐。

产检项目：注意血压、体重、脏器功能及胎儿宫内状况。

妊娠37～40周：

日常护理：1.多休息，多做呼吸技巧练习；2.留意产前征兆。

产检项目：胎儿宫内安危的监测，如胎心监护，骨盆鉴定及宫颈评分，B超监测胎儿大小、胎盘功能、羊水量，决定分娩方式及时机。

妊娠28周以后产妇就进入了围产期。在妊娠晚期，每两周做一次产前检查，36周以后要每周来一次，直到分娩为止。这个阶段检查的重点是胎儿生长情况，孕妇是否存在妊娠期高血压疾病、妊娠期糖尿病、妊娠期肝内胆汁淤积症等妊娠并发症及心脏病、各种肝炎、肾炎、肺结核等内外科合并症，同时监测胎盘功能，了解胎儿宫内安危，决定分娩方式及预测分娩时机。

对于双胎妊娠、前置胎盘、胎儿生长受限、胎儿窘迫、妊娠期高血压等高危妊娠的孕妇，要适当增加检查次数，以便及时发现病情变化，及时采取有效措施预防及治疗，最大限度地改善预后。对于先兆早产、各类感染性疾病则要采取积极有效的治疗，控制疾病，保护胎儿，延长孕周。

就医指南

孕32～36周，每2周去医院检查一次，孕36周以后每周检查一次。产科检查：测血压、体重、宫底高度和腹围，听胎心、查胎位、注意有无浮肿，估计胎儿大小、测量骨盆（24～36周间），预测分娩方式。

辅助检查：复查血常规、尿蛋白、肝功能；腹部超声检查，了解胎儿成熟度及胎位；做胎儿心电图监护。指导孕期卫生营养及自我监护（每天胎动计数）。

孕妈妈：为什么要进行骨盆测量？应该在什么时间进行？

专家面对面

孕妈妈的骨盆大小及其形状对分娩有直接影响，是决定胎儿是否能够经阴道分娩的重要因素。通过专业的测量仪器和阴道检查就可以了解骨盆腔情况，测量骨盆各个平面的径线，盆腔内软组织的薄厚。由于妊娠期间体内分泌大量的松弛素，骨盆的关

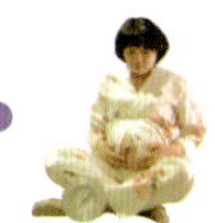

节、韧带也会发生相应变化，所以测量的时间一般选择在妊娠晚期进行。

妊娠末期，即妊娠37周时，还要重新测量骨盆径线、软组织薄厚、宫颈条件和先露位置，结合B超评估胎儿体重，评价胎盘功能。综合上述资料，得出胎儿的分娩方式以及大致的分娩时间，以便让孕妈妈、准爸爸做好相应准备。

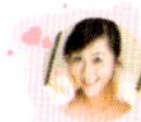

孕妈妈：如何发现胎位异常？怎么纠正？

专家面对面

一般到妊娠32周之后，胎儿生长迅速，羊水相对减少，胎儿与子宫壁贴近，胎儿的姿势和位置相对固定，若在产前检查时发现胎儿是臀位、斜位或者横位就属于异常胎位。因此，通过产前检查就可以发现胎位异常。

妊娠晚期发现胎位异常可以采用膝胸卧位的方法予以纠正，具体方法：孕妇排空膀胱，松解腹部衣裤，采用膝胸卧位的姿势，每天两次，每次20～30分钟，建议伴随轻松、悦耳的音乐进行，连续做一周后复查。

这种方法的原理是，膝胸卧位时可以使胎儿臀部及下肢退出盆腔，借助胎儿重心的改变，使胎头与胎背所形成的弧形顺着子宫底的弧面滑动，完成胎位的变化。

心理变化

准爸爸：临近预产期喜忧参半，夫妇俩不知所措，该如何面对？

专家面对面

1. 城市女性大多是初产妇，缺乏对生产的直接体验。从电视、报刊等媒体上又耳闻目睹了许多他人生产的痛苦经历，考虑到自己也将经历此过程，心中不免焦虑。

2. 怕孩子畸形。虽然做过多次检查，但检查毕竟是

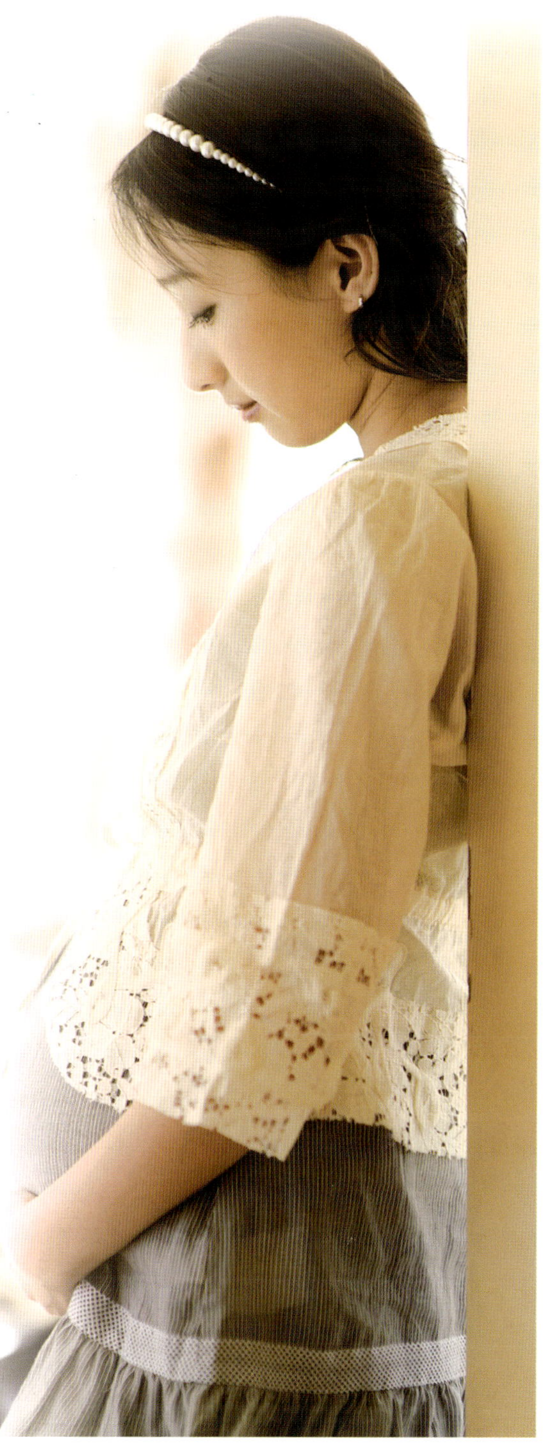

通过机器和各种化验，有些胎儿存在健康问题不能查出，产妇对此焦虑，怕生个不健康的宝宝。

3. 对胎儿性别的忧虑。城市人对生男生女大多能正确看待，但在人的潜意识里仍有某种对胎儿性别的好恶，或家人对生男生女比较在意。不知胎儿性别，心中不免打鼓。

4. 患有妊娠高血压综合征、妊娠合并心脏病等产前并发症的产妇，由于自身健康存在问题，同时也怕殃及胎儿，因此也易焦虑。

5. 由于到孕晚期各种不适症状加重，如出现皮肤瘙痒，腹壁皮肤紧绷，水肿等不适，使心中烦躁，易焦虑。

6. 由于行动不便，整日闭门在家，注意力集中到种种消极因素上，加重焦虑。

7. 担心孩子出生后，自己的职业受到影响或家庭经济压力加大，而产生焦虑。

孕妈妈：产前焦虑应该如何应对？

专家面对面

妊娠最后阶段，孕妇常表现为心理依赖性强，希望寻求保护，引起他人重视。这种反应并非娇气，而是一种正常的心理反应。孕妇可能会喋喋不休，这是宣泄不良情绪的合理渠道。

此时，丈夫要理解妻子情绪上的波动，耐心倾听妻子诉说，给予妻子精神上的鼓励和安慰，打消其心中顾虑，特别是在孩子的性别上不要给妻子施加压力。

除了家人的关心体贴外，孕妇自己也要注意身心调节，尤其是以下几个方面。

1. 要纠正对生产的不正确认识。生育能力是女性与生俱来的能力，生产也是正常的生理现象，绝大多数女性都能顺利自然地完成，如存在一些胎位不正，骨盆狭窄等问题，现代的医疗技术也能顺利地采取剖宫产的方式将婴儿取出，最大限度地保证母婴安全。

2. 孕妇应学习有关知识，增加对自身的了解，增强生育健康宝宝的自信心。

3. 有产前并发症的孕妇应积极治疗并发症，与医师保持密切关系，有问题时及时请教，保持良好情绪。

4. 和一些妈妈们交流一下，讨教一些经验。

5. 临产前做一些有利健康的活动，如编织、绘画、唱歌、散步等，不要闭门在家，整日躺在床上，把注意力集中到对未来的担忧上。

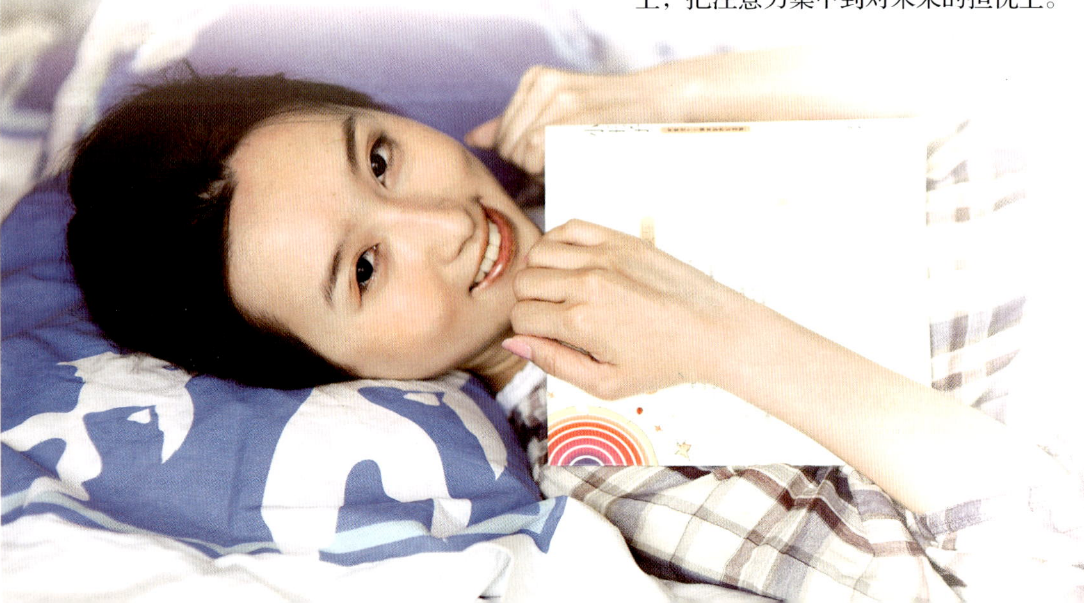

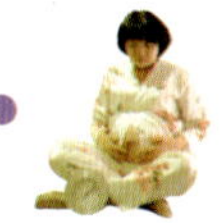

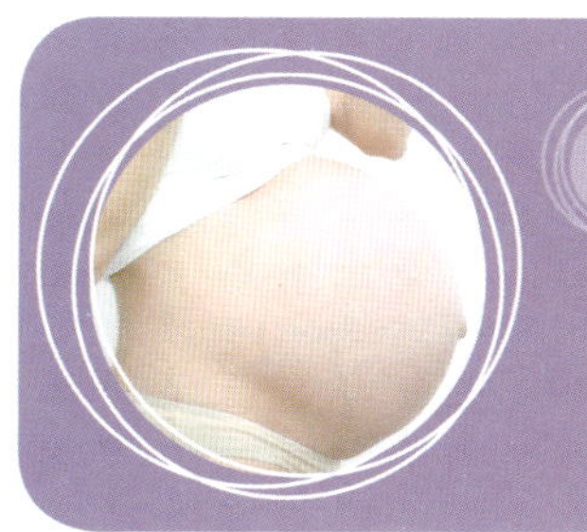

二、时尚孕妈妈——爱宝宝时也要爱自己

可能你还在回味做新娘的甜蜜，不经意有了爱情的结晶，是否必须抛弃原有的浪漫生活，做个素面朝天、不修边幅的孕妈妈？当然不是，以科学为依据，孕妈妈可以从方方面面做个时尚的孕妈妈，给孕爸爸、孕宝宝一个健康美丽的形象。

孕期形象

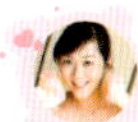

孕妈妈：如何做漂亮的孕妈妈？

专家面对面

孕妇的皮肤会变得粗糙、敏感，尤其在怀孕初期皮肤油性增加，易出现面疮、粉刺等。由于内分泌的变化，还可出现蝴蝶斑。如果这样，就应该掌握必要的孕妇美容常识，使女性能保持在怀孕前所具有的美丽。

温馨提示

怀孕初期皮肤会变得粗糙、敏感，这是因为皮脂腺分泌失调所致。所以，不必乱抹药或者更换化妆品。如果情况不是特别糟糕，不必求医，也不必着急，仍可用以往的化妆方法。注意：保持面部清洁非常重要，要经常洗脸，保持脸部清洁，充分休息，摄取适当的营养，到了怀孕中期，一切都会好转。

应该随时保持正确姿态，一直到分娩为止：收缩肚子，避免垂头丧气。这一点，在怀孕后期会感觉很吃力，但是如果能从开始就注意练习矫正的话，将会发现“习惯”能给人很大帮助。

在怀孕期间适当增加体重：设法使体重不要超重过20千克，超过此数，产后再想恢复苗条身材就困难了。应该知道，体重增加过多并非就是胎儿健康，很多情况正好相反，提示母婴有潜在问题。

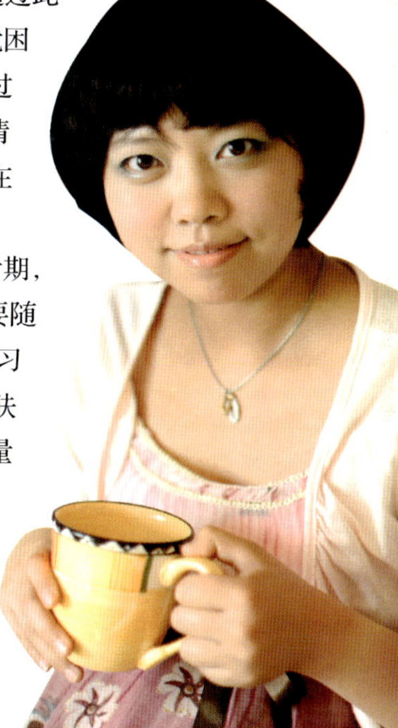

孕妇化妆与美容：怀孕后期，皮肤很容易过敏，所以，不要随意改用化妆品，可以用自己习惯了的，否则，可能会使皮肤粗糙或留下斑点。化妆要尽量明快活泼一些，以掩饰脸部的憔悴。

这时，到医院检查的次数越来越多。体检时，就不要化妆了，不要涂胭脂、眼影、口红、指甲油，

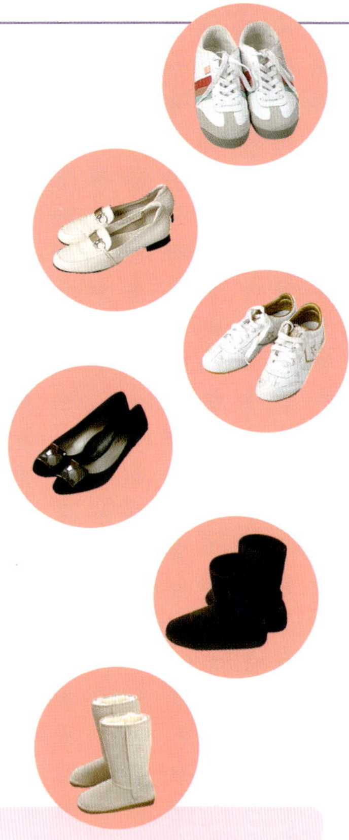

因为孕妇的脸色与指甲的颜色往往是医生判断孕妇身体情况的指标。如果它们被化妆品掩盖住，就很难做出正确的诊断了。

头发的梳理：为了弥补体型上的不足，你应该更加注意头发的梳理。头发要梳理得整齐美观，再配上自然的面容，看上去就会好很多。头发要短一些，服帖一些，这样你那略显沉重的体型就会显得轻松了许多。你可以把头发梳成一种使脑袋显得小巧玲珑、完全露出脖子的发型。怀孕后期，最好不要烫发。

穿衣打扮：要想美丽，还得在着装、姿势方面下点工夫。到了怀孕中期，孕妇的身体日渐粗大，质地太软、颜色灰暗、皱褶明显的衣料都不应该选择。紧身的衣裙、粗毛绒衫等服装孕妇穿了不仅很别扭，而且很不雅观，愈加显得笨重了。

应该尽量让脖子都露出来，到了夏天可以穿短袖或完全无袖的衣裙。头及胳膊的效果会使人产生错觉，使你变得轻盈，且惹人喜爱了。

对鞋和袜子的要求：为了保持良好的姿势，得选一双合适的鞋子。到了怀孕后期，鞋子应宽大一些。因为在这期间，双脚会有轻微肿胀的趋势。穿袜子时，要穿与裙子的颜色协调一致的，这样会显得身材修长。裙子的长短可以通过照镜子，看看怎样的长度最合适。

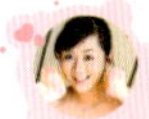

孕妈妈：孕妇是否可以进行染发或烫发？

专家面对面

绝对不可以。孕妇的皮肤敏感度很高，应坚决禁止染发和烫发，以免使自己和胎儿都受到不必要的伤害。因为一些染发剂接触皮肤后，会产生很强的刺激性，引起头痛和脸部肿胀，眼睛也会受到伤害，难以睁开，严重时甚至会引起孕妇流产。还有报道称，染发剂对胎儿有致畸作用。而用于烫发的化学药水，再昂贵的也同样对头发有伤害。一般在孕中期以后，孕妇的头发往往比较脆弱，并且极易脱落，如使用化学药水烫发，会加剧头发的脱落。所以爱美的孕妈妈一定要暂时忍耐现在的发型，为了宝宝，一切的牺牲都值得。

孕妈妈：为什么怀孕后，总觉得睡眠不够，早上起来会发现“熊猫眼”严重，黑黑的眼圈让人看起来很憔悴？

专家面对面

眼睛周围的皮肤是脸部最细致脆弱的部分。眼睛及其周围，会起红筋、红肿，眼下会出现眼袋、黑眼圈等，而眼部超薄的皮肤构造，决定了它不堪承受层层叠加的护理方式。但有一些产品，可以为眼部肌肤注入特别贴心的关怀。

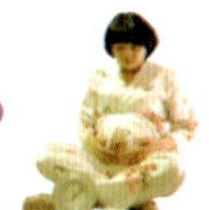

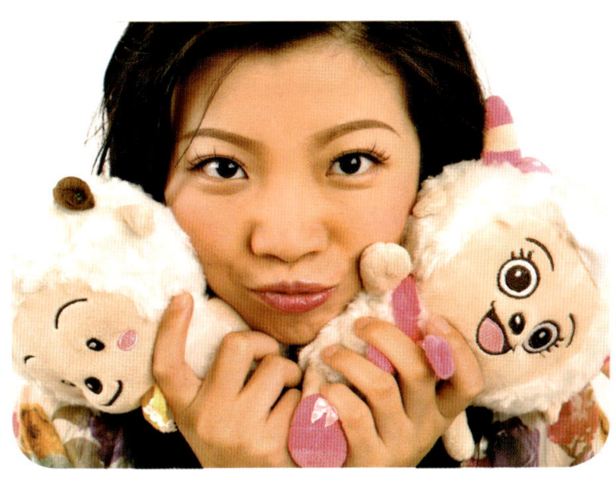

美丽攻略：季节干燥，早上护理眼部时可选择有活肤、醒肤功效的抗皱眼霜乳液，取适量用指尖以螺旋方法轻揉于眼部四周1分钟。用于预防和减少黑眼圈，这个过程只需1分钟而已。首先在眼睛四周点上薄薄的一层眼霜或眼部精华，然后按内眼角、上眼皮、眼尾、内眼角的顺序轻轻按摩，直至肌肤完全吸收。在按摩过程中，轻压眼尾、下眼眶、眼球。晚间洁面后，涂抹有抗皱祛黑圈的眼部护理产品，但用量不要过大。过量的眼部精华无法被皮肤完全吸收，反而容易起脂肪粒。

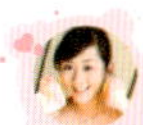

孕妈妈：孕期如何进行口腔护理？

专家面对面

最好能在怀孕前先做牙齿检查，因为孕期不适合做牙齿治疗，若牙齿出现紧急状况，也只是做暂时性的症状治疗，拔牙或任何侵入性治疗则须延至产后再进行。

孕期口腔保健的常识

1. 坚持早、晚刷牙，饭后漱口。

2. 定期使用牙线清洁邻面牙菌斑。

3. 使用刷头小、刷毛软、顶端圆润的保健牙刷和温水刷牙。

温馨提示

妊娠期治疗龋齿和牙龈炎的最佳时间是妊娠中期，即妊娠4～6个月时。

4. 选用含氟牙膏刷牙，预防龋齿。

5. 注意均衡膳食，选择有利于身体健康和非致龋性食物并遵循科学的进糖原则，少吃甜食，减少零食。

6. 睡前一定要刷牙，摘除假牙，矫正器等口腔异物，清洗后保持清洁状态存放。

孕期口腔护理的细节

1. 治疗牙齿时应避免深度麻醉。

2. 小心使用止痛药、镇静剂及抗生素，首先提醒医生自己怀孕，然后在医生指导下小心使用药物。

3. 尽量避免照射x光，如果孕妇因急诊需要照射x光时，务必穿着防护铅衣，并特别覆盖住下腹部。

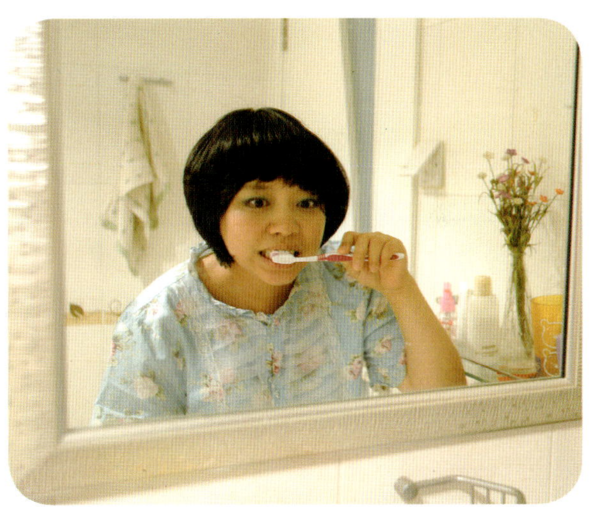

孕妈妈：胸部原来比较小，为什么孕期乳房虽然变大了，却不如以前坚挺？

专家面对面

妊娠期间，受女性激素的作用，乳房的乳腺组织会迅速增长，使乳房体积明显增大。如果乳房表面的皮肤、皮下组织不能相应的增加，就会出现类似“妊娠纹”样的皮肤变化，在地心引力的作用下胸部肌肤也会出现松懈、下垂等现象。这种胸部下垂是可以减缓的，如果你的胸部正在“走下坡路”，就需要使用“胸部紧实按摩膏”来护理胸部。但是市场上出售的胸部按摩膏不一定适合孕妇使用，建议到孕婴专卖店去购买，并按照说明书上的方法使用。另外，加上正确的扩胸运动和佩戴适宜的文胸，到哺乳期，胸部都不会下垂。

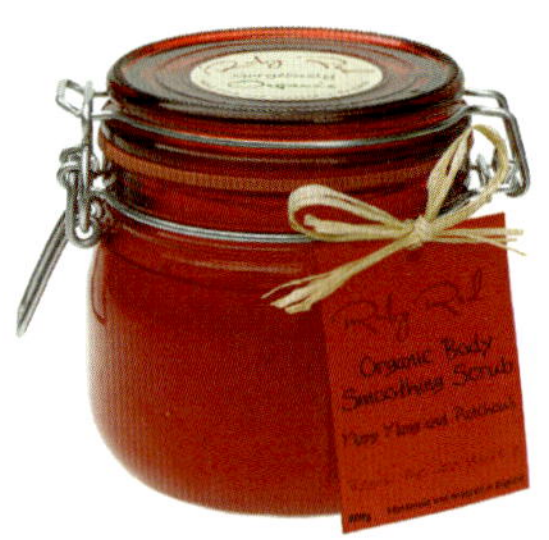

孕妈妈：怀孕5个月了，发现自己的乳头很干燥，乳头有时内陷，上面还出现一些分泌物。我该怎么办？

专家面对面

如果说孕妈妈的乳房是“金矿”，那么乳头就是通向“金矿”的关键通道，需要孕妈妈做好全方位的养护，才能在新生命来临之时，让可爱的宝贝接受健康、充足的母乳。

怀孕期乳房在体内激素的刺激下，乳腺管增生、乳腺泡发育，乳房组织发育增大。乳头易勃起，对刺激敏感，并会有分泌物。对乳头内陷者，可用专业的护理用品扣在乳头上，利用负压抽吸方法有助于乳头外突。

乳头过于干燥，很容易发生皲裂而受损害，还会分泌一些物体，可以采取清洗乳房的方法进行每日护理。每晚用温水清洁整个乳房后，用软毛巾擦干，先以软膏软化乳头，然后用少量油脂置于大拇指和食指上，拇指和食指轻柔地旋转乳头30秒，以手指捏住乳头根部轻轻向外牵拉，并揉捏乳头数分钟，将油脂均匀地涂在整个乳头上。另外，使用干净的干毛巾摩擦乳头以增强乳头的韧性，有助于预防乳头破裂。

孕妈妈：如何减少妊娠纹？

专家面对面

大多数孕妇从孕期五六个月起，会不同程度地出现妊娠纹。除腹部外，它还可延伸到胸部、大腿、背部及臀部等处。夏天由于潮湿炎热，妊娠纹往往还会引发皮肤瘙痒、湿疹等问题。妊娠纹出现以后，要想完全祛除是不可能的，但是，孕妇完全可以通过控制体重、腹部按摩、均衡营养等方法减轻妊娠纹的程度，并可缓解由此带来的皮肤瘙痒等状况。

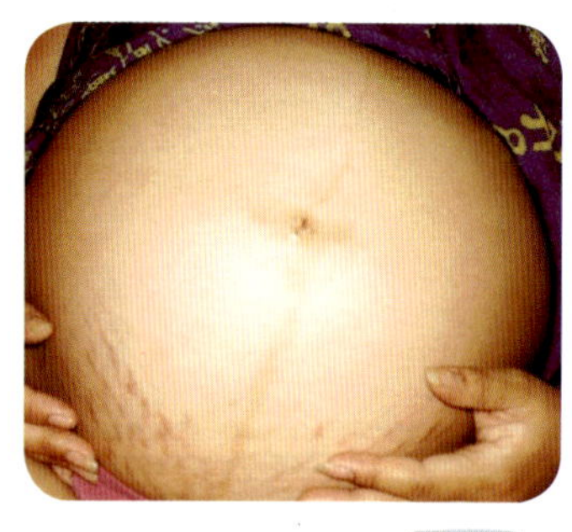

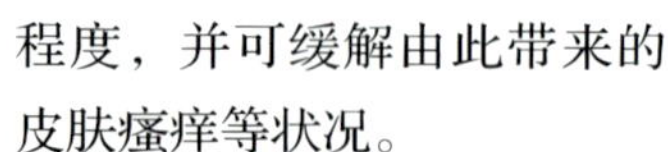

使用妊娠纹防护产品：在怀孕初期就开始使用富含橄榄精华的“胶原弹力微分子”及肌肤所需各种维生素的妊娠纹防护精华液。能够

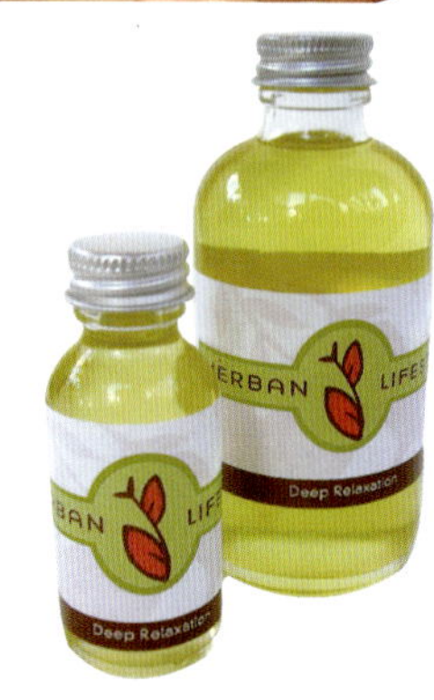

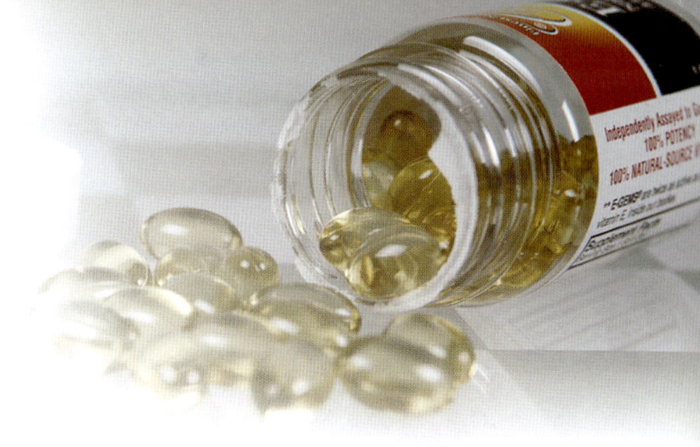

增强肌肤延展性，使之充分适应孕期的体形变化，防止皮下纤维因过度抻拉而断裂，从而有效减少妊娠纹出现。

适度按摩：防止或修复妊娠纹，可考虑使用有收紧功效的精油、含左旋维生素C与各种油质有机态养分相结合的活体按摩油，及肌肤弹性修复液，促进表皮细胞分裂生长，使皮肤紧致、富有弹性、不松弛。建议孕妈妈从怀孕3个月开始到生完后的3个月内坚持腹部按摩，可以有效预防妊娠纹生成或淡化已形成的细纹。

自制护体油，防止妊娠纹：

准备材料：婴儿润肤油、美容护肤用的维生素E胶囊。

制作方法：用2～3粒维生素E胶囊，把胶囊剪开，滴入强生婴儿润肤油里。盖上盖子摇晃均匀，让维生素E与润肤油完全融合。这样可以防止妊娠纹的护体油就做好了。

有效止痒：经常听到孕妇肚皮痒痒的抱怨，这是因为肚皮扩张造成的皮肤瘙痒，可以涂抹一些保湿乳液或按摩霜，来减轻、舒缓症状。

七招消灭孕期妊娠纹

1.增强皮肤弹性：在怀孕期间要避免摄取过多的甜食及油炸食品，应摄取均衡的营养，改善皮肤的肤质，帮助皮肤增强弹性。推荐方案：

A.吃些对皮肤内胶原纤维有利的食品，以增强皮肤弹性。

B.控制糖分摄入，少吃色素含量高的食物。

C.每天早晚喝两杯脱脂牛奶，吃纤维丰富的蔬菜、水果和富含维生素C的食物，以此增加细胞膜的通透性和皮肤的新陈代谢功能。

2.控制体重增长：在怀孕时体重会有所增长，每个月体重增加不宜超过2公斤，整个怀孕过程应控制在11～14公斤。推荐方案：

A.正确的喝水习惯会为你的皮肤弹性计划提速。早上起床后，可先喝一大杯温矿泉水，它可以刺激肠胃蠕动，使内脏进入工作状态，清晨，排出体内垃圾是非常重要的。如果你常被便秘所困，不妨在水中加些盐。

B.调整饮食习惯，尽量吃新鲜水果，少喝果汁；喝脱脂奶，少喝全脂奶；喝清汤，少喝浓汤，多吃低糖水果，少吃饼干和沙拉。

C.适度的运动或轻便的家务有助皮肤弹性恢复。对增加腰腹部、臀部、乳房、大腿内侧等部位的皮肤弹性效果明显。

D.要保证均衡、营养的膳食，避免过多摄入碳水化合物和过剩的热量，导致体重增长过多。

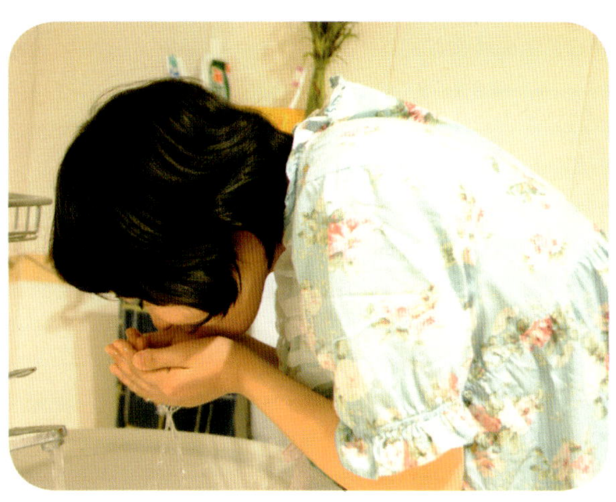

准爸爸：我发现妻子怀孕后特容易晒黑，这是为什么？

专家面对面

这个现象非常困扰孕妇，尤其是那些本来就有色素沉淀的区域如乳晕、痣及雀斑；外阴部、大腿内侧、眼下及腋窝的颜色亦会加深；腹部正中央会出现一条黑线，是腹肌为了容纳扩大的子宫而放松的结果。黑线及乳晕在产后可能色泽还是很深，但经过一段时间之后会逐渐淡化而后消失。

阳光会使原本已有色素的部位颜色加深，有许多妇女发现怀孕时特别容易晒黑。直接曝晒紫外线易罹患皮肤癌，而紫外线对胎儿的影响仍然未知，最好避免日晒。妊娠期间常见的皮肤变化及对策：

细纹：皮肤愈干燥时细纹愈明显，宜避免使用会使细纹更明显的化妆品。

皮肤格外的油腻：为了克服这个问题可选用收敛水、不含油质之粉底及透明粉饼上妆。

皮肤格外的干燥：怀孕期间，皮肤变得格外干燥的情况非常少见，如果真发生这种情况的时候，应避免使用化妆品，多注意保湿，或使用油性粉底及蜜粉来减少水分丧失。较黏的保湿乳液亦可。

颜色变深及蜘蛛斑：在脸上擦些暗褐色的粉底，不要上腮红。若觉得太干燥可再涂上一层普通粉底及透明蜜粉。

黑眼圈：在眼睛下方上一层薄薄的粉底之后，再上眼霜，然后再上另一层粉底，混合均匀之后，再扑上透明蜜粉即可。

黄褐斑：怀孕期间在鼻梁，两颊及颈部出现褐色斑点，又称为妊娠面具。处理黄褐斑的唯一方法就是用妊娠纹霜加以掩饰，切勿试着去漂白，因为产后三个月内会自然褪去。相反的，有些人的黄斑生长在皮肤颜色较淡的地方，如脸部及颈部。这些在妊娠期间都可以稍加掩饰，而在妊娠后会自然消失。

蜘蛛痣：怀孕期间的血管相当敏感，热的时候

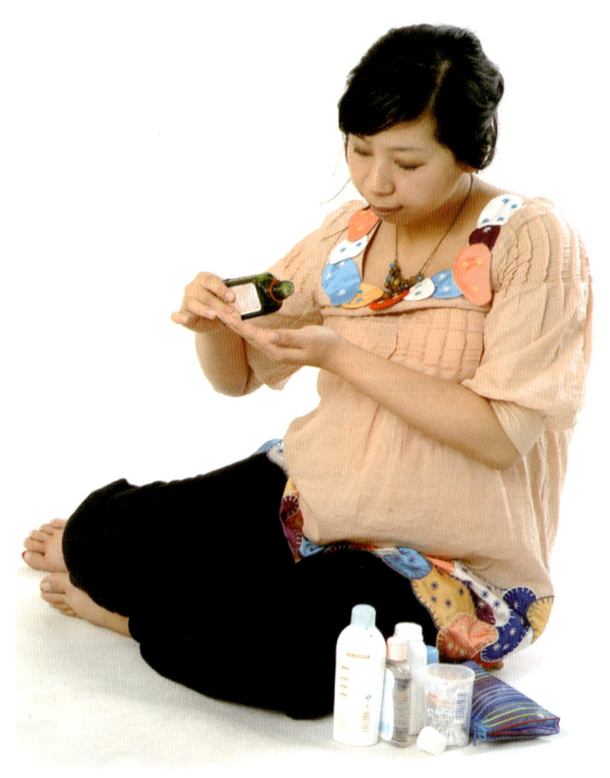

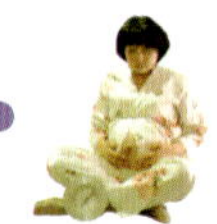

就很容易扩张，冷的时候又收缩得很快，结果脸上尤其是两颊上经常会出现小血管破坏的情况，别担心，产后三个月内会自动消失。

痤疮：如果在每次月经来潮前您的皮肤容易长痤疮的话，则在怀孕前三个月中，由于内分泌尚未平衡，怀孕期的荷尔蒙刺激皮脂腺分泌，而使您长痤疮。尽可能保持皮肤清洁，每日大约洗2～3次脸，如果长痤疮，切勿挤压，否则会感染周围的皮肤而扩大。

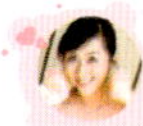

孕妈妈：怀孕后洗澡时应该注意什么？

专家面对面

怀孕初期，皮下脂肪日益丰腴，汗和皮脂也比孕前增多，一定要经常清洗，否则皮肤发痒，很容易得皮肤病。因此，要经常洗澡。夏天因为出汗较多，最好每天都洗。沐浴时，水不要太热，太热易使人疲劳；水也不要太凉，太凉会引起子宫收缩和出现蛋白尿。同时，要注意洗的时间不要过长。洗的时间太长，会引起头晕，更易着凉感冒，还会使纤维组织变软。洗时动作要轻缓，注意身体平衡，千万不要跌跤。洗后，最好能有身心舒畅、食欲增大、夜间安睡的效果。另外每天早上要用温水清洗乳头，以保持乳房的清洁。

孕妈妈：哪些美容产品是孕妇一定要避免的？

专家面对面

1. 一定不要使用含有激素类成分和对胎儿有害的化学成分的产品，最好选择性质温和的纯植物的产品。

2. 不要使用含铅、含汞的化妆品。

3. 精油类产品要慎用。

4. 不要涂抹任何功效和类型的指甲油。

5. 如无必要，请勿随意使用美白类产品。

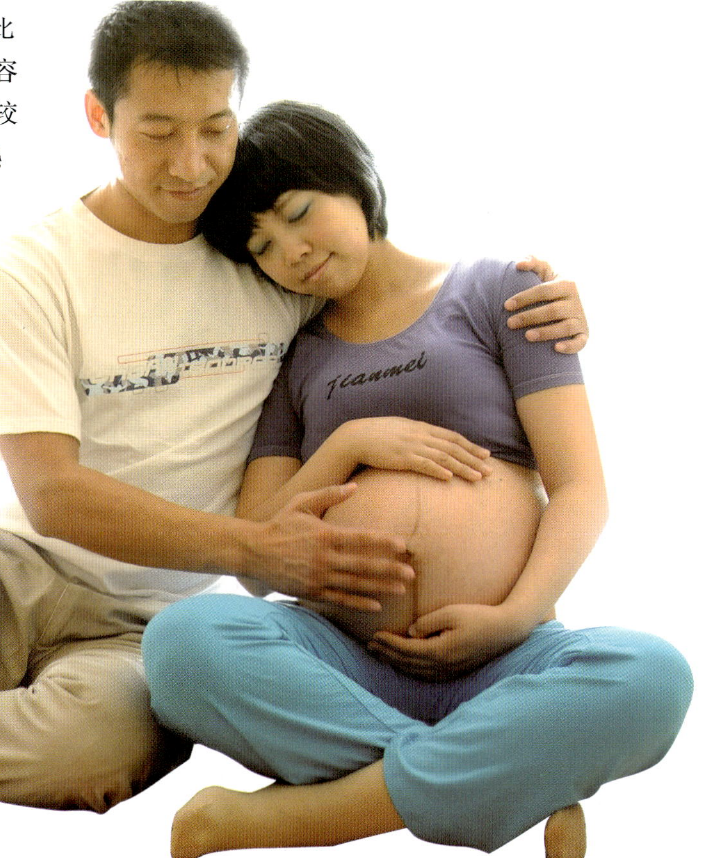

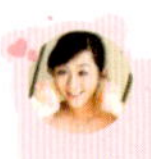

孕妈妈：孕妇能涂抹指甲油或进行美甲装饰吗？

专家面对面

不可以！因为美甲产品内通常都含有能导致流产或者使胎儿致畸的化学成分，所以无论面前的这款指甲油有多吸引人，或者美甲款式有多炫，都请避开。

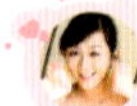

孕妈妈：孕妇可以化妆吗？

专家面对面

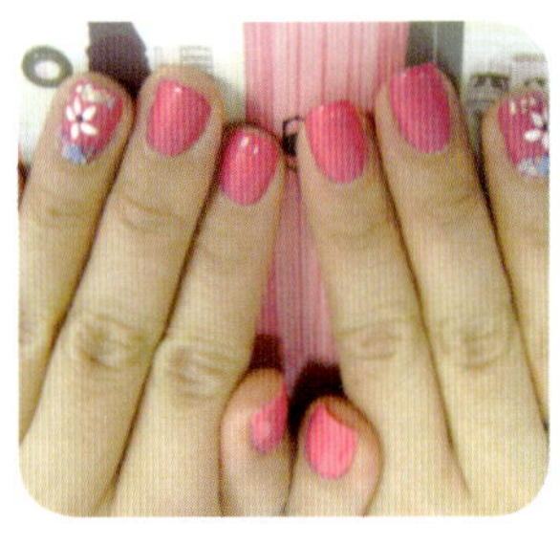

如无必要，就尽量不要化妆，因为大多数的彩妆产品中多少都会含有少量的汞和铅，长期使用会对孕妇和婴儿造成一定的影响。偶尔化妆几次无妨，但最好使用比较安全的优质彩妆产品，并且回到家后尽快彻底地卸妆，减少化学成分在皮肤上残留的机会。

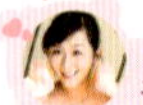

孕妈妈：孕妇可以去美容院做护理吗？

专家面对面

孕妇去美容院作护理并非完全不可以，但为了保证自身和胎儿的健康，一定要牢记以下细则：

1. 做美容时不可长时间保持平卧的固定姿势，必须根据自身的情况，与美容师协调好，随时活动一下身体。

2. 孕妇去美容院作护理应以清洁和放松为主，需要使用电流的护理方式都应减去，因为即使电流很小也会流遍全身，可能对胎儿造成影响。

3. 专业的美容漂白制剂会影响胎儿发育，如考的松、雌激素等，一定要杜绝使用。

4. 足部反射疗法和压点式按摩必须取消。请美容师用舒缓按摩的方式为你的身体解压，轻柔的手法同样可以达到良好的效果，而且不会产生不良反应。

5. 不要用电疗的方法清除体毛。怀孕期间，孕妇的毛发会受荷尔蒙影响而暂时加快生长速度和增加数量，但是电疗清除体毛会令孕妇烦躁，对胎儿有不利影响。

6. 桑拿属于完全禁止项目，因为超过53℃的高温会增加孕妇流产、早产的机会。

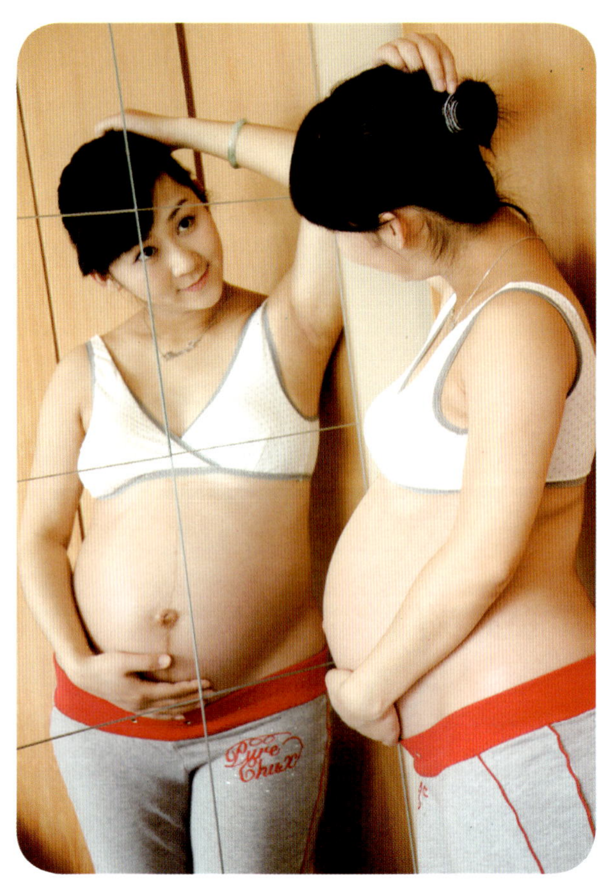

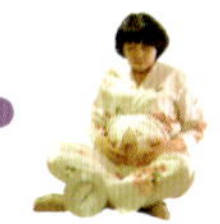

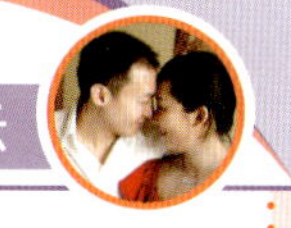

温馨提示

1.穿着弹性袜：医师建议，高危险群的怀孕妇女，及须长时间站立的工作者，最好在白天时都能穿着弹性袜。特别是国内现也可买到轻薄柔软舒适，又具适当压力的渐进式医疗型弹性袜。

2.避免站立不动：踏踏步或动动脚指头，都可启动肌肉，促进血液回流。

3.避免长时间静坐：坐时两腿避免交叠，以免阻碍静脉的回流。

4.多走动：可促进血液循环、代谢废物的排泄。

5.避免高温：高温易使血管扩张。

6.尽早治疗引起腹部内压升高的疾病。

7.避免过度肥胖。

8.在不影响舒适性的范围内，睡觉时将脚稍微垫高。

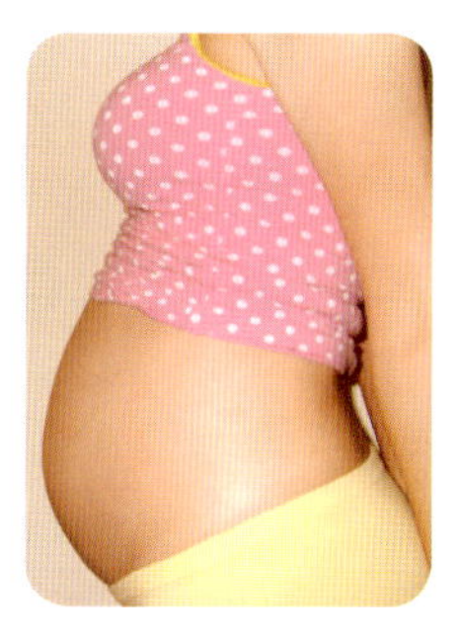

9.尽早治疗已发生的静脉曲张，避免静脉膜瓣继续破坏下去，停止静脉曲张的恶化。

孕妈妈：为什么孕期我的美腿添“青丝”？

专家面对面

许多怀第一胎的孕妈妈，如果没有朋友或长辈的经验提醒，常会望腿兴叹，一不小心就会被静脉曲张缠上了，根据专业医师的经验，怀孕是静脉曲张非常重要的诱发因素。如果掉以轻心，腿部铁质沉积，造成色素沉淀，血管处的皮肤变黑不仅难看，可能无法再穿漂亮的短裙，严重者甚至可能会由恶性病变造成癌症。

因为只要怀孕，对腿部都会造成压力。引起孕妇静脉曲张的主因，70%是在胎儿还小的前3个月。因为怀孕之初，母体会分泌出大量的女性荷尔蒙，使得下肢静脉的可扩张性增加。其次，胎儿压迫下腔静脉引起的回流阻碍，也是会让下肢静脉扩张。以上两者都是会产生逆流及扰流，提供血栓发生的机会，进而引起静脉曲张。

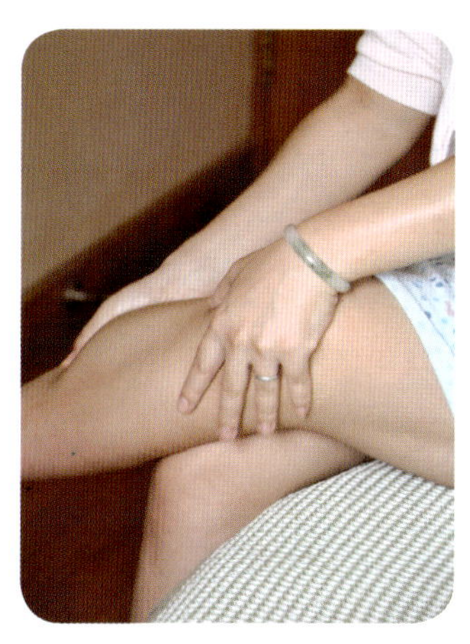

孕妈妈：怀孕后腿总是浮肿，正常吗？

专家面对面

妊娠期间，由于日益增大的子宫压迫下腔静脉，影响下肢血液回流，容易出现下肢水肿，一般休息后可以缓解。

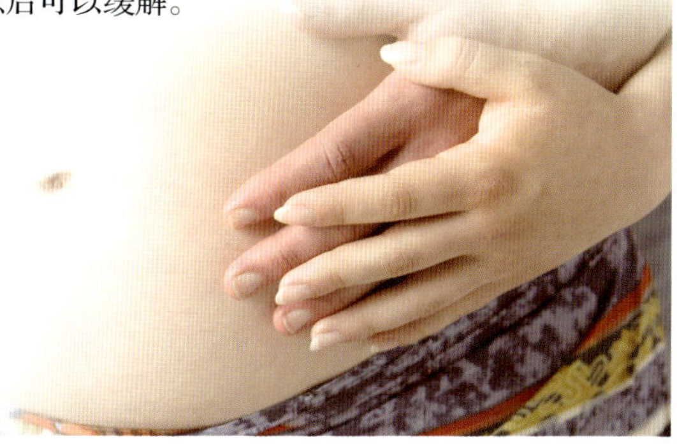

倘若休息后下肢水肿无明显好转，就应该及时到医院就诊，可能患有妊娠高血压疾病、慢性肾炎、慢性肝炎、营养不良所至的低蛋白血症等其他疾病，在医生的指导下，采取相应的保健和治疗措施，同时还要严密监护母婴情况，确保母婴安全。

孕妈妈：随着肚子一天天变大，全身都感觉负重很大，连大腿上也出现了很多“橘皮纹”，大腿也比以前粗壮了许多，这样正常吗？

专家面对面

随着胎儿的生长，孕妈妈的体重跟着增加。肿胀压力、赘肉、“橘皮”等，都给腿部增加了许多负荷，让玉腿黯然失色。

美丽攻略：孕中和孕后期使用完全植物成分的纤体露，可立即缓解腿足疲乏和肿胀的不适感觉和症状。沐浴后，取适量植物纤体露轻轻在腿部按摩至皮肤吸收为止，在提高皮肤纹理的紧实度、柔韧性的同时，也能有效滋润干燥的肌肤，对改善妊娠纹也极为有效。

每周做一些中医按摩，再配合使用纤体露，效果更好。

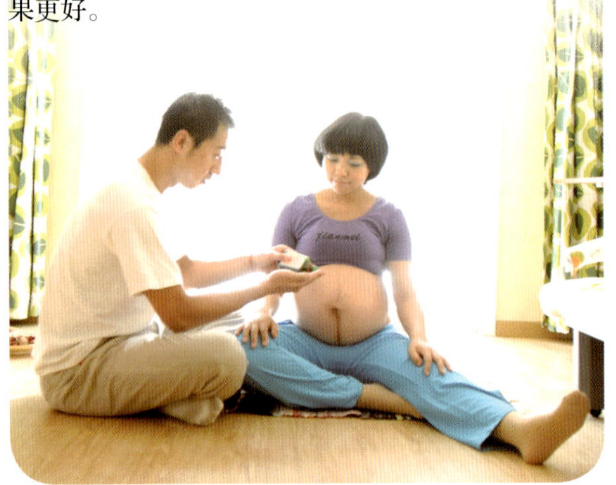

温馨提示

清洁足浴时，水温不宜过高，以40℃为宜，浸泡5～10分钟后，去除皮屑，擦干双脚。然后更换清水，水温不宜超过38℃，在水中加入护足药液，再次浸泡10～20分钟，浸泡同时进行脚部按摩，可加速血液循环、加强皮肤营养、促进皮下脂肪均匀分布等作用；具体方法以划圈方式从上往下按摩；按摩的力度要适中，不应太大，否则会擦伤皮肤。

孕妈妈：怀孕7个多月了，突然发现双脚出现干燥脱皮等现象，为什么？

专家面对面

孕期脚部护理第一步为清洁，及时洗去表皮污垢、角化脱落物及微生物；第二步为滋润，让双脚的血管膨胀，促进血液循环，弥补皮肤散失的水分；第三步为保养，解除疲劳，使双脚的皮肤、肌肉、韧带及关节皆处于良好的功能状态，消除干燥、脱皮、水肿等不良状态。

穿出韵味造型

谁说孕妇就非得臃肿拖沓、与时尚无缘？只要你有着清爽的面容、自信的笑脸和漂亮的衣裙，一样可以走在时尚的潮头。其实，专门的孕妇装只有在怀孕中后期才用得着，之前长达五六个月的时间，完全可以用宽松的时装来代替，如休闲裤、运动外套都很实用。那种不强调腰身、裙摆稍长的裙

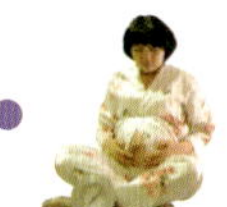

小贴士

1.怀孕期间如果肤色不太好，可以选择比平时衣服更鲜艳的色彩，不但使人看起来精神焕发，更是一个尝试新色系的好机会。

2.生完孩子一时半会儿瘦不下来，仍然需要穿宽松衣服，所以你买的衣服实际使用期远远超过孕期，这样一想，在选择上自然就会轻松很多。

3.出门在外，最好穿着特征明显的孕妇装，并把你的肚子骄傲地挺起来，以便得到更多的照顾。

4.还可以穿上老公的大号T恤衫、毛衣、外罩，既舒适又大方，还可以增进夫妻感情，节省家庭开支。

子也是时尚孕妇必备，像安娜苏的经典娃娃裙、高腰小礼服，还有今年流行的帐篷式印花长衫和短裙，都可以代替孕妇裙一直穿到孕中后期。而且，大肚子为时装平添可爱，更重要的是，等你生完孩子，它仍然是一条时髦的裙子。怀孕后期，颇有规模的肚子也可以选择各种品牌的时尚孕妇装，如今的孕妇装有运动系列、牛仔系列、裙装系列，一点不比普通时装差，让你在孕期也能美美享受购物乐趣。

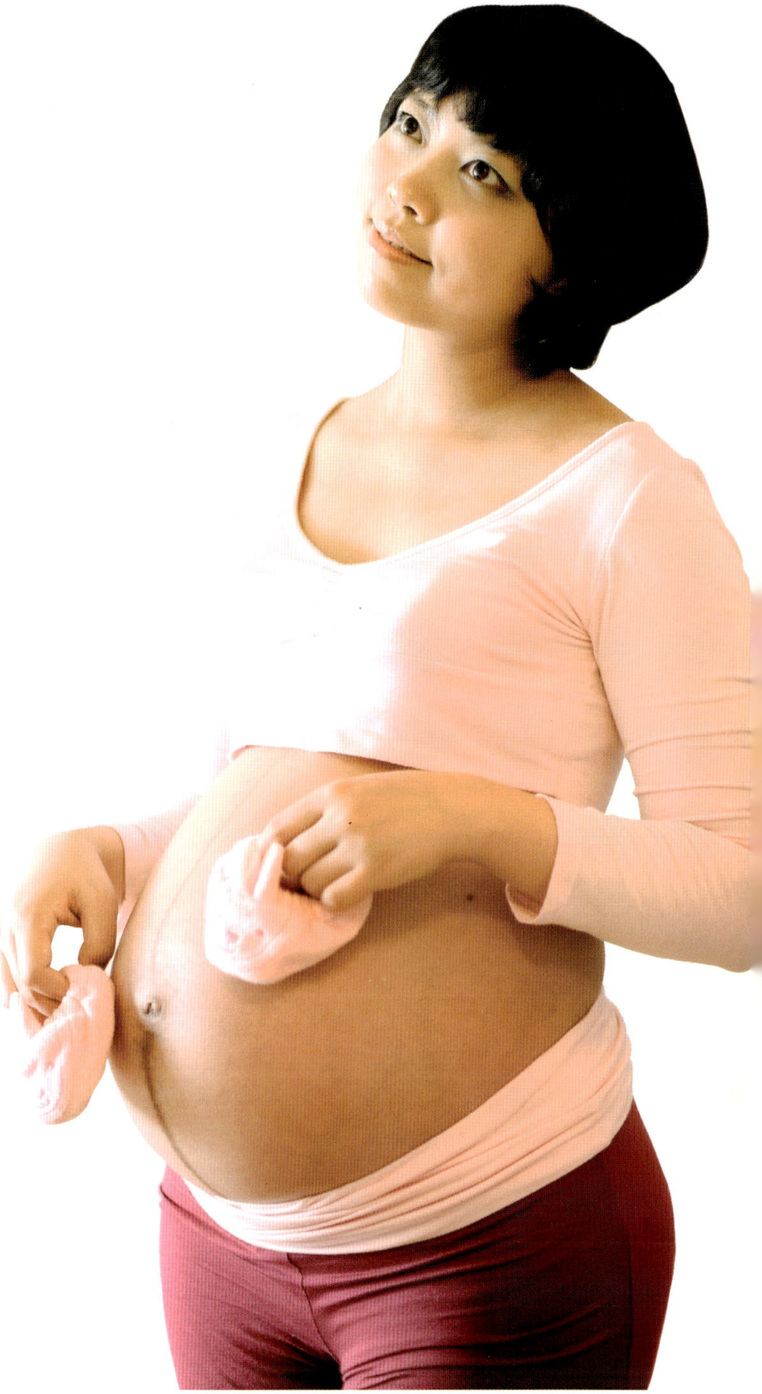

拍套香艳孕照

并不是只有青春少女才能拍艺术照，也并不是要结婚才能去婚纱摄影店。怀孕这个人生特殊时期，当然应该拍一辑艺术照，给自己和未来的孩子留下一个永远的纪念。美丽孕妇那一低头的温柔，要多女人有多女人，要多香艳有多香艳。

小贴士

1.现在许多婚纱摄影店都可以拍大肚照，价钱相当于一辑普通的艺术照，约四五百元，便有三四个造型，十几张照片，还可制作成相册、水晶相框、书签照、荷包照等。

2.大肚艺术照要到怀孕七八个月再拍，肚子越大拍出来越有意义。孕妇容易疲劳，最好选择周一周二等影楼生意较淡的时段去，等候时间不会太长。

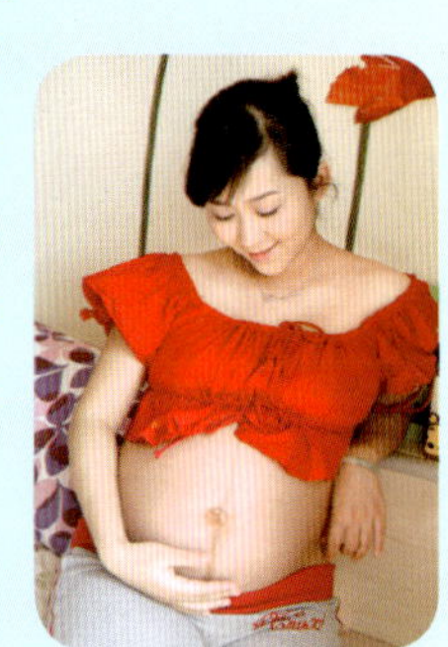

3.请化妆师化淡妆，并请她尽量缩短化妆时间。

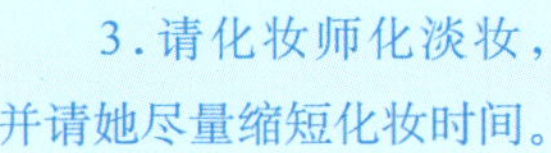

孕期新内容

孕妈妈积极学习

到孕妇学校学习，听上去不那么时髦，可是21世纪，保持了良好学习习惯的新女性，即使在妊娠期间也不会放松学习。要把上孕妇学校当作时尚，更要主动出击，甚至花钱去上。学习孕期知识，除了书上、网上，更重要的是向有经验的医生学习多年积累的经验。建议把平时的疑惑记下来请教医生，比网上漫无目的地提问来得科学、可靠。

小贴士

最好到居家附近医院或者产前检查医院的孕妇学校学习，即可以了解医学知识，还可以了解将来分娩环境，更重要的是能够有机会与产科的工作人员接触、熟悉，以便减少分娩紧张感。

培训老公助产

作为一个时尚孕妇，除了自己学习，还应该让老公也变成怀孕百事通。让老公不仅总揽采购大权，随时为你提供营养、美味而又安全的食物，还可以在你腰酸背痛时帮你按摩，在你心情低落时替你疏导，而到了生产的关键时刻，更要陪着你进入产房，做你坚实的心理后盾和生产教练。你的培训包括意识培养、知识学习和实战训练，缺一不可。

小贴士

孕妇营养学、孕妇心理学、按摩术(包括不同孕期不同的按摩部位和手法、分娩时的辅助按摩)以及分娩呼吸指导，都是准爸爸的必修课。

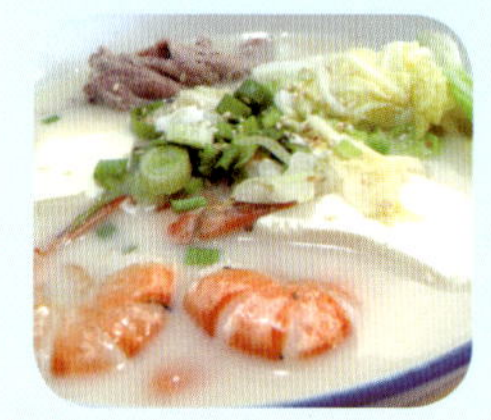

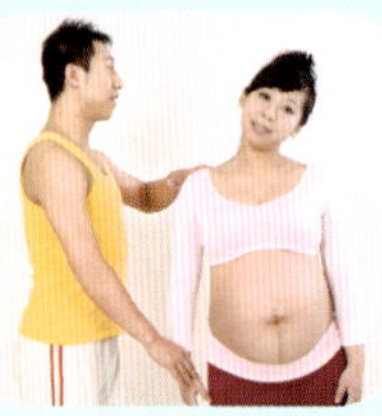

电话预约产检

医院产检处人头涌动，一等就要等上两三个小时，普通人都会受不了，何况是特别容易疲劳的孕妇呢？一个善于利用资讯的时尚孕妇，自然不必像别人一样到医院排队挂号。申请一张预约挂号卡必不可少，一个电话先约好，到了医院，护士就会直接为你安排就诊，从此不必排长队。

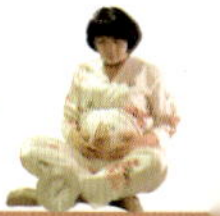

小贴士

已有数十家医院的通用预约挂号卡，也有各大医院自己的网上预约挂号服务；部分专家门诊非常紧张，需提前几天甚至两周预约；如果临时有事不能去，要记得提前取消挂号，否则几次失约就会被取消预约资格。

组织妈妈派对

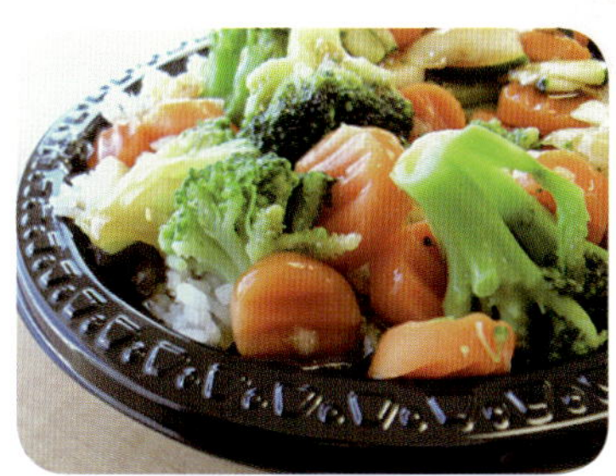

不要让“十月怀胎”变成一件孤单的事。但是，参加日常聚会又有诸多不便，卡拉OK肯定是不能去了，席间有烟枪的饭局也无异于危害腹中胎儿，湘菜、川菜刺激性太强，重庆火锅更是闻着都犯恶心……怎么办呢？与其勉强让别人适应你或者你适应别人，不如和同样要求的人待在一起——对了，组织孕妇聚会！在身边找出几个怀孕朋友一定不是难事，何况还有孕妇学校

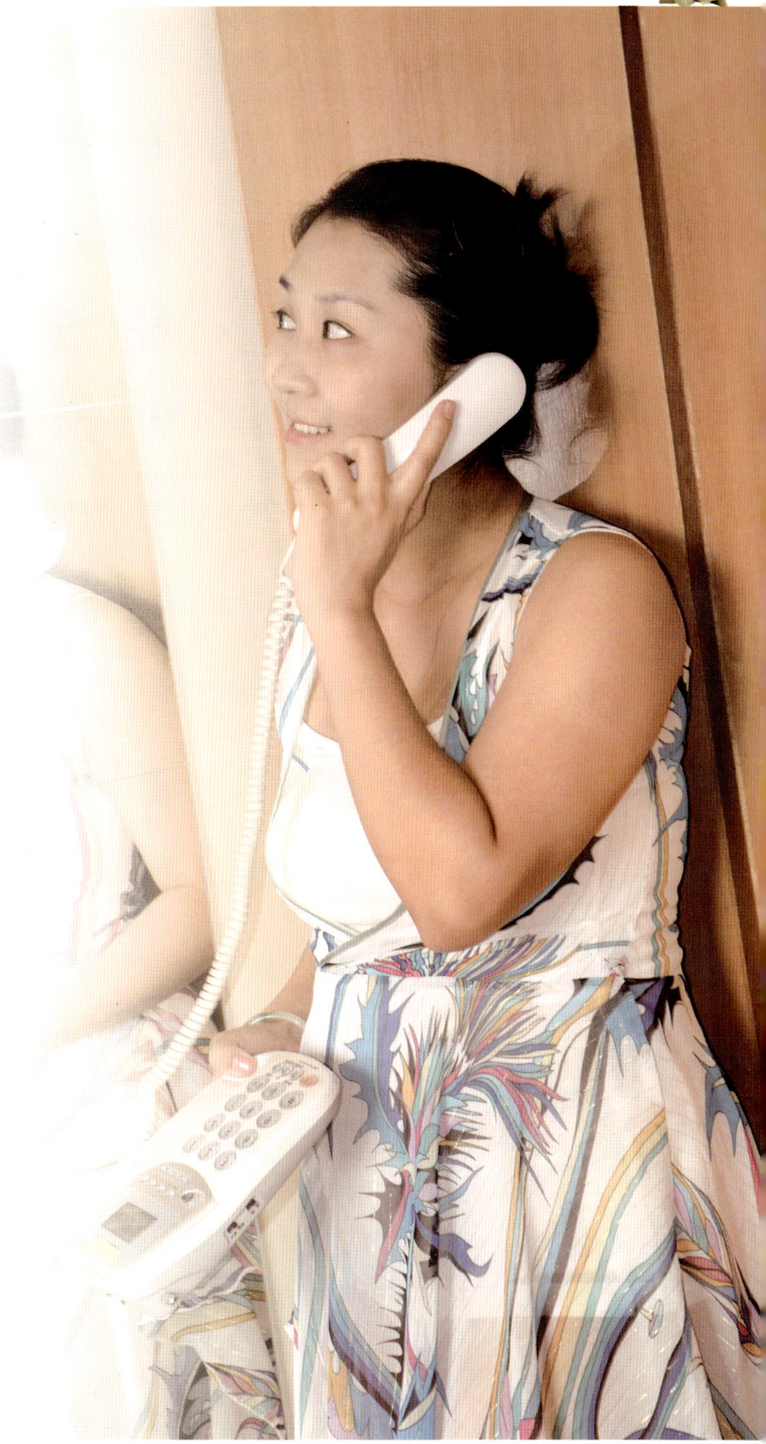

小贴士

1.孕妇聚会一定要选交通方便的地方，最好在大路边、地铁口，无论什么交通工具都可以到门口，不用走太远的路。

2.聚会形式以饭局为主，菜式以清淡的粤菜、潮菜为好，西餐也不错。

3.聚会环境要好，一定要事先订包房，中餐馆大堂太过喧哗，在这样的环境聊天容易疲劳。

与孕妇论坛，只要一想到七八个孕妇聚在一间包房吃饭，你已经兴致盎然，再想想吃完饭大家鱼贯而出，满大厅的人一脸愕然，齐齐行注目礼，你简直都要乐疯了。

开个感性孕博

怀孕是生命中难以重复的珍贵经历，当然值得点点滴滴详细记录。开个孕博，也是时尚孕妇生活的一项内容。那些写得好的孕博，既给了博主倾诉的快乐，也给了众多追捧者感应的快乐。博客聚集起一群志趣相投的孕妇朋友，是一件开心的事。等孩子生下来，孕博自然变成亲子博客，让转正的孕妈妈互相交流育儿经。如果有条件，生完孩子后将孕博中的精品文章汇编成书更是生命中宝贵的纪念。

小贴士

开博客是为了调节心情，交流体会。“斑竹”千万不要太过投入，当心劳累伤身。

泡孕妈妈论坛

“怀孕妈妈论坛”是孕妇的天堂，你的一切问题都会得到解答，一切心情都会得到共鸣，一切不登大雅之堂的体验都会有人拍手响应。在这里，你永远不会孤独，真有点世界大同、天下孕妇是一家的亲切感。

小贴士

除了孕情咨询、心事宣泄、广交朋友，你还可以买孕妇用品、婴儿用品，卖你的闲置物品，预约产检，甚至约上预产期临近的网友同去某家医院生孩子。

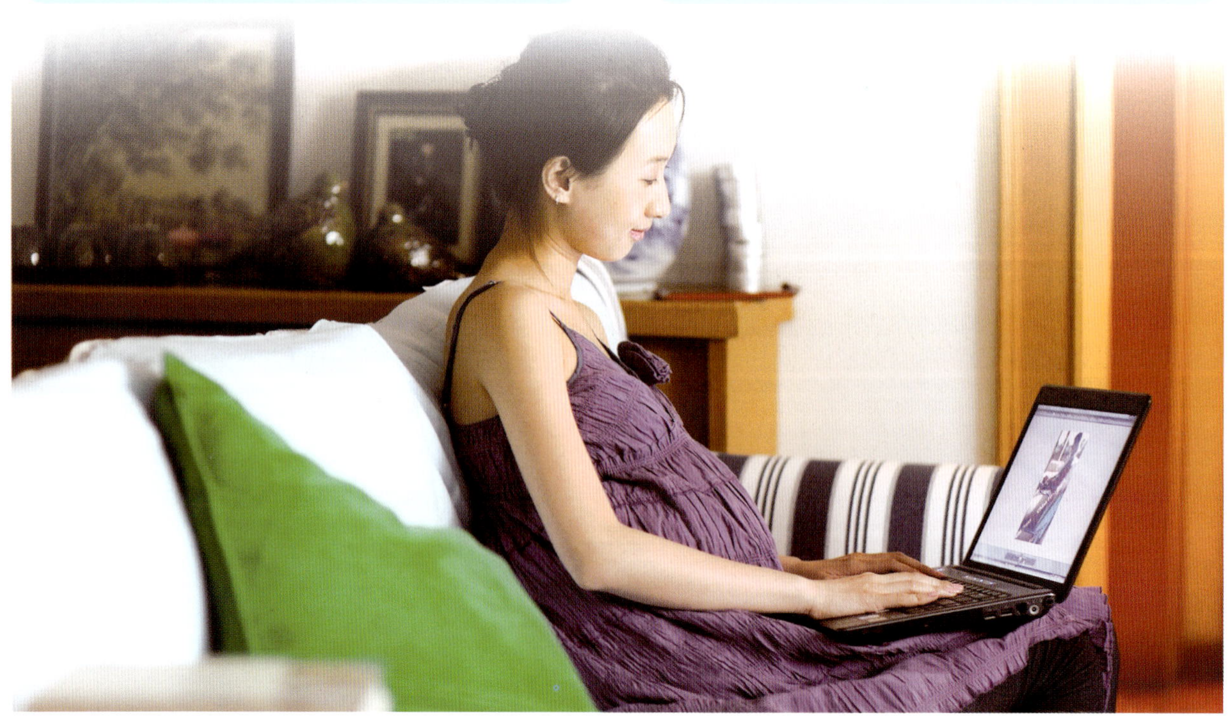

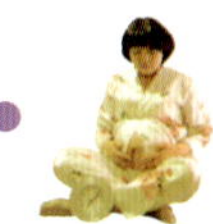

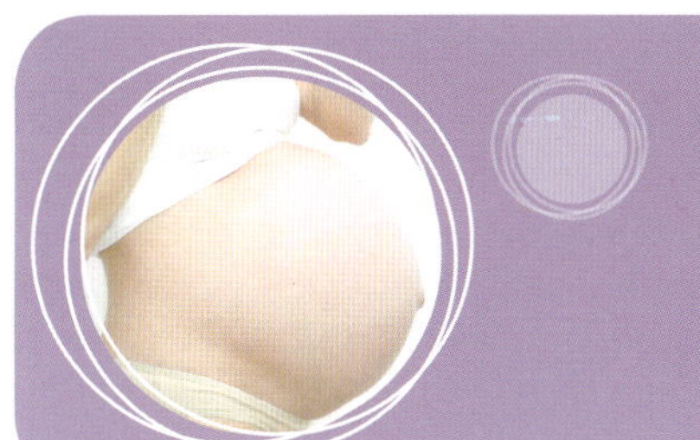

三、妊娠常见疾病

妊娠常见疾病

妊娠早期

流产：是指妊娠不足28周、胎儿体重不足1000克而终止妊娠。导致流产的原因有很多，主要有遗传因素、母体因素、免疫功能异常和环境因素。流产的主要临床表现为停经后出现腹痛和阴道出血；妇科检查发现外阴、阴道有活动性出血，且出血来自宫颈；子宫增大，体积小于、等于孕周，合并感染时有压痛。B超子宫内可以见到妊娠胎囊，抑或有胎心搏动。

异位妊娠：指受精卵在子宫腔以外着床，习惯称为宫外孕。这是妇产科最常见的急腹症，发病率约为1/100，也是孕产妇的主要死亡原因之一。导致异位妊娠的原因主要有输卵管炎症、输卵管手术、输卵管发育不良或功能异常、辅助生殖技术、宫内环节育失败盆腔肿物影响输卵管功能及盆腔子宫内膜异位症等。典型的临床表现为停经、腹痛、不规则阴道出血。妇科检查阴道活动性出血、宫颈剧痛、子宫体积小于体停经时间、附件区包块伴压痛。间隔48小时动态观察盆腔B超及血β-HCG，可以明确诊断。

妊娠剧吐：指早孕反应严重，频繁呕吐不能进食，以至于发生体液失衡及新陈代谢障碍，甚至危及孕妇生命的情况。发生率0.35%~0.47%。病因不清，精神过度紧张、焦虑、忧郁，生活环境和经济条件较差的孕妇多见，提示此病可能与精神、社会因素有关。主要表现为逐渐加重的频繁呕吐不能进食，呕吐物中混有胆汁或咖啡样物质；体重明显减轻，面色苍白，皮肤干燥，脉搏细弱，尿量减少，严重者出现血压下降、出血倾向、昏迷、瞻望等；实验室检查发现电解质紊乱、代谢性酸中毒、血液浓缩，尿酮体阳性。

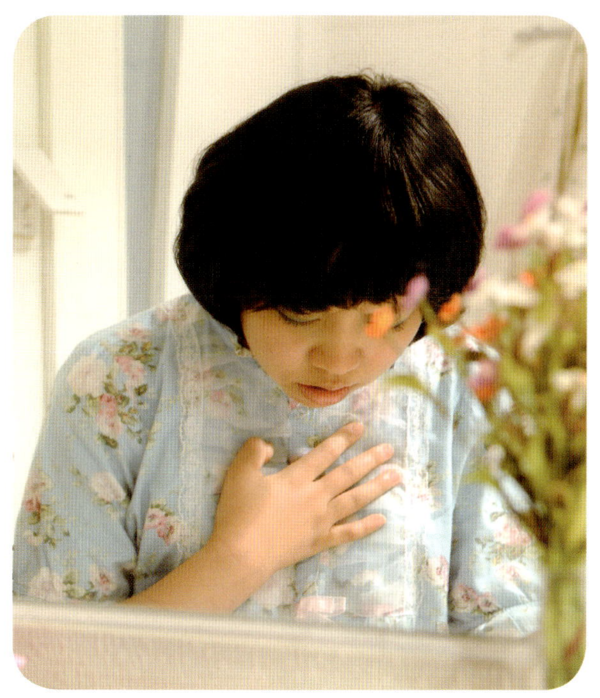

妊娠中期

前置胎盘：妊娠时胎盘通常附着于子宫底部的后壁、前壁或左右侧壁。如果在孕28周后胎盘仍然附着于子宫下段，其下缘甚至达到或覆盖宫颈内口，其位置低于胎儿的先露部，我们称之为前置胎盘。

前置胎盘可导致妊娠晚期大量出血而危及母儿生命，是严重的妊娠并发症之一。发病原因尚不清楚，可能与下列情况有关：

1. 子宫内膜损伤，如多次刮宫、多次分娩、产褥感染、子宫瘢痕等因素损伤了子宫内膜。当受精卵着床时，因血液供应不足，为摄取更多营养而游弋到子宫下段，或者为增大胎盘面积而伸展到子宫下段。

2. 胎盘异常，常见于多胎妊娠时，由于胎盘面积较大而延伸到子宫下段，发生前置胎盘的几率较大，副胎盘亦可达到子宫下段或覆盖宫颈内口。

3. 受精卵滋养层发育迟缓，受精卵达到宫腔时，滋养层未能发育到能着床的阶段，继续下移，着床于子宫下段而形成前置胎盘。

4. 此外，高龄孕妇、经产妇及多产妇、吸烟或吸毒妇女为高危人群。

多胎妊娠：一次妊娠宫腔内同时有两个或两个以上胎儿时称为多胎妊娠。近20年，由于辅助生育技术的广泛应用，多胎妊娠发生率明显增高。多胎妊娠多有家族史，月经间期曾用过促排卵药或体外受精多个胚胎移植。双胎妊娠时母儿并发症均多，应加强孕期检查及监护。

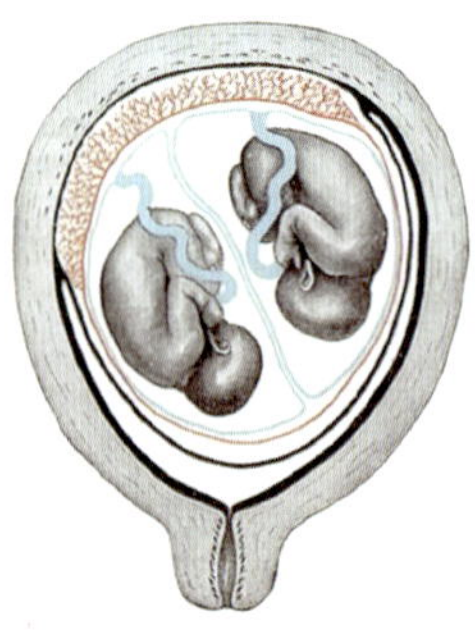

羊水异常（正常羊水量、过多、过少）：正常妊娠时，羊水的产生及吸收处于动态平衡中。

妊娠晚期时羊水量超过2000毫升者称为羊水过多。多数羊水过多可能与胎儿畸形及妊娠合并症、并发症有关。双胎妊娠或血糖高时可发生羊水过多。急性羊水过多多在妊娠20～24周发病，羊水骤然增多，数日内子宫明显增大，患者感到腹部胀痛、行动不便、呼吸困难、不能平卧。慢性羊水过多发生于28～32周，羊水在数周内缓慢增多，出现轻微的压迫症状或无症状，仅腹部增大较快。B超检查为主要的辅助检查方法。

妊娠足月时羊水量少于300毫升者称为羊水过少。主要原因为胎儿泌尿道畸形、胎盘功能不良、胎膜早破、孕妇脱水或应用某些药物亦可引起羊水过少。羊水过少是胎儿危险的重要信号，可引发胎儿缺氧及畸形。B超检查也是判断羊水过少的辅助检查方法。

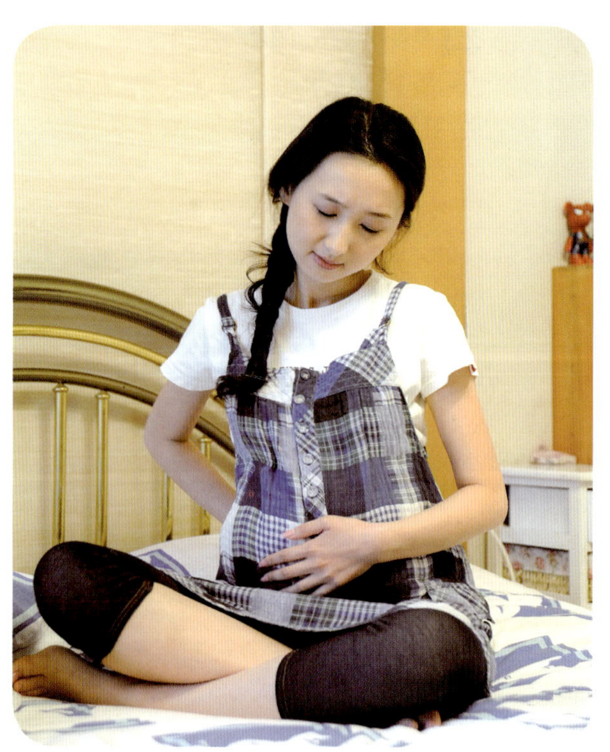

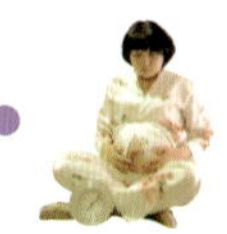

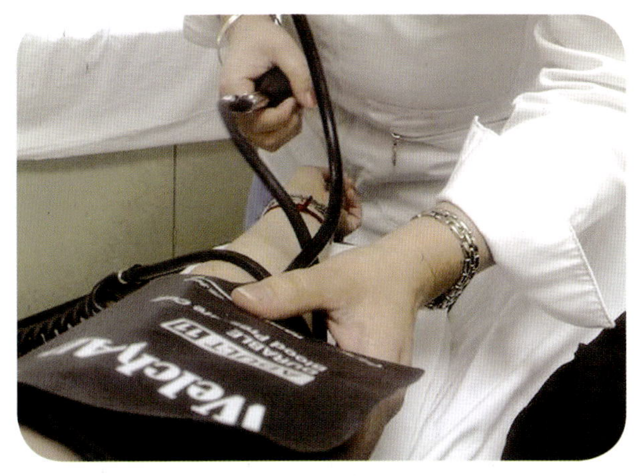

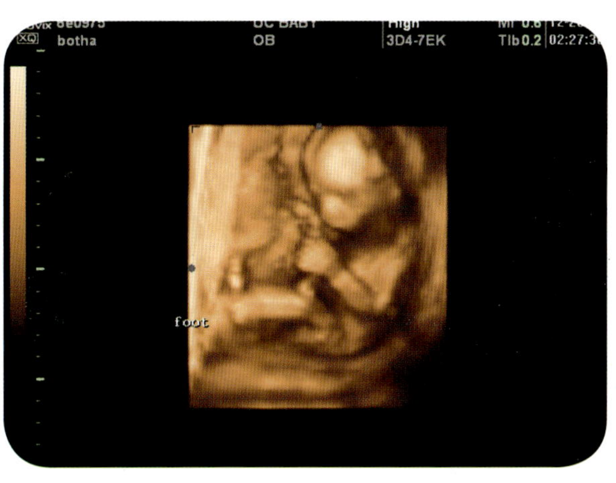

妊娠期高血压疾病：妊娠期高血压疾病是妊娠特有的疾病，也是一种严重危害母婴健康的妊娠并发症。包括妊娠期高血压、子痫前期、子痫、慢性高血压并发子痫前期及慢性高血压合并妊娠。本病以妊娠20周后高血压、蛋白尿、水肿为特征，并伴有全身多脏器的损害，严重者可出现抽搐、昏迷、脑出血、心力衰竭，甚至死亡。

发病原因尚未完全阐明，可能与免疫、遗传、胎盘缺血等因素有关。初产妇、孕妇年龄小于18岁或大于40岁、多胎妊娠期高血压病史及家族史、慢性高血压、慢性肾炎、糖尿病、营养不良及社会经济状况差者容易发生妊娠期高血压疾病。

子宫畸形：子宫畸形多数情况在孕前可通过B超检查或妇科检查发现，有些子宫畸形影响妊娠导致不孕不育、早期流产、早产、胎位异常等，有些可妊娠至足月，甚至在行剖宫产手术时才发现。

妊娠贫血：贫血是妊娠期最常见的合并症，由于妊娠期血容量增加，且血浆增加多于红细胞增加，致使血液稀释，导致生理性贫血。孕妇合并贫血以缺铁性贫血最常见。轻度贫血对母儿影响不大，但重度贫血可导致胎盘缺氧造成胎儿宫内生长受限、胎儿窘迫、早产或死胎。所以孕期监测血常规了解血色素情况非常必要，如发现贫血应积极进行抗贫血治疗。

胎儿生长受限：胎儿生长受限指出生体重低于同孕龄同性别胎儿平均体重的两个标准差或第十百分位数，或孕37周后胎儿出生体重小于2500克。胎儿生长受限时新生儿死亡率为正常胎儿的4～6倍，新生儿的近期和远期并发症均明显升高。病因较复杂，胎儿体重与孕妇身高、孕前体重、妊娠时年龄以及胎产次等因素有关，如孕妇身材矮小、孕前体重低于54千克、妊娠时年龄过小或过大者发生胎儿生长受限的机会均增高。

晚期流产死胎：妊娠20周后胎儿在子宫内死亡者称为死胎。胎儿缺氧是造成死胎的最常见原因，引起缺氧的因素主要有：孕妇的妊娠并发症或合并症造成胎盘供血不足；严重的胎儿心血管系统功能障碍、胎儿畸形；胎盘功能异常；另外，脐带先露、脐带脱垂、脐带缠绕及脐带打结等是引起死胎较常见的原因。

在发生死胎时，孕妇自觉胎

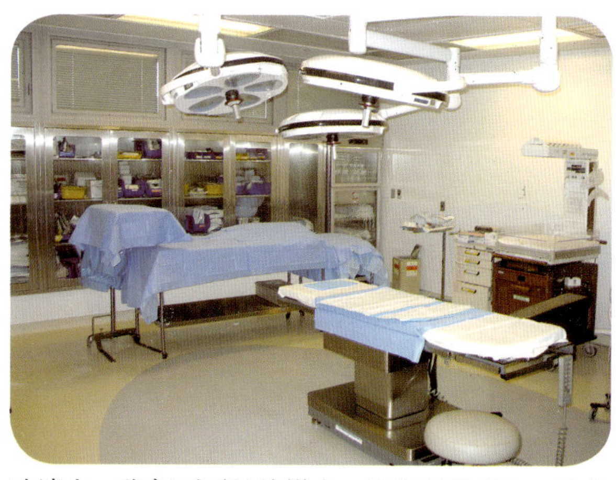

动消失，腹部不再继续增大，乳房松弛变小；胎儿在宫内死亡时间越长，发生凝血功能障碍的机会越大，可能危及孕妇生命。

胎儿死亡后，通常可以自行排出，即晚期流产。但是也有死胎留存宫内，引起孕妇凝血功能障碍，所以，死胎一经确定，应该立即住院，在医生的监护下尽快终止妊娠。

妊娠晚期

先兆子痫和子痫：先兆子痫是一种多器官的疾病过程，具有经典的三联征，即以高血压、水肿、蛋白尿为其特征。一般存在高血压和蛋白尿时即可以作出诊断，可以有水肿，也可以没有水肿。此外，患者还可能伴有头晕、头痛、眼花等症状，甚至出现抽搐，昏迷等。

早产：早产是指妊娠满28周至不满37足周间分娩者。此时娩出的新生儿体重在1000～2499克，各器官发育尚不成熟，并发症多，生存能力较低。而且，分娩孕周越小，出生体重越低，围生儿预后越差。

诱发早产的常见原因有：胎膜早破、下生殖道及泌尿系感染、妊娠并发症与合并症、多胎妊娠、羊水过多、前置胎盘、子宫畸形、宫颈内口松弛等。

胎膜早破：胎膜破裂发生在临产称为胎膜早破。胎膜早破的妊娠结局与破裂时孕周有关，孕周越小，围生儿预后越差。导致胎膜早破的因素很多，往往是多因素相互作用的结果。生殖道病原微生物上行性感染是引起胎膜早破的主要原因；双胎妊娠、羊水过多等使羊膜腔内压力增高，加上胎膜局部缺陷，增加的压力作用于薄弱的胎膜处，引起胎膜早破；另外，胎位异常、头盆不称等可使胎儿先露部不能与骨盆入口衔接，盆腔空虚致前羊水囊所受压力不均，也是引起胎膜早破的原因；值得注意的是，有一些营养素的缺乏，如维生素C、铜元素缺乏，使胎膜抗张能力下降，也易引起胎膜早破。

发生胎膜早破时，患者突感较多液体从阴道流出，而无腹痛等其他产兆，如发生胎膜早破时，建议及时至医院就诊检查，请医生帮助明确是否发生胎膜破裂了，评价有无其余合并症，确定治疗和分娩方式及时机。

胎盘早剥：妊娠20周后或分娩期，正常位置的胎盘于胎儿娩出前，全部或部分从子宫壁剥离，称为胎盘早剥。这也是妊娠晚期严重的并发症之一，由于其起病急、发展快，处理不当可危及母儿生命。

发病机制尚不完全清楚，但在出现下列情况时，胎盘早剥发病率增高：

1. 孕妇血管改变，胎盘早剥多发生于子痫前期、子痫、慢性高血压及慢性肾脏疾病的孕妇；

2. 机械因素，腹部外伤或直接被撞击、性交、外倒转术等都可诱发胎

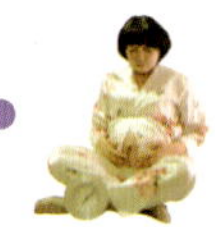

盘早剥，羊水过多时突然破膜，或双胎分娩时第一胎儿娩出过快，使宫内压骤减，子宫突然收缩也可导致胎盘早剥；

3. 高龄产妇、经产妇易发生胎盘早剥，不良生活习惯，如吸烟、酗酒及吸食可卡因等也是发病原因。

胎儿窘迫：胎儿在子宫内因急性或慢性缺氧危及其健康和生命者称胎儿窘迫。胎儿窘迫分急性及慢性两种：急性常发生在分娩期；慢性发生在妊娠晚期，但可延续至分娩期并加重。

主要临床表现为胎心率异常、羊水粪染及胎动减少或消失。对于急性胎儿窘迫，应采取果断措施，尽快终止妊娠；对于慢性胎儿窘迫，要根据妊娠合并症或并发症特点及其严重程度，结合孕周、胎儿成熟度及胎儿窘迫的严重程度综合判断，拟定处理方案。

胎位异常（臀位、横位）：臀位是妊娠期间最常见、最容易诊断的一种胎位异常，其次就是横位。胎儿的活动空间过大或过小均可导致臀位或横位发生，一般见于羊水过多、子宫畸形等。

在妊娠晚期胎动时孕妇常有上腹部顶胀疼痛等感觉，临产后容易导致宫缩乏力及产程延长，足先露时容易发生胎膜早破及脐带脱垂。B型超声检查除了可以确诊臀先露外，还可以了解臀先露的种类。

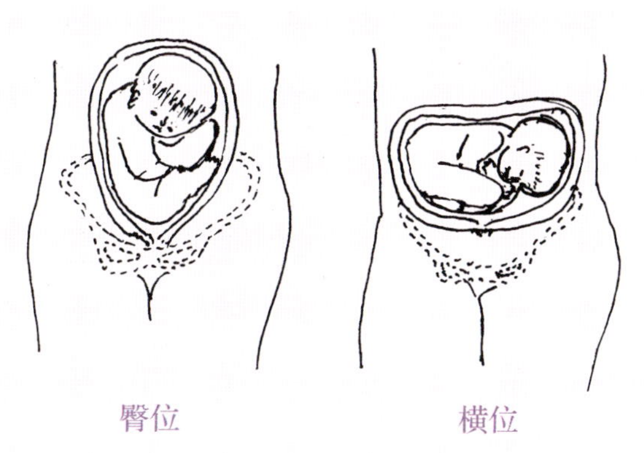

臀位　　横位

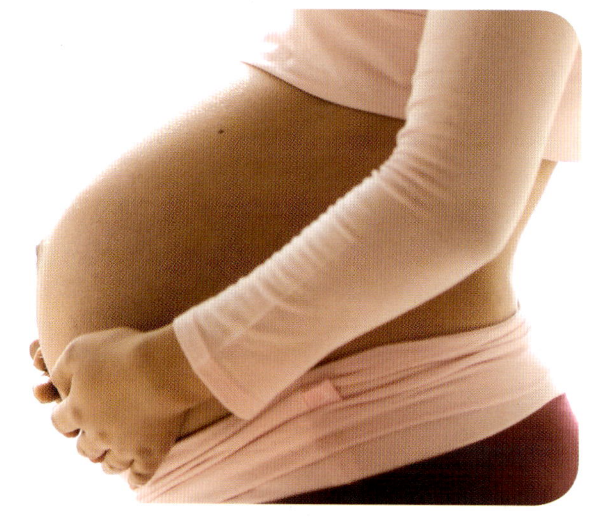

在妊娠30周前，臀先露多能自行转为头先露，不需纠正胎位。若妊娠30周后仍为臀先露，可以通过胸膝卧位来纠正。一般每日可进行胸膝卧位两次，每次20～30分钟，一周后复查；横位则是指的是肩先露，也可以应用胸膝卧位的方法纠正。如临产前或临产时仍未纠正，则可选择剖宫产分娩，因为臀位、横位分娩时容易出现脐带脱垂、严重产道损伤及新生儿产伤等阐释并发症，采用剖宫产手术终止妊娠会相对安全。

定期产前检查，发现胎位异常并予以纠正，可以有效减少胎位异常的发生，保证母婴安全。

过期妊娠：凡平时月经周期规律，妊娠达到或超过42周尚未分娩者称为过期妊娠。过期妊娠是胎儿窘迫、胎粪吸入综合征、成熟障碍综合征、新生儿窒息、围生儿死亡及巨大儿、难产的主要原因。因胎儿窘迫、巨大儿等使母体产伤及手术产儿率增加。在怀疑发生过期妊娠时，应正确核对孕周，并判断胎盘功能是否正常。应力求避免过期妊娠的发生，对确诊过期妊娠时，应根据胎盘功能、胎儿大小、宫颈情况等综合分析，请医生帮助选择恰当的分娩方式。

孕期合理安全用药

用药原则

药物具有双重性：合理的用药可以治疗疾病，不当的用药也可以带来危害。妊娠期间的用药既要对孕妇本人无明显不良反应，还必须保证对胚胎、胎儿和新生儿无不良影响。因此，产科用药要将母婴安全放在首位，一定要合理用药。即根据孕妇所患疾病的具体情况，正确选择对胚胎、胎儿无害，又对孕妇所患疾病最有效的药物，因人而异的制订治疗方案，特别强调随着病情变化应及时更换药物。

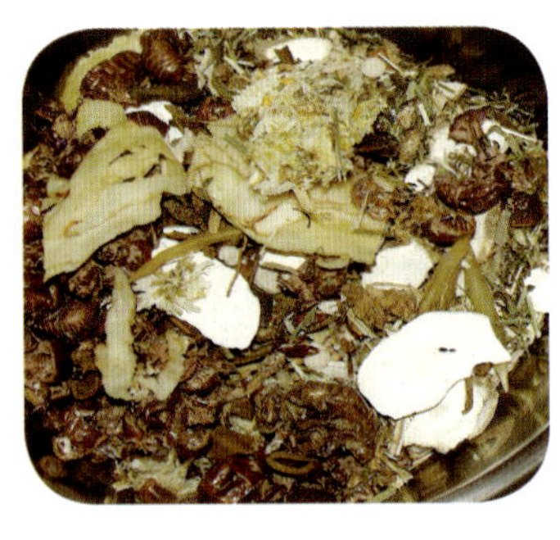

孕期用药原则：能用一种药物，就避免联合用药；能用疗效肯定的老药，就避免使用尚难确定对胎儿有无不良影响的新药；能用小剂量药物就避免使用大剂量药物。若妊娠早期因孕妇病情需要必须使用对胚胎、胎儿有害甚至可能致畸的药物，则应该先终止妊娠然后再用药。

中药禁忌

中成药：禁用牛黄解毒丸、大活络丹、至宝丹、六神丸、小活络丹、牛黄清胃丸、牛黄清火丸、伤湿止痛膏、复方当归注射液、苏合香丸、十滴水、云南白药、三七片、益母膏、麝香壮骨膏、七厘散、小金丹和百降丹等。慎用藿香正气丸、防风通圣丸、牛黄上清丸、蛇胆陈皮末、胆石通、气滞胃痛冲剂、木香顺气丸、香砂养胃丸、大山楂丸和麻仁润肠丸等。

饮片：禁用附子、乌头、水银、巴豆、芫花、大戟、水蛭、商陆、蜈蚣、雄黄、雌黄、牵牛子、麝香、牛膝、牛黄等。慎用生大黄、芒硝、甘遂、三棱、生南星、刘寄奴、皂角刺、生五灵脂、穿山甲、射干、凌霄花、茅根、木通、通草、薏苡仁、赭石、桃仁、槐花、蝉蜕、丹皮、干姜、肉桂、半夏等。不能单独使用当归尾、红花、蒲黄、苏木、枳实、槟榔、厚朴、川椒、滑石和郁金等。

相对禁忌药

孕妈妈、准爸爸都担心妊娠期间用药会影响到胎宝宝的生长发育，但却常常忽略了疾病本身对胎宝宝的影响。一味地拒绝使用药物治疗，甚至不到医院就诊，这样很可能延误孕妈妈的病情，带来许多不愉快的后果。

有些孕妇孕期吃过药，始终担心会影响孩子，为了胎宝宝的安全起见，最终选择了终止妊娠。令人遗憾的是，却从此失去了生育的能力。事后回想，追悔莫及，当时要是把宝宝留下来，也说不定如今宝宝不一定有问题。

月经周期正常的女性，在停经10天内用药问题不大，不必恐慌；在10～100天之内（3个月之内）胚胎发育较快，对药物很敏感，最好别用；在3个月以上，除中枢神经系统外，胎儿的各个系统基本发育完成，用药对胎儿的影响就会大大降低。如果遇到孕期

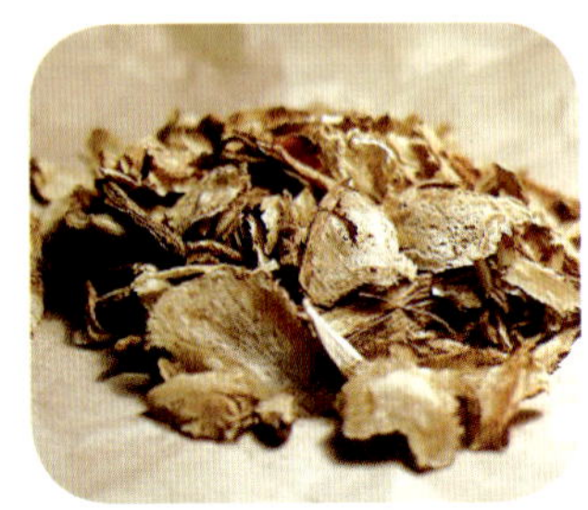

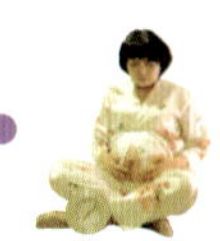

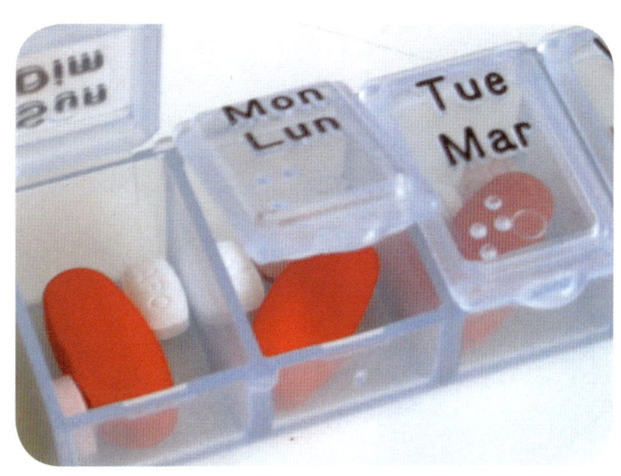

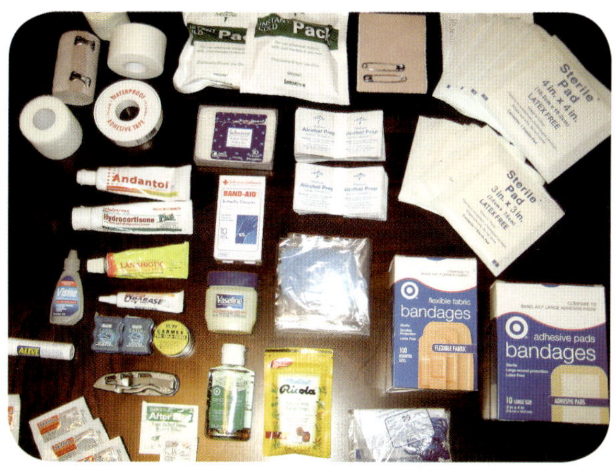

误服药等情况，最好尽早到大医院产前诊断中心，将详细的服药时间和服药数量提供给医生。

绝对禁忌药

氨基甙类抗生素(如庆大霉素、卡那霉素、丁胺卡那霉素、妥布霉素等)对胎儿听力及肾脏有损害。

四环素类抗生素(如四环素、土霉素、强力霉素、甲烯土霉素等)容易经胎盘进入胎儿体内，孕早期可致胎儿畸形，四肢发育不良及小肢畸形，孕中期可致牙蕾发育不良，从而使乳牙呈棕黄色及牙釉质发育不良，恒牙发育也受影响，易造成龋齿，孕后期可引起肝、肾损害。

喹诺酮类(如吡哌酸、氟哌酸、氟啶酸、氟嗪酸等)在动物实验中可引起幼崽关节发育受损，虽然在人尚无这方面的证据，应用此类药物时也应谨慎。

磺胺类(磺胺甲基异恶唑等)，容易通过胎盘进入胎儿体内，与血浆蛋白结合，而将胆红素替换出来导致新生儿黄疸；甲硝唑类药物容易通过胎盘进入胎儿体内，动物实验有致畸作用，尤其是妊娠头3个月，组织器官形成时期更是危险，所以不宜应用。

总之，妊娠期患了感染性疾病不可盲目用药，要及时在医生指导下合理选用药物进行治疗。

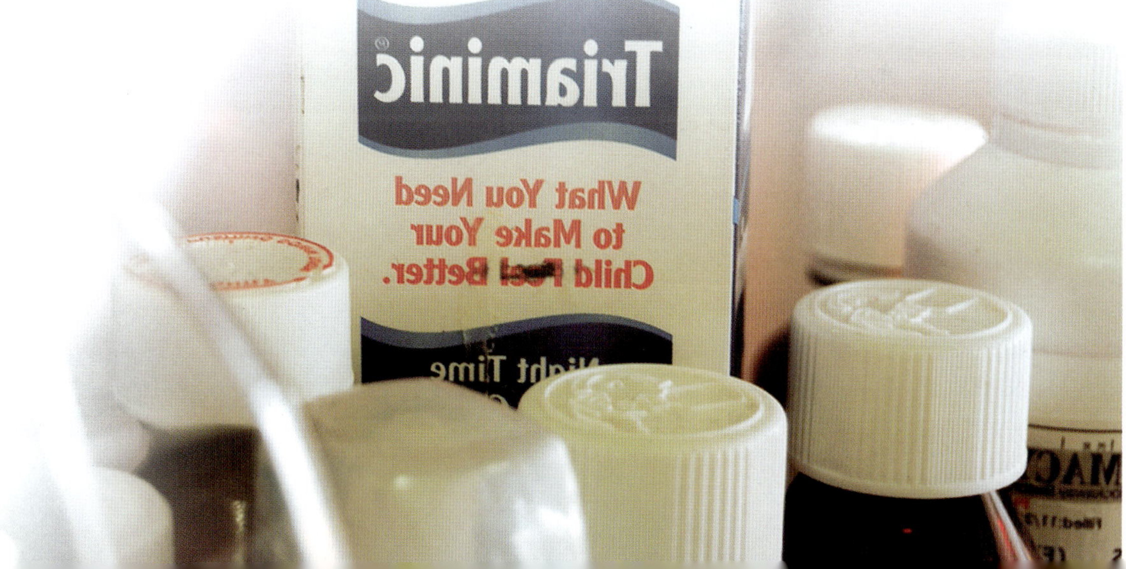

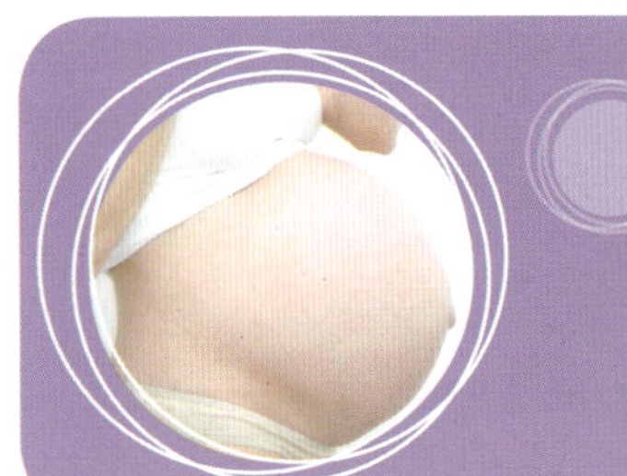

四、丰富多彩的孕期生活

衣

孕妈妈：时尚的我如何购买搭配孕妇服装？

专家面对面

现在许多女装设计师致力于设计时尚漂亮的孕妇装，所以女性不必担心怀孕之后会与时尚脱节。但是不管你喜欢什么样的孕妇装，都不能只看款式，关键是要看穿着是否舒适。

时尚孕妈妈必备三套

休闲装首选无袖连衣裙：夏季穿着无袖连衣裙是首选，它可以配合各种装饰做出漂亮的装扮。在其他季节里轻便且行动方便的连身裤装，是孕妇在日常生活中不可缺少的，它可以使孕妈妈看起来平添几分俏皮可爱。

职业装A字形最适合：当今，多数白领孕妈妈依然会在孕期坚持工作，她们需要在写字楼里及客户面前保持自己的职业形象，因此，孕妇职业装正在被更多的孕妈妈接受和穿着。身在职场，应选择那种穿在身上能很美地体现出胸部线条，却使隆起的腹部显得不太突出的款式，如呈上小下大的A字形能使服装有立体轮廓。上班时带一个漂亮的皮包，佩戴合适的

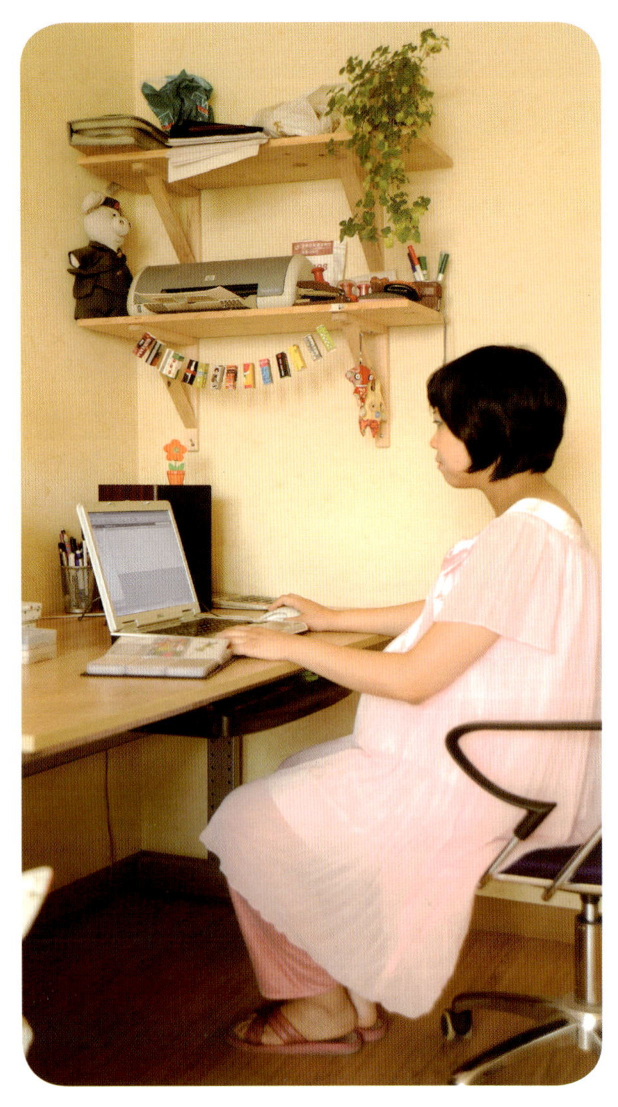

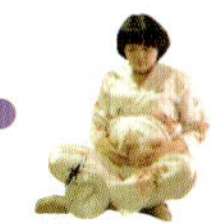

饰物，都可以达到“点睛”的效果。

礼服最好是高弹长裙：孕妈妈还应准备一款适合自己身份、风格的孕装礼服，使自己在孕期依然魅力四射。但礼服就不宜选择宽松式了，最好是具有高弹性的长礼服裙。孕期礼服不同于平时的款式，高雅大方，但不能束缚身体，怀孕的女人会散发出华贵的气度，这是你最好的时装。

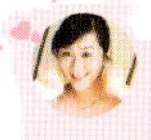

孕妈妈：妊娠期间应该穿什么样的内衣？

专家面对面

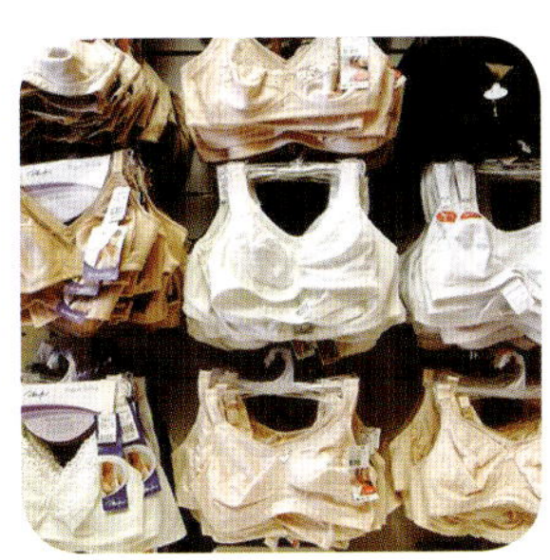

怀孕期间孕妇体内荷尔蒙急剧变化，导致孕妇体形明显改变，最显著的变化是胸部和腹部因胎儿成长而增大。这时内衣的选择如果不合适，就会压迫腹部及胸部，严重的将危及胎儿的健康，因此，孕妇内衣的选择格外重要。

产前胸部的变化：从怀孕开始，孕妇体内荷尔蒙分泌发生变化，乳腺数目及发达程度逐渐增加，使乳房日益膨胀；约五个月后，胸罩比未怀孕时增加约两个尺码，同时乳头之间的距离不断增大；到了生产前，胸部增大程度反而减小。产后2～3日，乳汁开始分泌，乳腺进一步扩张以适应分泌乳汁的生理需求，使乳房随之胀大。

怀孕初期，乳房变得非常敏感，需要特别保护，所以要选择有足够承托力、弹性佳且质感柔软的内衣。

在怀孕3～5个月这段时间，胎儿的成长给孕妇的脊骨带来负担，所以要选择一些特别剪裁的胸围，如全杯设计乳罩，有助于对胸部的承托力。

在怀孕5个月后，孕妇胸部会迅速胀大，这时应选择比胸部稍大的一些的文胸，如一些光面大杯文胸。

产前腹部的变化：胎儿的成长及包围子宫的保护性脂肪层加厚，增大了腹腔的体积。

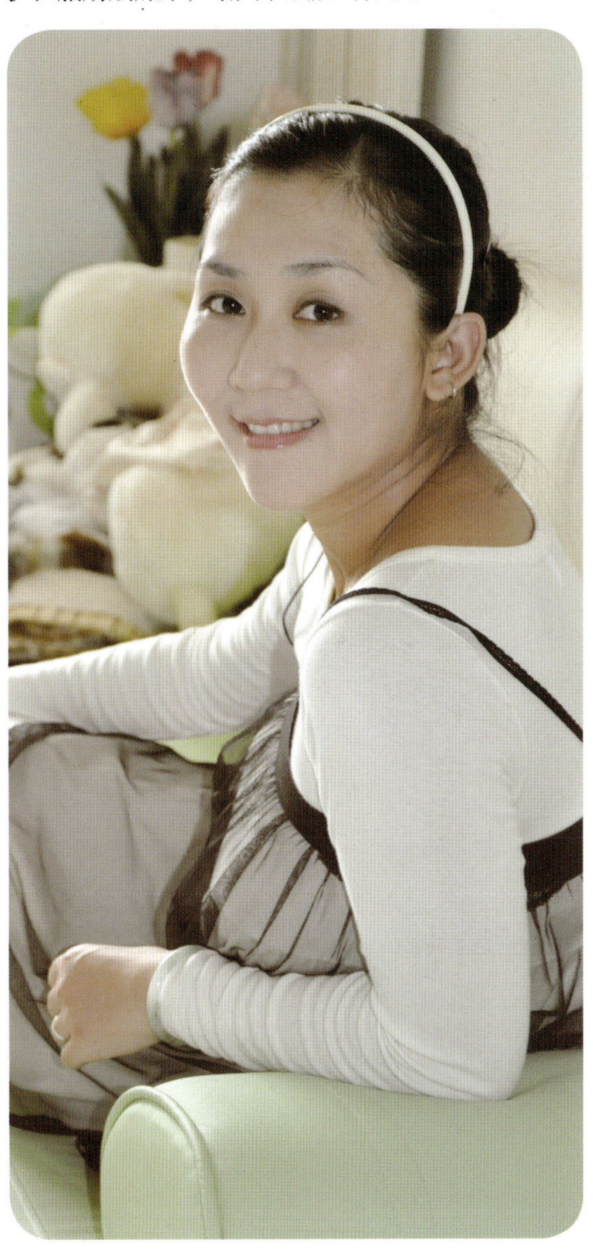

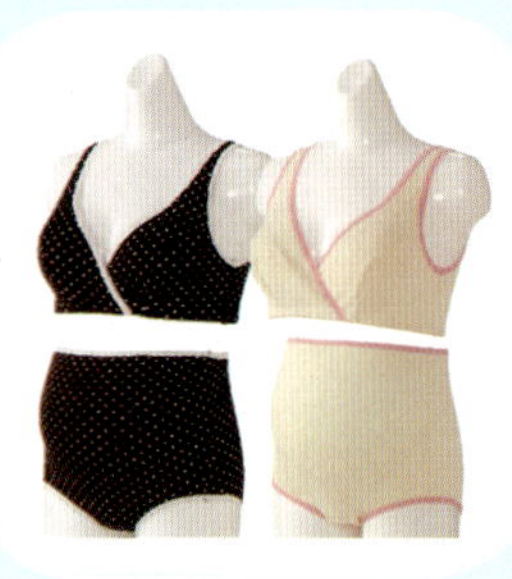
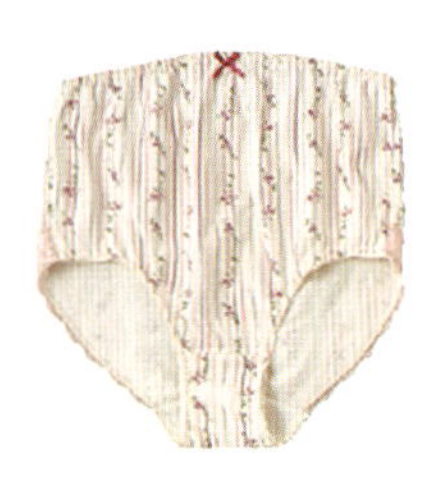
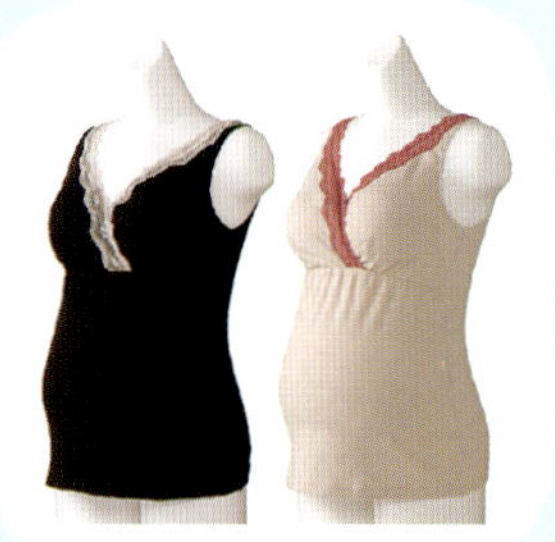
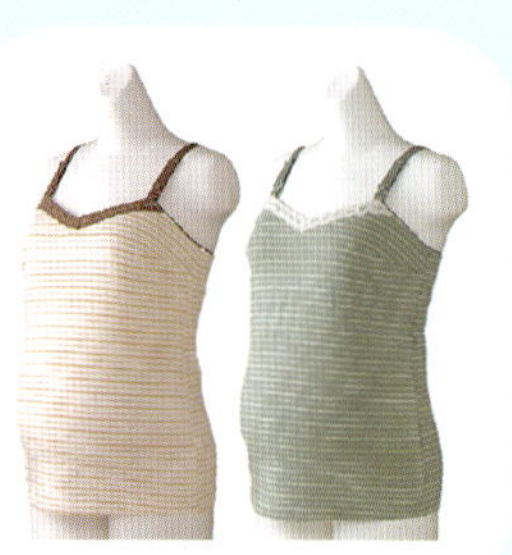

在怀孕初、中期，宜选择带橡皮筋、布料弹性佳的内裤，以加强承托胎儿及保护腰背部的作用，所选择的面料还必须能吸汗透气，以保持干爽，为了适应腹部体积的变化，不要购买太松或太紧的束裤。

在怀孕晚期至生产前后，孕妇排放恶露，容易弄脏内裤，同时，这一时期需经常配合医生进行内科检查，因此最好穿着特为孕妇而设的安检裤，安检裤的裆位上采用防水、防漏设计，使产前、产后排放的恶露容易清洗，另外，在腹部采用了双层设计，起到良好的保暖效果，避免孕妇感冒着凉。

准爸爸：怎样为妻子选一双漂亮的孕妇鞋？

专家面对面

孕妇在怀孕期间身体的重量一般增加15公斤左右，走路时对腿和脚的压力就增大了许多，重心也发生了改变，穿一双不合脚的鞋会使孕妇感到疲惫，从而影响腹中胎儿的发育。

孕妇在选鞋时，除了讲究舒服、保暖，还一定要考虑到足弓的需要。因为脚的柔韧度主要靠足弓来完成。足弓除了可以吸收人行走时的震荡，还可以保持身体平衡。因此，高跟鞋和完全平底的鞋都不适合孕妇，而高度2厘米左右，有弹性、用柔软材料做成的宽松的鞋帮面，后跟比较宽大结实的鞋才是孕妇的最佳选择。

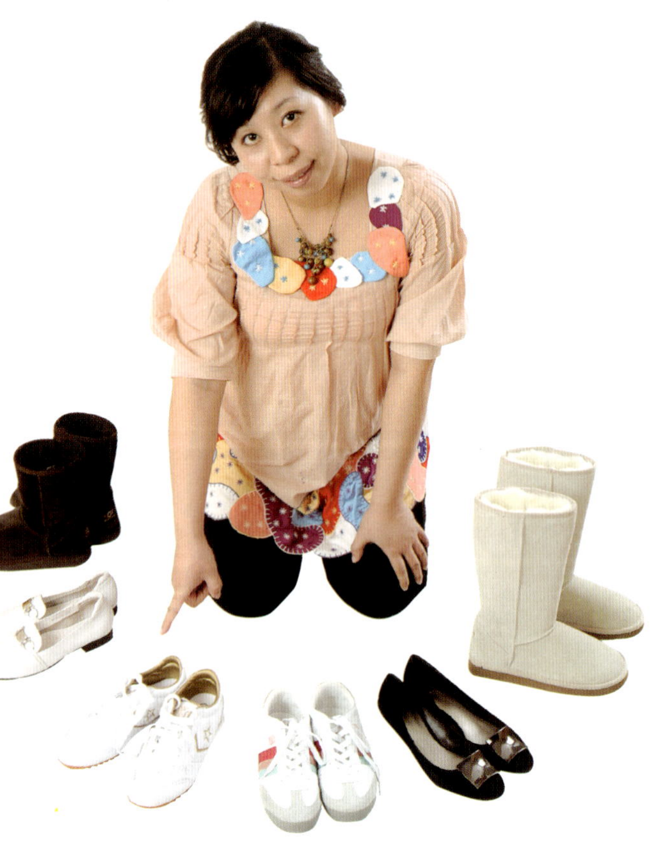

食

孕妈妈：怀孕两2个月时，我的反应特重，根本吃不了什么。不会因为食量过少，导致营养缺乏而影响胎儿发育吧？

专家面对面

妊娠初期胎儿生长缓慢，但母体体重通常每日也要增加1克左右，对营养的要求增高，但不是很高。所以不要勉强自己进食，假如为了胎儿，勉强吃下含有钙质或蛋白质的食物，效果也不大。想吃的时候就吃，只要能每日吃些清淡爽口的食物，就不致影响胚胎发育。

建议改变饮食习惯，采用少食多餐的方法，并多吃清淡易消化的食物，如面包、饼干、牛奶、稀粥、果汁、蜂蜜及新鲜水果等。避免吃过甜或刺激性强的食物，如辛辣食品；汤类和油腻食物特别容易引起呕吐，所以吃饭时不要过多喝汤、喝饮料及吃油腻食物。

叶酸是胎儿中枢神经系统发育所必需的，尤其是在妊娠最初几周内更为需要。人体内不能储存叶酸，并且妊娠期间叶酸的排出量也大于平时的好几倍，所以孕妇每天都要适量供给叶酸。新鲜的、深绿色的多叶蔬菜是叶酸的良好来源，但要蒸着吃或生吃，因为经过烹调后，大量维生素会被破坏。

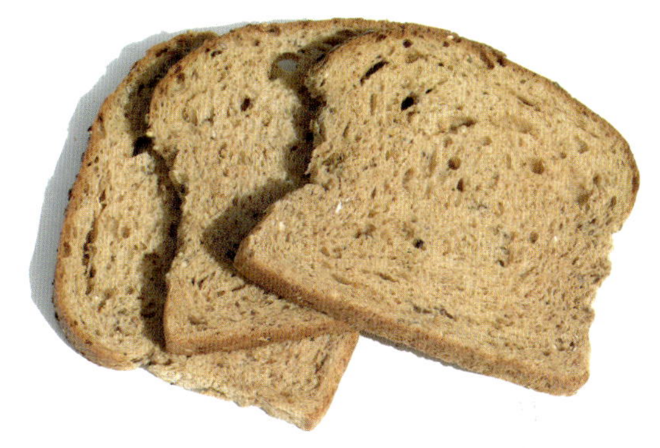

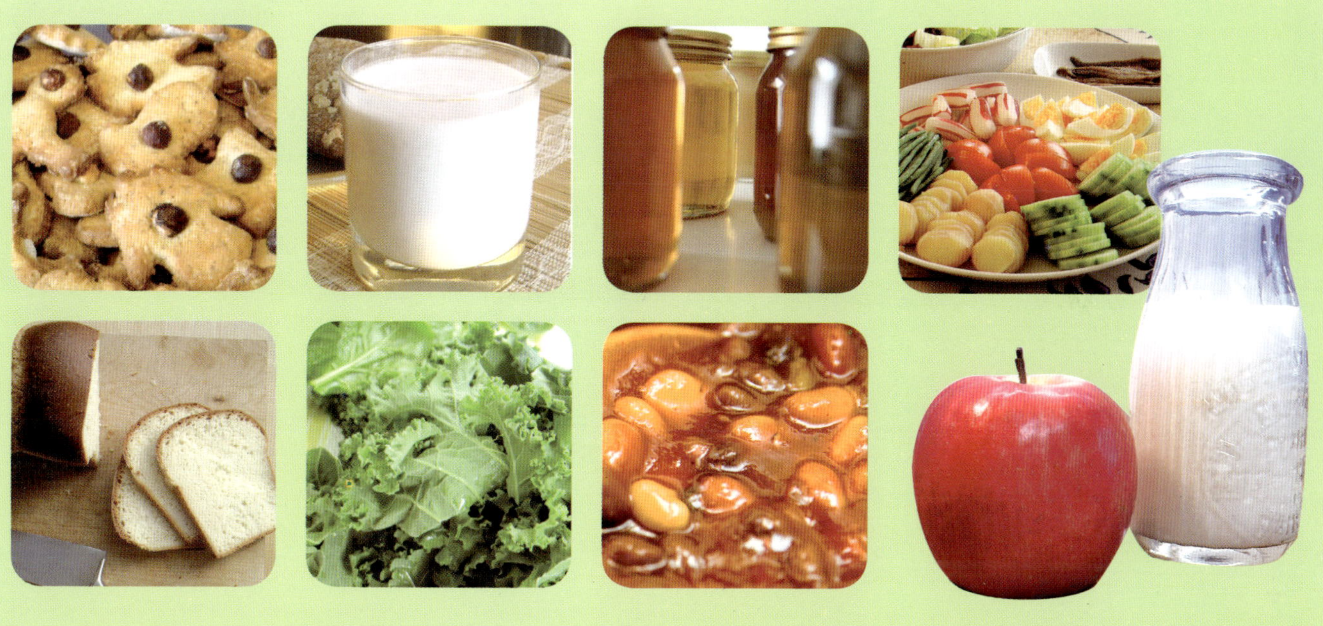

由于此期会出现早孕反应，在饮食上也有特殊的要求，下面介绍几种缓解妊娠反应的食谱：

甘蔗姜汁：取甘蔗汁加少量生姜汁，频频缓饮。

葡萄藤煎：取干葡萄藤用水煎服。

柚子皮煎：取柚子皮用水煎服，连服数天。

枇杷叶蜜：取枇杷叶洗净，在火上稍烤，抹去绒毛，加水煎取汁加入蜂蜜服用。

竹菇蜜：将竹菇15克煎水取汁，兑入蜂蜜30克服用。

生地黄粥：用白米煮粥，临熟时，取地黄汁，搅匀食用。

生姜米汤：取生姜汁数滴，放入米汤内，频服。

牛奶韭菜末：牛奶煮开，调入少量韭菜末服用。

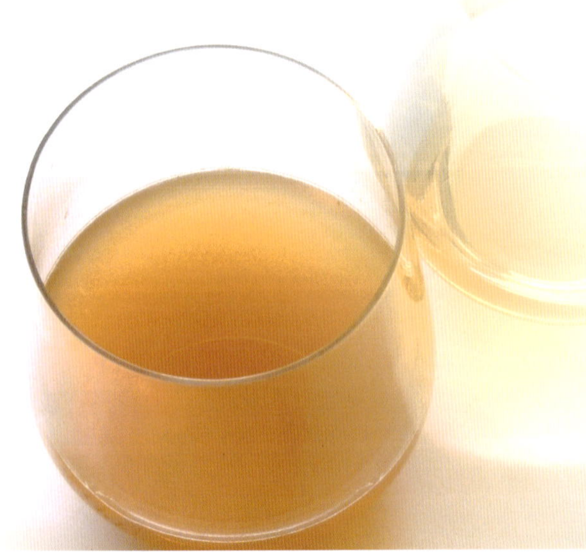

橙子煎：取橙子用水泡去酸味，加蜂蜜煎汤频服。

紫苏姜橘饮：苏梗9克，生姜6克，大枣10枚，陈皮6克，红糖5克，煎水取汁当茶饮，每日3次。

白术鲫鱼粥：鲫鱼30～60克，去鳞及内脏，白术10克洗净，煎汁1000毫升，再将鱼和粳米30克煮粥，粥熟后加药汁和匀，每日1次。连服3～5天。

准爸爸：怀孕和刚分娩的妻子都是十分需要补充钙质的，如何从食物中摄取更多钙质？

专家面对面

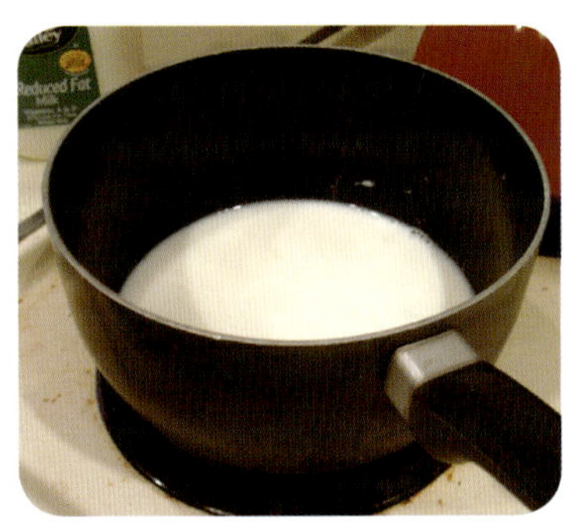

小时候可能你的父母就会让你多喝牛奶，告诉你很多要喝牛奶的理由，例如可以让你骨骼强健、牙齿也会更好看等。但现在快要成为妈妈的你是否也应该好好了解钙质的好处呢？

除了单调地喝牛奶，还有很多其他建议：

1. 在煮面条、麦片或其他谷类食品的时候可以加入低脂牛奶。

2. 在煮浓汤或者酱汁的时候可以加一点低脂奶粉调味。

3. 尽量选择低脂乳酸代替奶油等。

4. 每天至少喝一杯牛奶，养成一个习惯，在外面吃饭的时候尽量点牛奶而少点汽水。

5. 除了牛奶之外还可以选择一些低脂乳酪，如果想吃糖果的话也可以考虑一下巧克力牛奶。

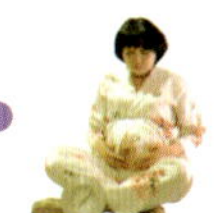

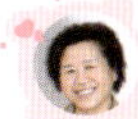

长辈：钙质有何益处？

专家面对面

孕妇在怀孕7～9月期间对于钙质的需求是最大的，因为这时候胎儿的骨骼发育是最快的。而胎儿骨骼发育最需要的钙质基本上是从妈妈的骨骼中所摄取的。女性的身体可以感觉到胎儿增加的需求同时产生更多的维生素D，这种维生素能够让怀孕的女性和哺乳妈妈更加容易从食物中吸收更多的钙质。

对宝宝来说，钙质不仅能够有助于宝宝的发育和强化母乳的营养，同时对于妈妈的健康来说也是十分有益的。

专家发现怀孕期间也是母体骨骼生长的好时期。首先，你可以吸收更多的钙质，而且你的身体还会分泌出更多的能够强化骨骼的激素，最后由于宝宝的体重能够让母体的骨骼力量得到一个很好的锻炼机会。

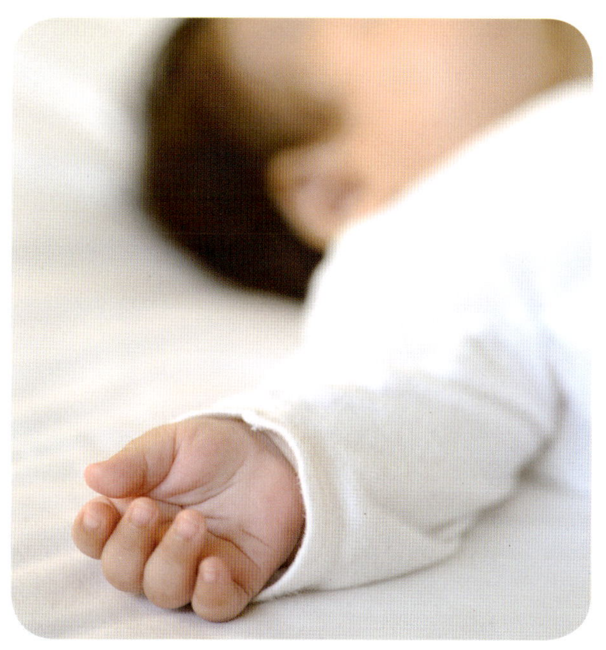

温馨提示

在食物营养成分中，对脑的健全发展起重要作用的有如下8种，脂肪、蛋白质、糖类、B族维生素、维生素C、维生素E、维生素A、钙。

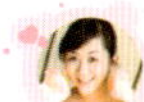

孕妈妈：我应该吃补充剂吗？

专家面对面

一般来说人体每天需要摄取1000毫克的钙质，但怀孕或哺乳的女性则需要每天摄取1200～1400毫克的钙。如果担心你没有摄取到足够的钙质的话，可以咨询医生。但千万不要过量摄取钙质，这是因为过多的钙质可能会阻碍人体吸收其他的矿物质，可能会引起便秘或者增加出现肾结石的危险。

准爸爸：素食的妈妈孕期吃什么？这对孕期有影响吗？

专家面对面

有些孕妇为了追求孕期的体态“健美”，或由于经济条件限制，长期素食，这不利于胎儿发育。

据研究认为，孕期不注意营养，由于蛋白质供给不足，可使胎儿脑细胞数且减少，影响日后的智力，还可使胎儿发生畸形或营养不良。如果脂肪摄入不足，容易导致低体重胎儿的出生，婴儿抵抗力低下，存活率较低。对于孕妇来说，也可能发生贫血、水肿和高血压。

日本医学家研究发现，吃素食的妇女所生的婴儿，由于缺乏维生素B_{12}，往往会患不可逆的脑损害，婴儿出生三个月后，就逐渐显示出感情淡漠，丧失控制头部稳定的能力，出现头和腕等不自主运动，如不及时治疗，就易引起巨幼细胞性贫血活显著的神经系统损害。

建议素食孕妈妈至少要吃一些油类的植物，比如花生、芝麻、黄豆及各类坚果。否则长期下去肯定会造成营养不良，而且在妊娠期间会影响胎儿的生长发育。

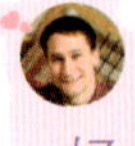

准爸爸：孕期是不是吃得越多越好，要不要吃双倍的食物呢？

专家面对面

妊娠是一个生理过程，胎儿在妈妈体内每日每时都在不断地在增长，所以人体吸收的成分也是逐渐在增长的，并不是说一下子要吃出两个人的

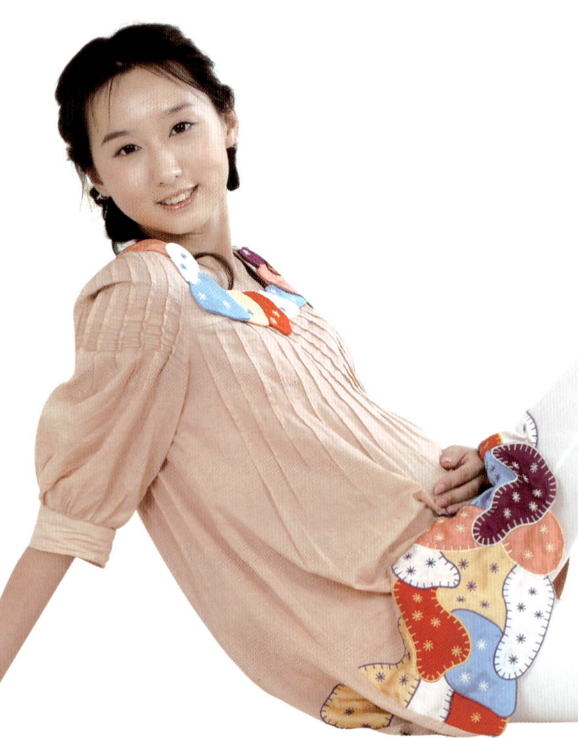

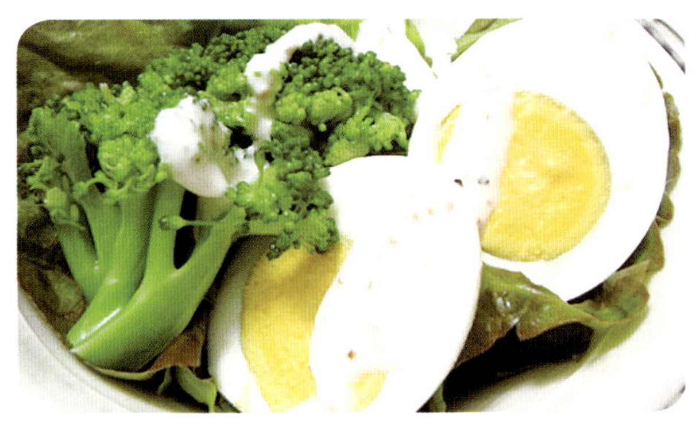

食物。实际上摄入过多的营养物质也会增加孕妇本身胃肠道还有肝脏、肾脏的负担，会造成不良的影响。另外所有营养的食物都有积极的作用，如果单纯某一种食物吃得过多的话，会影响其他食物的摄入，这样会造成营养的不均衡，实际上是不利于胎儿的生长发育的。

孕妈妈：我是一个胖妈妈，孕期需要有意识地节食吗？

专家面对面

孕期最好不要节食，如果是一个比较胖的妈妈，建议你把饮食结构稍微调整一下，适当地减少碳水化合物的摄入，增加蛋白质、脂肪，甚至蔬菜的比例，因为节食使人体摄入的营养成分突然间减少，而孕妇在妊娠期间是需要大量的营养物质来供给胎儿生长发育的。一旦摄入少了以后，人体不可能在妊娠期间动用库存的脂肪来分解，满足胎儿生长发育的需要，所以妊娠期间如果是一个比较胖的妈妈，建议改变饮食习惯，另外适当控制体重增长速度，千万不要限制体重增长。

孕妈妈：最近我经常排便困难，在饮食上有什么办法能使大便通畅？

专家面对面

发生便秘的情况是这样，因为妊娠期间有大量的孕激素，孕激素是抑制子宫肌肉平滑肌收缩的，这样使胎儿得以在宫内正常发育，同时它也会对胃肠道平滑肌起一定的抑制作用，因此胃肠蠕动慢了以后，出现排便延迟和便秘。

因此，建议便秘的孕妇朋友最好吃一些容易消化吸收的食物，比如香蕉、甘薯、山药等食物，它们可以有效促进胃肠蠕动，另外对胃肠道有良好的充盈状态，能够软化粪便，容易排出。

孕妈妈：我们想知道吃鱼对孕妇来说真得那么重要吗？它有什么好处？

专家面对面

首先鱼肉蛋白是优质蛋白，它的氨基酸的含量非常高，特别容易被吸收，所以可以有效地供应胎儿生长发育。

其次，鱼类当中还有大量的DHA，对胎儿的胎儿大脑及中枢神经系统的发育有一定的促进作用。

第三，鱼肉类较少地含有脂肪。这是孕妇妈妈在选择蛋白类食物的首选。因此对胎儿生长发育非常有用。但是鱼肉本身也有一些副作用，比如说可能会出现过敏。

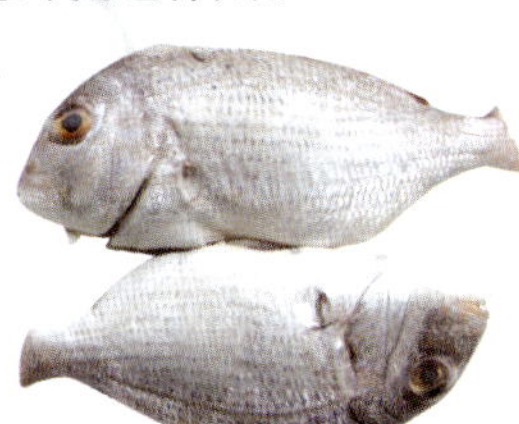

小贴士

吃鱼也不要天天吃，这样会造成营养不均衡，建议一周吃两次就可以了。

孕妈妈：吃海鱼好还是淡水鱼好，比如鲤鱼、草鱼类的？

专家面对面

淡水鱼里含的脂肪成分相对比较少，比如像鱼肝油、维生素A、维生素D相对比海鱼少一些，但是淡水鱼肉质比较细腻，比较容易吸收，比例比较合适。咸水鱼肉质相对比较粗糙，口感不如淡水鱼好，但是脂溶性维生素相对多一些，深海鱼含DHA较多。各有利弊。

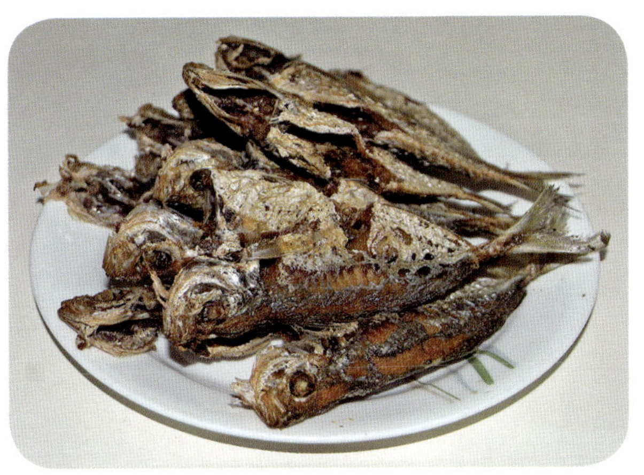

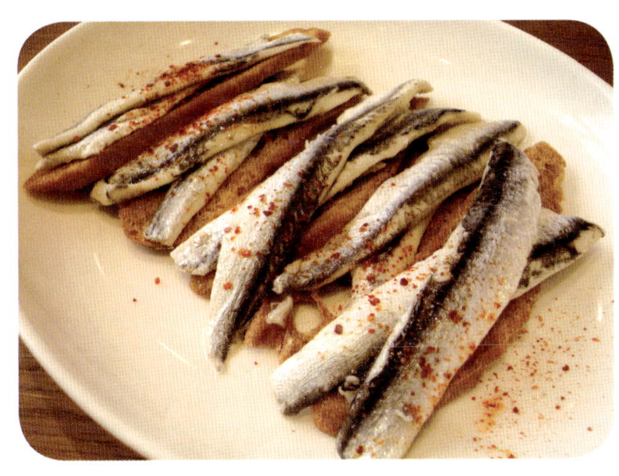

孕妈妈：有人说孕期杜绝高脂肪食物，这有道理吗？对高脂肪食物，应该保持怎样的量呢？

专家面对面

杜绝太绝对了，吃还是应该吃的，高脂的食物中含有许多脂类的营养物质，比如磷脂、胆固醇等。孕妇乳腺的发育和胎儿的生长发育都需要高质量的脂肪。但是高脂类的脂肪吃多了也不好，一般比例占整个食物结构的二成到三成就可以。

孕妈妈：好不容易"熬到"妊娠中期了，我得好好补补，怎么补呢？

专家面对面

进入妊娠中期后，孕妈妈食欲逐渐好转。这时，在家人的劝说及全力配合下，开始了大规模的营养补充。不仅要把前段时间因为妊娠反应而"缺失"的营养补回来，还要在孕晚期胃口变差之前，把营养储存个够。

妊娠中期是胎儿迅速发育的时期，处于这个阶段的孕妈妈体重迅速增加。这时，孕妈妈要补充足够的热能和营养素，才能满足自身和胎儿迅速生长的需要。当然，孕妇也不能不加限制地过多进食，否则不仅会造成孕妈妈身体负担过重，还可能导致妊娠糖尿病的产生。建议遵循以下营养原则：

营养原则1：荤素兼备、粗细搭配，食物品种多样化。

营养原则2：避免挑食、偏食，防止矿物质及微量元素的缺乏。

营养原则3：避免进食过多的油炸、油腻的食物和甜食，适当食用水果，防止出现自身体重增加过快。

营养原则4：适当注意补充含铁丰富的食物，如动物肝、血和牛肉等，预防缺铁性贫血。同时补充维生素C也能增加铁的吸收。

营养原则5：孕妇对钙的需求有所增加，多食用含钙较多的食物，如奶类、豆制品、虾皮和海带等。

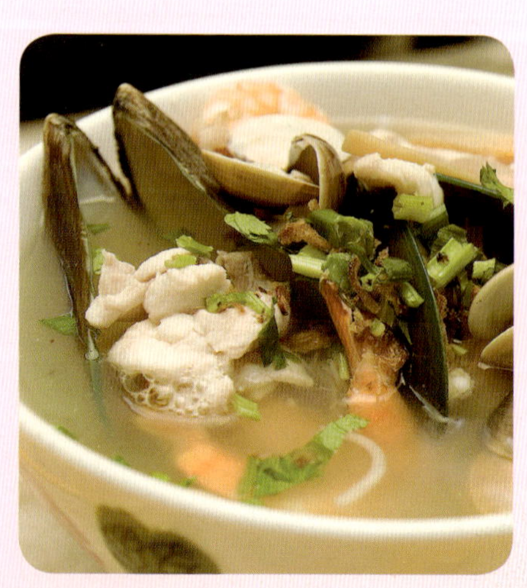

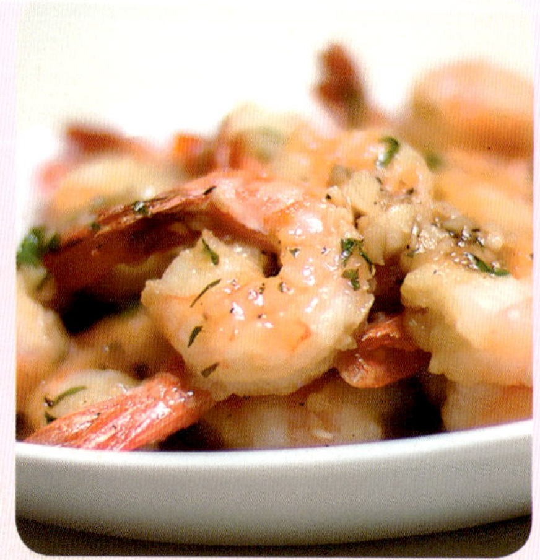

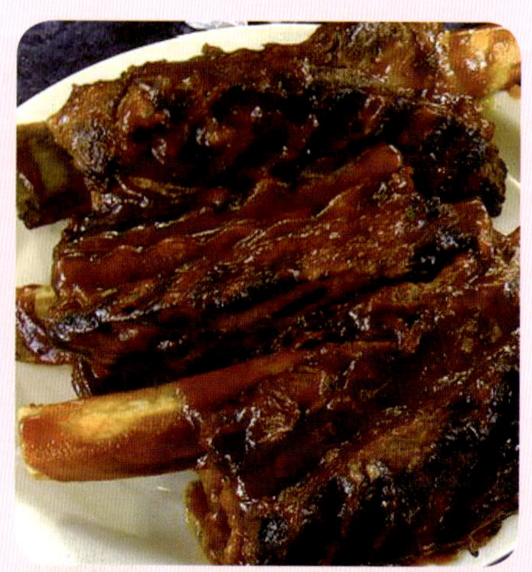

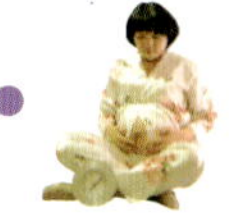

饮食巧安排

这段时期孕吐已消失，孕妈妈食欲较好，胎儿生长发育较快，因此，孕妈妈要充分吸取营养以保证母婴的需要，但对碳水化合物类食物不要摄入过多，要充分保证钙、磷、铁、蛋白质、维生素的摄入量，并适当增加粗粮及含钙食品。

热能：每天主食摄入量应达到或高于400克，并且精细粮与粗杂粮搭配食用，热能增加的量可视孕妈妈体重的增长情况、劳动强度进行调整。

优质蛋白质：每天比妊娠早期多摄入蛋白质。动物蛋白质占全部蛋白质的一半以上。

脂肪：孕妈妈应适当增加植物油的量，也可适当选食花生仁、核桃、芝麻等含必需脂肪酸较高的食物。

维生素：主食要有米、面并搭配杂粮，保证孕妈妈摄入足够的维生素。部分孕妈妈缺乏维生素D，应注意多吃海水鱼、动物肝脏及蛋黄等富含维生素D的食物。

无机盐和微量元素：孕中期孕妈妈应多吃含钙丰富的食物，比如奶类及奶制品、豆制品、鱼、虾等食物。每日应摄入钙不少于1000毫克；摄入足量的锌和铁也是同样重要的，建议孕妈妈每日锌摄入量为20毫克、铁摄入量为25毫克。

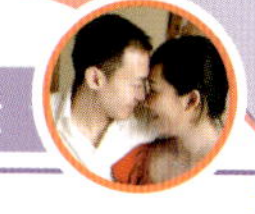

温馨提示

每天吃50克坚果，对准妈妈身体保养和胎儿发育有诸多好处。但凡事要有度，过犹即不及。由于坚果类食物油性大，女性消化功能在孕期会减弱，如果食用过多的坚果，就会“败胃”，引起消化不良，甚至出现“脂肪泻”，反而适得其反，添乱添病。

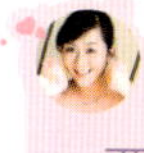

孕妈妈：终于进入妊娠晚期了，就要“解放”了，在总攻之前我要做哪些准备呢？

专家面对面

进入最后的冲刺阶段，营养的贮存对孕妈妈来说显得尤为重要。安全、健康、合理的饮食，是胎

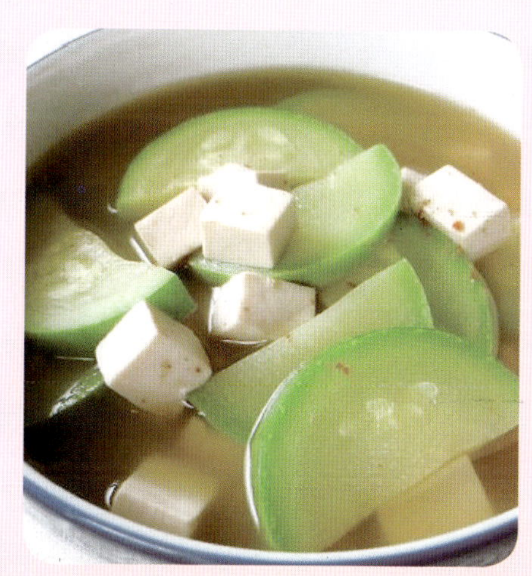

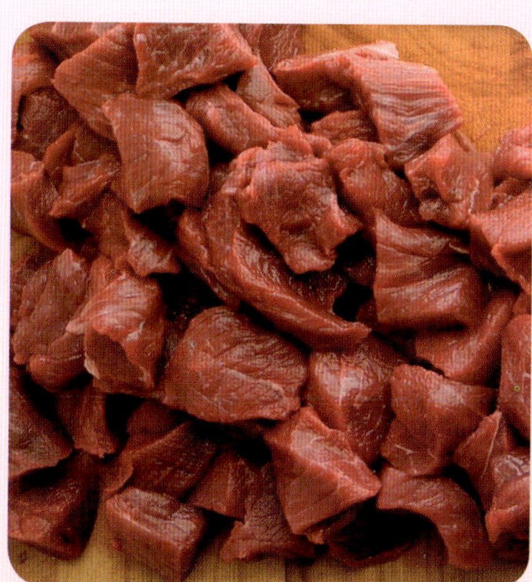

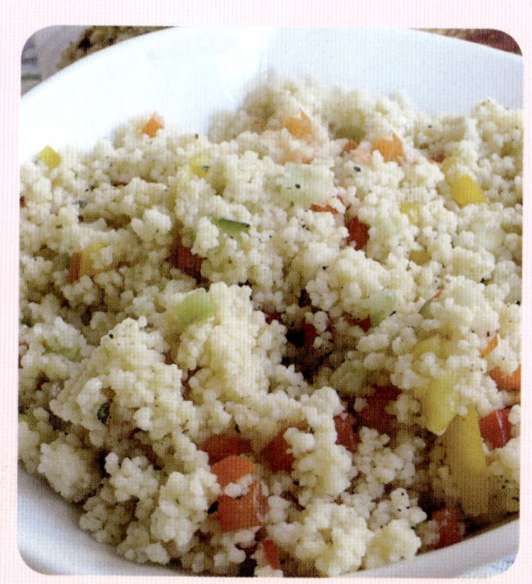

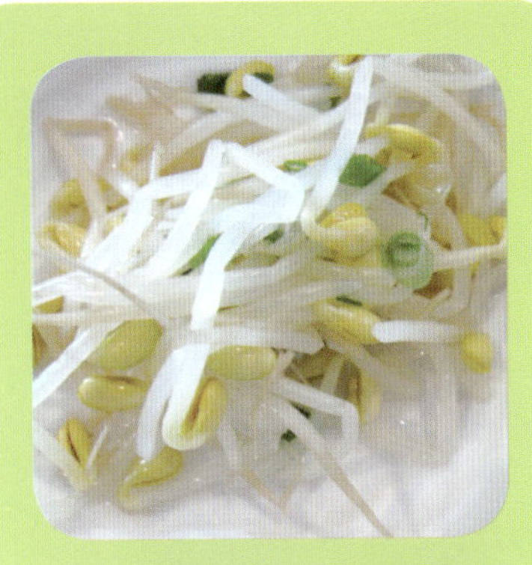

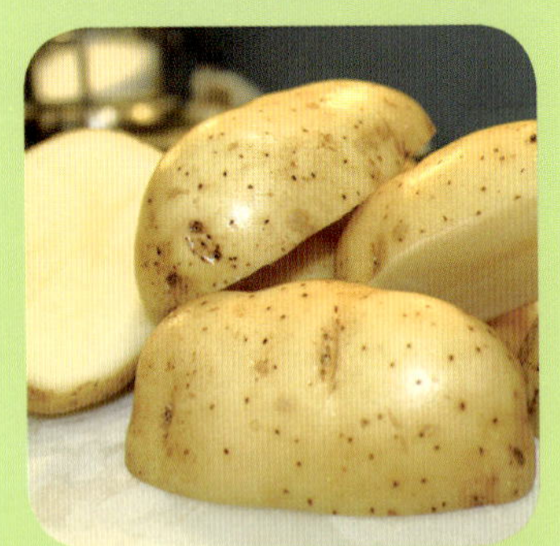

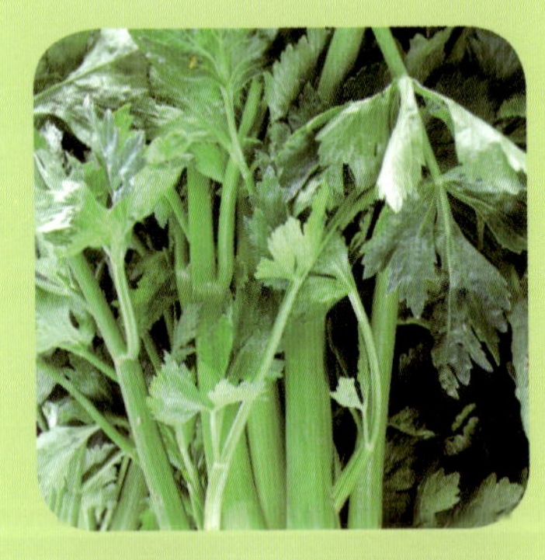

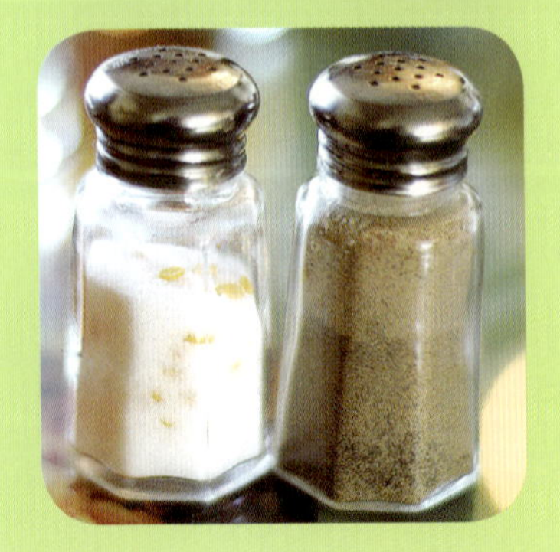

儿健康出生的必要前提。不过，有些体重增长过快的孕妇也要开始控制饮食。孕妇的膳食要保证质量、品种齐全。建议遵循以下营养原则：

营养原则1：饮食保证质量、品种齐全。

营养原则2：适当增加热能、蛋白质和必需脂肪酸的摄入量，多吃海鱼可利于DHA的供给，适当限制碳水化合物和脂肪的摄入，合理进食水果，以免胎儿长得过大，影响顺利分娩。

营养原则3：增加钙和铁的摄入。经常摄取奶类、鱼和豆制品；虾皮、动物的肝脏和血液含铁量很高，应经常食用。

营养原则4：注意控制盐分和水分的摄入量，以免发生浮肿，减轻肝、肾负担。

营养原则5：对于一些含能量高的食物，如白糖、蜂蜜等甜食宜少吃，以防止食欲降低，影响其他营养素的摄入量。

营养原则6：多选择体积小、营养价值高的食物，如动物性食品；减少营养价值低而体积大的食物，如土豆、红薯等。

饮食巧安排

孕妈妈根据自身体重的增加来调整食谱，为分娩储存必要的能量。饮食的调味要尽量清淡，少吃盐和酱油，实在难以下咽时，可以用果酱、醋来调味。

平时可少吃多餐。

1. 多吃含有丰富胶原蛋白的食品，如猪蹄等，有助于增加皮肤的弹性。

2. 多吃鲫鱼、鲤鱼、萝卜和冬瓜等食物，有助于缓解水肿症状。

3. 多吃核桃、芝麻和花生等含不饱和脂肪酸丰富的食物，以及鸡肉、鱼肉等易于消化吸收且含丰富蛋白质的食物。

4. 多选用芹菜和莴苣等含有丰富维生素和

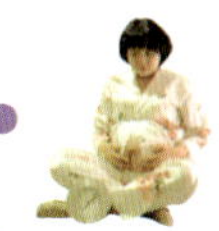

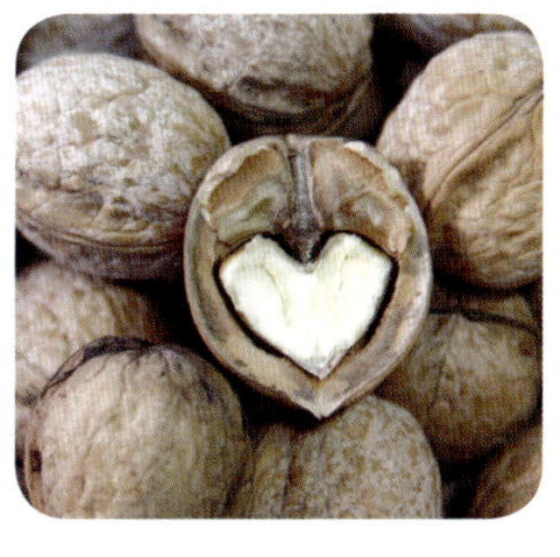

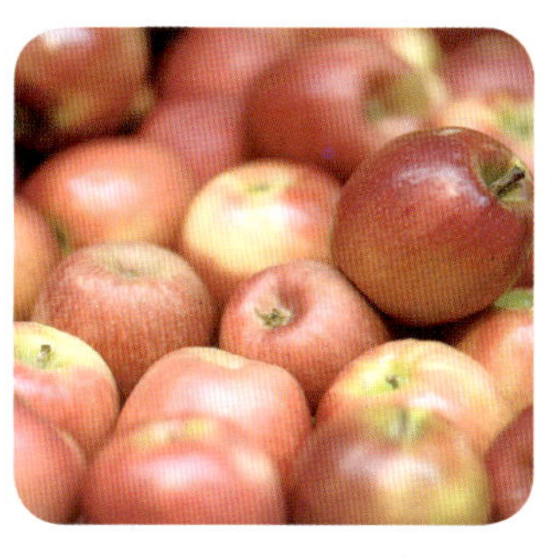

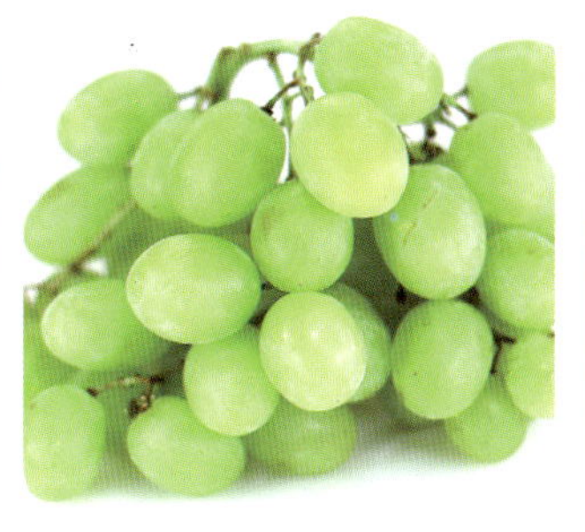

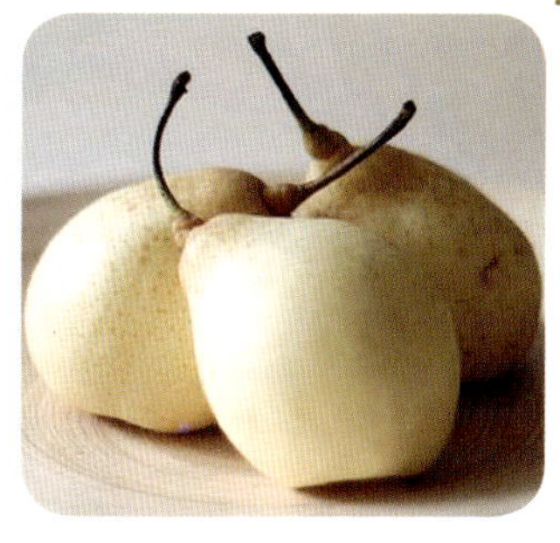

矿物质的食物。

5．经常吃一些富含碘的食物，如海带和鱿鱼等。

饮食禁忌

1．忌食苋菜等寒凉、对子宫有刺激作用的食物。

2．不能吃霉变的食物。

3．慎食大补食品。

孕妈妈：孕期应该如何吃水果？

专家面对面

水果的属性有寒热之分，孕妇的体质各有千秋，不同的妊娠阶段需求也不尽相同。因此，孕妈妈们应尽量选择性味比较平和，不寒不热的水果进食，这样才能有利于妊娠过程的母婴健康。

在妊娠早期，胚胎着床尚不稳定，如果进食过于寒凉、滑腻或有活血化淤作用的水果，像西瓜、香瓜、山楂等，容易造成孕妇泄泻，诱发子宫收缩，引起流产。特别是体质虚寒、有过流产史的妇女应引起注意。在妊娠中后期，孕妇往往体质偏热，阴血不足，如过多食用性温的水果，像荔枝、芒果、龙眼等，容易产生便秘、咽痛、湿疹等“上火”症状，甚至引起胎动不安。

苹果：苹果是典型的性味平和的水果，且含丰富的铁质、维生素和细纤维，对胃肠道有较好的调节作用，既能缓解腹泻，又能润肠通便，贫血和便秘是妊娠期间十分常见的症状，苹果能起到不俗的食疗功效。

葡萄：葡萄含有丰富的营养，钙、磷、铁的相对含量高，并有多量维生素和氨基酸，《本草纲目》认为葡萄性味甘平无毒，对“胎上冲心”和“水肿”有辅助治疗的功效，是孕妇的滋补佳品。但要注意要食用新鲜葡萄，不要在冰箱存放过长时间，也不可过多食用。

红枣：性平味甘，能改善虚弱体质，有补血安神、养胃健脾，增强母体免疫力，促进胎儿大脑发育等功效，对于孕妇补充营养及胎儿生长发育都有较好的帮助。

温馨提示

上述水果尽管味道甜美，营养丰富，孕妇可以每天进食，但总食入量不宜超过半斤，更不能代替正餐。因为水果大多含糖量较高，而其脂肪、蛋白质含量却相对不足，如果摄入过多水果不仅容易造成妊娠糖尿病，导致巨大胎儿，造成分娩困难，而且也会影响胎儿对蛋白质等营养物质的摄入，对其生长发育不利。

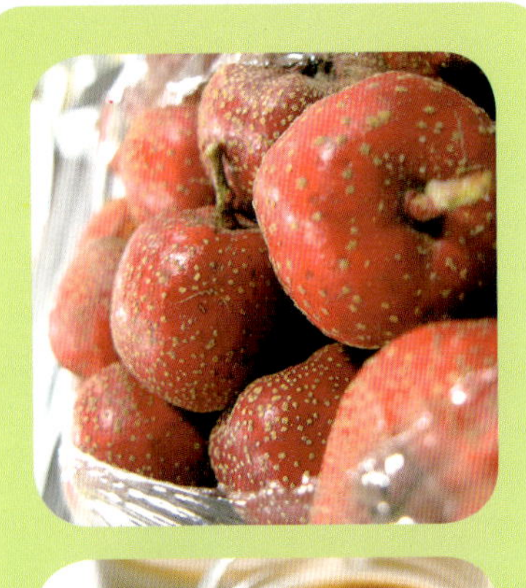

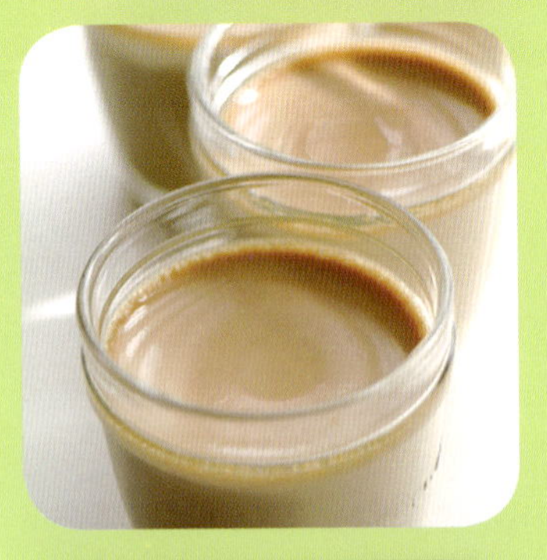

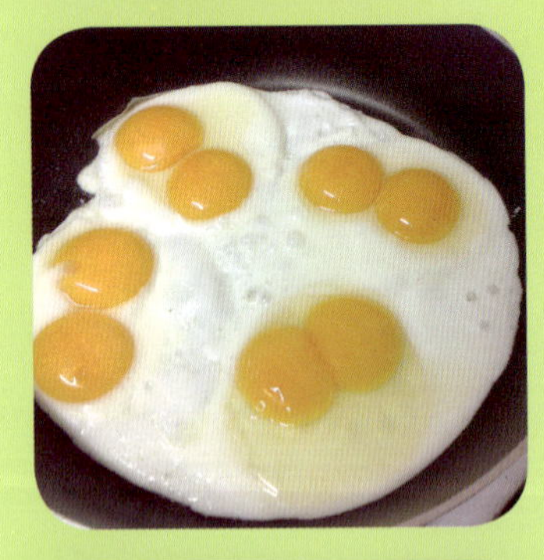

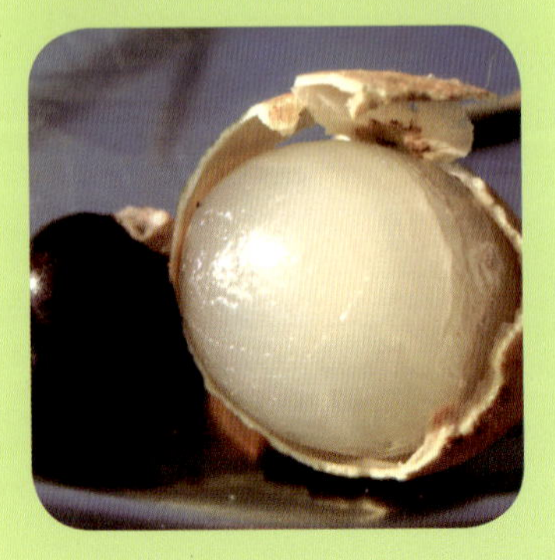

秋梨：初秋正是梨丰收的时候，秋梨清润微寒，有止渴生津，清心润肺、镇咳怯痰、清热利尿的作用，是缓解秋燥的最佳果品，对妊娠水肿及妊娠高血压也有较好的食疗作用。

柚子：富含天然叶酸而被称为妊娠妇女的首选水果。如果孕妇缺乏叶酸，容易导致流产、死胎以及婴儿多种畸形，因此，如果孕妇在饮食中补充叶酸，可提高胎儿的智力，使新生儿更健康、聪明。

准爸爸：常听老人们说："怀孕的女人是不能吃山楂的，荔枝、桂圆也要少吃。"是这样吗？

专家面对面

孕妇禁忌1：山楂果及其制品，孕妇不吃为宜。现代医学证实，山楂对妇女子宫有收缩作用，如果孕妇大量食用山楂食品，就会刺激子宫收缩，甚至导致流产。

孕妇禁忌2：孕妇应避免进食热性食物，因为热性食物使人体内热加重，有碍机体聚血养胎，荔枝和桂圆恰恰属于这类水果。

孕妇禁忌3：孕妇忌吃刺激性食物，如咖啡、浓茶、辛辣食品、饮酒、丈夫吸烟等均会对胎儿产生不良刺激，影响正常发育，甚至引起胎儿畸形。

孕妇禁忌4：加工食品和罐头食品。经过加工的半成品食物虽然美味可口，但这些食物在加工过程中，需要加入一定的添加剂，如人工合成的色素、香精、甜味剂及防腐剂等，孕妈妈应尽量少吃。

孕妇禁忌5：孕妇忌吃未经煮熟的鱼、肉、蛋等食物。生的鱼、肉等食物中往往含有绦虫、囊虫等寄生虫，直接食用这些食品可以使人感染疾病。生鸡蛋的蛋白质不易被蛋白水解酶水解，不易被肠道吸收，而且生鸡蛋常常被细菌污染，直接食用很容易得肠胃炎。经烟熏、腌制、烧烤的食物也应尽量不吃。

孕妇禁忌6：人参属大补元气之品，孕妈妈滥用人参进补，可导致气盛阴虚，很容易上火，还会出现呕吐、水肿及高血压等症状，可引起见红、流产及早产等危险情况。除此之外，鹿茸、鹿胎、蜂王浆等补品，孕妈妈们也不宜服用。

孕妇禁忌7：茴香、花椒、辣椒粉、胡椒等调味品性热且有刺激性，孕妈妈肠蠕动本就减缓，若再食用此类食品，易造成便秘。

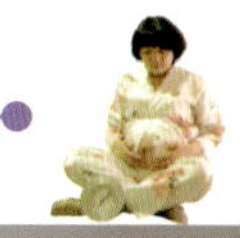

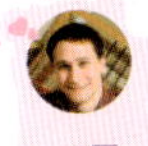

准爸爸：孕期应该限制吃咸辣食品吗，为什么？

专家面对面

至少不要吃得太咸，因为摄入过多的盐，会破坏人体的营养平衡，人体为了维持平衡，会饮用大量的水，会增加心肾的负担，本身在妊娠期间，由于巨大的子宫压迫，像腹腔内的一些血管都会受到压迫，会出现水肿，如果这个时候摄入大量的水的话，可能会加重水肿。

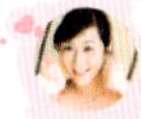

孕妈妈：孕期可以吃腌肉吗？

专家面对面

腌肉在制备过程中含有亚硝酸盐，这种物质对人身体有不良的影响，妊娠期间尤其是头三个月，胎儿在形成过程中，最好减少这些腌肉食品的摄入，如果特别喜欢吃的话，适当吃一点也可以。

延伸阅读：咸味食品

在怀孕期间还要节制咸味食品。因为在怀孕后期，神经和内分泌的改变或小动脉痉挛，会引起组织内水盐潴留，从而造成水肿。如果食物中盐分和碱类含量过多，可以增加肾脏的负担，引起血压增高、水肿等妊娠高血压综合征。尤其在怀孕中期、后期，食物要尽量清淡一些，在必要的情况下，还要采用无盐膳食。

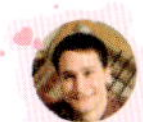

准爸爸：吃过敏食物有危害吗？

专家面对面

明知道这种食品是过敏的，在孕期最好不吃。

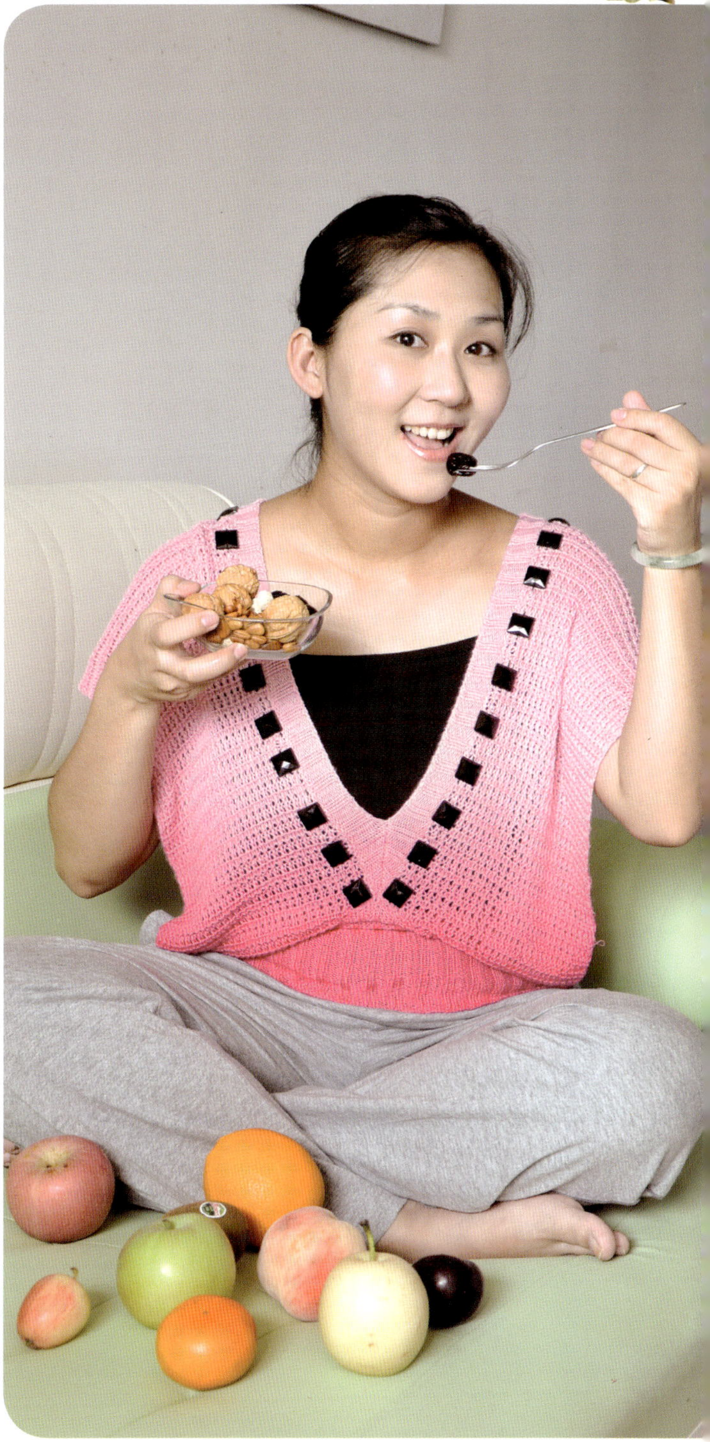

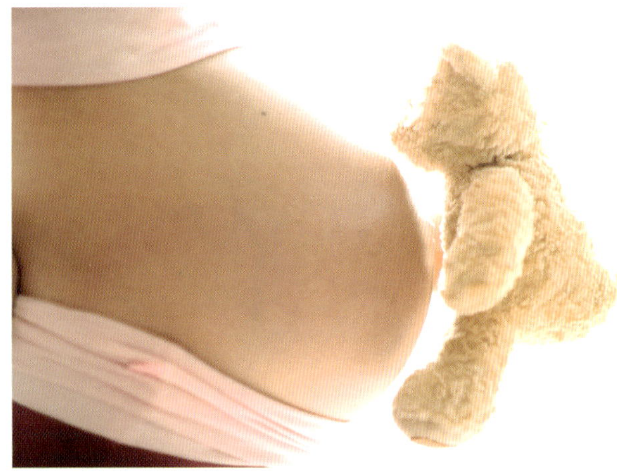

因为过敏有轻有重，有的时候过敏起一些皮肤的疹子，有的过敏会导致胃肠道功能失调，严重的会出现过敏性休克，妊娠是特殊的免疫状态，有的时候在孕前是轻微的过敏，在妊娠会出现强烈的反映，这样会影响到胎儿，建议不吃这种不安全的食物。

预防过敏食物，从以下五个方面注意：

1.以往吃某些食物发生过过敏现象，在怀孕期间应禁止食用。

2.不要吃过去从未吃过的食物，或霉变食物。

3.在食用某些食物后如发生全身发痒、出荨麻疹或心慌、气喘，或腹痛、腹泻等现象，应考虑到食物过敏，立即停止食用这些食物。

4.不吃易过敏的食物，如海产鱼、虾、蟹、贝壳类食物及辛辣刺激性食物。

5.食用异性蛋白类食物，如动物肉、肝、肾，蛋类，奶类，鱼类应烧熟煮透。

准爸爸：为什么孕期要多吃坚果类食物？

专家面对面

一般坚果类食物含有大量的植物脂肪、维生素E、磷脂等营养物质，孕期食用对胎儿生长发育会有很多好处。因为，对于胎儿来讲，身体发育，首先需要的营养成分当然是蛋白质，但大脑的发育，需要的首要营养成分却是脂类——不饱和脂肪酸。研究显示：胎儿的脑组织由60%的不饱和脂肪酸和35%的蛋白质构成。

另外，坚果类食物中还含有15%～20%的优质

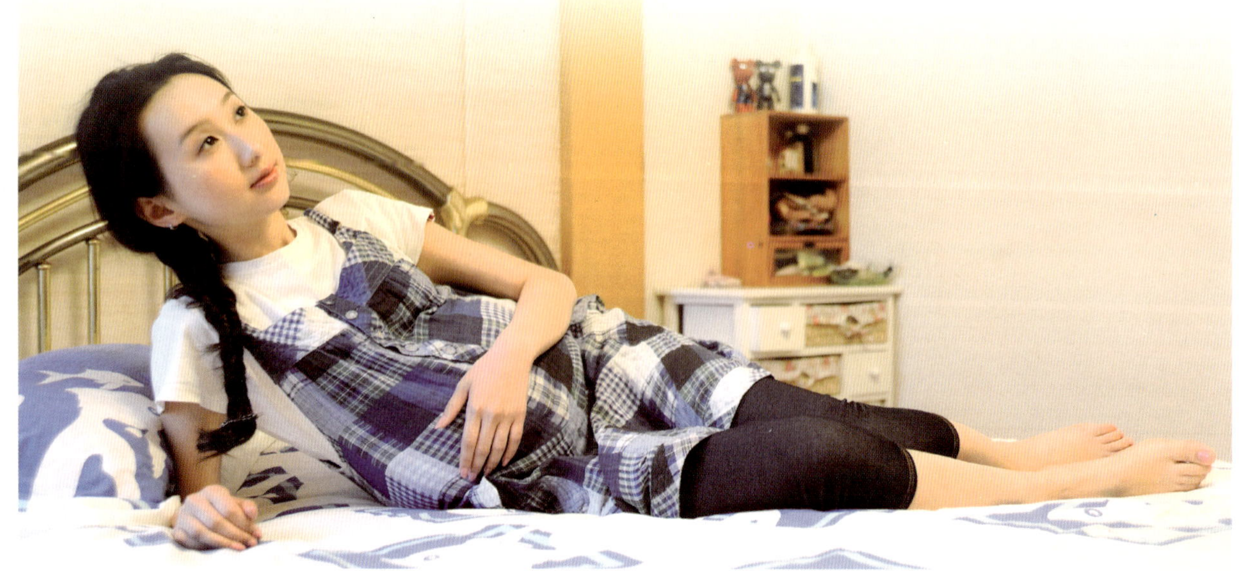

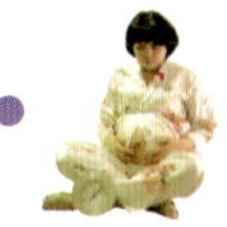

蛋白质和十几种重要的氨基酸，这些氨基酸都是构成脑神经细胞的主要成分，同时还含有对大脑神经细胞有益的维生素B_1、维生素B_2、维生素B_5、维生素E及钙、磷、铁、锌等。因此无论是对孕妈妈，还是对胎儿，坚果都是补脑、益智的佳品。

延伸阅读：孕期推荐下面七种坚果

核桃：补脑、健脑是核桃的第一大功效，另外其含有的磷脂具有增长细胞活力的作用，能增强机体抵抗力，并可促进造血和伤口愈合。另外，核桃仁还有镇咳平喘的作用。尤其是经历冬季的孕妈妈，可以把核桃作为首选的零食。

推荐食用方法：核桃可以生吃，也可以加入适量盐水，煮熟吃，还可以和薏仁、栗子等一起煮粥吃。

花生：蛋白质含量高达30%左右，其营养价值可与鸡蛋、牛奶、瘦肉等媲美，而且易被人体吸收。花生皮还有补血的功效。

推荐的食用方法：与黄豆一起炖汤，也可以和莲子一起放在粥里或是米饭里。最好不要用油炒着吃。

杏仁：杏仁有降气、止咳、平喘、润肠通便的功效。对于预防孕期便秘很有好处。但是中医认为杏仁有小毒，不宜多食。

推荐食用方法：一般来说，我们目前能够买到的大部分是袋装的杏仁，如果你不喜欢吃，或者可以尝试一下带杏仁的巧克力。

瓜子：我们经常可以看到的是葵花子、南瓜子和西瓜子。南瓜子可以防治肾结石病，杀除肠道寄生虫；西瓜子性味甘寒，具有利肺、润肠、止血、健胃等功效；葵花子所含的不饱和脂肪酸能起到降低胆固醇的作用。

推荐食用方法：大多是炒熟或煮熟了来吃。不过在煮的过程中可以依据自己的口味加入香料或调味剂，可以有五香的、奶油的、椒盐的等等。

夏威夷果：一种原产于澳洲的坚果，别名昆士兰果或澳洲胡桃。夏威夷果含油量高达60%～80%，还含有丰富的钙、磷、铁、维生素B_1、维生素B_2和氨基酸。

推荐食用方法：夏威夷果可以鲜食，但更多的是加工成咸味或辅助作为甜味点心，也可以作为糖果、巧克力和冰淇淋等的配料。

松子：含有丰富的维生素A和维生素E以及人体必须的脂肪酸、油酸、亚油酸和亚麻酸，还含有其

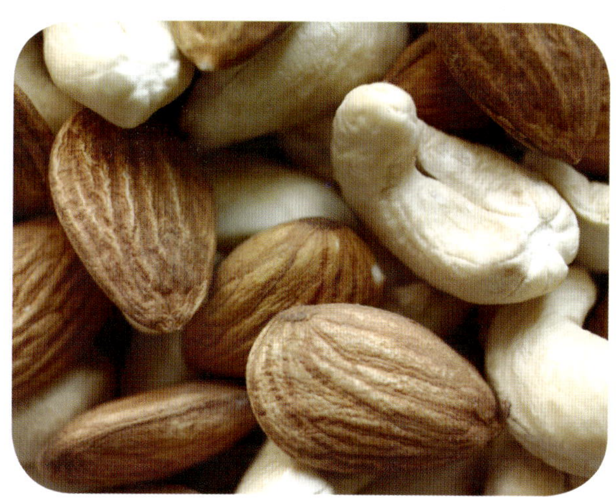

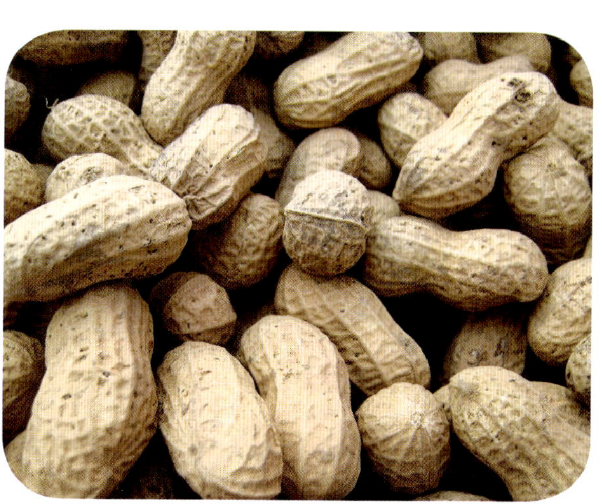

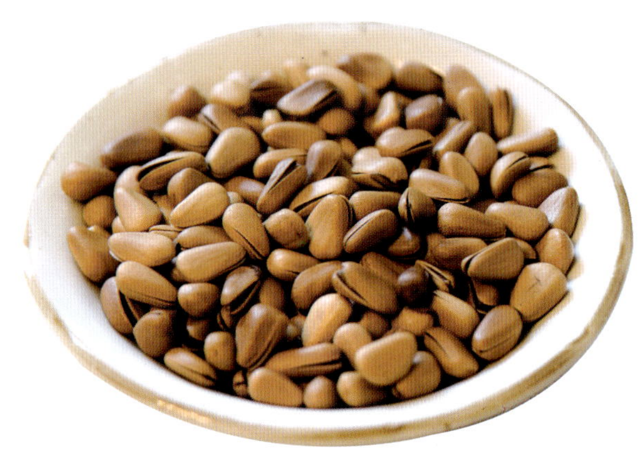

他植物所没有的皮诺敛酸。它不但具有益寿养颜、祛病强身之功效，还具有防癌、抗癌的作用。

推荐食用方法：生着吃，或者做成美味的松仁玉米。

榛子：含有不饱和脂肪酸，并富含磷、铁、钾等矿物质以及维生素A、维生素B_1、维生素B_2、烟酸，经常吃可以明目、健脑。

推荐食用方法：如果不想单吃榛子，可以压碎伴在冰激凌里或是放在麦片里一起吃。

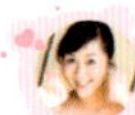

孕妈妈：怀孕后口酸怎么办？

专家面对面

这是由于怀孕以后胃肠道蠕动减慢造成的逆蠕动，吃东西的时候，首先不要吃太甜的食物，第二，保证胃肠功能正常蠕动，大便通畅。

孕妈妈：我怀孕24周，又是上班族，早8：00到晚7：00，怎么进补呢？

专家面对面

早餐喝牛奶，吃鸡蛋，吃一片面包等主食，上午的时候，如果允许的话，在九十点钟的时候可以吃点水果，正餐的时候，营养成分按照碳水化合物、蛋白质、脂肪三三三的比例。在下午三四点钟的时候再加一顿餐，可以吃点水果。这样晚餐回家吃，应该能够保证孕期的营养了。

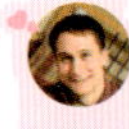

准爸爸：孕期是不是可以吃一些动物肝脏？

专家面对面

可以吃一些动物肝脏，肝脏本身含有大量的蛋白质、胆固醇，还有造血需要的微量元素，但是吃动物肝脏，即使在贫血的患者，一周也不要超过两次，最好每周吃一次就可以。

动物肝脏含有丰富的消化酶以及钙、铁、锌、镁等无机盐，一些重要的维生素，如维生素D、维生素A、维生素B_1、维生素B_2、维生素B_{12}等在肝脏中含量也很丰富。因此孕妇平时注意摄取些动物肝脏，有利于预防因蛋白质、钙、铁、锌、维生素B_2、维生素A、维生素D缺乏而引起的多种营养缺乏性疾病。

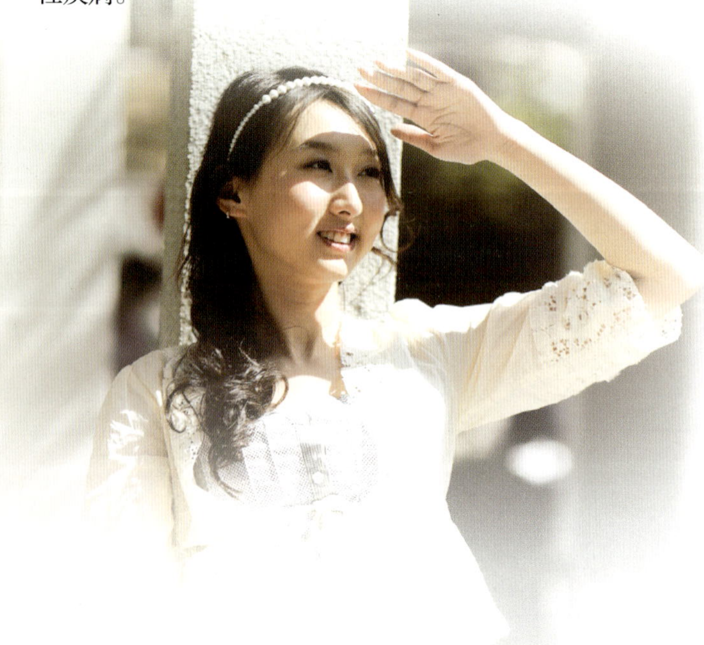

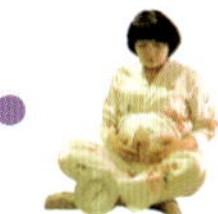

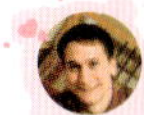

准爸爸：孕妇可以多吃鸡蛋吗？

专家面对面

鸡蛋的营养成分和磷脂的成分都特别适合胎儿生长发育的需要。但是也不要多吃，建议每天吃一个。鸡蛋的最可贵之处，在于它能够提供较多的优质蛋白，鸡蛋蛋白中含有多种必需氨基酸。每50克鸡蛋就可以供给5.4克优质蛋白，是常见食物中蛋白质较优的食物之一，因为它的生物价值较高。这不仅有益于胎儿的脑发育，而且母体储存的优质蛋白有利于提高产后母乳的质量。

住

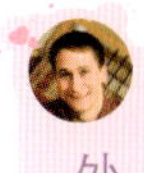

准爸爸：据说孕妇常晒太阳有好处，是这样吗？

专家面对面

孕妇更需要阳光。阳光中的紫外线照到人体的皮肤上，可穿透皮肤表面，使之产生维生素D，可以帮助体内钙质的吸收，防止胎儿患先天性佝偻病。此外，适当的户外活动可提高孕妇的抵抗力，预防感染性疾病，有益于胎儿的发育。更重要的是，灿烂的阳光还可以有效地改善孕妇的心情，如同灿烂的笑容，令人精神焕发，朝气蓬勃。

温馨提示

颜面部还是要注意“防晒”，最好戴个窄沿小帽，以防增加色斑。另外，晒太阳的时间不要超过60分钟。

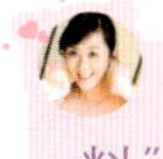

孕妈妈：自然环境中还有哪些“养料”应该汲取？

专家面对面

新鲜的空气是人体新陈代谢过程中所必需的。身处城市的孕妇，每日面临各种有害废气的威胁，不少人大多数时间待在室内，呼吸不到新鲜的空气，这不仅会使孕妇的健康受损，而且也会给胎儿带来不利的影响。因此，早上起床后，你最好到有树林或草地的地方去做操或散步，呼吸植物所释放出来的清新空气。平时，也应该经常到树木多的地方或较大面积的草坪去散步。晚上睡觉时，最好能稍微开一点窗子，以有利于空气的流动。

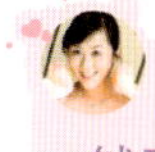

孕妈妈：电磁辐射与胎儿畸形有必然联系吗？

专家面对面

北京大学生育健康研究所从1991年开始，就在全国范围内对2000万例孕期至7岁的儿童进行跟踪，

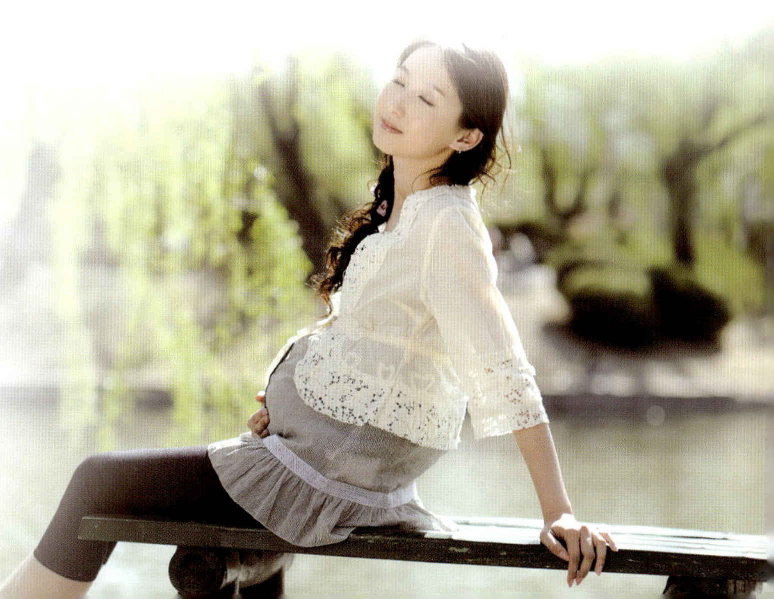

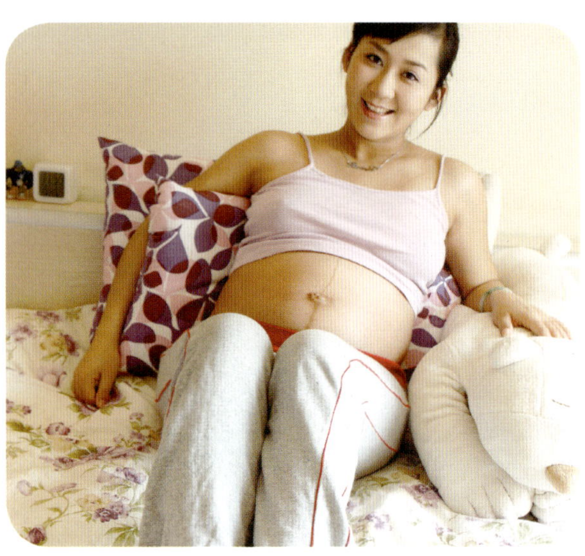

到目前为止，专家们尚未发现孕妇使用电脑会对胎儿有不良影响。世界卫生组织的专家们也曾表示，影响妇女妊娠结局的原因很多，最主要是工作疲劳和过度紧张，电脑的极低频电磁场只是次要原因。

到目前为止，仍没有权威调查显示电脑辐射与胎儿健康之间存在必然联系，孕妇们大可放松心态，只要不是在庞大的机房、工作站等大功率的辐射下工作，日常使用电脑不会对孕妇及胎儿造成影响。北京协和医院妇产科朱兰教授也认为，造成孕妇流产、胎儿畸形有很多因素，不能因此给电脑“定罪”。

行

孕妈妈：孕期外出途中需要注意什么？

专家面对面

作为孕妈妈是件幸福的事情，但是面对天天上班的生活来说多少有些不便。孕妈妈们一定要注意上班途中自己的安全。

鲁莽行人：上班途中应慢行，应眼观四路，耳听八方。对行色匆匆的行人走过来应立刻避让，免得他撞过来而躲之不及。

滑地板、坑洼路：孕妈妈“腹”荷增加，使得身体的重心发生了变化——向前移位，为维持平衡，孕妈妈的身体要稍稍向后倾，以抵消向前的重力，从而达到新的平衡。但是这样往往看不见脚下的情况，在打滑的地板或坑洼不平的路面上行走时，就要特别小心，以免摔倒。

自驾车：自己开车上班的孕妈妈，要牢记佩带安全带，安全带的正确系法是：横带一段箍在腹下及大腿骨之上，将带紧贴盆骨，并可在身后加坐垫以减轻腰背的压力。

出租车：搭出租车上班的孕妈妈，不要坐车头，以免防撞气垫弹出撞伤肚子。

公交车：搭地铁或公车上班的孕妈妈，应拣车头或车尾位置，这样空气流通而且可尽量避免被人

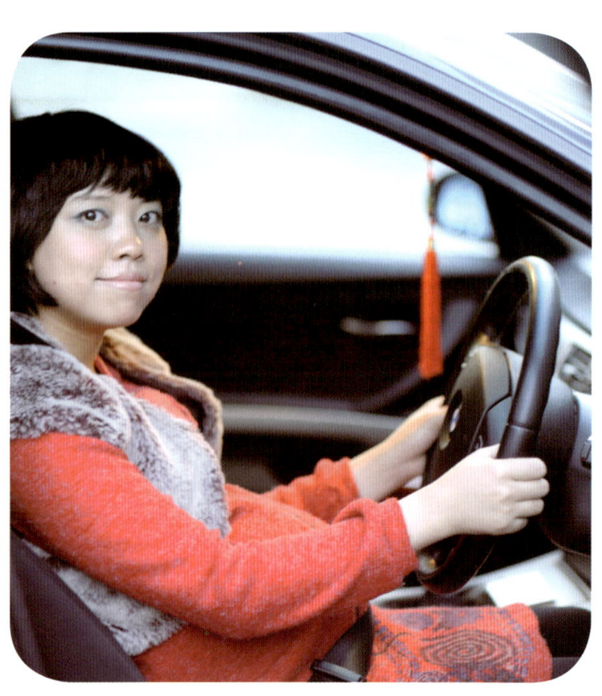

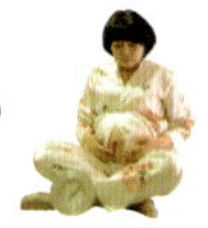

撞伤。

自行车：如果居住地离工作单位不远可以骑自行车上班，但要保证铃、闸、轴、带等零件都在“功能”状态，路况熟悉，交通顺畅，最好与同事结伴而行。

性

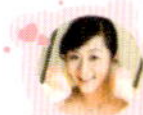

孕妈妈：怀孕会改变性欲吗？

专家面对面

一项针对怀孕性行为态度的调查指出：60%的孕妇认为自己的性欲降低，30%～40%的孕妇认为没有改变，只有不足5%的孕妇认为自己的性欲增高。妊娠夫妻中，丈夫主动要求性行为的占40%，妻子主动要求的仅有0.7%，大多数夫妻孕期没有性行为。85%的孕妇相信怀孕时应该减少性行为，10%认为应该保持和怀孕前一样的性行为频率，13%的妻子认为性行为是把丈夫留在身边的办法，49%的孕妇认为性行为会伤害胎儿。

一般来说，孕妇的性行为主要是满足心理的需求，而先生则以生理的满足占主要成分。

孕妈妈：女人孕产期是“甜蜜”真空期吗？

专家面对面

妊娠早期（1～3孕月），由于胚胎正处于发育阶段，胎盘和母体子宫壁的连接还不紧密。如果进行性生活，很可能由于动作的不当或精神过度兴奋，使胎盘脱落，造成流产。应尽可能避免性行为，可采用接吻、拥抱、爱抚等方式进行交流、沟通，重要的是要把感受告诉对方，以便达成共识，同样会增加夫妻感情的。

妊娠中、晚期（4～8孕月），由于性激素的作用，孕妇生殖器官的血液供应充足，血流丰富，血管充血而粗大，阴道变得湿润而容易进入，生殖器和乳房更加敏感，同时，早孕反应消失，孕妇心情开始舒畅。如果孕妇对自己的体形很欣赏，又不用担心避孕的问题，就可能会发现怀孕后性欲加强。因此，可以恢复性生活，但要有所节制，还要注意性生活的体位与时间，避免造成对胎儿的影响。有些准爸爸妈妈担心精液中含有的前列腺素会对胎儿不利，不知是否还要戴

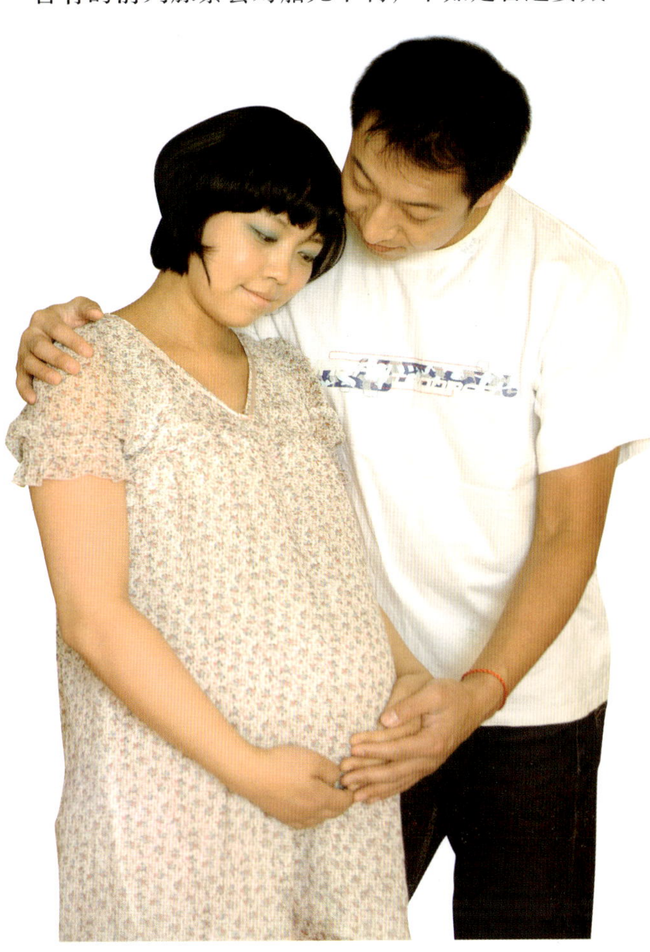

避孕套。其实怀孕后就不必担心避孕的问题，更不要过度恐惧担心对宝宝有伤害。

妊娠末期（9孕月），性生活的原则一定要记住，首先不能压迫或撞击肚子，再者不要给子宫以直接的强烈的刺激，最好采取后侧位同房，这样不会压迫腹部，也可使孕妇的运动量减少。如果孕妇自己不愿同房，绝不可勉强，要记住性生活不仅仅是指性交本身，还包括爱抚等许多范围，因此在怀孕期间，夫妇双方一定要相互体谅、相互体贴，共同度过这一生中的特殊时期。

临产前3～4周，必须禁欲。因为这个时期胎儿已经成熟。为了迎接胎儿的出世，孕妇的子宫已经下降，子宫口逐渐张开。如果这时发生性生活，羊水感染的可能性更大。感染不但威胁着即将分娩的产妇安全，也影响着胎儿的安全，可引起早产。而早产儿的抵抗力差，容易感染疾病，即使未发生早产，胎儿在子宫内也可以受到母亲感染疾病的影响，使身心发育受到障碍。

总之，孕期的性行为不是被禁止的。健康而适度的性行为不仅可以进行，还能大大增进夫妻之间的亲密感情。而且怀孕后不必担心避孕的问题，可以使夫妻更放松，提高了两人的性感，可能更能体验到房事的快乐。

害怕性行为会对胎儿造成危害是没有科学根据的。由于胎儿生活在一个有厚壁的子宫腔里，周围又是温暖的羊水，羊水可以减轻震荡和摇摆，所以不必担心胎儿会受到干扰。妊娠期的子宫颈是紧闭的，而且还有许多黏液封闭着，能够防止病原菌的侵入。

一旦了解孕期性的一些变化，就不会因妊娠而影响性行为，家庭生活也会更加幸福、安宁、稳定。

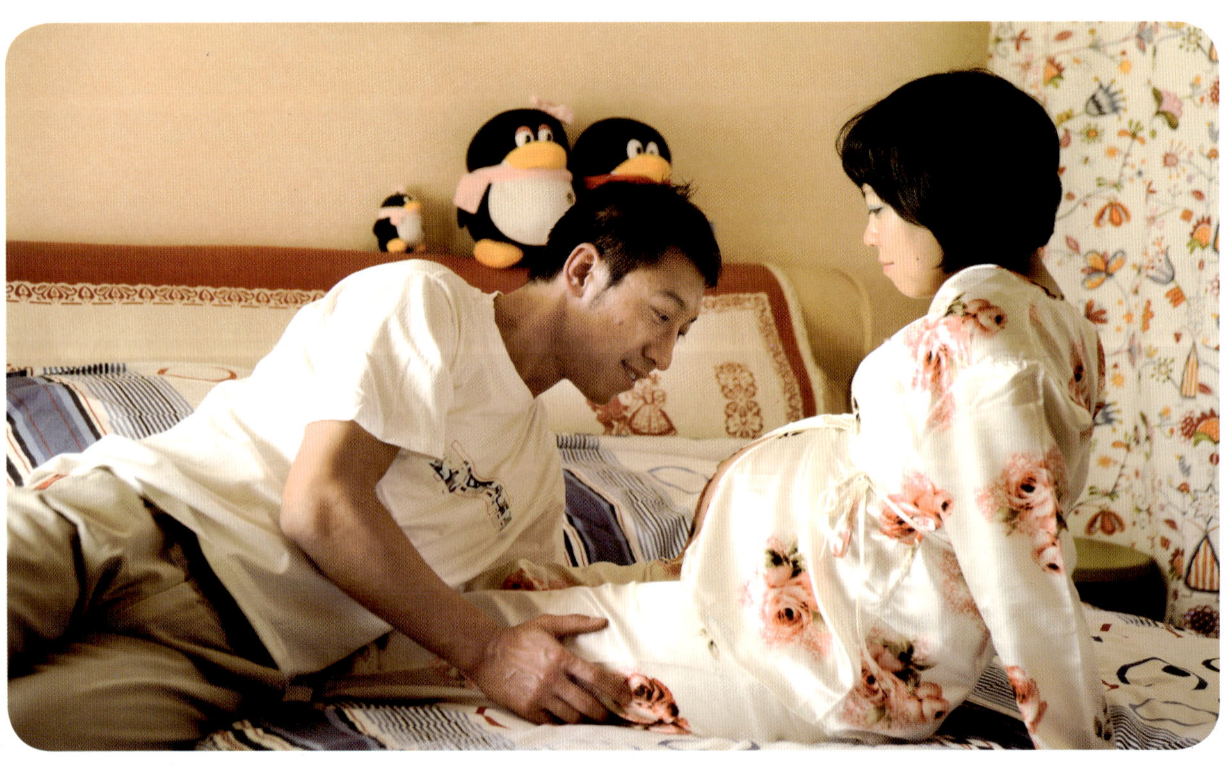

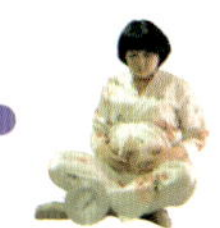

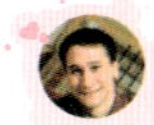

准爸爸：孕期的性生活方式有哪些？

专家面对面

妊娠后的性行为一定要遵循下列原则

首先不能用力压迫或撞击孕妇腹部；再者不要给子宫以直接的强烈的刺激。

当孕妇子宫还没有明显增大的时候，同房时仍可取正常位，即男在上女在下的体位，但不要压迫孕妇的肚子，且男性的生殖器不要插入过深。妊娠后期，可采取前侧位、侧卧位或前坐位，动作不要过于激烈。妊娠末期，也可取后侧位同房。

如果孕妇自己不愿同房，绝不可勉强，要记住性生活不仅仅是指性交本身，还包括性爱抚等许多范围，因此在怀孕期间，夫妇双方一定要相互体谅、相互体贴，共同度过这一生中的特殊时期。

孕妈妈：怎样帮助丈夫渡过幸福“真空期”？

专家面对面

有些男人反映，妻子妊娠虽然是他们的“杰作”，但仍然会感到失落。一是因为妻子有了孩子的牵挂，使男人自觉已经不再是她的唯一；二是因为缺乏正常的性生活，男人会明显感觉自己的不安。

关于妻子怀孕对夫妻性生活的影响，很多男人认为，这时候他们依然更渴望和妻子的情感交流，有的人会认为夫妻之间“久别胜新婚”，但“久别胜新婚”的前提是夫妻之间深厚的爱，彼此在内心的思念和渴望，不然，“久别”只能加深距离感。还有不少男人抱怨，妻子怀孕后，有些妻子甚至会粗暴地拒绝丈夫，让丈夫觉得很伤自尊心。

温馨提示

确保妊娠期间性爱安全的小技巧

1. 男上位时准爸爸必须用手臂撑住自己的身体。

2. 切记勿插入过深或冲刺太过猛烈，以免造成子宫颈受伤出血或引起子宫收缩。

3. 怀孕的前3个月和怀孕最后2个月为了宝宝安全，最好不要性生活。

4. 如果性爱后有腹痛或阴道出血等情况，有流产或早产可能，应及时就医。

5. 有多次流产史或早产史的孕妇应注意尽量减少性爱，以免再次发生流产或早产。

让孕妈妈更舒适的技巧

1. 提醒准爸爸，性爱前多做些爱抚，尤其不要忘了对肚子部分的爱抚。

2. 准备一些软垫，在采取不同体位的时候，有了它们就会更方便。

3. 选择在充足的睡眠之后做爱，比如清晨，充足的体力和精力是高潮的最好保证。

4. 做爱前后双方都要清洗下身，别忘记手同样需要清洗干净，以免引发细菌感染。

5. 不要过于激烈，性交时老公不要插得太深，性交高潮时要慢慢地抽动，进行中不要频繁变换体位。

6. 在做爱过程中孕妈妈如果有不适的感觉，比如腹部肿胀或疼痛、眩晕等感觉，都可能是动作不够温柔造成的，此时应该暂时中断休息一会儿。

首先，我们要尊重事实：即男人女人的性需求，男人女人要经常彼此探讨，对方在想些什么？需要什么？然后加强沟通和交流。毕竟，良好的夫妻感情需要互相支持和努力，如果有些事情，我们可以一起探讨并且很好地完成，为什么要粗暴地拒绝呢？夫妻之间及时的情感交流，不但能够使夫妻感情一如当初，不会随着妊娠受到影响，还能锻炼男人的责任心，使男人担负起未来父亲的重担，为新生命的出生保驾护航。

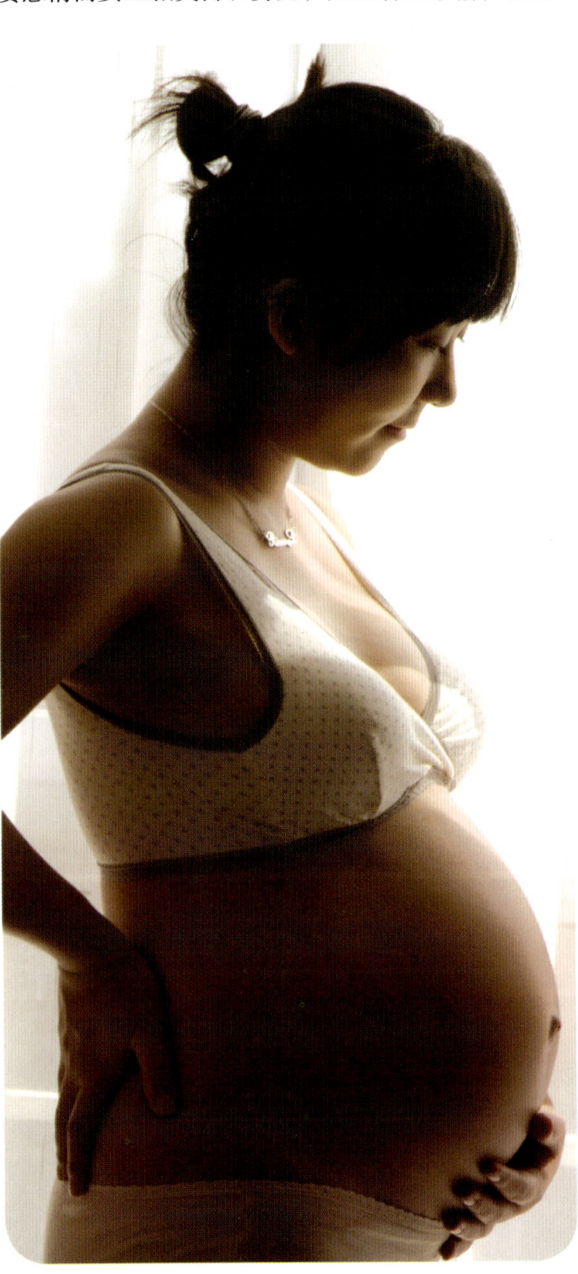

其次是妻子妊娠期间，有些性生活方式可能不会用了，但是在这段时间内，也正是我们尝试更多性方式的契机。它的心理基础便是我们要摆脱妻子怀孕后，夫妻间任何性行为都不能进行的观念。

孕妈妈：出现哪些情况就应该停止性行为？

专家面对面

1.如果孕妈妈过去曾经流产过，那么医师会建议孕妇怀孕前几个月最好禁止性生活，直到流产的危险期过去为止。

2.如果孕妈妈在性交当时或之后有阴道流血的情形，或有下腹疼痛的现象，应找医师检查一下，若有流产的迹象，应暂时停止性生活。

3.性病的病菌会在性交时传染给孕妇及胎儿，因此在彻底治愈之前，应禁止性生活。

4.如果孕妈妈有前置胎盘，或胎盘与子宫连接不紧密时，性交可能会导致流产，应暂时停止性生活，等情况稳定后才可恢复性生活。

5.如果孕妈妈发现自己子宫收缩太频繁，为了避免发生早产，还是要避免性生活，并找医师检查一下。

6.随时都有流产的危险，应避免性生活。

7.若未到预产期，保护胎儿的羊膜已破裂，病菌可能会进入子宫而感染胎儿，所以此时应避免性生活。

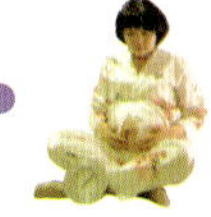

睡

孕妈妈：感觉现在睡眠很不好，以前习惯晚上12点才睡，一觉就到天亮。现在有宝宝了，晚上很早就困了，一般在10点就睡了，可是经常早上四五点就醒了。搞得我白天的精神状态特别不好。我该怎么办呢？

专家面对面

妊娠后大部分孕妇由于妊娠激素的影响，容易犯困，爱睡觉。但也有一部分人却睡不好觉，原因因人而异。有的孕妇是因为怀孕前有晚睡习惯，怀孕初期，这种睡眠规律一时无法改变。当然也有不少孕妇是对妊娠，尤其是腹中胎儿的种种担心，造成入睡困难。

孕妇比一般人需要更多放松、休息的时间，紧张、焦虑、兴奋等会通过体内激素影响自身心血管系统和神经系统的功能状态，从而影响到胎儿。所以，睡眠对孕妇来说是一件很重要的事。

首先在做孕前准备时，就要调整作息制度，养成早睡早起的好习惯，而且尽量把费力费神的工作放在怀孕前或分娩后去做，如学位考试、升职考试等，以免怀孕时过分紧张。在怀孕以前做好妥善安排，以轻松愉快的心态全力以赴，去完成人生中一件重要的大事——生儿育女。

建议你采取一些帮助入睡的办法，如入睡前喝杯热牛奶、用热水泡泡脚、听听轻音乐等。如果有过度焦虑或抑郁的症状，那么就要请心理医生帮助了。

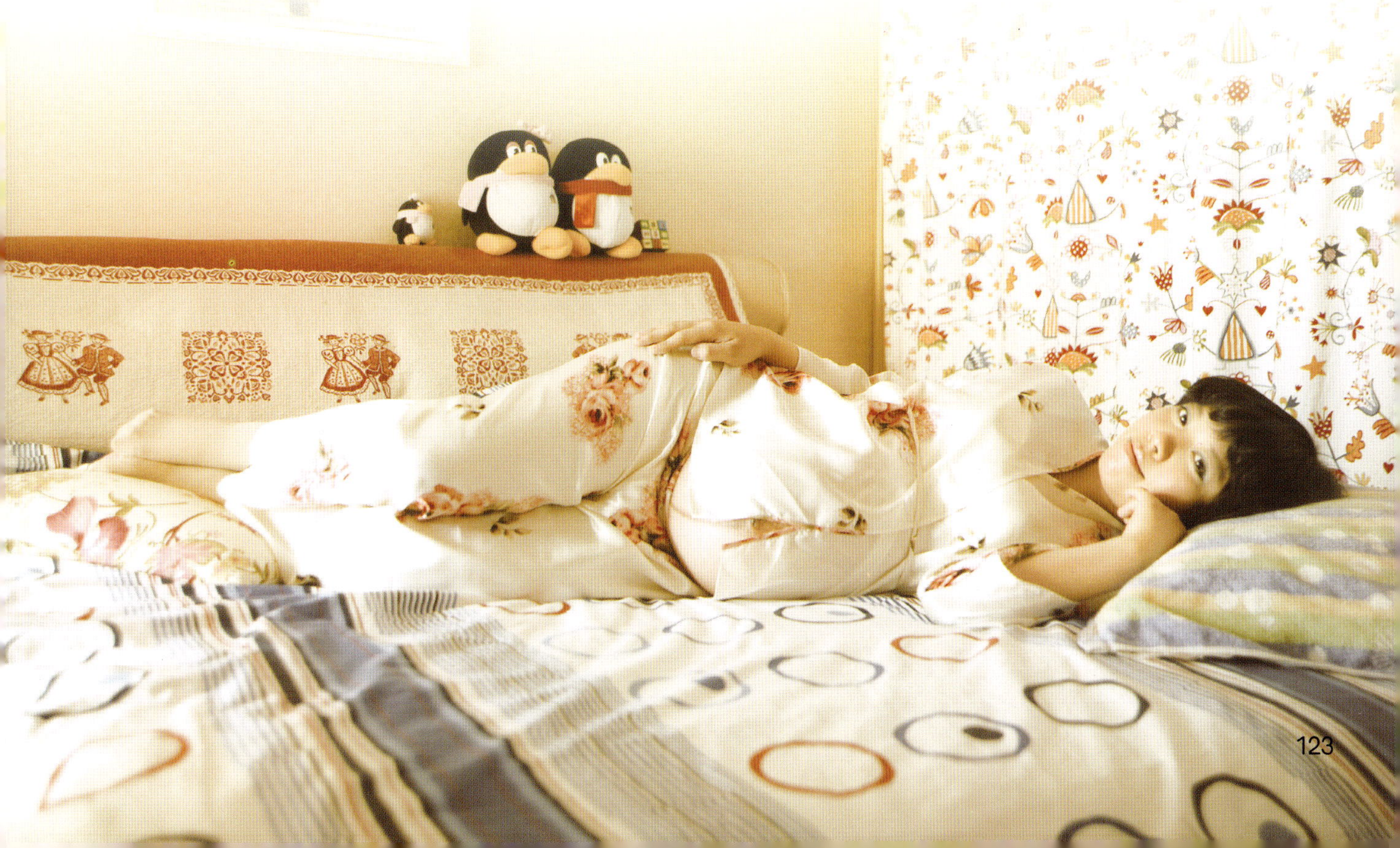

第三章　胎教优生
——让孩子赢在起跑线上

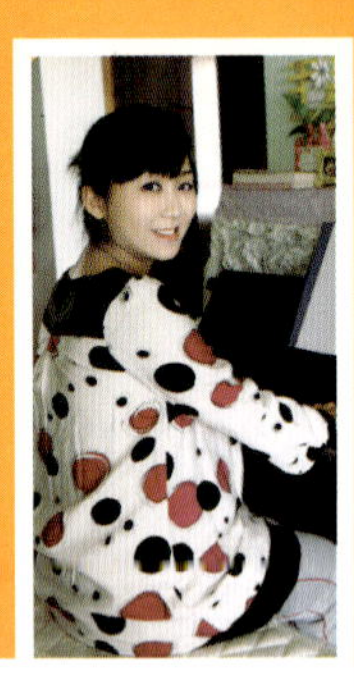

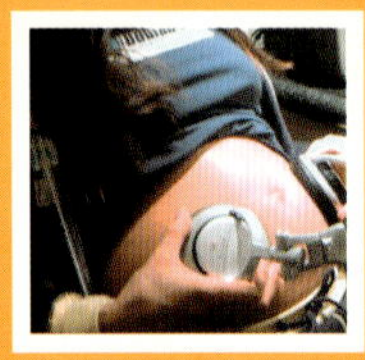

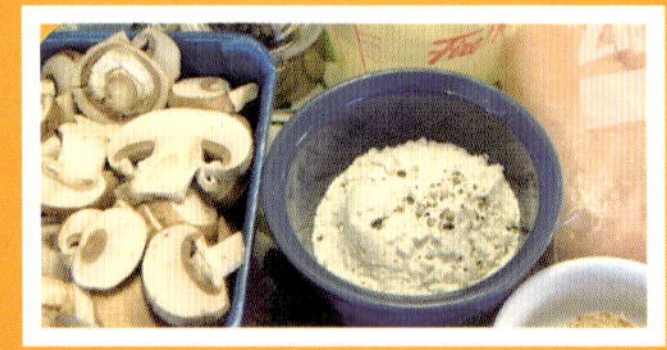

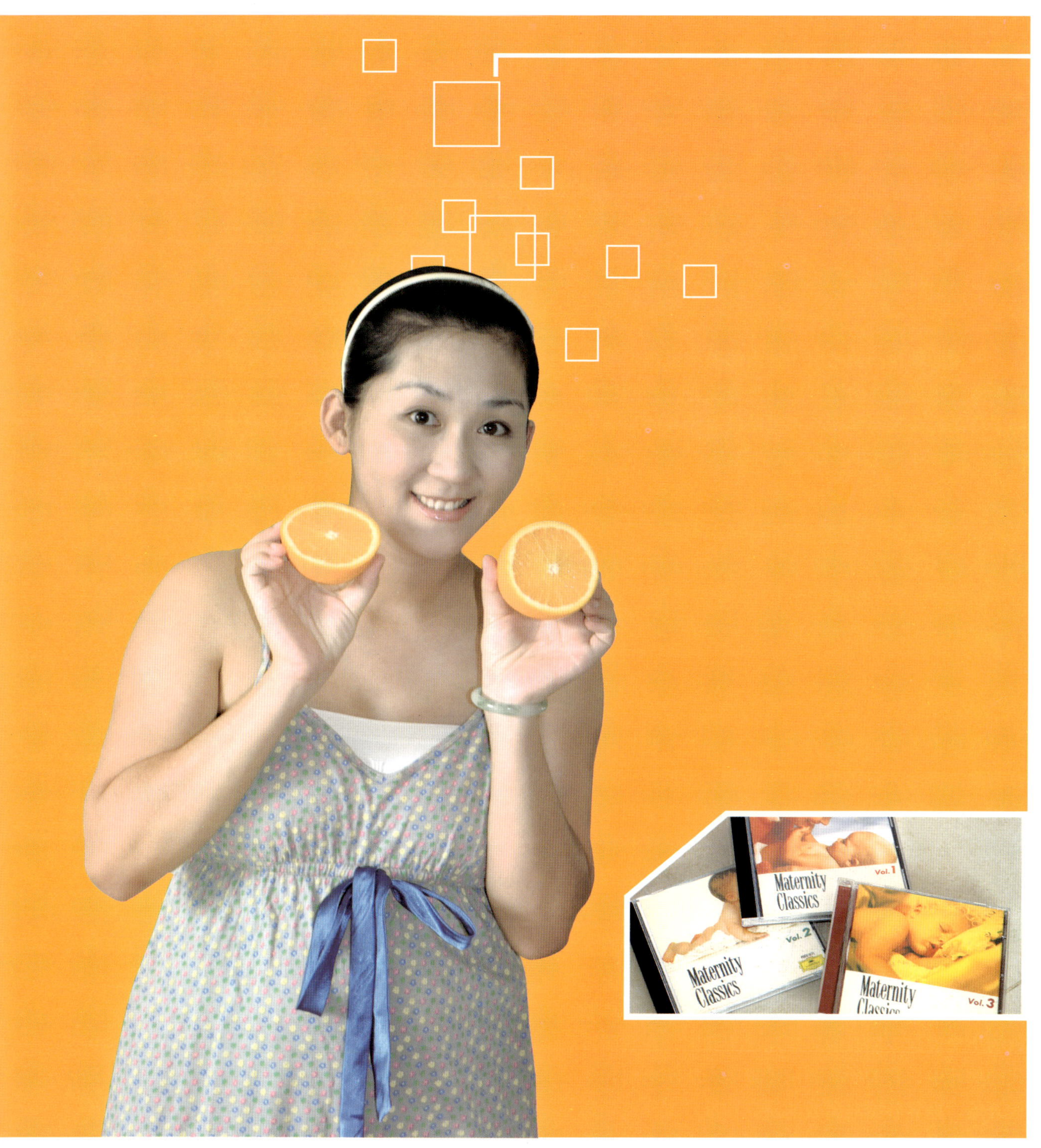
Maternity
Classics
Vol. 1
Vol. 2
Maternity
Classics
Maternity
Vol. 3

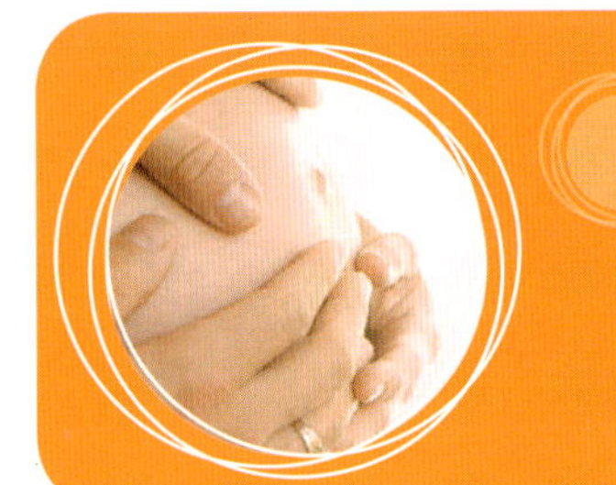

一、胎教的意义及方法

所谓胎教指的就是向子宫内的胎宝宝提供适当的刺激，帮助胎儿的脑部以及感官发育，并间接有助于将来的成长与学习。不过胎教对胎儿的影响力何在，目前科学界并没有一致的看法。

孕妈妈：我现在刚刚怀孕4周，很担心将来孩子是否聪明。一些朋友建议我做胎教，而有些朋友则说没有意义。我想听一听专家的意见。

专家面对面

这是很多孕妈妈们的迷惑。事实上，胎教并没有明确的概念。它属于优生学范畴。胎教，一方面是胎，一方面是教，它是胎与教相结合的学问。现在专家们一致认为，胎教就是对胎儿的感官教育，这种教育是通过母体对胎儿的综合影响来实施的。它是通过有意识地控制、调整母体内外环境，避免各种不良刺激对胚胎和胎儿的影响，使胎儿智力、行为的形成和发展有一个良好的基础。

如果想要了解胎教的重要性，我们就要从胎教的历史说起。胎教的思想起源于我国，在我国古代的典籍中，有关胎教的论述颇多。从20世纪70年代开始，世界各国对胎教的研究和推广工作蓬勃地发展起来了，胎教也成为各国父母优生的主要手段和方法。据文献报道，美国一位医生创办了“胎儿大学”，设有语言、音乐、体育等科目。在其学生中，有的新生儿两周就能发出“爸爸”的音节，有的孩子4岁就能掌握两种语言。日本的胎教专家认为所有母亲的行为、情感，对胎儿都是刺激。如果胎儿能接受到好的刺激，对他的脑力及能力的启发将产生很大益处。

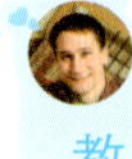

准爸爸：如果我们坚持正确的胎教，就一定能培养出小神童吗？

专家面对面

通过胎教能培养出小神童是一个误区。我们提倡胎教，并不是因为胎教可以培养神童，而是因为胎教激发了胎儿内部潜能，让他在生命之初接受良好有益的教育。

孕妈妈：胎儿真的能感知母体外在的各种信息吗？

专家面对面

很多文献证明胎儿在母体内的不同阶段具有4种感觉。妊娠49天，胎宝宝的皮肤感觉已经发育，所以在这一时期，胎儿对触觉信息产生反应。妊娠4个月左右，胎宝宝具有味觉，内耳道听觉器官已初步发育完全，但还不能听到声音。到妊娠7个月时，胎

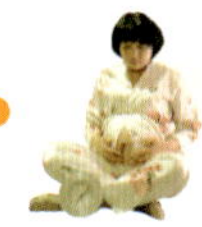

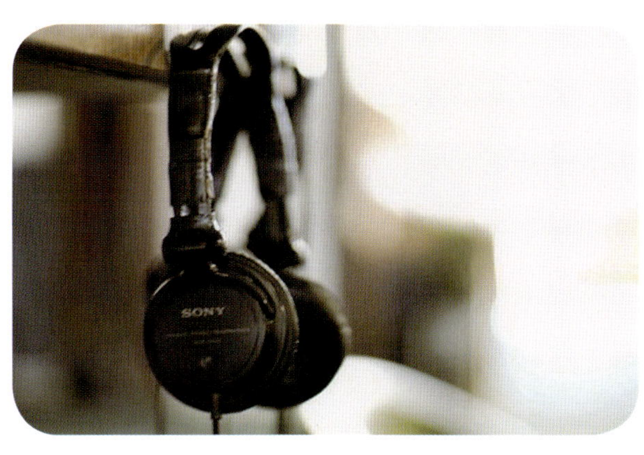

儿这时能够听到来自母体外的声音。妊娠7个月后，胎宝宝对光线有所感觉，在9个月时，对母亲的腹部照射强光，胎儿会闭住眼睛，或将脸转过去。

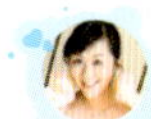

孕妈妈：什么时间是胎教的最佳时间？

专家面对面

怀孕5个月起，就可以对胎宝宝实施音乐胎教了，母子同听，每日两次，每次20～30分钟。怀孕6～7个月的时候可以安排几首胎教音乐轮流播放给胎儿听，同时，父母可以与胎儿讲话或唱歌，每天两次，每次5分钟。怀孕6个月后上抚摸课，可用手轻压胎儿或轻拍胎儿，每天两次，每次5～10分钟。

早上孕妈妈可以同胎宝宝讲故事或唱歌，午睡后或下班后听音乐，晚上临睡前也可以进行音乐训练。总之，妊娠十月，准父母应该持之以恒地进行胎教，不要三天打鱼，两天晒网。

胎教的方法有很多种类型，常见的方法有：情绪胎教、抚摸胎教、音乐胎教、环境胎教、行为胎教、运动胎教、微笑胎教、语言胎教、怡情胎教、光照胎教、美丽胎教、营养胎教和性格胎教等。

胎教的成效之所以无法以科学研究的方式验证的原因在于，一个人从出生到成人所发展出的个性以及聪明才智，会受到基因、家庭环境、教育等各种因素的影响，因此很难判定单一因素造成的影响，反之，利用同样一套方法(例如胎教)也无法对每个人产生同样的成效。

总而言之，做胎教的好处大于不做胎教，孕妈妈会因此注意自己的情绪是否保持平稳，还有营养是否均衡，在与腹中的宝宝互动时，也同时会注意到是否有胎动。不过，提醒准爸爸、孕妈妈做胎教时不要太过吹毛求疵，非得要怎么怎么做不可，搞得自己很紧张，最重要的是心情放轻松，掌握每个时期做胎教的重点即可。

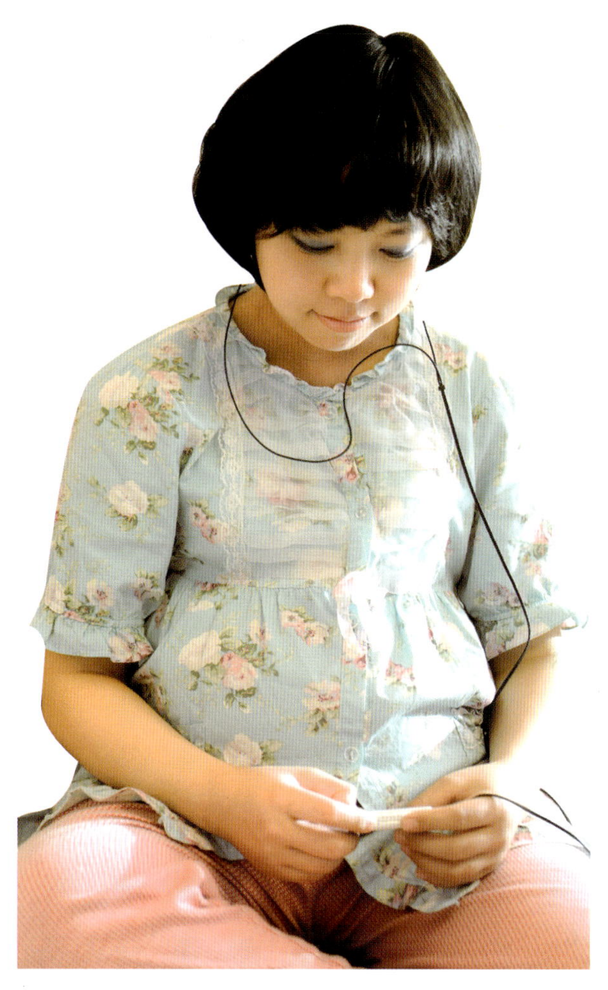

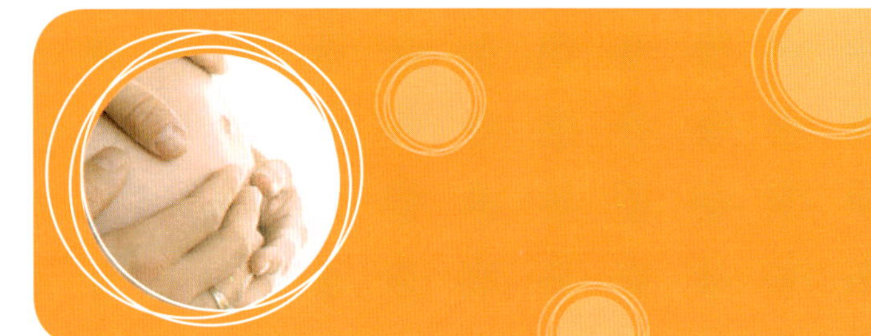

二、情绪胎教

情绪胎教是最简单的胎教方法，又叫心理胎教。即孕妈妈保持愉快的心情，母亲的情绪直接影响内分泌的变化，而内分泌物又经血液流到胎儿体内，使胎儿受到或优或劣的影响。而且胎儿孕育在母体里，最早接触的就是妈妈的心跳和脉搏，从心跳的节律，胎宝宝能感受到妈妈的喜怒哀乐。因此保持心态平静，控制情绪是孕妈妈胎教的第一步。

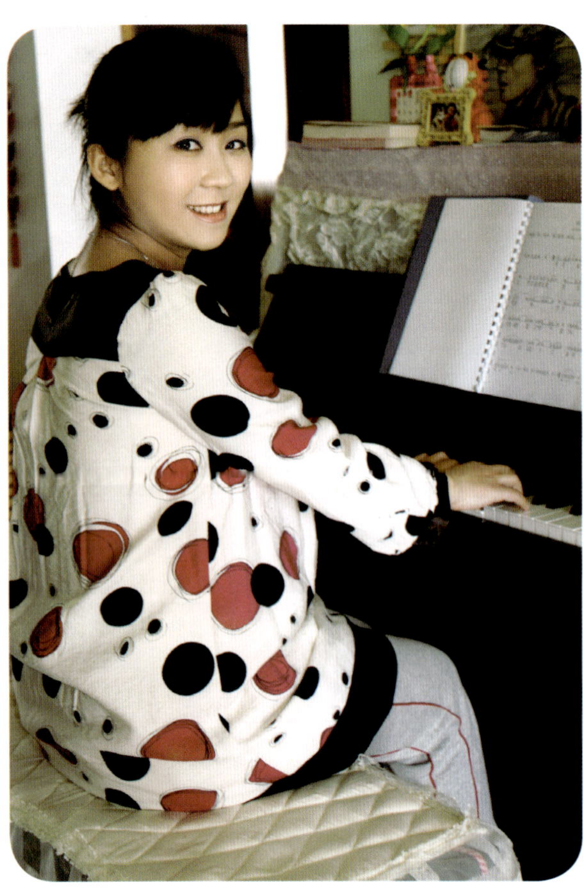

情绪胎教顾名思义是要求孕妇有一个好的心情，在孕期坚持有好的心情，必须先有好的心态。孕妇的一颗平常心可以孕育一个天才。孕妇的一双勤劳的手可以描绘出一个漂亮的孩子。孕妇的一个好的起居习惯，可以保障整个孕期的顺利和安全，是母子平安的保障，也是母子亲密、和谐，合为一体，共渡难关的人生体验。孩子的命运掌握在母亲的体内，高贵的母亲会永远选择坦荡，平常心态会使孩子远离痛苦和伤害。

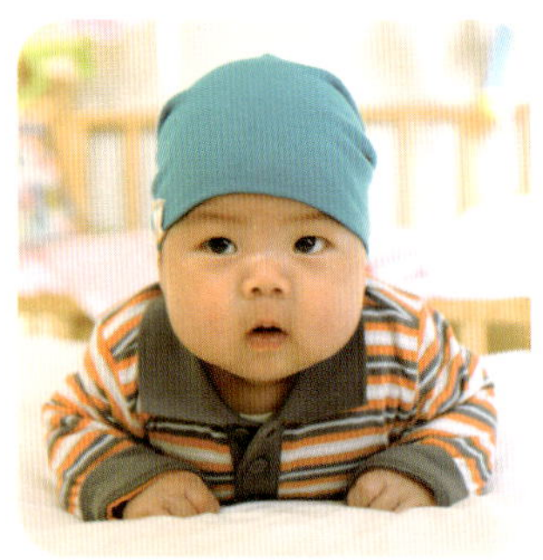

养生学家经常告诫人们，要保持身心健康，就要适当丰富人们的精神活动。例如听音乐、看书、读诗、旅游或欣赏美术作品等，这些美好的情趣有利于调节情绪，增进健康，陶冶人的情操，而且对下一代也是非常重要的。好的图片、音乐、书籍、环境、衣着、形象都是情绪胎教的工具。现代孕妇具有时尚、漂亮的形象，就是体现出健康的情绪胎教，好的音乐、书籍、环境，潜移默化着母子及家庭关系的和谐。宽容、豁达，热爱生命、敬畏生命，是为我们后天培养互动的亲情奠定心理准备。

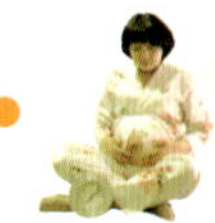

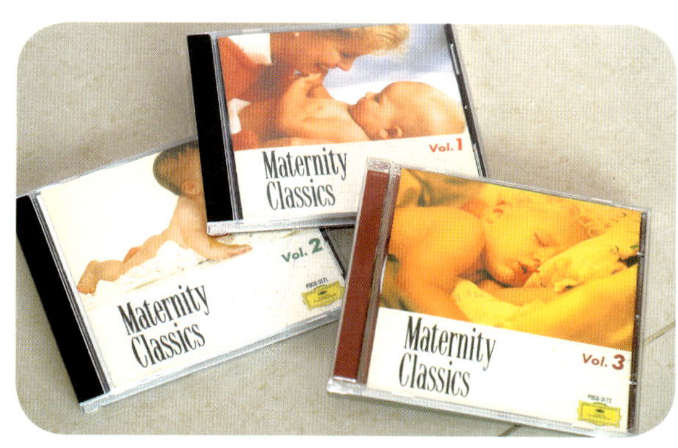

情绪胎教也是一种交流胎教。孕期要避免孤独、封闭自我，多做户外运动，孕早期应积极携丈夫外出，在大自然的山水中将自己的心灵和灵魂稳定到安静、平实状态。让孕育着生命的母亲保持心如止水的爱。相信情绪胎教是实现梦想的翅膀。

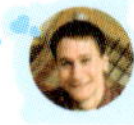

准爸爸：我如何参与胎教？

专家面对面

其实胎教并不仅仅是未来母亲的责任，准爸爸也需要经常参与其中。据国外机构研究，表明胎儿更喜欢听中、低频的音波刺激。因此，准爸爸们不妨试着在每天的固定时间里抚摸孕妈妈的肚子，和宝宝打招呼，或是给他们讲故事、念儿歌、聊聊发生的趣事等。同时，准爸爸的这种关心也会降低孕妇的妊娠期焦虑。

孕妈妈：最近工作紧张感觉压力大对宝宝有影响吗

专家面对面

研究显示，母亲的精神和情绪，可以通过神经、体液的变化，直接影响胎儿的血液供养、呼吸、胎动等方面的变化。宁静祥和的情绪有助于孕妇分泌健康激素和酶，起到调节血液量和兴奋神经细胞的作用，可以改善胎盘的供血状况，增强血液中有益成分，使胎儿向着理想的方向发育成长。相反，如果孕妇情绪过度紧张、悲痛、忧虑，大脑皮层的高级神经活动和内分泌代谢功能就会发生改变，造成胎儿发育缺陷。

小贴士

保持微笑。微笑是开在嘴角的两朵花，我们都喜欢看见微笑的脸。

腹中的胎儿虽然看不见母亲的表情，却能感受到母亲的喜怒哀乐。就像有人说的，哭也是一天，笑也是一天，何不让自己笑着过好每一天，让别人欢喜，让自己快乐。

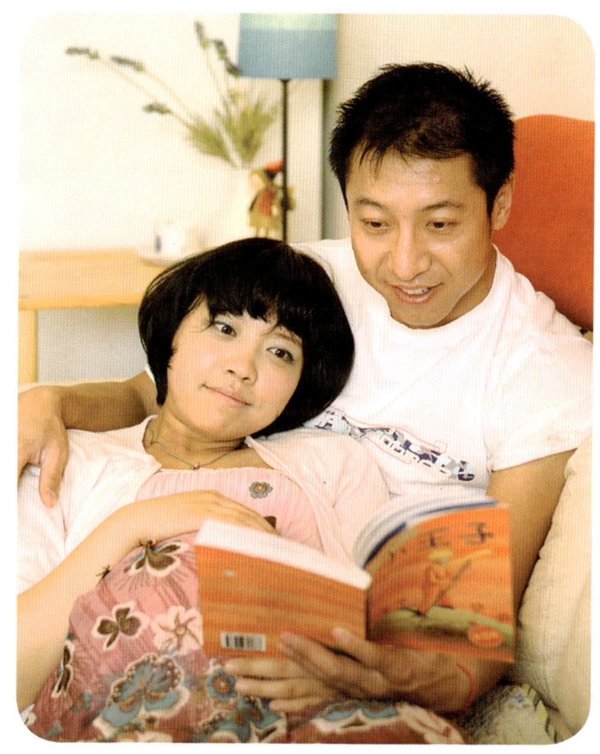

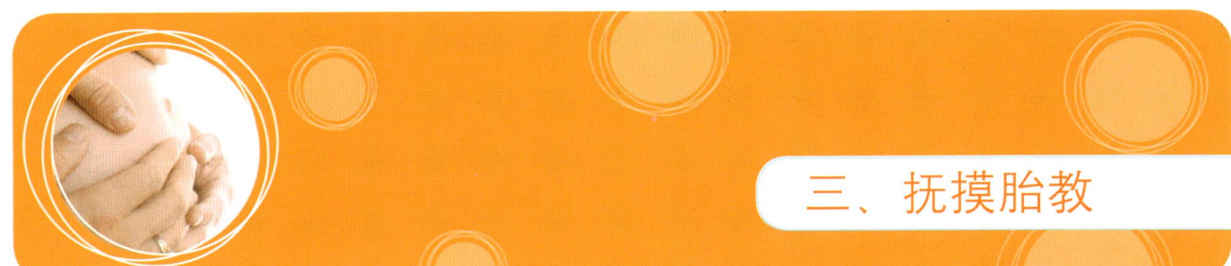

三、抚摸胎教

听起来你可能会感到惊讶，但抚摸胎教是已经得到证实的方法。婴儿的天性就是需要抚摩，时常抚摸胎儿，可以刺激胎儿的触觉，以促进胎儿大脑功能的协调发育。胎教应安排在妊娠20周以后，即出现明显胎动以后。

孕妈妈平卧床上，全身放松，用手在腹部抚摸，手指轻压或拍打胎体，胎儿会做出反应。此时，孕妈妈就要注意胎儿的反应强度，如果胎儿对抚摩的刺激不高兴，就会用力挣脱或用蹬踏动作来回应。这时，应该停止抚摸。如果胎儿受到抚摸后，过了一会儿用缓慢的蠕动做出反应，这种情况可继续抚摸。

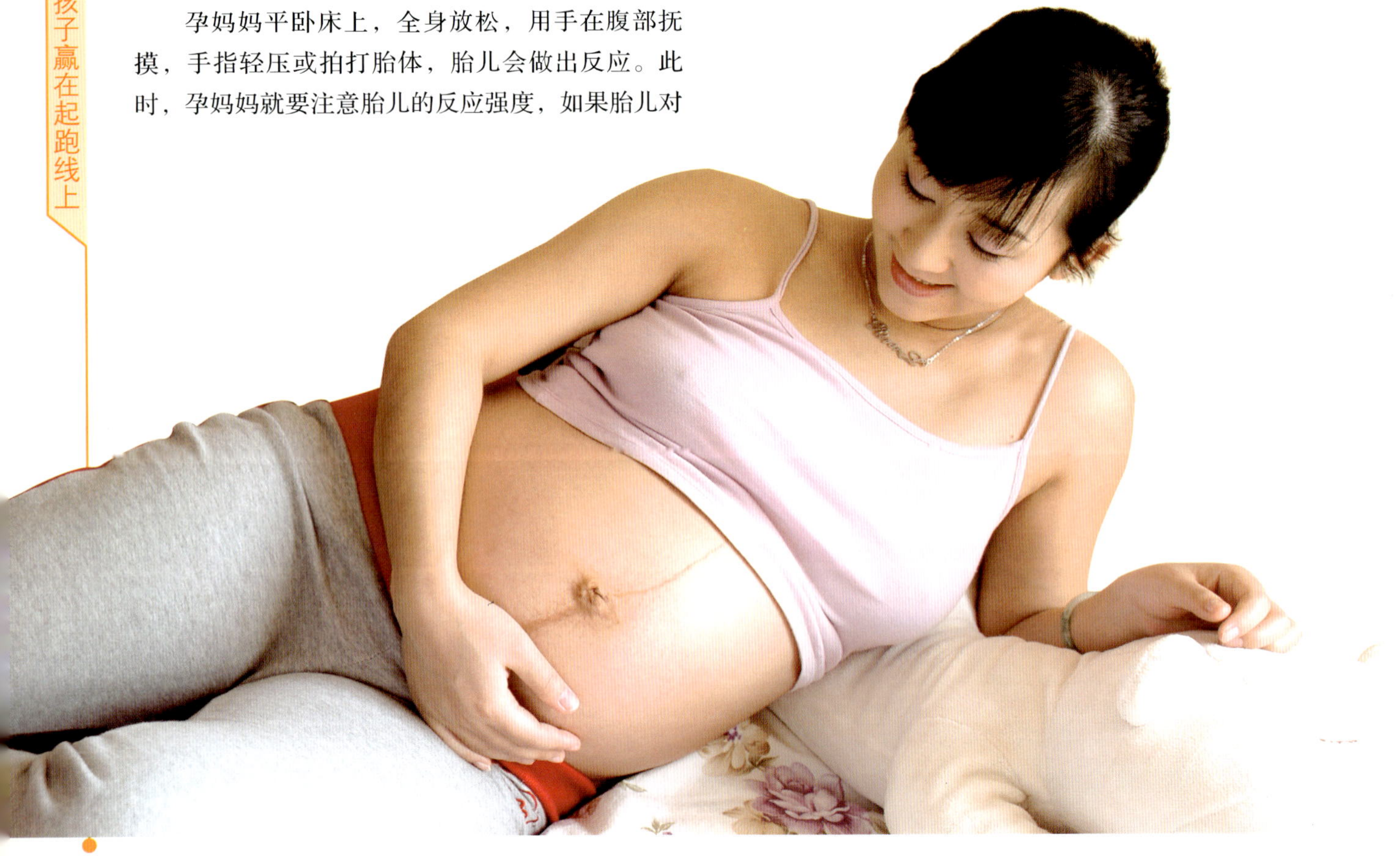

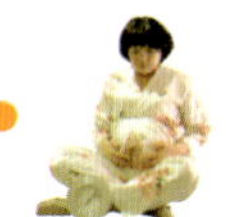

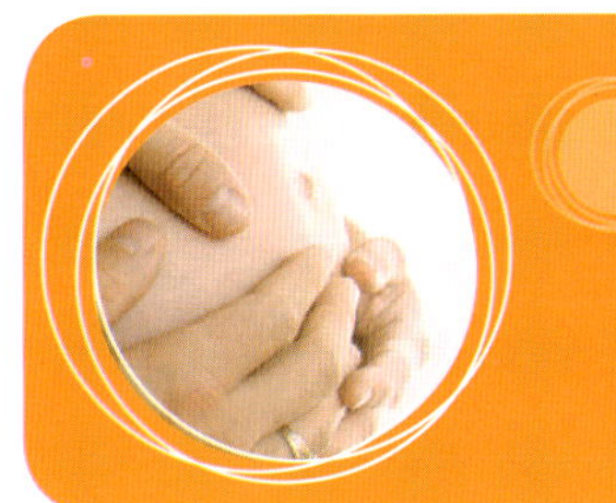

四、音乐胎教

音乐胎教是社会上广为流传的胎教方法。音乐训练有助于开发人的右脑、增强人的创造力，所以对胎儿进行音乐胎教是一种直接培养孩子音乐素养、兴趣的好方法，也是培养孩子创造力的最好开端。

此外，音乐也能唤起孕妈妈的美好情感，使她的心情愉悦。从胎儿4个月起，就可对他进行音乐胎教。选择音乐很重要，适宜的音乐应该是音质柔和的，舒缓的，频率适中的(一般不超过70分贝)。不适宜的音乐是节奏过于强烈、杂乱、频率过高的。音乐是胎教的良好选择，必须根据怀孕不同阶段选择不同的音乐曲目。妊娠早期，孕妇情绪容易波动，还可能产生不利于胎儿生长发育的忧郁和焦虑情绪，因此，这个时期孕妇适宜听轻松愉快、诙谐有趣、优美动听的音乐，使孕妇不安的心情得以缓解，精神上得到放松。

优美细致、韵律平缓、带有诗情画意的乐曲具有镇静作用；轻松、悠扬、节奏明朗、优美动听的乐曲则具有舒心作用。孕妇最好不要听那些节奏快的现代音乐，因为这类音乐节奏紧张激烈，声音刺耳嘈杂，可使胎儿躁动不安，易引起神经系统及消化系统的不良反应，还可促进母体分泌一些有害的物质，对孕妇和胎儿都是不利的。

孕妈妈：宝宝听了胎教音乐能上名牌大学吗?

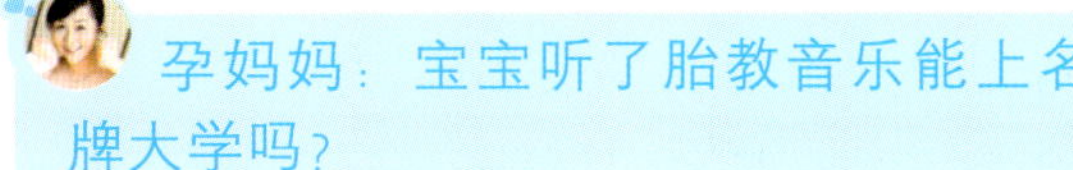

孩子聪明与否取决于遗传和后天教育，科学合理的胎教确实有助于胎儿的成长，但若说能让这个孩子在十几年后稳稳当当地跨入名牌大学，显然是商业炒作的成分居多。

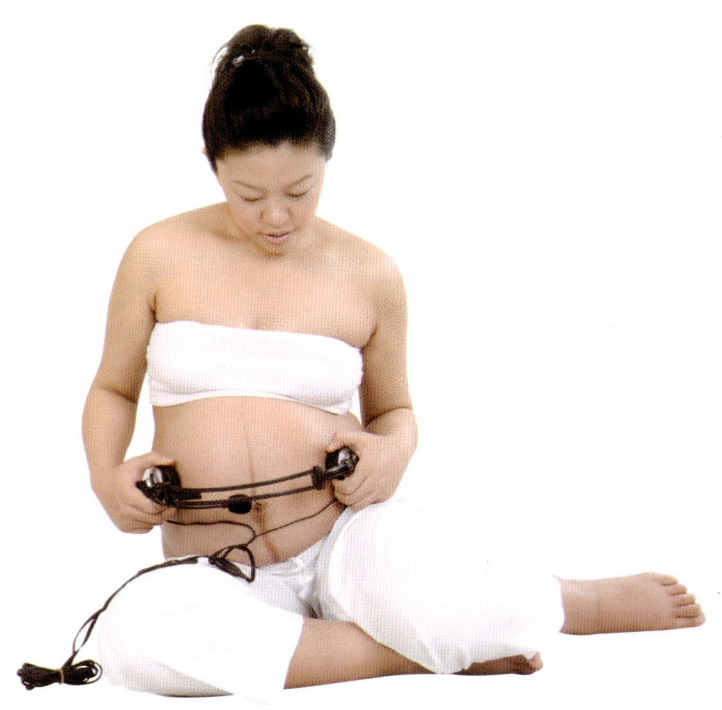

真正科学的胎教，是指正常孕妇在保证充足营养和适当休息的条件下，从胎龄满6个月后开始对胎儿实施每天定时的声、光、触摸等刺激，从而使胎儿的听觉、视觉和触觉神经通路所产生的神经冲动在大脑细胞间传递。这一过程会令“沿途”的细胞伸展出更多的树突，并得以建立起更多负责信息传递的“突触”。千万不要小看这些“突触”，它们可是丰富大脑网络的必要条件——它们能使大脑中的那些与感觉、运动、思维、记忆等密切相关的神经网络更发达，有利于个体早期的智力开发。从这个角度来说，胎教的确是产前对胎儿大脑生长发育的一种来自于环境的积极干预。

准爸爸：胎教音乐究竟该如何选择，最近有朋友给我送了一套音乐胎教产品，说明书上介绍该音乐由多种经科学设计的不同节奏的声音组成，有模仿孕妇的心跳声，有模仿自然界动物的叫声，我不知道这些声音对宝宝到底有没有好处，该不该使用？

专家面对面

妈妈的心跳声确实是宝宝安全感的来源之一。因此，国外有研究人员做过实验，将一个哭闹的宝宝放到妈妈的心房处，让他静听妈妈的心跳声，宝宝确实很快就能安静下来。所以说，妈妈的心跳声对宝宝来说确实是有益处的。而一般来说，生活在羊水中的胎儿大约长到6个月的时候，就可以清晰地听见母亲体内的血液循环、心脏跳动等声音，也能感知来自于外界的各种声音，还会对声音的强弱、音调的高低产生不同的反应。既然宝宝在妈妈腹中就能听到“原版”的心跳声，那又何必再让他们听外来的、翻版的声音呢？

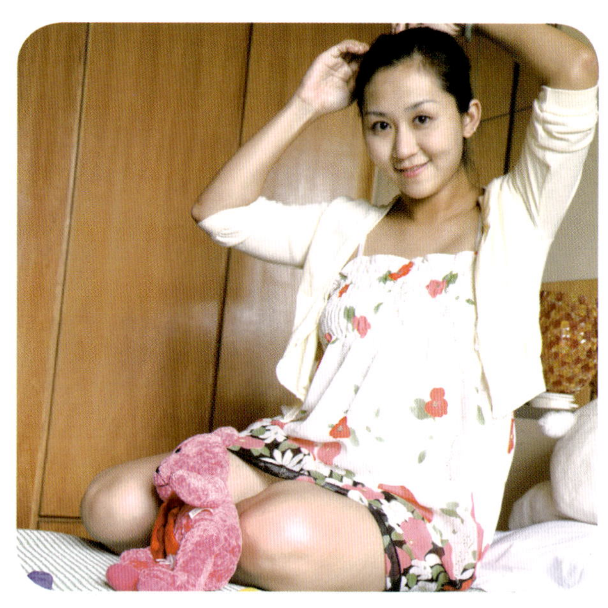

至于胎教音乐的选择，其实有一个很简单的方法，就是选择那些让自己听了觉得心情愉快的音乐。道理很简单，因为母体是胎儿赖以生存的环境，音乐如果能为妈妈营造一个好的心境，那么这种愉快的情绪就可以传递给胎儿，从而给胎儿的生长发育带来正面的影响。

孕妈妈：音乐胎教会损伤宝宝的听力吗？

专家面对面

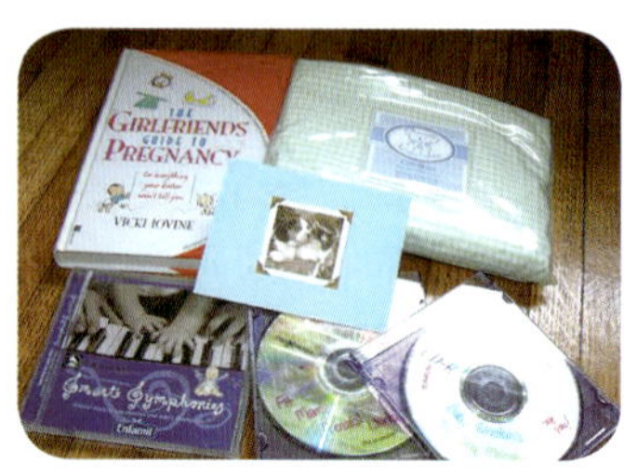

高分贝胎教音乐会损伤胎儿听觉，胎教产品用得好未必能让宝宝聪明健康，但用错了却会实实在在地给孩子造成伤害，因为胎教产品使用不当而导致宝宝听力受损的例子屡见不鲜。

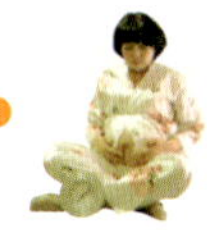

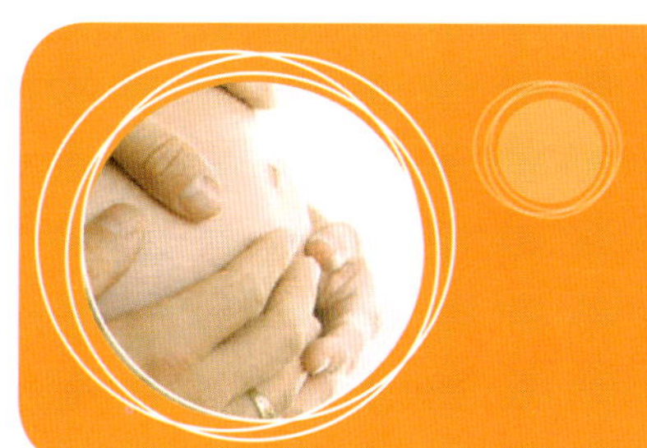

五、营养胎教

妇女在妊娠期间，体重会不断地增加。增加的体重全部依靠孕妇在妊娠期间的营养补充。而且，随着胎儿的逐渐长大，母亲和胎儿的能量代谢也不断增强，所需要的营养也就越来越多。孕期饮食营养对胎儿是极其重要的，营养是胎儿发育的关键。让胎儿拥有好体质，是孕妈妈及其家庭的共同目的。

母体供给胎儿生长所需要的物质由母亲血液经胎盘输送给胎儿，同时由胎盘将胎儿代谢产物及时送到母体排除。胎儿是一个有一定独立性的机体，其消耗能量全部来自母亲饮食。因此孕妇的营养对胎儿的生长有着举足轻重的意义。

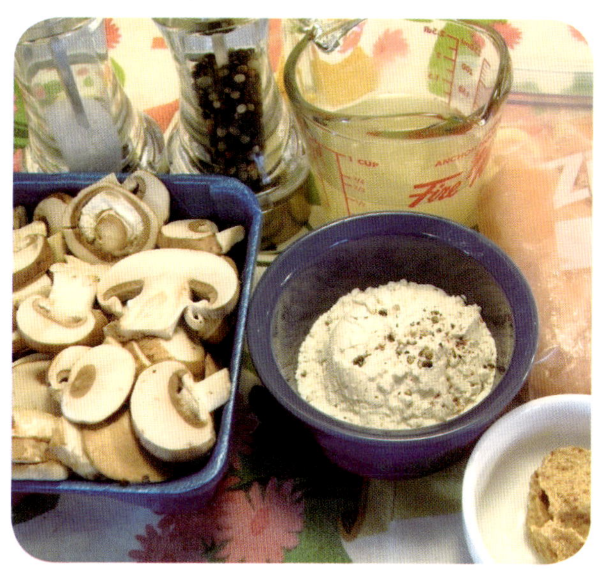

温馨提示

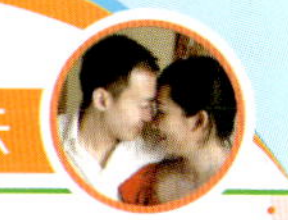

孕期孕妇营养丰富便精力充沛、心情良好，这可以帮助母亲适应妊娠带来的生理变化和种种不适，还为顺利生产、产后哺乳和体能恢复做好充分准备。

良好的营养直接影响胎儿的发育

研究表明，人类脑细胞增殖和分化最旺盛的时期在妊娠最后3个月和出生后1年左右。由于脑细胞发育在很多方面是不可逆的，在妊娠期间保证母体营养以使胎儿脑发育正常甚至优秀显得尤为重要。通过母亲的合理饮食，促进胎儿大脑细胞数量的增加和质量的提高，为胎儿出生后良好的智力发育提供了可能。动物试验和人群统计的资料证明，孕期营养不良对胎儿的脑发育有阻碍作用。

良好的营养保证胎盘的正常发育

孕期营养的重要性还表现在保证胎盘的正常发育。胎盘是胎儿自母体汲取营养、排除代谢产物的主要通路。胎盘组织不仅被动转运营养物质，还进行正常代谢和主动转运，充足的孕期营养是胎盘正常代谢和发挥功能的前提条件。如果孕期营养不足，尤其是伴有蛋白质、热量缺乏时，胎盘的正常代谢受到影响，胎盘细胞数目减少、重量下降及发生功能障碍，可能导致流产、早产、死胎及低体重儿的出生。

孕妈妈：营养与胎儿智力有很大的关系吗？

专家面对面

智力与脑的结构和机能相关，脑的结构和机能又与营养密切相连。如果妇女妊娠期营养不好，容易发生流产、早产、死胎、胎儿畸形、胎儿发育不良、体重偏低、智力障碍。营养不良的孕妇所生的婴儿体质弱，易患病，死亡率高，长到上学年龄有30%的人表现出智力低下。脑细胞数目的多寡和智力水平高低相关，除了遗传因素外，营养因素是大脑发育的重要物质基础。

据现代神经科学和胚胎学的研究，胎儿在生长过程中，脑细胞增殖有两个高峰：大部分脑神经细胞在出生前分裂而成，在妊娠期的10～18周增殖速度最快，是胎儿脑细胞生长的第一个高峰；出生后的第3个月，出现脑细胞生长的第二个高峰，这主要是神经胶质细胞分裂，以后脑细胞增殖速度减慢。现在认为脑神经细胞分裂增殖可持续到1.5～2岁。

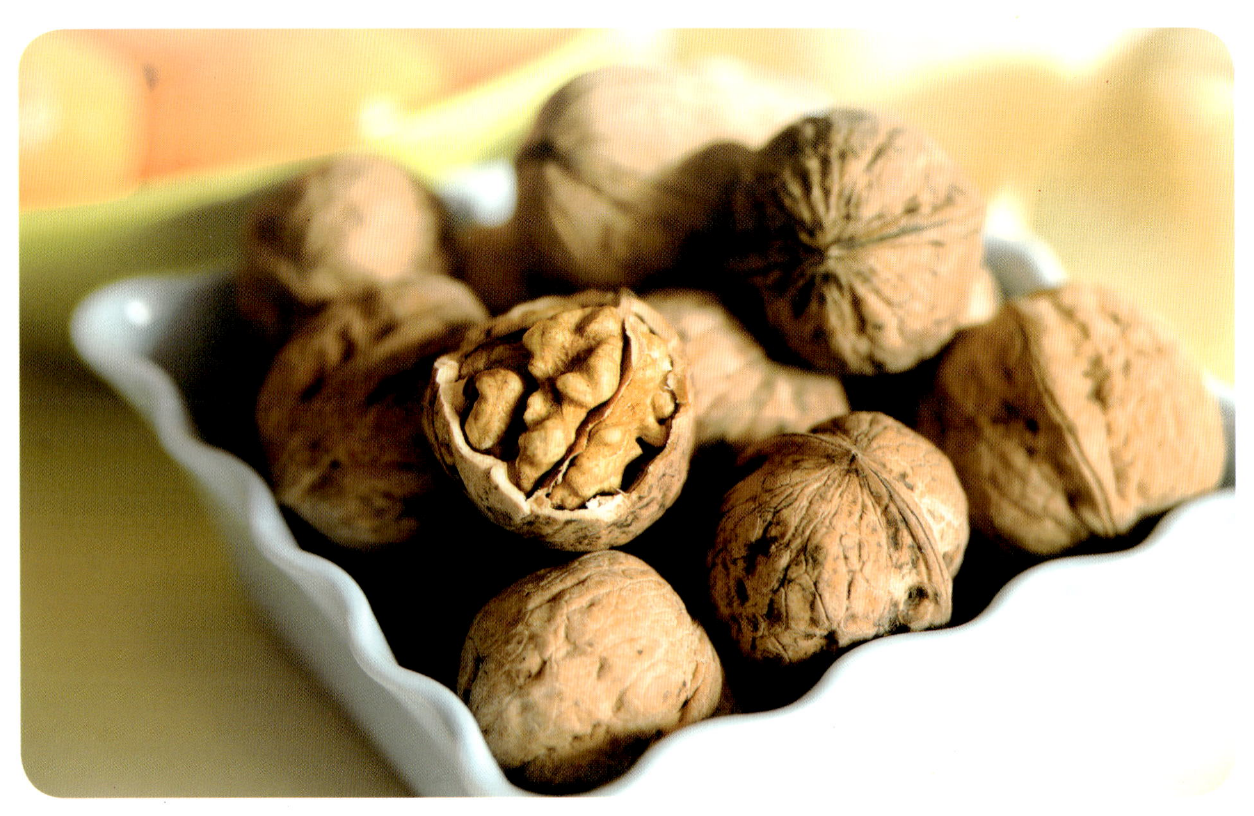

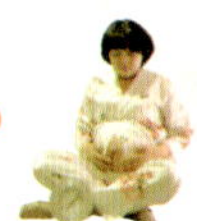

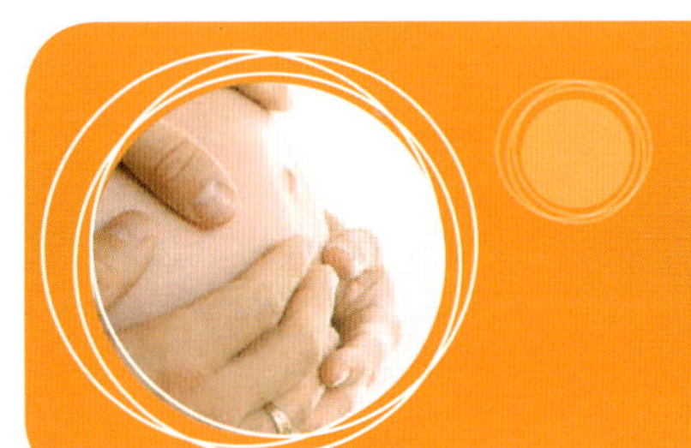

六、运动胎教

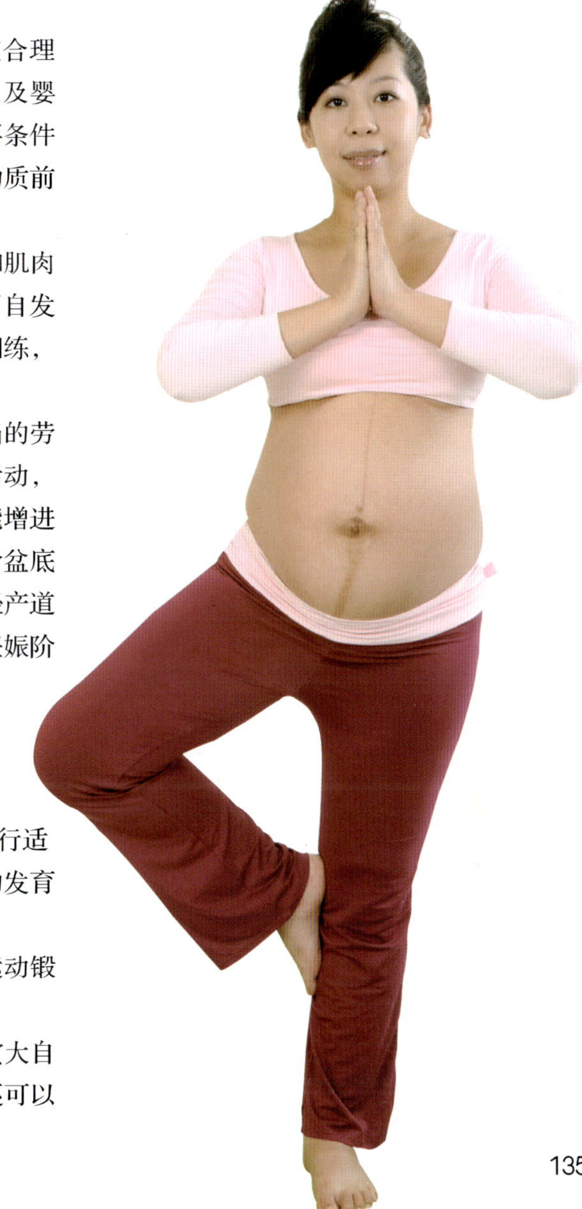

怀孕以后，孕妇是一张嘴喂养两个人。因此，妊娠期应合理地、科学地提取营养，这将对孕妇的健康与胎儿的发育，以及婴儿出生后先天体质基础起决定性作用。体质是智力形成的重要条件之一，智力的发展有赖于体质，体质为人的智力发展提供了物质前提，提供了智力发展的可能性。

孕妇本人在孕期进行适当的运动，从而促进胎儿的大脑和肌肉的健康发育和孕妇的顺利分娩。早在妊娠7周，胎儿就开始了自发的体内运动，所以胎教理论主张适时对胎儿进行运动刺激和训练，即运动胎教，以便有利于胎儿的身心发育。

有些孕妇担心自己的活动会伤及胎儿，因而不敢参加适当的劳动和运动，这是不对的。相反，适当的运动能提高全身肌肉活动，促进血液循环，增加母亲的血液和胎儿血液的交换，同时更能增进食欲，使胎儿得到更多的营养，还可以增强腹肌、腰背肌和骨盆底肌的能力，有力地改善盆腔充血和使分娩时的肌肉放松，减轻产道的阻力，顺利分娩。虽然妈妈的运动有益于胎教，但是根据妊娠阶段的不同，妈妈所做的运动也应该有所不同。

妊娠早期

一般在怀孕早期，妊娠反应比较严重，但是孕妇可以进行适当的运动，这不仅可以使孕妇转换心情，而且对小小的胎儿的发育也是非常有益的。

1.到处走走：到处走走也可以说就是散步，散步是怀孕运动锻炼形式中最好的一种。它不受条件限制，可以自由进行。

益处：在到处走的过程中，可以边呼吸新鲜空气，边欣赏大自然美景；散步过后，会产生轻微适度疲倦，对睡眠有帮助，还可以

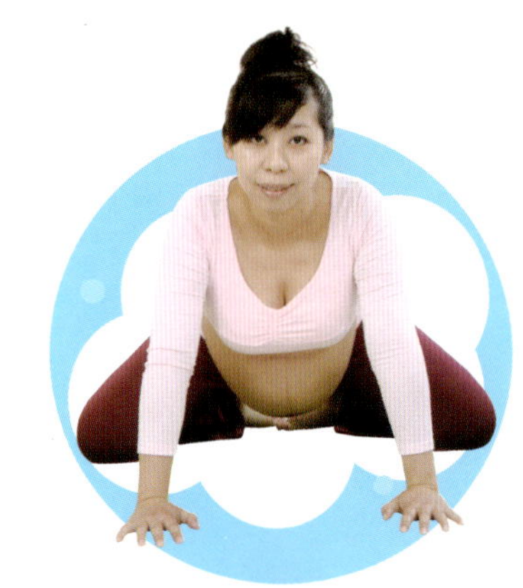

变换心情，消除烦躁和郁闷。

2.踝关节运动：孕妇坐在椅子上，左腿放在右腿上面，左腿缓缓活动踝关节数次，然后将足背向下伸直，使膝关节、踝关节和足背连成一条直线。两条腿交替练习上述动作。

益处：通过踝关节的活动，可促进血液循环，并增强脚部肌肉。

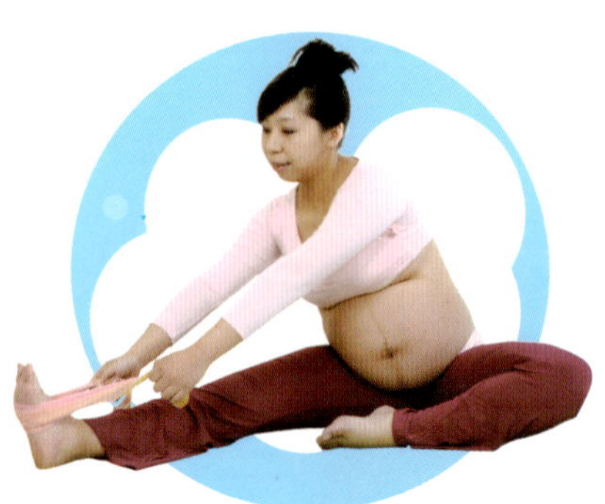

3.足尖运动：孕妇坐在椅子上，两足踏平地面，足尖尽力上翘，翘起后再放下，反复多次，注意足尖上翘时，脚掌不要离地。

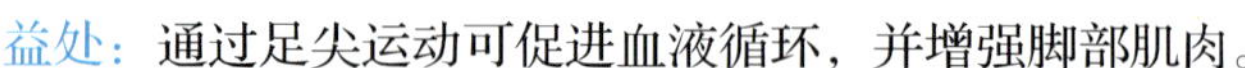

益处：通过足尖运动可促进血液循环，并增强脚部肌肉。

4.可对胎儿进行宫内运动训练：孕妇仰卧，全身放松，先用手在腹部来回抚摩，然后用手指轻按腹部的不同部位，并观察胎儿有何反应。开始时动作宜轻，时间宜短，等过了几周，胎儿逐渐适应之时，就会做出一些积极反应。每次时间以5分钟为宜。

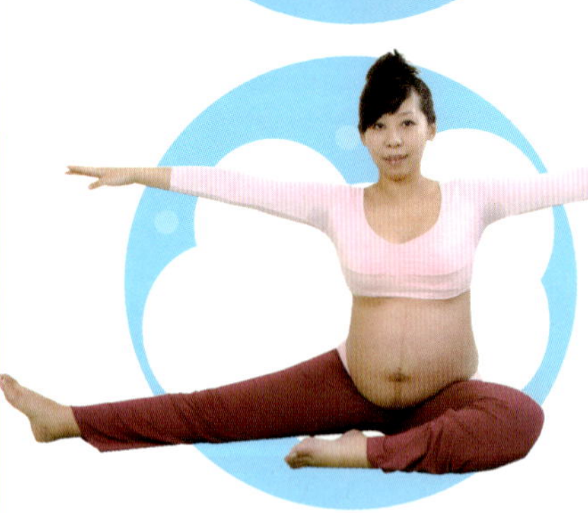

妊娠中期

散步是整个怀孕过程中最好的一种运动方式，它可以贯穿运动胎教的始终。但是到了孕中期以后，除此之外还可做些其他的运动。

1.练习盘腿坐：早晨起床和临睡时盘腿坐在地板上，两手轻放两腿上，然后两手用力把膝盖向下推压，持续一呼一吸时间，即把手放开。如此一压一放，反复练习2~3分钟。

益处：此活动通过伸展肌肉，可松弛腰关节。

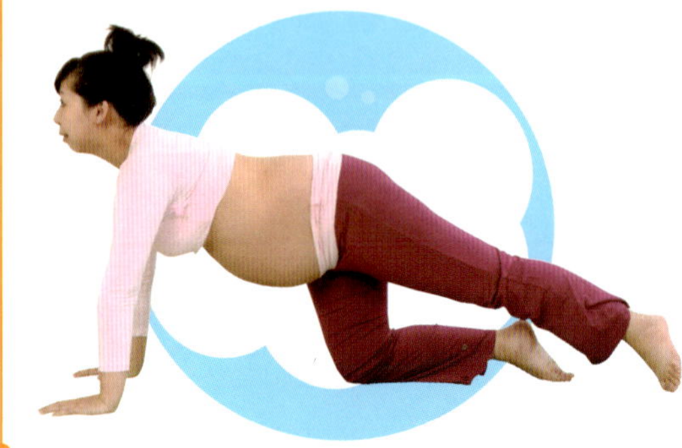

2.骨盆扭转运动：仰卧，左腿伸直，右腿向上屈膝，足后跟贴近臀部，然后，右膝缓缓倒向左腿，使腰扭转。接着，右膝再向外侧缓缓倒下，使右侧大腿贴近床面。如此左右交替练习，每晚临睡时各练习3~5分钟。

益处：可加强骨盆关节和腰部肌肉的柔软。

3.振动骨盆运动：仰卧、屈膝，腰背缓缓向上呈反弓状，复原后静10秒钟再重复；然后，两手掌和膝部着地，头向下垂，背呈弓状，然后边抬头，边伸背，使头背在同一水平上，接着仰头，使腰背呈反弓状，最后头向下垂，反复。

益处：目的是松弛骨盆和腰部关节，使产道出口肌肉柔软，强健下腹肌肉。

4.腹式呼吸练习：腹式呼吸应从卧位开始，分四步进行：第一步用口吸气，同时使腹部鼓起；第二步再用口呼气，同时收缩腹部；第三步用口呼吸熟练后，再用鼻吸气和呼气，使腹部鼓起和收缩；第四步在与呼吸节拍致的音乐伴奏下做腹式呼吸练习。就可以轻轻拍打腹部，并用手轻轻推动胎儿，让胎儿进行宫内“散步”活动，如果胎儿顿足，可以用手轻轻安抚他。研究表明，凡是受过运动胎教的胎儿，出生后翻身、坐立、爬行、走路及跳跃等动作的发育都明显早。其实这种方法是最容易学习和坚持的方法。不过在实施此法时注意力度不要过大，以防止人为流产事件的发生。

妊娠晚期

怀孕晚期是整个怀孕期最疲劳的时期，因此孕妇应以休息为主。此期的运动锻炼应视孕妇的自身条件而定。除坚持散步外可以进行以下几种方式的运动，每次以15~20分钟为宜，每周至少3次。

1.四肢运动：站立，双手向两侧平伸，肢体与肩平，用整个上肢前后摇晃划圈，大小幅度交替进行；站立，用一条腿支撑全

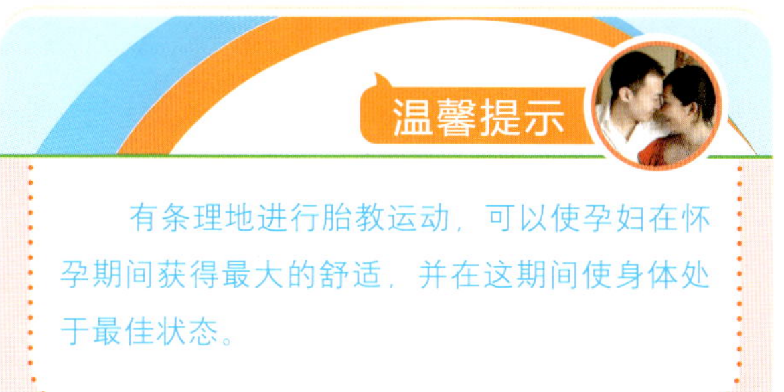

有条理地进行胎教运动，可以使孕妇在怀孕期间获得最大的舒适，并在这期间使身体处于最佳状态。

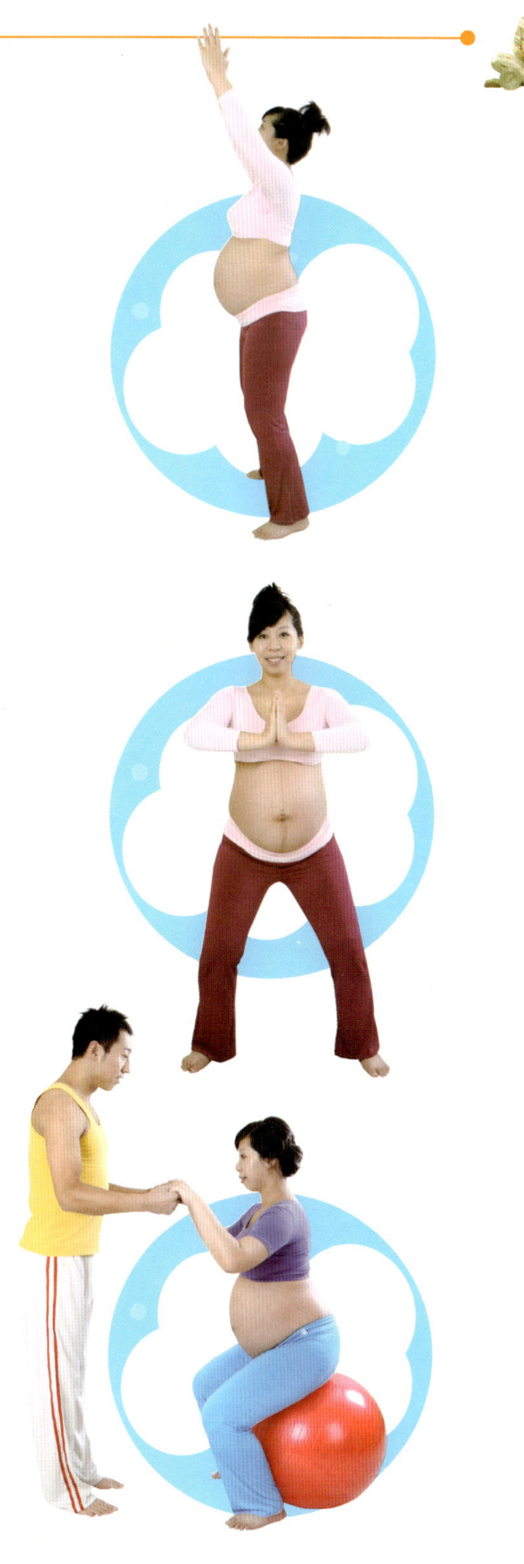

身，另一条腿尽量高价(注意手最好能扶物支撑，以免跌倒)，然后可反复几次。

2.伸展运动：站立后，缓慢地蹲下，动作不宜过快，蹲的幅度尽你力所能及；双腿盘坐，上肢交替上下落。

3.腹肌活动：进行半仰卧起坐。孕妇平卧，屈膝，身体缓慢抬起从平卧位到半坐，然后再回复到平卧。这节运动最好视本人的体力而定。

4.骨盆运动：孕妇平卧在床，屈膝，抬起臀部，尽量抬高一些，然后徐徐下落。

5.增强骨盆底肌肉练习：收缩肛门、阴道，再放松。

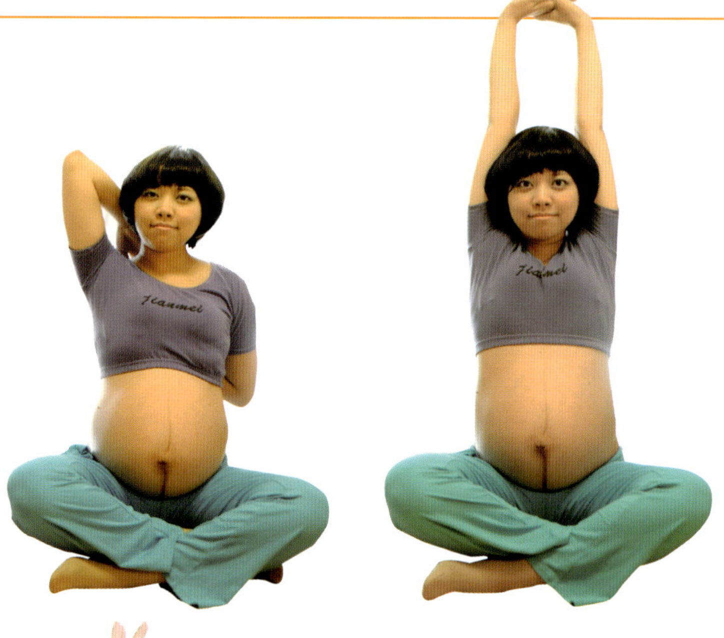

适宜孕妇的运动

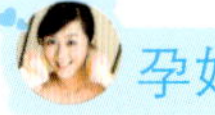

孕妈妈：怀孕期间可以游泳吗？

专家面对面

水中运动作为有氧运动中特殊的一种，对孕妇有极大的益处：水的浮力可以帮助孕妇支撑比怀孕前多出的10～13公斤体重，水的阻力可以减少逐渐松弛的关节的损伤机会，水比空气好的传导能力使孕妇不必担心体温过度升高，更何况水中运动的乐趣又是任何人都不可抗拒的诱惑。

如果有条件，怀孕期间游泳对孕妈妈是很有益处的，能够调节孕妈妈的神经系统功能，促进血液循环，使孕妈妈会更加适应分娩，减少由于紧张而引起的许多不适的情绪，缓和某些孕期综合征，如腰背疼痛、痔疮和下肢浮肿等压迫症状。

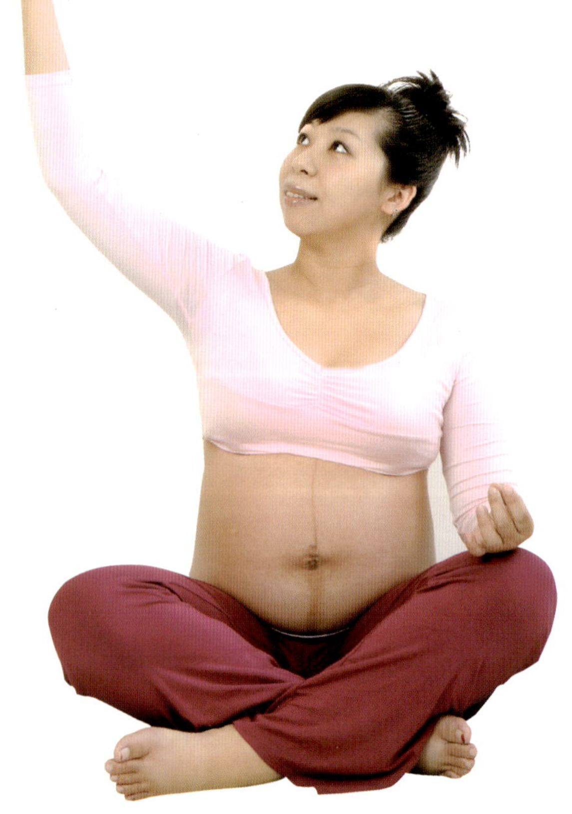

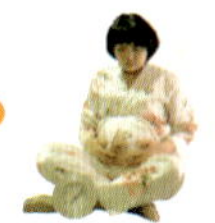

孕妈妈：孕期做瑜伽有何好处？

专家面对面

改善血液循补，缓解身体不适：通过瑜伽的修炼，可以改善你的血液循环，加强肌肉的力量和伸缩性，增强髋部、脊柱和腹部肌肉来支撑子宫里宝宝的重量，缓解腰酸、背疼，强化关节及肌肉，预防骨骼耗损和肌肉劳累。

呼吸顺畅，身心放松：通过练习瑜伽，你可以懂得正确的呼吸技巧和放松方法，从而使你的心脏和肺部肌肉处于良好状态，为顺产和产后的身体恢复打下基础。

控制腹部肌肉力量，缩短产程：不知不觉的练习中，放松或控制了你腹部的肌肉，扩张了你的骨盆。你知道吗?这对于缓解或减少生产过程中的痛楚和不适大有帮助，让你享受到缩短产程的幸福。

建立自信，让心态平和：孕期的自信对你维持心态的平和是非常重要的，怀孕期间的瑜伽练习可以帮助你建立自信。你会感觉自己接近生产，对于顺产和产后的身材恢复，你充满了期待，同时瑜伽有规律的锻炼，能让你减轻很多产后的疼痛感和疲劳感。

提高注意力，减少焦虑：孕妈妈瑜伽呼吸法令你放松紧张的情绪，提高注意力，使你更加了解自己的身体及胎儿发育状况，平缓了产前的焦虑、紧张和恐惧，分娩时你会更加顺利和安全。

增强身体的平衡感：你发现你的整个肌肉组织柔韧度和灵活度大大提高了，走路平稳了，即使肚子一天天变大变沉重，你也会感觉到身体有一股平衡的力量在支撑着。你高兴极了，因为你不再为走路打晃儿不稳而担心发生意外。

呼吸顺畅，改善气短和压抑：孕妈妈在练习瑜伽的过程中，刺激控制荷尔蒙分泌的腺体，增加和加速血液循环，于是，很好地控制了呼吸，胸闷和气短都有所改善。

改善睡眠，消除失眠：练习瑜伽让你的睡眠更香了，失眠没有了，以前怎么躺都别扭的情形不存在了，你发现你很容易入睡，并一觉到天亮。

灵活敏锐，健康成长：你在练习瑜伽的同时，能够给予胎儿适当而温和的刺激和按摩，增加了胎儿对外界的反应，胎儿可以变得更加灵活敏锐、健康成长。

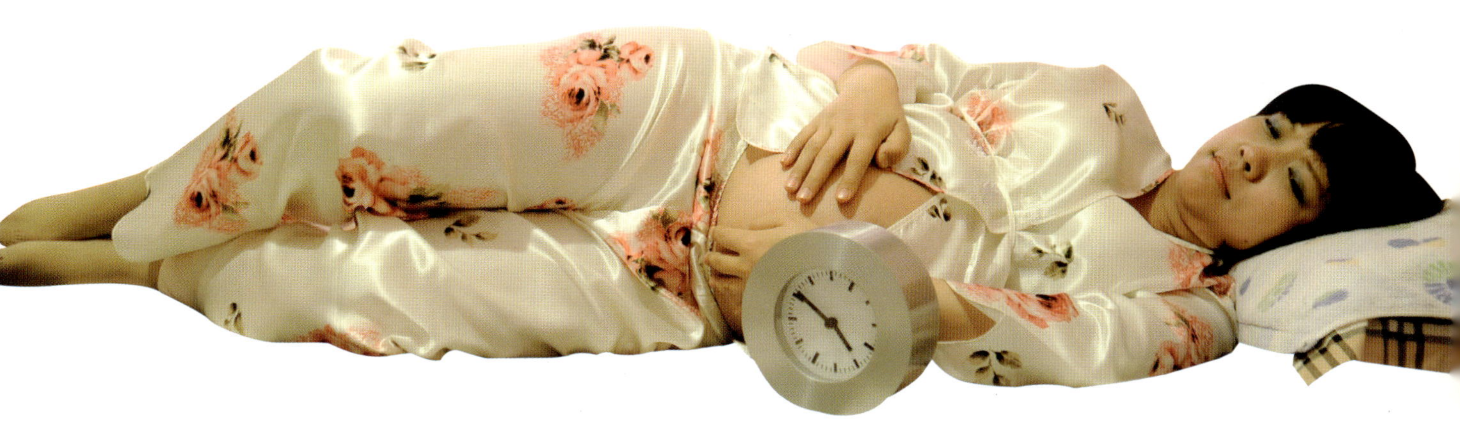

有氧运动

有氧运动有一定强度，需要持续一定时间，而不过度消耗摄入氧气。有氧运动在孕期能起到加强心肺功能而促进身体对氧气吸收的作用，因此对孕妇及胎儿都有直接的益处。另外它还能加强血液循环而减轻孕期动脉曲张；增加肌肉力量而部分甚至全部消除背痛、腰痛；增加身体耐力而为分娩做准备；还可能起到调节血压、血糖、控制体重过度增加等。孕期适宜的运动项目包括快走、慢跑、自行车及孕妇保健操。

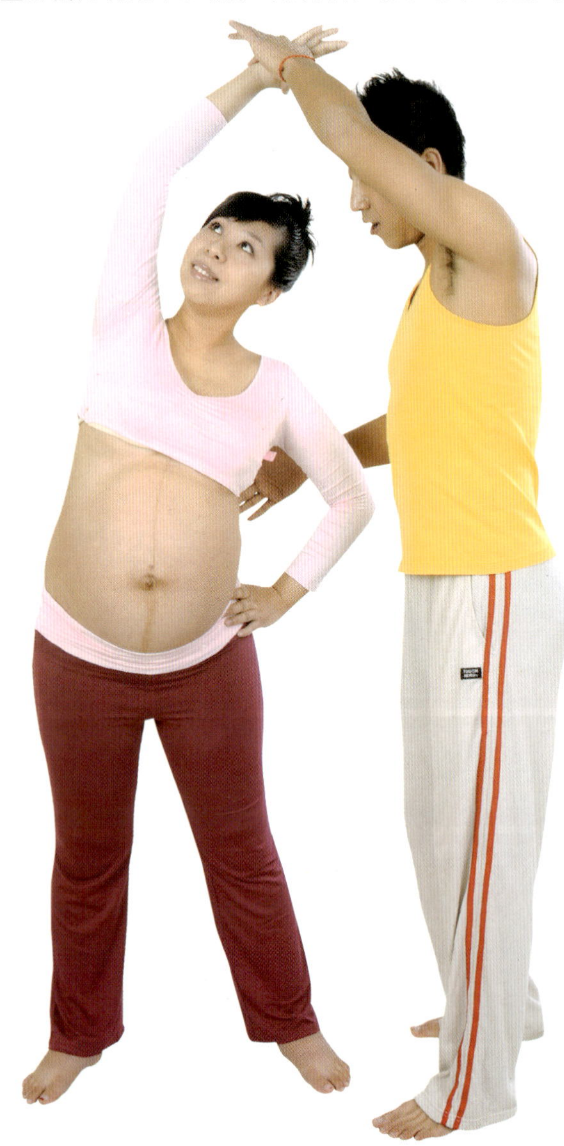

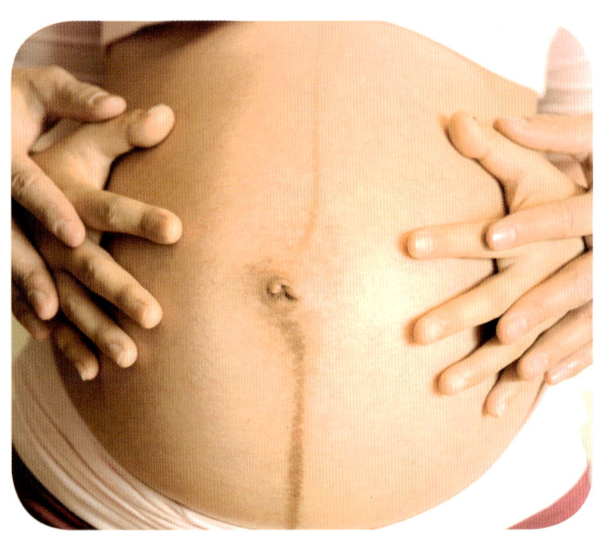

不宜孕妇的运动

不是所有运动都适宜孕妇，一般可选择自己熟悉的运动项目进行锻炼，最好在妊娠之前就十分喜爱及擅长。动作要轻柔、舒缓，没有近距离的肢体接触。像滑雪、溜冰、登山、骑马、篮球、网球、保龄球等运动就不适于孕妇进行，无论妊娠前是否擅长，为了母婴平安，都应该尽量远离。

不宜运动的孕妇

有流产史：很多情况下自然流产是由于胚胎本身发育不良所致。但是宫颈松弛，因子宫颈内口难以承受宫腔压力而导致的流产也很常见。

正常情况下，子宫颈内口的张力是很大的，即使到了妊娠末期，也能承受宫腔内的压力。但是如果子宫颈内口因有缺陷而变得十分松弛时，就难以承受中期妊娠的宫腔压力，出现妊娠胎囊自宫腔排出，也就是自然流产。

孕妇怀孕3～4个月是流产的危险期，所以要运动也应该尽量避开这个危险阶段。对于有过特殊流产史的孕妇和有宫颈松弛症的孕妇来说，这段时间更要注意保胎，尽量卧床静养。有宫颈松弛症的孕妇，可以到医院进行宫颈缝扎术，等到妊娠足月或有临产先兆时，再拆除缝线，胎儿就能顺利娩出。

前置胎盘：运动时容易引发子宫收缩，正常情况下不会对母婴有不良影响，但是如果胎盘位置较低或者前置，宫缩就会导致胎盘与子宫壁的分离，引起胎盘血管的破裂、出血。因此，前置、低置胎盘的孕妇应该尽量避免剧烈运动。

先兆早产：引起早产的原因虽然很多，出现子宫收缩是最根本的病理基础，运动无疑会增加早产的风险。因此，有先兆早产的孕妇，甚至子宫比较敏感的孕妇，都应该注意减少体力活动的强度和持续时间。

双胎妊娠和羊水过多：这类孕妇由于子宫增大迅速，腹壁张力都比较高，对外界的刺激十分敏感，容易引起子宫收缩。而且膨大的腹部常常使孕妇身体灵活性降低，活动时被意外碰撞、跌倒，要格外当心。

各种原因的高血压：运动时心跳加快，肌肉张力增加，情绪高昂，这些因素都会引起血压升高。如果血压≥140/90Pa，就会给孕妇的健康带来危害。因此，有高血压病史的孕妇，或者运动后感觉不适经检查发现血压升高的孕妇，应该避免剧烈运动，减少运动强度。建议每日散步，从事轻微体力活动即可。

各种类型的心脏病：妊娠期间孕妇总血容量、心输出量和心率比非孕期都有明显的增加，而且随着孕周的增加而与日俱增。如果心脏存在病理改变，就会不堪重负，甚至出现心力衰竭。因此能够增加心脏负担的运动应该尽量避免。

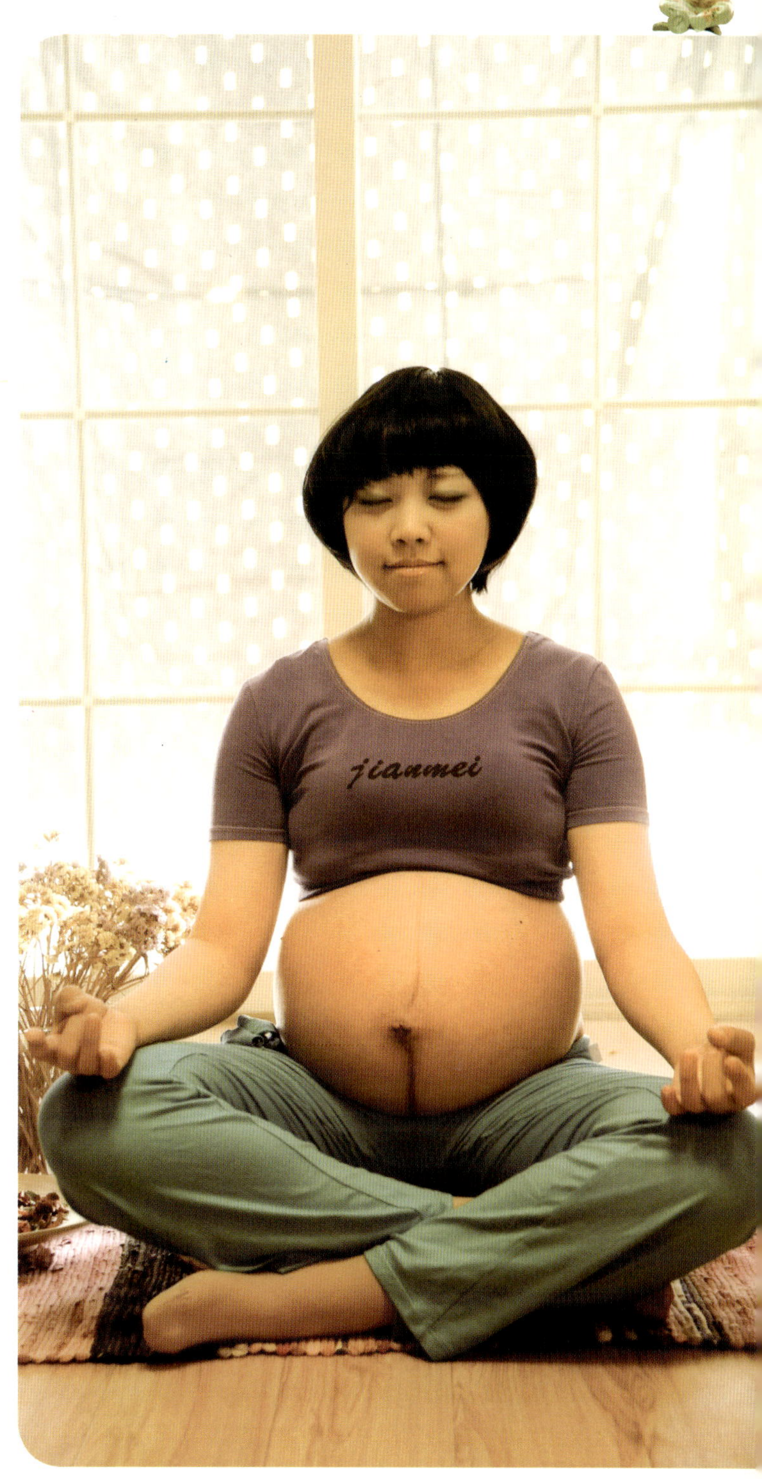

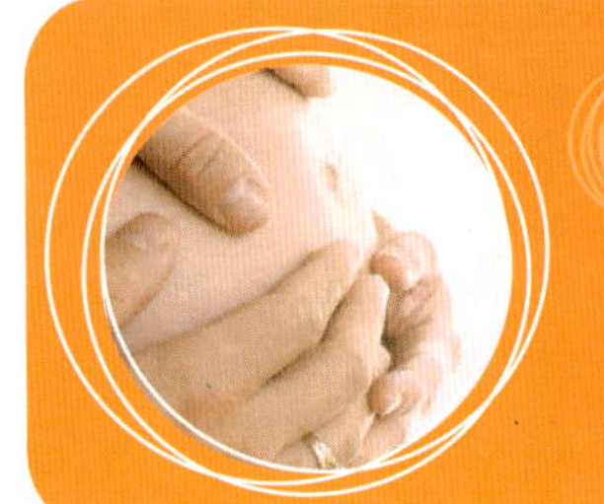

七、光照胎教

一般来说，胎儿在妊娠8个月时才尝试睁开眼睛，这时他能看到的是母体内一片红色的光芒，橘黄的阴影下母亲体液在运动。

光照胎教最好从怀孕24周开始实施，早期可适度刺激，孕妇每天可定时在胎儿觉醒时用手电筒(弱光)作为光源，照在自己腹部胎头的方向，每次5分钟左右。为了让胎儿适应光的变化，结束前可连续关闭、开启手电筒数次，以利胎儿的视觉健康发育。

研究还表明：光照运动不仅可以促使胎儿对光线的灵敏反应及视觉功能的健康发育，而且有益于出生后动作行为的发育成长。在用光照射时，切忌用强光，也不宜照射的时间过长。

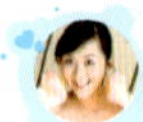

孕妈妈：怎样进行光照胎教？

专家面对面

光照胎教法是指通过光源对胎儿进行刺激，以训练胎儿视觉功能的胎教法。尽管胎儿在妊娠25周前和32周之后，从不愿睁开眼睛，总是把小眼睛紧紧地闭着，好像是因为看不到任何东西。其实，胎儿的视觉在怀孕第13周就已经形成了。虽然胎儿不愿去看东西，但对光却很敏感。用胎儿镜观察可发现，妊娠4个月时胎儿对光就有反应。当胎儿入睡或有体位改变时，胎儿的眼睛也在活动。怀孕后期，如果将光射进子宫内或用强光多次在母亲腹部照射，可发现胎儿眼球活动次数增加，胎儿会安静下来。用B超检查仪还可观察发现，用手电筒一闪一灭地照射孕妇的腹部，胎儿的心率就会出现剧烈变化。因此，光照胎教法正是基于胎儿具有视觉而实施的。

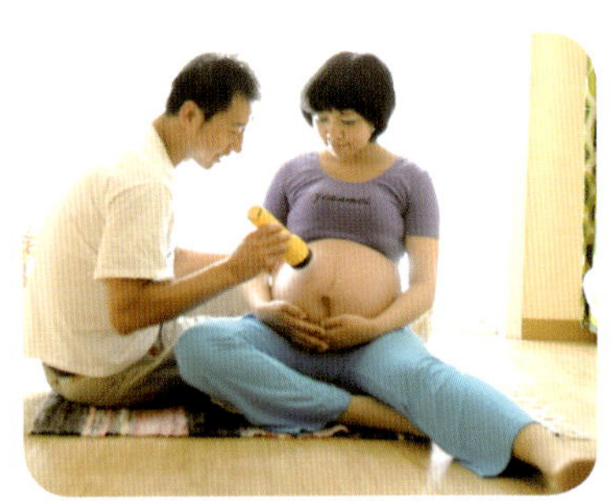

具体方法：每天用手电筒紧贴孕妇腹壁照射胎儿头部，每次持续5分钟左右。结束时，可以反复关闭、开启手电筒数次。在胎儿期适时地给予光刺激，能促进胎儿视网膜光感受细胞的功能尽早完善。

温馨提示

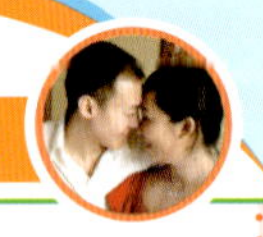

胎儿出生不到10分钟就能发挥视觉的作用，不但能看见母亲的脸，而且还具有认识模型和判断图形的能力。新生儿的视力只能看见30～40厘米以内的东西，这恰好与他在子宫内位置的长度相等，说明新生儿还保留着宫内的生活习惯。

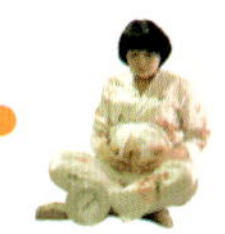

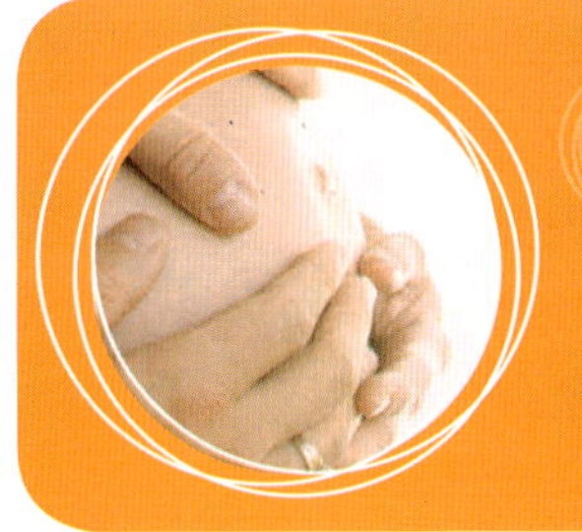

八、不同孕期的胎教内容

12周以前

在怀孕3个月以内是胎儿对致畸因素十分敏感的时期，这时无论是在精神、饮食、工作、生活等各个方面均应特别谨慎，尽力避免不良因素影响孕妇和胎儿。

胎儿的情况：胎儿的雏形已经具备。第三个月末期已经不能称为“胎芽”，而是真正的“胎儿”。以前胎儿会通过皮肤吸收氧气和营养，现在则经由胎盘上的脐带，自母体获得丰富的养分。

这个时期，身体每天成长约1厘米左右。在第三个月后期，胎儿已经长至9厘米。这时 脸部已略具人类雏形，有眼睑，耳朵部分也已形成，嘴唇构造完全，鼻子隆起，并且已有鼻孔。性器官在第十一周后期开始形成。

早孕反应对胎教的影响：我们都知道，早孕反应是正常的生理现象，怀孕3个月后会逐渐消失。而在怀孕的前3个月，孕妇的生理反应，如恶心、呕吐、乏力、食欲不振等，往往影响孕妇的心情，情感与心理平衡，表现出烦躁、易怒或易激动、抱怨等情绪。

而恰恰此阶段是胎教的开始阶段，又是胚胎各器官分化的关键时期（胚胎于此阶段形成），孕妇的情绪可以通过内分泌的改变影响胎儿的发育，孕妇在怀孕早期的不愉快心情，往往可以借助母子沟通的方式而影响胚胎。因此，怀孕早期保持健康而愉快的心情是这一时期胎教的关键。

胎教基本原则：胎教要从孕妇自我情绪调整和人为地对感官进行刺激两方面进行。其实，从怀孕之日起每个孕妇已经在自觉或不自觉地开始了胎教，这就是夫妇双方（尤其是孕妇）的情绪，对新生命的渴望，对饮食、起居的安排与调整。

如果夫妇双方或孕妇对早孕反应过于敏感和紧张，往往会对怀孕早期的正常生理变化产生焦虑和不安，甚至反感和厌恶。这种情形非常不利于胚胎早期健康地形成，不利于胎儿的身心健康和发育。

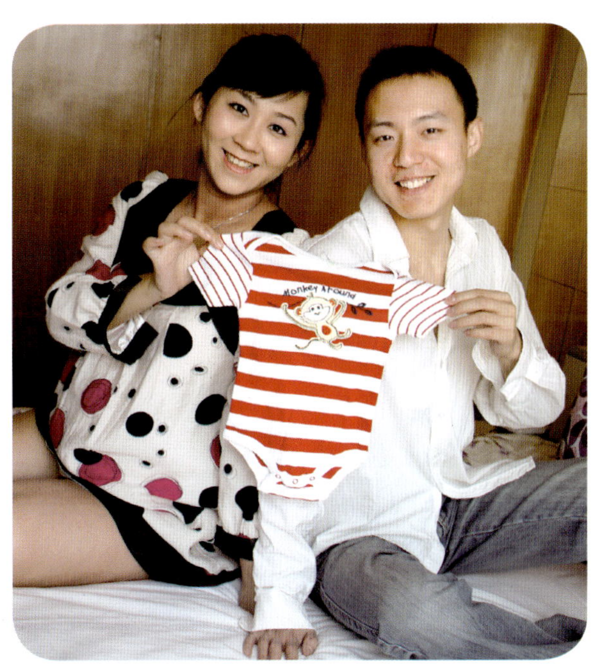

胎教基本内容：主要是进行情绪调整对胎儿进行感官良性刺激。除了孕妇的个人情绪调整以外，我们可以按照胎儿感觉机能发育的顺序，给予胎儿适当超前的良性感官刺激，是这一时期胎教的另一个内容。

12～14周

怀孕3个月时，胎儿已具人形，对外界的压、柔等动作可以感应，孕妇可用轻柔的手法按摩下腹部，或在摇椅中轻轻摇动，通过羊水的震荡给予胎儿压、触觉的刺激，会促进胎儿神经系统的发育。但注意，切勿使用暴力或过于强烈的刺激。

到怀孕第三个月，孕妈妈的身体已渐渐能适应妊娠期间的生理变化，心理也慢慢接受这项事实。这时，胎儿也在母亲日臻成熟的身心中一天天长大。从受精卵到现在，胎儿的人类特征越来越明显，胃、肠、肺、肝、肾脏等重要器官已经开始活动，因此现在的胎儿已能算是一个“人”了。

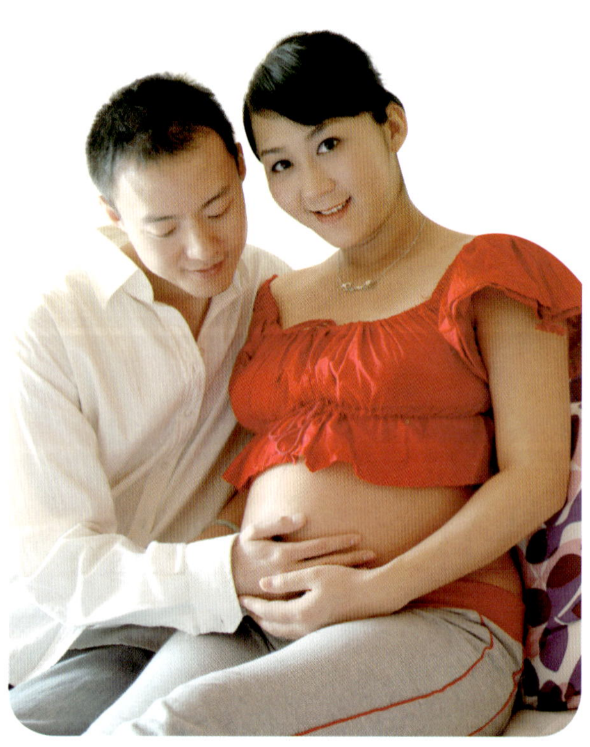

除了丈夫和家人的支持与照顾外，如果孕妈妈身为职业妇女，此时也应让同事知道你已经怀孕，以便在工作中取得周围人们的谅解。

虽然已经停止孕吐，可是连接胎儿和母体的胎盘柔软不稳定，孕妇不要因为已经适应目前的身体状况，而过度操劳。想想看这时的自己有没有常常加班？平时走路步伐会不会太快？是不是曾经突然举起重物呢？这些情形都应该避免。

胎教重点：在这段时期，全家人应做好各种准备，无论是从物质上还是心理上。另外，尽量避免太劳累的生活，这点非常重要。女性如果在平常就能建立良好的人际关系，这时就能在良好的气氛中，边享受初为人母的成就感，边品尝工作的乐趣。

14～16周

宝宝的感官发展：在四个月以前，宝宝大部分的肢干和主要的器官，例如心脏、肝、肾等已发展成形，而后则会逐渐长大，至于鼻子、眼睛与嘴巴等器官，虽然在第八周就开始成形，但是必须到第十六周以后，这些器官才会逐渐发展出功能。

胎教重点：在这段时期，宝宝的感官发展尚未健全，对外界给予的刺激还无法有反应，因此，孕妈妈要做的是奠定好宝宝成长发育的基础，这个时期的胎教重点主要有两项：

正确摄取营养：适当的营养是宝宝健康成长不可或缺的要素，因此，摄取适当且足够的营养素，是做好胎教的基础。

保持情绪愉快：当人处于情绪不佳、愤怒或是高压状态时，身体的血管会收缩，而血液会集中到几个重要的器官以保护他们不受损，如脑部、肝、

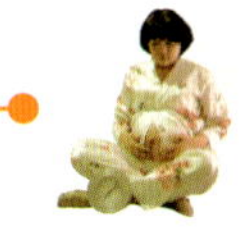

肾等，但在血液总量不变的情形下，其他地方的血液供应量就可能减少，也就是说，孕妈妈在生气时提供给胎盘的血液可能会变少，那么胎儿就会受到不良的影响。

另外，当胎儿的感官发展渐趋健全时，也会对孕妈妈情绪的变化有所反应。因为孕妈妈的身体在高兴或是愤怒时所释放出来的物质会扩散在血液中，再经由胎盘传送到胎儿的血液循环里，使得宝宝与孕妈妈有同样的情绪反应。所以在孕妈妈因愤怒而使肾上腺素增加时，宝宝的心跳也会加快；而当孕妈妈非常高兴时，体内的脑内啡(endorphins)浓度升高，宝宝也会感到平静与满足，所以，保持情绪的平稳是很重要的。

16～20周

宝宝的感官发展：胎儿的听觉在怀孕第15～20周之间开始发展，宝宝能够同时听到妈咪体内器官运作的各种声音和外界的噪音。在临床上，会以低频的声音刺激35～36周大的胎儿，观察在睡眠中的胎儿是否会清醒，来判断他是否健康。

胎教重点：胎教的这一阶段就是依照宝宝的感官发展，适当地给予刺激，也就是分别从视觉、听觉、触觉、味觉与嗅觉下手。外界较难给予宝宝味觉与嗅觉上的刺激，因此，视觉、听觉与触觉是胎教的重点，而这个时期可以先从刺激听觉开始。

21～28周

宝宝的感官发展：从有羊水之后，宝宝就能在孕妈妈肚里游来游去，尤其是怀孕中期，大约在这个时期孕妈妈才会感受到胎动。

胎教重点：除了给予听觉上的刺激之外，准爸妈可以温柔地透过肚皮给予胎儿一些推挤、敲打的刺激，和胎儿玩互动游戏。

29～40周

宝宝的感官发展：胎儿的眼皮大约在第25周就能开合、眨眼，而在第33周时，胎儿能够感受到子宫内光线的明暗度改变了，并有所反应，不过他得等到出生后才能看到物体的形状与模样。

胎教重点：因为宝宝对于子宫内光线的改变很敏感，准爸妈不妨借此刺激他的视觉发展，除此之外，宝宝的听觉、触觉等感官能力，也都在这个时期发展到成熟的阶段，因此这个时期爸妈可以自由运用上述介绍的各种游戏，甚至是把不同的游戏组合起来，给胎儿多元化的刺激。

胎教趣事1：不喝妈妈奶的女婴

瑞典曾有一个名叫克列斯蒂娜的女婴，她虽然长得健壮，但却不愿吸吮母亲的奶，母亲把奶头对着她，她仍然把头转过去。她情愿去吸别人妈妈的乳汁或奶瓶的奶。后来经过调查后才知道原来该婴儿的母亲在怀孕时打算流产但因其丈夫执意不肯才勉强生下了她。克列斯蒂娜在母亲的腹中已经痛感到母亲不希望生下自己，出生后就心怀不满，因此，拒绝吃妈妈的奶，对母亲仍存有戒心。

胎教趣事2：在生活风波面前

曾有一位在妊娠期间遭受沉重打击的妇女，她于怀孕数周后被丈夫所抛弃，家庭负担、经济问题都摆在了面前，常常为此发愁。当她怀孕到6个月时，在一次检查中，发现一侧卵巢患有癌前性囊肿，需要立即手术切除。医生建议她流产，但她毅然拒绝，为了孩子，她做好了冒任何风险的准备。结果，这位妇女生下了一个完全健康的胖儿子。而且儿子长大后是一位非常坚强的小伙子。

第四章　一朝分娩
——为了宝宝，痛并快乐着

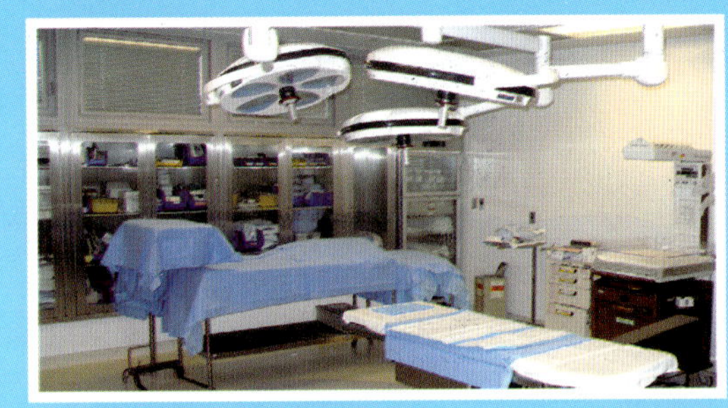

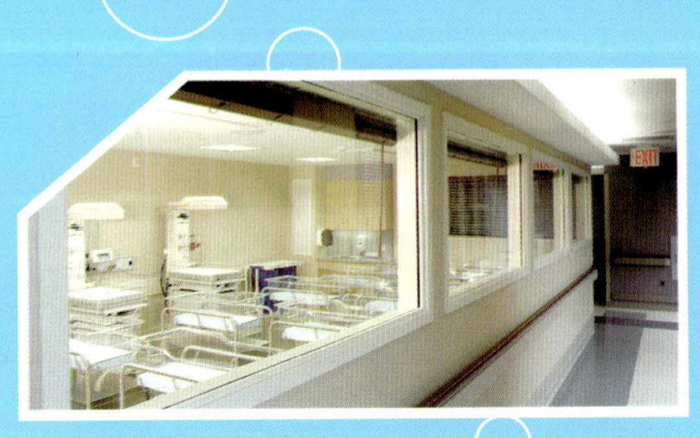

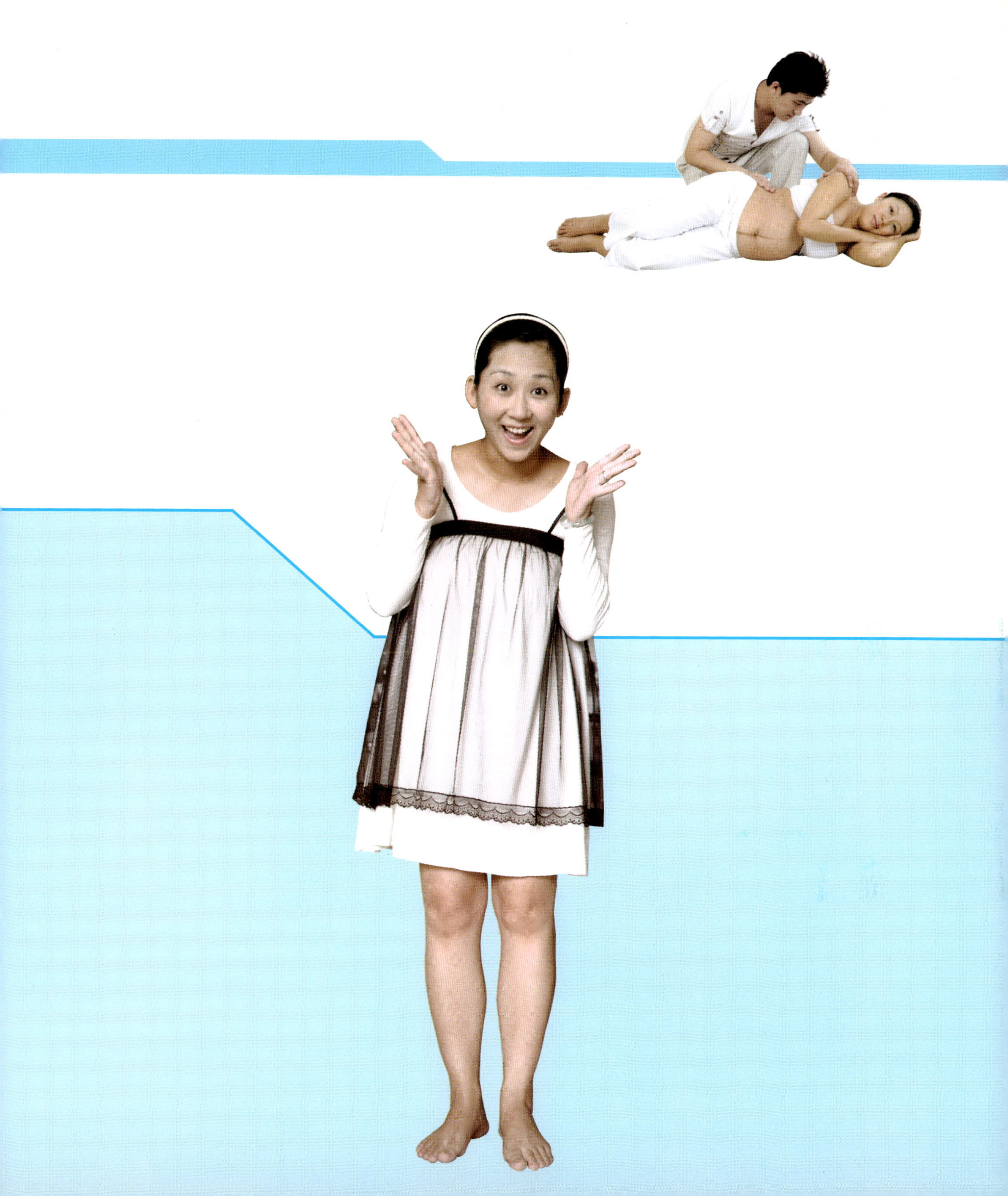

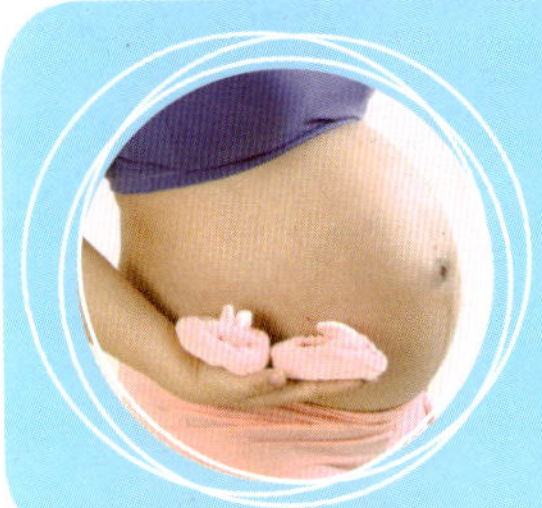

一、物质准备

准爸爸的准备

准爸爸：妻子眼瞅要生了，我该怎么办？

专家面对面

清扫布置房间

在妻子产前应将房子收拾好，以使妻子能够愉快、安心、顺利地渡过产假期，让宝宝出生在一个清洁、安全、舒适的环境里。

购买物品、用具

耐用类：婴儿用品（详见住院必需物品）。

家用电器：空调、加热器、加湿器或抽风机、电风扇、热水器等。

粮食：小米、大米、红枣、面粉；3～5公斤挂面或龙须面。

副食：2公斤红糖；5公斤鲜鸡蛋；1公斤食用油；适量的虾皮、黄花、木耳、花生米、芝麻、黑米、海带、核桃等。

洗涤用品：肥皂、洗衣粉、洗洁精、去污粉等。

孕妈妈的准备

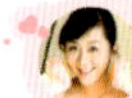

孕妈妈：我需要准备哪些物品？

专家面对面

当你感到恶心或者呕吐时，清洁一下口腔，会感觉好得多。所以不要忘记带上你的牙刷、牙膏或漱口液。

在刚生宝宝时，有些妈妈会觉得寒冷而发抖，就需穿上保暖裤或厚袜。

分娩后，阴道里会有恶露流出，所以要备有足够的卫生巾或卫生护垫。

你需要2～3个脱卸式的哺乳胸罩、若干条内裤和柔软的拖鞋。

可能有些污物要擦除，放一盒纸巾或一块湿毛巾在身旁，可以随时清洁脸、颈和手。

分娩时，由于经口呼吸，嘴唇可能变得非常干燥，你可以涂抹些防唇裂软膏或唇油来防止皲裂。

如果你留着长发或头发盖住了脸，用发卡、梳子或发带束住头发。

像平时一样，清洁完脸部和手后，擦一些面霜或护肤霜。

可以带上一些如巧克力、饼干之类的小食品。另外，最好带些可以解渴的饮料。

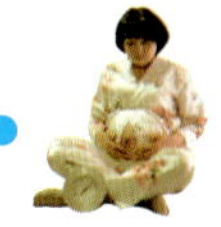

要将坐月子期间所穿用的内衣、外衣准备好，洗净后放置一起。

内衣选择纯棉制品，因纯棉制品在吸汗方面比化纤制品优越，穿着较舒适。

裤子可选购比较厚实的针织棉纺制品，如运动裤，既保暖又比较宽大，穿着舒适，同时还容易穿、脱。

坐月子洗澡不便，多准备几套内衣，以便换洗。

要准备专用的洗脸和擦洗身子的毛巾，各准备一条就可以了。

住院前的准备

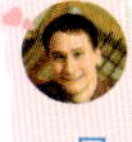

准爸爸：住院前需要准备哪些必需品？

专家面对面

住院前准备的物品清单

毛巾：擦汗用的、洗澡用的、吃东西时候用的大毛巾、小毛巾等。其中孕妈妈自己要准备3条擦汗的毛巾，1条洗脸的毛巾，1条擦身的毛巾。

宝宝的毛巾有：餐巾5条、洗澡2条(1条搭着胸口)、洗面1条、洗屁股1条、洗完澡擦身用大毛巾2条。除了毛巾，最好准备一些纱布，给宝宝清洁口腔用。

其他物品：牙刷、牙缸、梳子、脸盆、脚盆等盥洗用具；成人尿布或产后卫生巾；护肤乳液；前开口的换洗衣物；哺乳内衣、吸奶器；拖鞋、有跟的软底鞋，保温杯；健保卡、身份证和妈妈手册等各种相关文件；出院时穿的衣物。

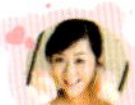

孕妈妈：给宝宝准备的物品有哪些？

专家面对面

哺乳、清洗用品——奶瓶(玻璃、塑料材质)：母乳育儿时必备一个，方便存储母乳或给婴儿喂水；奶嘴：应首先使用S型或0～6个月适用；奶瓶消毒锅、消毒钳：消毒奶瓶、奶嘴及奶器；蒸汽消毒锅或微波消毒锅；奶瓶保温桶、温奶器：保温4小时以上，适用外出时哺乳，快速温热奶、食品等；奶瓶、奶嘴清洁用品：清洗奶瓶、奶嘴专用；奶粉盒：存储奶粉，外出携带方便。

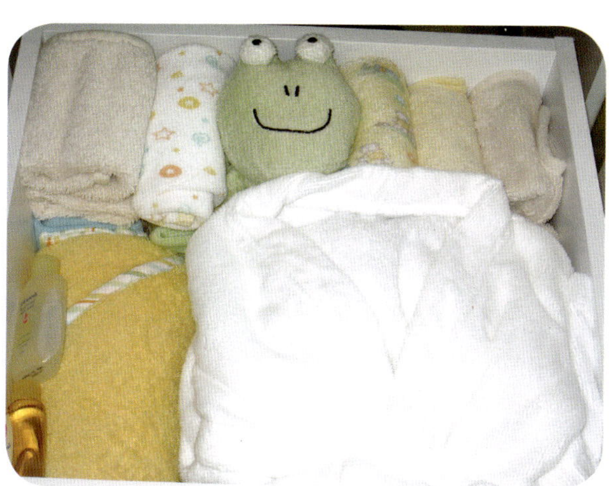

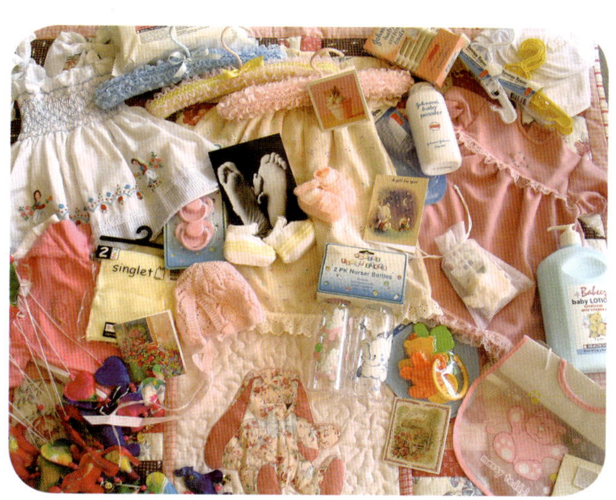

沐浴与清洁卫生用品——护肤柔嫩湿巾：擦搓婴儿臀部必备品；小毛巾、沐浴擦：给宝宝擦搓沐浴擦身，柔软舒适更清洁；大浴巾：纯棉，吸水力强，沐浴时必备品；婴儿浴盆、浴罩或浴网：三点式，四点式或浴网、浴盆50厘米以上；水温计：清晰显示沐浴适宜水温度；香皂：无泪配方、无刺激；初生婴儿沐浴露、洗发精：清除污垢，不带走过多皮脂，不伤头发，无泪配方；婴儿润肤油：洗澡后按摩使用，还可清洁头皮垢；婴儿护臀霜：洗后必备，舒缓皮肤不适，防止尿布疹和湿疹等；婴儿爽身粉、润肤乳液：保持皮肤干爽，预防糜烂、尿布症等，补充肌肤水分，防止干裂。

洗涤用品——婴儿洗衣液：婴儿的衣物要特别清洗、消毒，性质温和无刺激；尿布洗涤剂：消毒

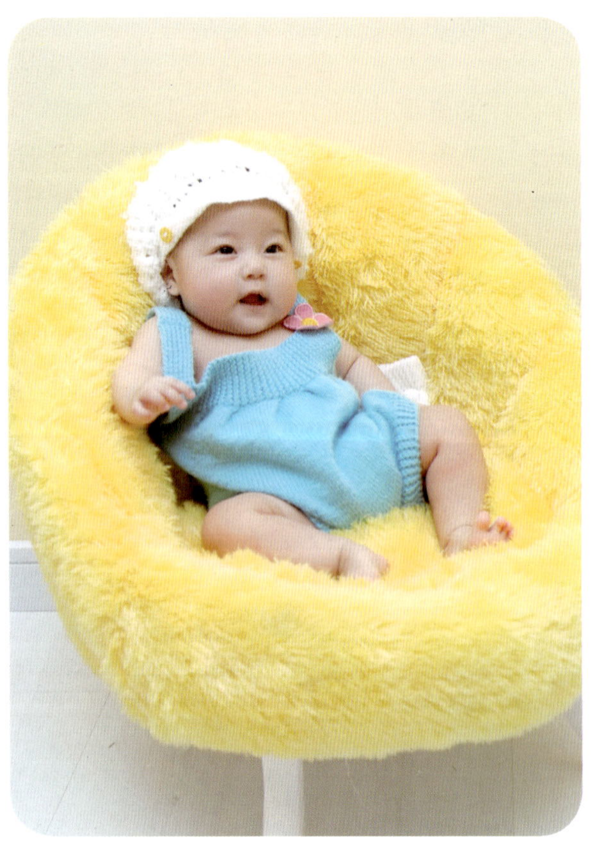

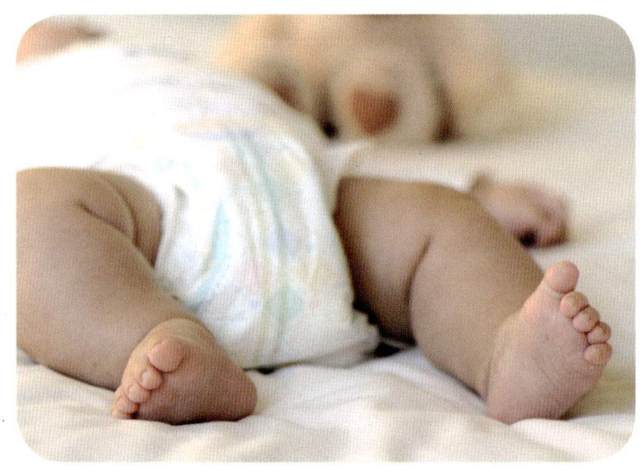

尿布，残留污渍易于清洗。

尿布、纸尿裤：新生儿推荐使用超薄型，每天用量6～8片；布尿裤：透气、舒适防漏；纱布尿布：吸水、透气、易洗、易干，防止红PP；隔尿垫巾：使尿布清洗变得简单，保持小屁股干爽和清洗；防漏尿垫：防止尿液污染被褥。

日常用品——婴儿指甲剪刀：不会割伤婴儿手指；棉签、棉球：清洁鼻孔、肚脐、耳垢等；电子体温计、退热贴：显示温度快，方便准确，物理降温，为婴儿的突然发热做准备；理发器：修理柔软的头发；梳子：梳理柔软的头发；婴儿吸鼻器，喷鼻剂：清洁鼻涕，不伤鼻粘膜，保湿防止鼻腔结痂、预防感冒；喂药器：有针筒式和奶嘴式两种，喂药更容易。

外出用品——多功能背包：存储袋多，空间大，携带外出用品方便；背带：外出抱孩子很轻松方便；护肤品：滋润保湿，呵护肌肤。

婴儿车——手推车：了解车的特点后再选购；学步车：宝宝学步更安全，妈妈更轻松；汽车坐椅：宝宝乘坐汽车很安全；弹乐椅、摇椅：增加宝宝玩耍的乐趣，安慰宝宝。

SICCAROL-HI
シッカロール・ハイ
Baby Powder
AVENT
AVENT

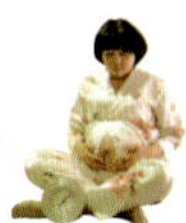

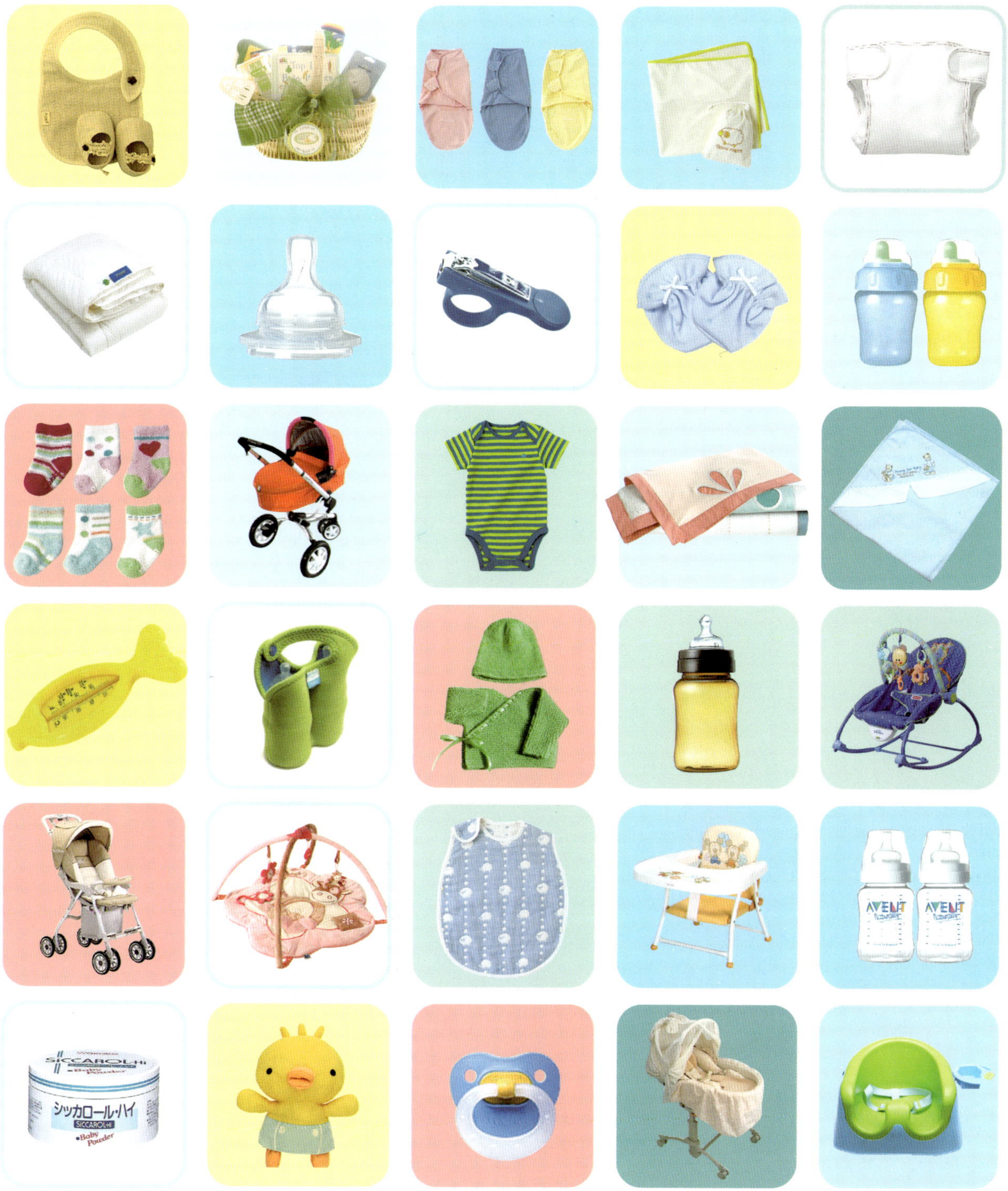

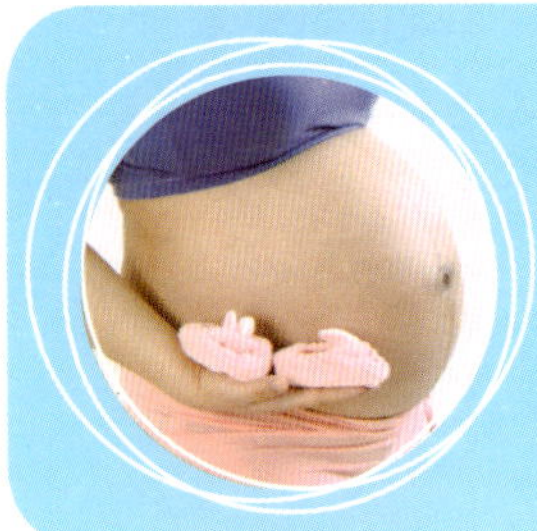

二、人员准备

第一次做父母难免紧张，请自己的长辈来照顾“月子”有时会不太方便，介绍两位“嘉宾”——导乐和月嫂。

导乐

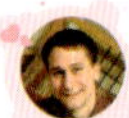

准爸爸：导乐是谁呀？

专家面对面

DOULA是指一个有生育经验的妇女在产前、产时及产后给产妇持续的生理上的支持和帮助，以及精神上的安慰和鼓励，她们不仅有生育经验，而且富有爱心、同情心和责任心，并具有良好的人际交流技能，能给产妇安全和依赖感，因此是减轻产痛和消除产妇紧张情绪的一种很好的方法。

导乐能以冷静客观的态度观察产妇，并以科学有效的方式去指导帮助她们，用热情和和善的言行鼓励她们，使得分娩顺利完成。这种一对一的陪伴，可使陪伴者与产妇之间建立相互信任感，满足产妇在分娩过程中独立与依赖的需求，使产妇感到安全、舒适、信心十足，保证和促进母婴的安全和健康，从而顺利完成分娩。

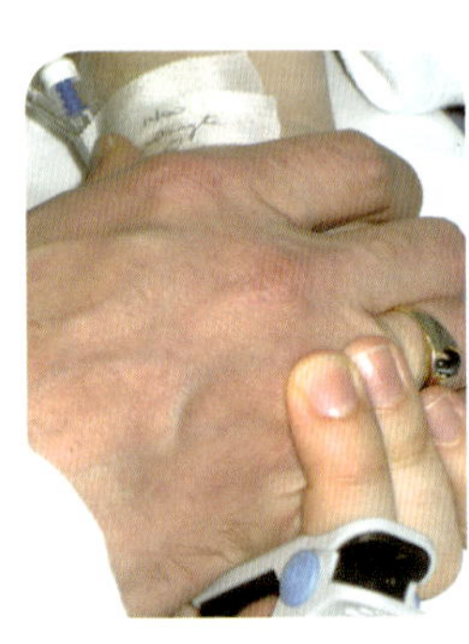

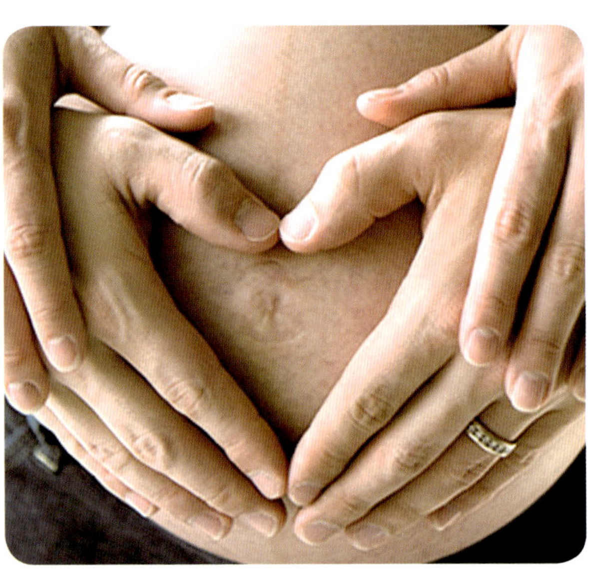

孕妈妈：导乐都能提供哪些帮助呢？

专家面对面

在情感方面的帮助：由于产妇对产程不了解，阵痛可以造成产妇的恐惧紧张心情，而导乐可以在整个产程中对产妇进行各种解释和帮助，并协助指导产妇和家属参与产程中的护理，使产妇在情感方面得到满足，减少阵痛时间。

在教育上的帮助：由于导乐具有产科方面的知识，在整个待产过程中，多拉可用掌握的医学知识向产妇解释产程进行的每个阶段，教育产妇应怎样

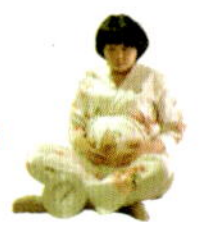

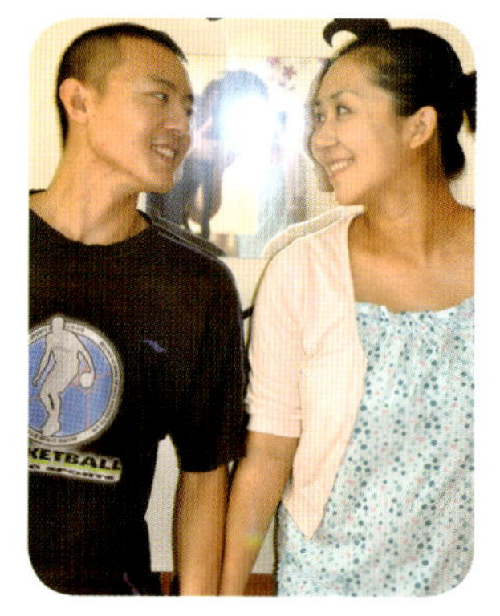

正确地配合分娩，授予一些技巧，帮助树立信心，顺利分娩。

在物质上的帮助：由于分娩阵痛的原因，产妇会出现很多不适和需要，导乐可以和家庭成员共同扶持产妇走、坐、靠或蹲下以减轻产妇背部疼痛。导乐可用一些润肤油帮她按摩，或用热敷和轻轻推压，给予产妇不同的按摩方式以减轻其痛苦。同时，根据不同的需求，给予喂食、谈话等减少产妇的恐惧，使其在物质上得到最大的满足。

导乐的作用：

提高母乳喂养率按需哺乳率。

减低剖宫产率和硬外麻比率，以及降低催产素率和产钳率。

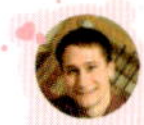

准爸爸：我们如何找到导乐？

专家面对面

一般在专业的产科都能找到“导乐”。大多数医院的产科在孕期都开设“孕妇学校”，讲课、培训的人员就是多拉们，她们会耐心解释妊娠、分娩、产褥及婴儿喂养方方面面的疑惑，和你们建立良好的信赖关系。只要你们提出申请，就会得到导乐的帮助。

月嫂

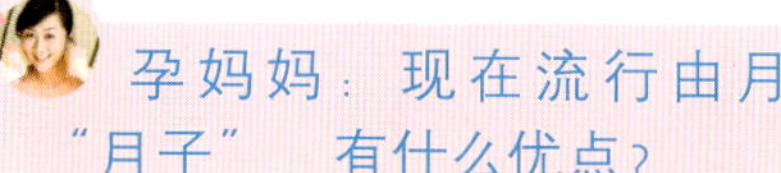

孕妈妈：现在流行由月嫂来照顾“月子”，有什么优点？

专家面对面

专业的“月嫂”都有相关知识的培训和学习经历，年富力强，精力充沛，身体健康，经验丰富。由她们来照顾“月子”方便、省心、安全、时尚，可以免去父母的辛劳，丈夫的忙碌，进而减少家庭矛盾。一般“月嫂”的费用为1000～3000元/月，虽然看起来有些贵，但是倘如产妇、婴儿或长辈稍有微恙，所花费用远不止这些。

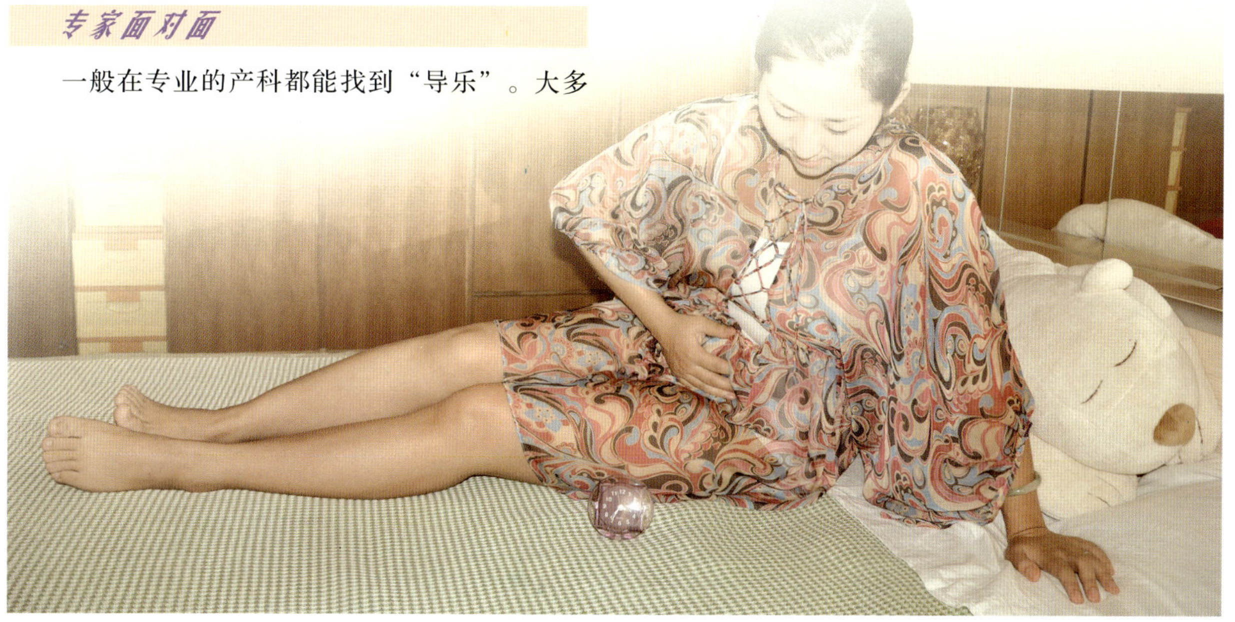

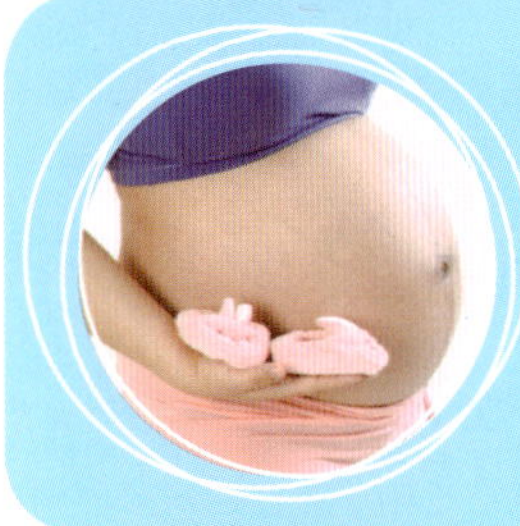

三、心理准备

许多人对于分娩的经过缺乏了解，很难想象这么大的一个婴儿是怎么生下来的。某些传闻更是夸大其词地形容分娩是如何的痛苦，使得许多产妇对分娩更加感到恐惧。

当然，分娩是产道被撑开而让婴儿通过，所以痛是不可避免的。但这种痛又是因人而异的，有人并不感到很痛，差异处处存在。绝不能把分娩看成一个不堪忍受的痛苦过程。分娩时的阵痛是自然现象，与受伤、疾病的疼痛有本质上的区别。

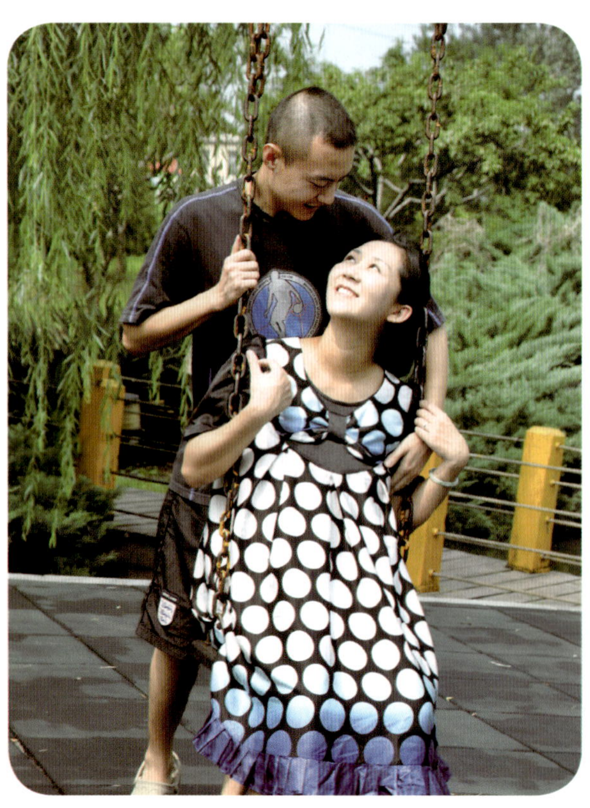

人感受到痛是大脑皮层中枢神经的作用。如果自我感觉不安，中枢神经会有非常敏感的反应，痛就会更厉害。很多孕妇每每想到自己即将临产时，心中就忐忑不安，充满恐惧心理。

所以，必须从思想上消除对分娩的恐惧不安的心理障碍，保持平静的心情，分娩时也就不会感觉太疼痛了。精神越紧张，就会觉得越痛。

对于人体来说，心情舒展，肌肉也会放松；心情越紧张，肌肉就会绷得越紧。作为一名女性，结婚生孩子总归要经过这一次，这是必须正视的现实。

分娩时，婴儿是从狭窄的产道出来的，如果这时心理没有负担，让肌肉和骨盆放松，婴儿才能顺利通过，生得也就快了。

怀孕不是生病，分娩也不是极度痛苦的事，只要有良好的心理准备，大都能平安渡过分娩、产后忧郁这一关。产妇的精神状态固然受到外界各种因素的影响，但也是完全可以控制，并且可以不断进行自我调整的。其实，这个痛苦不过是宫缩造成的不适而已。

产妇明白了宫缩是帮助胎儿出生的正常现象，那么对分娩也就不会害怕了，这样，待产的过程中不急躁，持着“既来之，则安之”的态度，事先对分娩的过程有详细的了解，对出现各种不正常的因素都想好了如何配合助产人员，这种心理状态能很

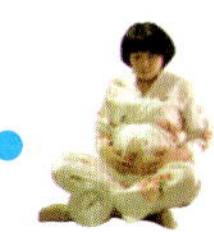

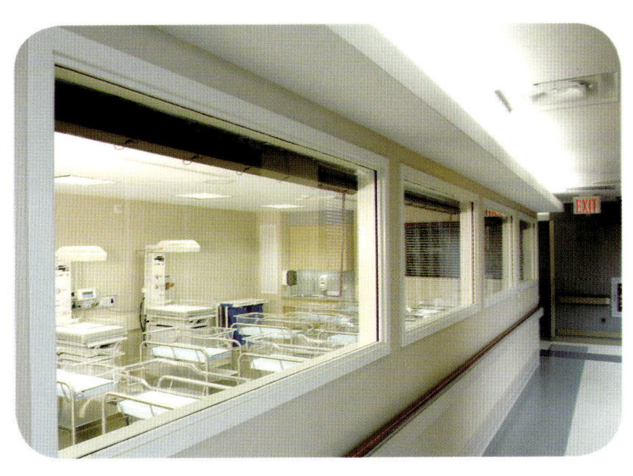

好地帮助产妇克服产前的种种不适和产后的尽快恢复。事实证明，有心理准备的产妇，比没有心理准备的产妇生孩子要顺利得多。

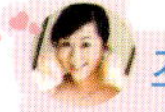

孕妈妈：如何进行分娩的心理保健？

专家面对面

虽然分娩是一个自然生理过程，可它对人类却往往是一件重大的应激事件，尤其是初产妇，非常容易出现复杂的心理变化，对分娩产生不良的影响。目前，心身医学正在日益受到广泛重视，不但要重视生理因素对分娩的影响，更应关注社会及心理因素对分娩过程的影响。

这样，有助于提高自然分娩的安全性。

应激反应

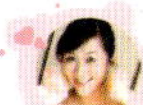

孕妈妈：什么是分娩的应激反应？

专家面对面

分娩应激反应，是产妇对内外环境中各种因素作用于身体时，所产生的非特异性反应，从妊娠期间就开始了这种心理应激反应：

对怀孕后身体的生理变化不适应，尤其是妊娠早期。胎儿作为一种异物刚刚被接受，加上妊娠反应引起的呕吐不适等，孕妇对怀孕及分娩有不同程度的恐惧心理。

过于关注怀孕过程，如经常担心妊娠不顺利，担心胎儿发育不正常。研究表明，对怀孕表现出消极态度，对胎儿状况太担心的孕妇，在孕期容易发生并发症，分娩时也常常更危险。

担心分娩不顺利，害怕手术，害怕分娩时的宫缩痛。

害怕陌生的分娩环境，害怕周围产妇痛苦的呻吟或号叫，害怕医务人员冷漠的面孔或语言刺激。

为胎儿性别烦恼，担心分娩后遗症，担心胎儿不能存活，担心产后无人照顾及经济费用等。

心理反应

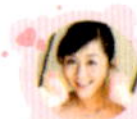

孕妈妈：分娩时身体会有哪些变化？

专家面对面

分娩时生理反应特点表现为：血压升高、心率加快、呼吸增加、血糖升高、肌肉紧张等。内分泌系统发生变化，尤其是垂体-肾上腺皮质系统，使得肾上腺素分泌增加，导致子宫收缩乏力，影响产程的顺利进展。

分娩时心理反应特点表现为：焦虑、恐惧、抑郁是心理应激最常见的反应。适当的焦虑，可提高个体适应环境的能力，而过度焦虑则不利于适应环境，易导致子宫收缩乏力，是增加助产率和产后出血的一个可能因素。

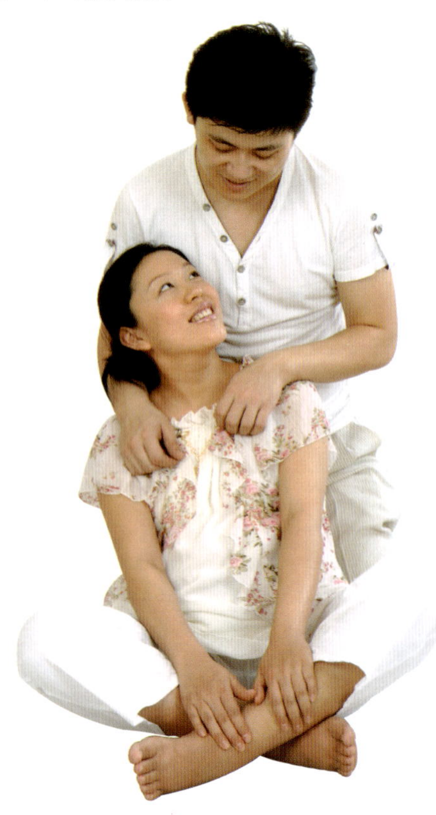

不良的情绪反应可使痛域下降，加重疼痛。紧张疼痛综合征可使产程延长，同时减少子宫血流，使胎儿缺氧。应激状态的产妇心理承受能力下降，自我评价下降，缺乏自信。由应激引起的强烈情绪反应，使产妇分娩的自控力降低或丧失。

分娩能否顺利完成，取决于产力、产道、胎儿这三个传统的要素。最近研究认为，精神心理因素对分娩过程影响很大，被认为是第四要素。四个要素中任何一个不正常，都会影响产程顺利进行。只有四个因素相互协调配合，才能顺利完成分娩过程。

心理暗示

焦虑、恐惧等不良的情绪反应可使痛域下降，加重疼痛。而疼痛又加重焦虑、恐惧等情绪，形成恶性循环。产妇应正确对待产痛，并学会减轻产痛的方法：

增强分娩的信心，保持良好的情绪，可提高对疼痛的耐受性。

想象及暗示：想象宫缩时宫口在慢慢开放，阴道在扩张，胎儿渐渐下降，同时自我暗示：“我很顺利，很快就可以见到我的宝宝了。”

有助于放松的方法：如肌肉松弛训练、深呼吸、温水浴、按摩、改变体位。

分散注意力：看产妇最喜欢的照片或图片，看书、看电视、听音乐、交谈。

微弱宣泄：如借助于哼、呻吟、叹气等减轻疼痛。

获取支持

社会和家庭的支持，是影响心理状态的主要因素。良好的社会支持可对应激状态下的孕妇提供保护，有缓冲保护作用：

产前要对包括丈夫、公婆及父母等家庭成员

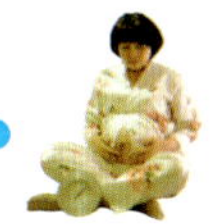

进行有关心理卫生宣教，处理好他们与孕妇之间的关系。

对生男生女均持正确的态度，让孕妇有一个充满温馨和谐的家庭环境，感到舒适安慰，心理负担减轻，全身心投入到分娩准备中去。

家人应多关心、鼓励孕妇，并督促她们定期检查，强化客观支持对孕妇的作用。

熟悉分娩环境及工作人员，可通过各种途径，如播放录像、参观、咨询和交流，设法使孕妇熟悉医院环境和医护人员，减少入院分娩的紧张情绪。

准爸爸的作用

在产程过程中，鼓励丈夫积极参与，他们给予产妇心理及精神上的支持是其他人不能取代的，并在促进夫妻感情上也有一定的积极意义。

丈夫陪伴产妇具有独特的作用。他们能够知道妻子的爱好，可以在她们疼痛不安时给予爱抚、安慰及感情上的支持。产妇在得到丈夫亲密无间的关爱与体贴时，可以缓解紧张恐惧的心理，减少了孤独感。而且，丈夫可在医务人员的指导下帮助产妇做一些事情，如握手、抚摩、按摩、擦汗等，使产妇感受到亲情的温暖。

交流技巧

临产后，产妇由于角色的转变变得相当脆弱，她们容易情绪波动、烦躁、丧失信心。因此，医务人员及陪伴的家人的态度将对产妇产生很大影响，应该这样去做——

多进行情感交流

陪伴的人应有爱心和自信心，并注意仪表仪态，给产妇一个平静、舒服、安全的感觉。

善于倾听，并尽可能多地使用非语言交流，如微笑的表情、目光的接触及身体的姿势等。与产妇适当近距离及触摸，都可以为产妇带来安全感和亲切感，建立情感交流。

多进行语言交流

话语应亲切、温柔、生动。

对产妇的话表现出感兴趣，并及时回答。

经常询问产妇的感觉，并表示理解。

尽量应用开放式问题，以引导她们发挥，使你获得详细资料。

经常表扬及鼓励，以使产妇树立信心。

对产妇使用简单、通俗易懂的语言。

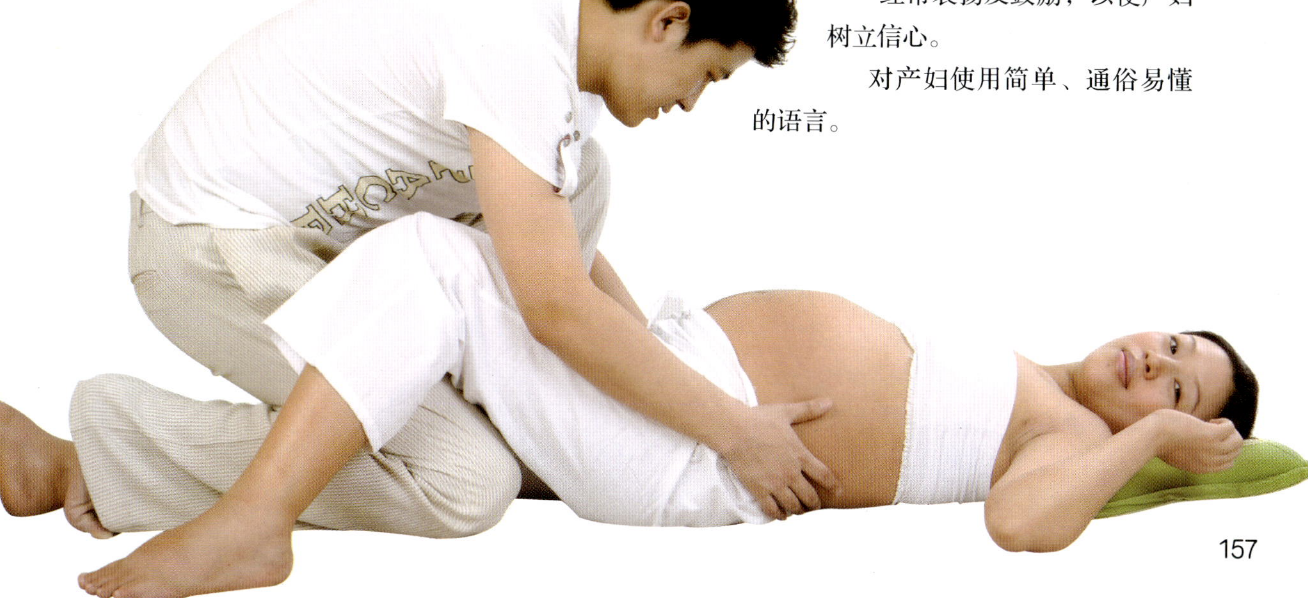

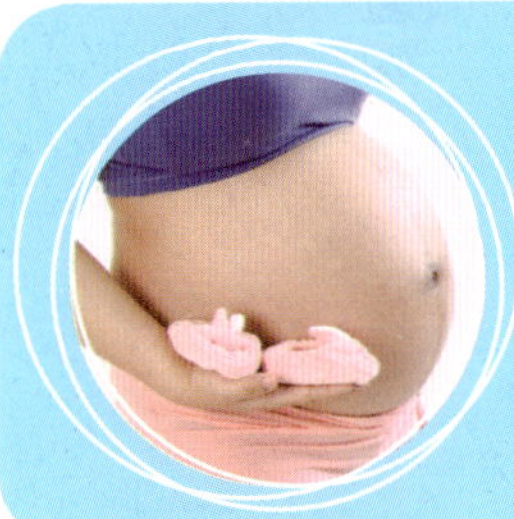

四、分娩过程

产兆

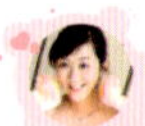

孕妈妈：临产都有哪些征兆？

专家面对面

为了让孕妇及其家属对分娩有充分的准备，让其了解临产的征象十分必要。孕妇在临产时主要有以下三大先兆症状：

孕妇腹部轻松感：初孕妇在临产前1～2周，由于胎儿先露出头部下降进入骨盆，子宫底部降低，常感上腹部较前舒适，呼吸较轻快，食量增多。

但由于先露出头部下降压迫盆腔膀胱、直肠等组织，常感下腹坠胀、小便频、腰酸等。

假阵缩：孕妇在分娩前1～2周，常有不规律的子宫收缩，与临产后的宫缩相比有如下特点：持续时间短、间歇时间长，且不规律，宫缩强度不增加，宫缩只引起轻微胀痛且局限于下腹部，宫颈口不随其扩张，小量镇静剂即能抑制这种“假阵缩”。

见红：在分娩前24～48小时，阴道会流出一些混有血的黏液，即见红。是由于子宫下段与子宫颈发生扩张，附近的胎膜与子宫壁发生分离，毛细血管破裂出血，与子宫颈里的黏液混合而形成带血的黏液性分泌物，为临产前的一个比较可靠的征象。

若阴道出血量较多，超过月经量，不应认为是分娩先兆，而要想到有无妊娠晚期出血性疾病，如前置胎盘、胎盘早剥等疾病。

以上所述只是分娩的先兆征象，只能说明不久就要分娩，不能作为诊断临产的依据。

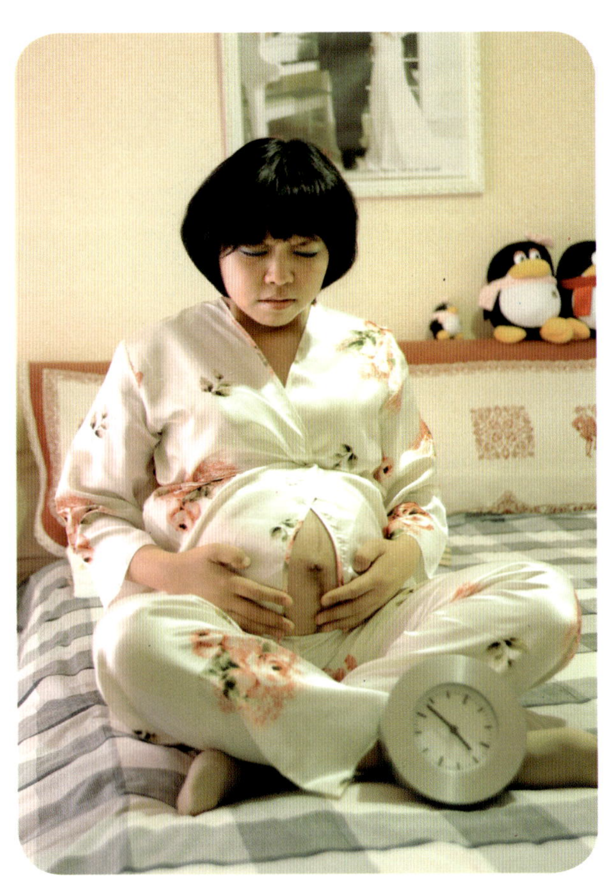

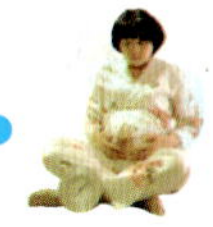

产程

孕妈妈：宫缩是怎么回事?减轻宫缩引起的疼痛有什么好方法吗?

专家面对面

宫缩是子宫肌肉的收缩，是临产后的主要产力，贯穿整个分娩过程中，子宫口开大的速度与宫缩的强弱有很大的关系。随着子宫收缩的加强，一方面促进宫口扩张，加快产程进展，另一方面也给产妇带来了腰骶部坠胀，酸痛或撕裂样痛。这种疼痛称为宫缩痛，目前医学上并没有止痛药来解决根本问题。有几种方法可以适当缓解宫缩痛：1.正确认识分娩过程，每次疼痛时配合呼吸，深呼吸或者改变一下体位；2.分散对疼痛的注意力。要注意的是，大喊大叫不但不能缓解宫缩痛，反而会消耗产妇的体力和能量，使腹部胀气，阻碍胎儿头部下降，影响胎盘的血液循环，导致胎儿缺氧及产程延长，疼痛的时间相应延长。产妇一定要有信心，在医务人员的指导和配合下，顺利地完成分娩。

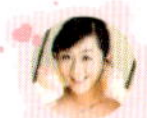

孕妈妈：分娩的过程是怎样的?

专家面对面

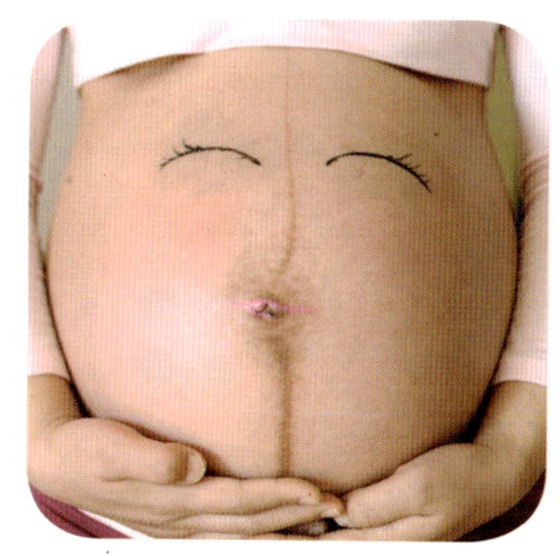

分娩是一个生理的过程，而不是一种疾病，所以要正确认识分娩。分娩过程是从规律宫缩开始至胎儿胎盘娩出为止，称为分娩总产程。

了解正常分娩经

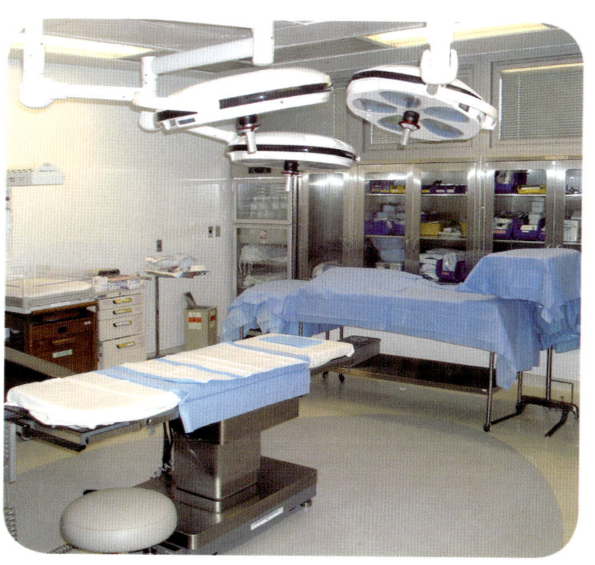

过：自然分娩经历三个阶段，称为三个产程。产妇只有充分了解分娩中各个产程的特点，并在分娩前开始积极做好心理准备，分娩时才能充满信心，积极与医护人员配合。

第一产程为宫口扩张期，是指从产妇出现规律性的子宫收缩开始，到宫口开大10厘米为止。这一阶段时间很长，一般初产妇8～12小时，经产妇6～8小时，宫口扩张的速度不是均匀的。开始时（宫口扩张3厘米之前）较慢，随着产程进展宫缩越来越频、越强，宫口扩张速度也会加快。产妇应做的心理准备是，正确对待宫缩时的疼痛，因为宫缩带来疼痛也带来希望，应该想到每次宫缩就是胎儿向目的地前进了一步。

第一产程潜伏期产妇要多与别人沟通。

在这时宫缩痛刚刚开始，产妇的精力还比较充沛，应该多与她们进行语言交流。

运用倾听等技巧，了解产妇和丈夫对分娩知识的掌握程度，并给予补充。

不断解释说明产生疼痛的生理基础、减轻疼痛的方法以及疼痛时产程的变化情况。

尽可能鼓励产妇多走动，促使胎头下降，缩短产程。

多喝饮料（补充能量）、进食、及时排尿。

温习或示范肌肉松弛及呼吸技巧。

不断给予产妇表扬和鼓励。

第一产程活跃期要更加关怀产妇。

随着疼痛加重，恐惧不断增加，产妇害怕分娩出问题，依赖性更强。这时，更应该加强关心和支持：

尽量运用有帮助的非语言交流技巧，帮助产妇树立信心。

经常变换体位，如站、蹲、走，避免平卧位。

根据产妇的需要握着她的手或给她按摩背部。

指导产妇做深呼吸，使她的精神安定、放松。

随时告知产妇及她的家人产程的进展及胎儿的情况。

第二产程为胎儿娩出期，是指从宫口开全到胎儿娩出为止，这一阶段初产妇约需1～2小时，经产妇1小时以内。此时，产妇会感觉宫缩痛减轻，但在宫缩时会有不由自主的排便感，这是胎头压迫直肠引起的。产妇应做的心理准备是，学会宫缩时正确屏气向下用力，调动腹直肌和肛提肌的力量帮助胎儿顺利娩出。宫缩间歇时停止用力，抓紧休息。当胎头即将娩出时要张嘴哈气，避免猛劲使胎头娩出过快，造成会阴撕裂。

第二产程产妇要注意与医生配合。

多在身边称赞与鼓励，使产妇增强信心。

指导产妇配合宫缩屏气用力，对她的点滴进步及时给予肯定和鼓励。

当无屏气感时，产妇应该坚持进行活动，如立、走、蹲等。

随时满足产妇的生理需要，如饮水、擦汗等。

分娩后向夫妇祝贺。

第三产程为胎盘娩出期，是指从胎儿娩出到胎盘娩出的过程，一般在10～20分钟左右。胎儿娩出后不久，随着轻微的疼痛胎盘剥离排出。胎盘排出后，要检查产道有无裂伤并缝合伤口。

第三产程产妇应尽享得之不易的幸福。

胎儿娩出后，孕妇顿觉腹内空空，产道如释重负，身心疲惫不堪，但内心充满了幸福及自豪："我终于顺利地把小宝贝带到这个世界"，家人要共同分享产妇的喜悦，并尽早进行早接触、早吸吮。

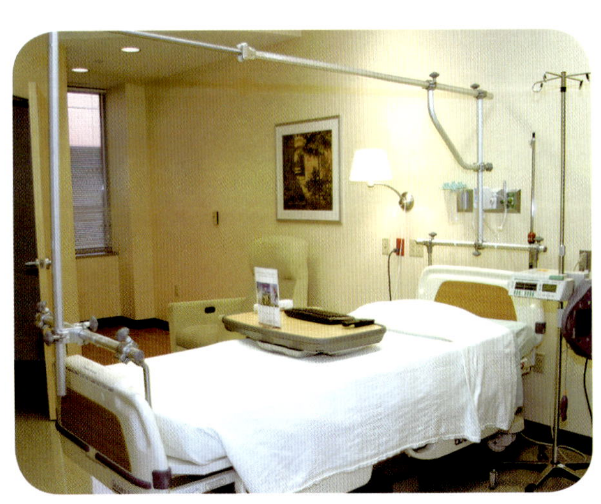

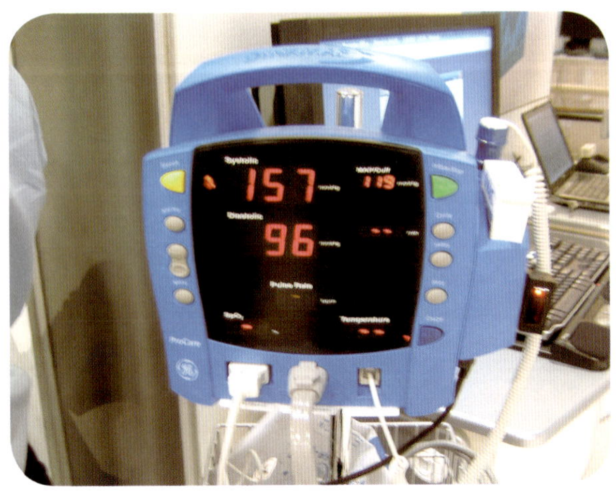

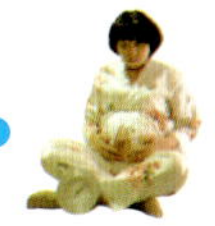

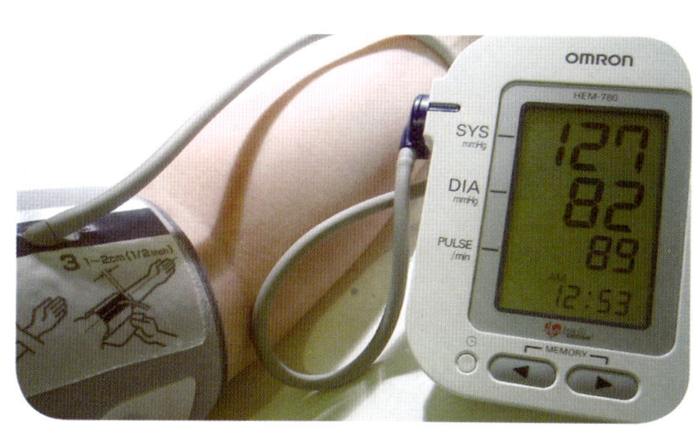

孕妈妈：在产程中一定要做胎心监护吗？

专家面对面

要动态地观察胎儿在子宫内的安危情况，要通过胎心监护的方法，观察胎儿在宫内胎心率的变化以及宫缩对胎心的影响来判断胎儿是否有宫内缺氧的危险，以便及时采取措施，保证母婴的安全。

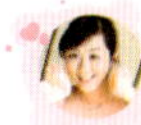

孕妈妈：催产素点滴有副作用吗？

专家面对面

催产素点滴是模拟临产时宫缩的情况，人工合成的催产素是安全可靠的，静点催产素的时候要进行监护，一般都有专人看守，负责守宫缩，通过控制催产素的静点滴数来控制宫缩的间隔和强度，定时进行胎心监护来判断胎儿的情况，如果出现宫缩过频或者宫缩强直的情况，应及时停掉静点催产素和应用镇静药物来缓解，催产素在人体内的代谢时间极短，强直宫缩很快就会缓解，一般不会对妈妈和胎儿造成不良影响。当然，不正当的应用催产素有造成强直宫缩甚至子宫破裂和羊水栓塞的严重情况出现，会危及母婴的健康。

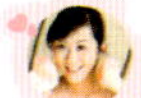

孕妈妈：先生要陪妻子进产房吗？

专家面对面

在美国，早已有半数的医院实施“先生陪太太进产房”，而实验的结果也发现，先生在产房内确有使产程顺利、缩短的功效，产妇本身也能在安心状况下将宝宝娩出。

现在越来越多的人要求先生陪着进产房，但也有另一批当事人持反对意见。排除医院、医师的限制，夫妻两人是否有共同的想法和意愿也是相当重要的，而性格、夫妻感情也可能影响“先生陪着进产房”的正反面效果。

国外强调生产是两个人的事，让先生进入产房，可以了解到太太所承受的压力和疼痛，以后将

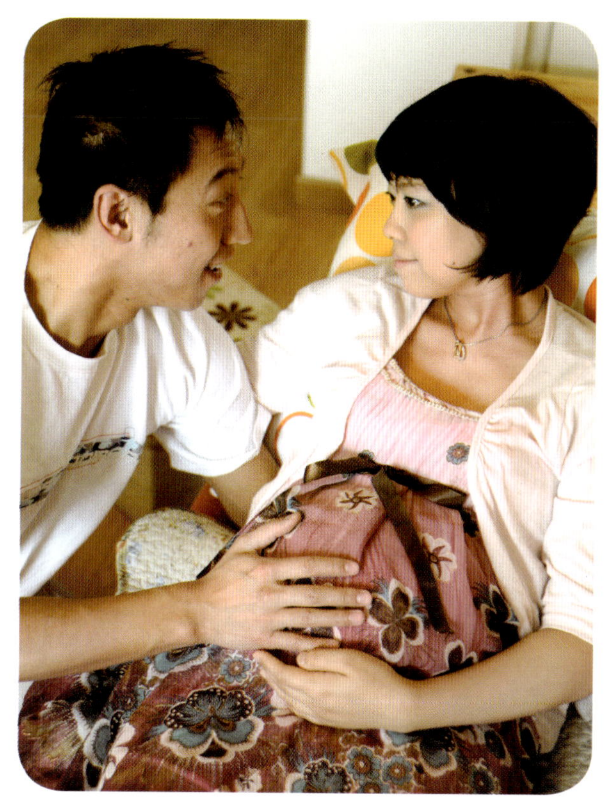

更能协力照顾好宝宝。

分析国内“先生陪太太进产房”不多的原因有四：

产妇的意愿：有的人觉得自己生产的刹那不好看、血流得多、太脏，而不想让先生看见。

先生的意愿：部分先生是想看也敢看或是想看但不敢看；有些不想看但敢看或不想看也不敢看。这时他们进入产房，有的看见血会晕倒，有的即使在里头也不知道该做些什么。

医院的做法：有些医院的产房小，尤其碰到教学医院，加上住院、实习医师，根本无法容纳多余的人进去。而接生室内如同时有两个以上的产妇在生产，先生进入也会影响产妇的隐私权。

主治医师的看法：因为产台都要消毒，有的医师认为先生会碰东碰西，万一引起产妇的伤口发炎更加麻烦。

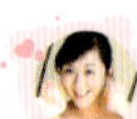

孕妈妈：引产是怎么回事？

专家面对面

引产意味着用药物、器械手段人为启动分娩，达到胎儿分娩目的。引产通常包括剥离胎膜或用一个钩状器械刺破前羊膜囊，然后静点催产素模拟正常临产的过程。引产也包括通过阴道在宫颈旁置前列腺素托，通常过了一夜后，宫颈变得成熟动产。

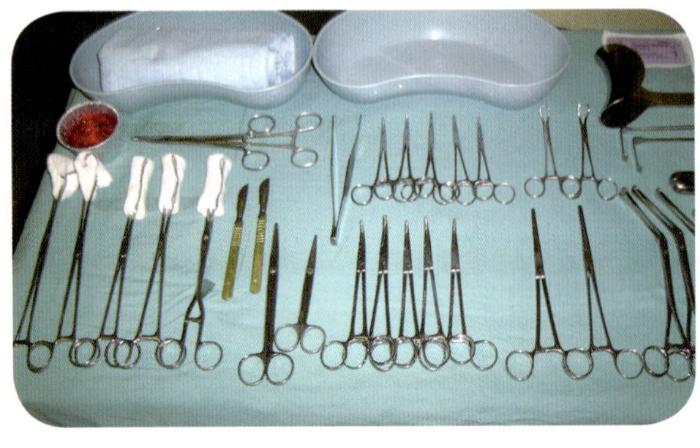

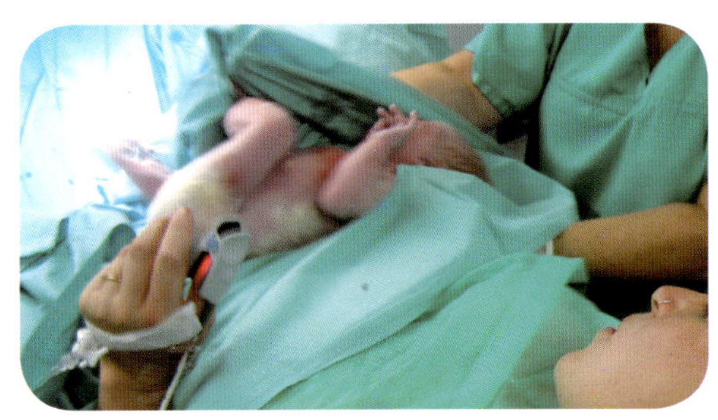

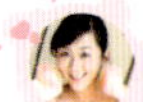

孕妈妈：引产有什么危险吗？

专家面对面

子宫过激：子宫过激是指宫缩持续90秒钟以上或者10分钟内宫缩超过5次。过激会影响对胎儿的供氧和供血，影响胎儿的健康。有时，过激是由注射过量的引产药物引起的。有些药物比其他药物引起子宫过激的危险更大。如果在引产时发生子宫过激，要减少或停止服药，或者服用可以抵消引产药效的药物。产妇可能被要求侧躺半小时，产妇和胎儿将一直接受监控，直到宫缩的节奏恢复正常。

子宫破裂：如果以前做过剖宫产而现在做引产，会引起子宫破裂，子宫撕裂和流血，对母子都很危险。如果以前做剖宫产时在子宫中心有切口，子宫破裂的可能性就更大。

胎儿发育不成熟及肺病：有时医生误算了胎儿的年龄和成熟度，使孩子出生后患有严重肺病。引产也会使孩子出生后的阿普伽记分很低。这种情况很少见。

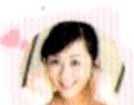

孕妈妈：什么是分娩疼痛？

专家面对面

由子宫收缩引起的疼痛，将会贯穿整个分娩过

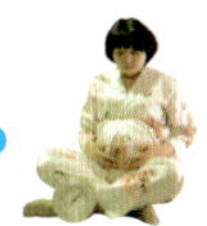

程。宫缩痛主要在下腹部，有时也发生在两股内侧或脊柱上面。多数女性感觉到的宫缩痛与月经期痛性痉挛相似，只是更强烈些。

在胎儿即将出世时，由于会阴和外阴部的扩展，产妇还会感到这些部位有烧灼感和强烈的疼痛。

寻找一个舒适的体位，在放松的状态下进行深呼吸，可以缓解分娩疼痛。

要对分娩的疼痛有充分的思想准备。分娩是自然的生理现象，分娩痛是生理性疼痛，一般人都可以忍受。但是生产时必须经过一段时间的剧痛，如果没有充分的思想准备，你会被意料不到的疼痛打垮。

分娩过程中大喊大叫会使产程延长。

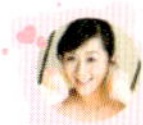

孕妈妈：分娩时可以吃东西吗？

专家面对面

第一产程是宫颈扩张期，从规律性的宫缩开始到宫口开全为止。这一时期的时间最长，宫缩逐渐频繁且增强。初产妇第一产程一般需要12～16小时，体力和精力的消耗都相当大，因此应在第一产程时鼓励产妇尽量吃点东西。此时首选巧克力，

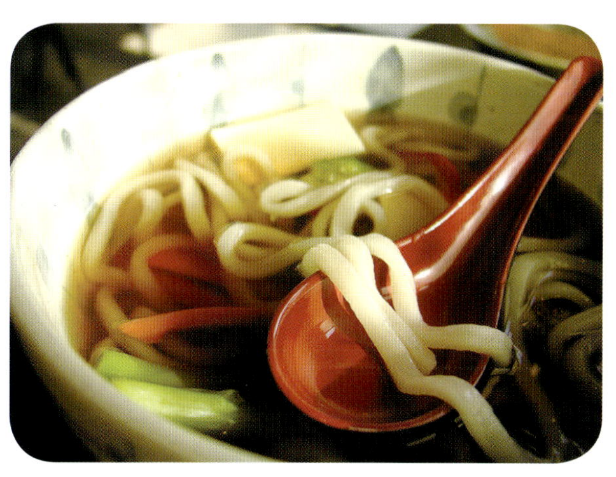

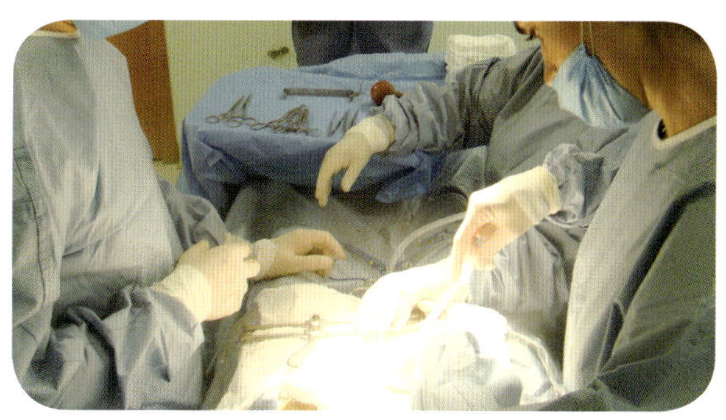

因为它富含大量优质碳水化合物，营养丰富，而且能够在短时间内被人体吸收，产生大量热量，供人体消耗。还可以吃一些细软食物和流质食物，以淀粉类食品为主，如面包、稀饭、蛋糕、面条等。也可喝些糖开水，保证体力和精力。蛋白质、脂肪类食物在胃里停留时间长，在分娩时容易导致胃里不适，甚至呕吐，所以不宜进食。

第二产程是胎儿娩出期，从宫口开全至胎儿娩出为止。一般初产妇需要约1～2小时左右。

第三产程是胎盘娩出期，从胎儿娩出至胎盘娩出为止，一般不超过30分钟。这两个阶段一般不吃东西。

分娩

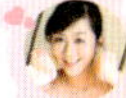

孕妈妈：孕妇如何选择分娩方式？

专家面对面

经过十月怀胎，该到分娩的时候了。对产妇来讲，了解各种分娩方式，选择适合自己的分娩方式，非常重要。首先，妊娠到达37周后，产科医生都要对孕妇进行产前评估，包括头盆评分、宫颈评分、胎盘功能监测、胎心监护及孕妇全身状况监测。综合评定的结果可以得出大致的分娩方式、分娩时机，是此后监测的主要内容及注意事项。

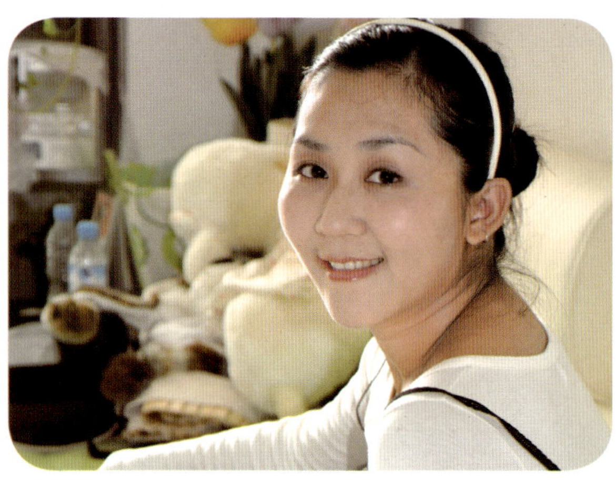

孕妈妈：阴道自然分娩有哪些方式？

专家面对面

胎儿发育正常，孕妇骨盆发育也正常，孕妇身体状况良好，靠子宫阵发的有力节律收缩将胎儿推出体外，这便是自然阴道分娩。

自然阴道分娩是最为理想的分娩方式，因为它是一种正常的生理现象，对母亲和胎儿都没有多大的损伤，而且母亲产后很快能得以恢复。对婴儿来说，从产道出来肺功能得到锻炼，皮肤神经末梢经刺激得到按摩，其神经、感觉系统发育较好，整个身体其他功能的发展也较好。

缺点是产前阵痛；分娩过程损伤会阴、盆底组织，局部有感染或血肿等风险；临产后会因各种母婴因素需紧急剖宫产处理。胎儿在分娩过程中也会出现缺氧、损伤的病理情况。此外，阴道分娩的时间一般需要数小时至十数小时。因此，虽然自然分娩具有很多优点，但是还有越来越多的孕妇选择剖宫产终止妊娠，就是因为惧怕分娩阵痛。

近几十年，人类发现了许多改进方法，如水中分娩、无痛分娩、贵宾式分娩等，最终目的就是为缓解分娩疼痛。

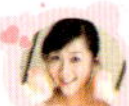

孕妈妈：水中分娩是如何进行的？

专家面对面

用特制分娩池，产妇清洗后，浸入37摄氏度的模拟羊水中，在医生和助产士的帮助下，利用水浮力与地心引力相抵消的原理，使产妇感到镇静并帮助放松，从而减少产妇宫缩痛。

针对水中分娩这一自然的分娩方式，近一两年来却存在着两种截然相反的观点。

支持者认为，在充满温水的分娩池中分娩，可以减少孕妇在整个分娩过程中的痛楚。由于分娩池与母亲子宫内的羊水环境类似，因此胎儿在离开母体以后会很适应这一新的外部环境。胎儿的“本能”会使他们在出水之前屏住呼吸，不会呛水，在水下诞生的婴儿比普通方式诞生的婴儿受到伤害的概率要小。

而不同意见者认为，水中分娩这一新型的分娩方式并非人们想象的那样万无一失。这种自然的分娩方式也可能出现新生儿因呛水而死亡等可怕后果。婴儿离开母体以后，由于缺氧，会在出水前就开始呼吸。这极有可能使新生儿将池水吸入自己的肺部，导致呛水甚至死亡。同时，他们认为，水中

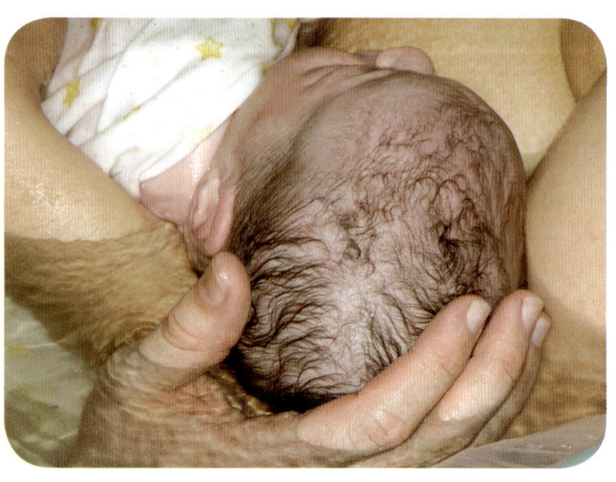

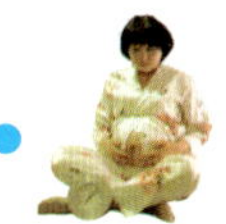

分娩在消毒及如何防止感染等方面还都存有难点。

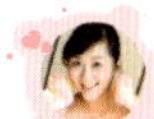

孕妈妈：无痛分娩究竟好不好？

专家面对面

无痛分娩虽然在我国还是一项新鲜事物，但是在国外已经应用得很普遍了。孕妈妈无痛分娩已经没有后顾之忧。无痛分娩优点多多，包括：安全、方便、药效持久、适合人群广、不用进手术室。

安全

无痛分娩采用硬膜外麻醉，医生在产妇的腰部硬膜外腔仿置药管。药管中麻醉药的浓度大约相当于剖宫产的1/5，即淡淡的麻药，所以很安全。

方便

当宫口开到三指时，通过已经放置的药管给药，产妇带着药管可以到处活动，因此很方便。

药效持久

大约在给药十分钟后，分娩的妈妈就感觉不到宫缩的强烈阵痛了，能感觉到的疼痛就好似是来月经时轻微的腹痛。医生打一次药，药效大约持续1.5个小时，甚至更长，待有了疼痛感觉后继续打药，如此往复，直至分娩结束。

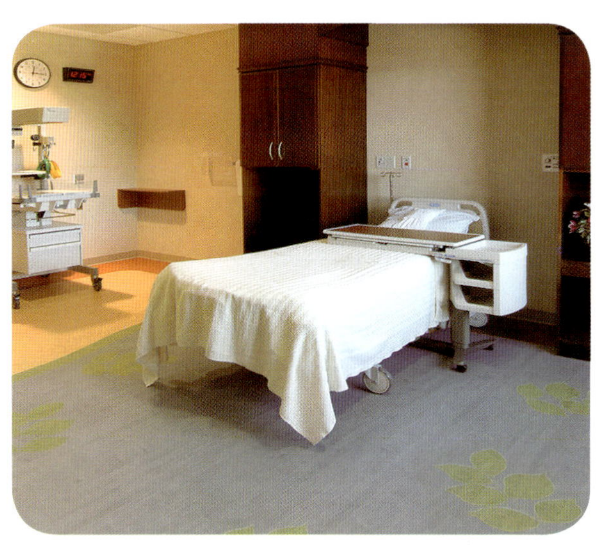

适合人群广

大多数产妇都适合无痛分娩，但是如有妊娠并发心脏病、药物过敏、腰部有外伤史的产妇应向医生咨询，由医生来决定是否进行无痛分娩。

不用进手术室

无痛分娩的全过程是由麻醉医生和妇产科医生合作完成的，正常的无痛分娩在产房中即可进行，无需进手术室操作。

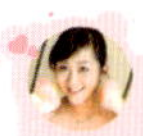

孕妈妈：听说现在还有贵宾式分娩，这是怎么回事？

专家面对面

这是一种新的自然分娩方式，借鉴国外的家庭式产房，使产妇从心理上消除对医院的恐惧感，进而可以轻松地分娩。从环境上下工夫，产房的布置非常温馨，有沙发、床、电视，很家庭化。不但产妇可以像在家里一样舒适，还给陪产的家人提供了很好的条件。

一切必要的医疗设备都被很巧妙地掩盖起来，色彩也不再是单调的白色。待产室与产房合而为一，消除了产妇因为对环境陌生而产生的不良情绪。

这种分娩价格都比较昂贵，一般在人民币2万元以上。

孕妈妈：侧切是怎么回事，所有产妇都要做侧切吗？

专家面对面

不是所有的人生孩子都需要做会阴侧切术，会阴过紧或胎儿过大，需要产钳或吸引器助产，估计分娩时会阴撕裂不可避免者，或母儿有病理情况急需结束分娩者均是会阴切开术的指征。会阴切开术包括会阴侧切开术和会阴正中切开术，会阴侧切开术比较常用。会阴切开术后要进行会阴缝合术，一般在胎盘娩出后缝合切口，彻底止血，重建会阴解剖结构。

准爸爸：什么是阴道助产？都有哪些方法？为什么要进行助产？

专家面对面

阴道助产指应用器械或人工方法协助产妇阴道分娩。具体措施包括产钳、胎头吸引、臀牵引、臀助产等；阴道助产的条件是宫口开全，胎儿大小与母亲骨盆相称，具备一定的产力；阴道助产比自然分娩稍微困难一些，需要在医生的帮助下才会使产妇顺利分娩。常见于下列情况：

1.第二产程大于1小时。

2.产妇因各种合并症、并发症需缩短第二产程。

3.胎儿宫内窘迫需迅速结束分娩。

4.疤痕子宫，预防子宫破裂。

5.臀位具备阴道分娩条件。

剖宫分娩

如果骨盆狭小、胎盘异常、产道异常或破水过早、胎儿出现异常的孕妇，需要尽快结束分娩时应采取剖宫分娩方式，以确保母子平安。如果施行选择性剖宫产，于宫缩尚未开始前就已施行手术，可以免去母亲遭受阵痛之苦。腹腔内如有其他疾病时，也可一并处理，如合并卵巢肿瘤或浆膜下子宫肌瘤，均可同时切除。剖宫产在许多案例中都曾挽救过产妇的生命。在胎盘前置的情况下，如果产妇自然生产就会引发大出血，从而面临生命危险。另

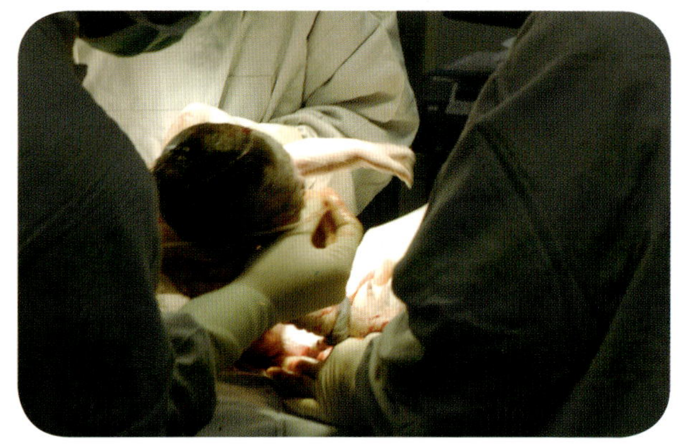

外，剖宫产也更适合生产多胞胎。许多产妇都认为剖宫产是更保险的方式，而产妇一旦进行过剖宫产手术，如果再次生产，大部分医生都会担心原先的伤口破裂，而不同意使用自然分娩的方式。

剖宫手术的缺点是对母体的精神上和肉体上都是个创伤。手术时可能发生大出血及副损伤，损伤腹内其他器官，术后也可能发生泌尿、心血管、呼吸等系统的合并症。术后子宫及全身的恢复都比自然分娩慢。

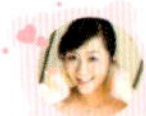

孕妈妈：如何减轻分娩痛苦？

专家面对面

全面获取营养会使分娩的痛苦减轻。孕妇应多吃些含锌量高的食物，如核桃、荔枝、榛子、松子等，每日喝一杯鲜牛奶可补充钙质。

听胎教音乐。用柔美悦耳的音乐熏陶孕妇；分娩时再听到这套音乐，情绪会顿时平静，产生律动感觉，能减轻分娩疼痛，胎儿在滑出产道时也会顺利而又快捷。

允许孕妇分娩时丈夫在旁陪伴。丈夫在旁边为妻子擦汗，说说鼓励的话，对稳定产妇情绪有益。因为这可使孕妇想到并非一人在孤军作战，有利于顺利分娩和减轻疼痛。孩子生下后，家庭关系也显

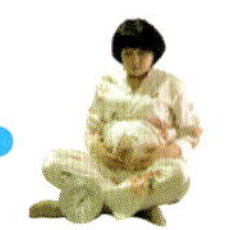

得亲密融洽。

改变传统的卧位分娩姿势，采用适合骨盆结构和地心引力的靠背式坐椅分娩，可以加强子宫收缩，产妇有靠背则能产生力量，有把手可抓，有控制整个分娩的感觉，更能减少不少疼痛，胎儿也能较快进入产道。

产前2个月的适量散步，也有利于顺利分娩，减少分娩痛苦。

分娩时睡觉也是减轻痛苦的方法。孕妇分娩时要抓紧一切的时间睡觉，养足精神，保存体力，同时要忍痛，临产时的阵痛是可以忍受的，不要乱喊乱叫，否则会人为地延长产程，加重痛苦

孕妈妈：分娩过程对新生儿有哪些影响？

专家面对面

经过阴道的头位分娩是一个自然的顺利分娩过程，对胎儿和新生儿的影响最少。但是分娩过程中有时会出现一些特殊情况，对胎儿和新生儿产生不同程度的影响。

羊膜早破：羊膜早破后细菌和病毒容易上行感染，早破时间愈长感染发生率愈高。早破48小时后，如果胎儿还未娩出，有可能发生子宫内膜炎，使胎儿和新生儿的死亡率增加2～3倍。母亲应用抗生素预防，虽对孕妇有利，但不能减少胎儿感染，因此，足月儿胎膜早破可在24～48小时之内引产，以减少胎儿感染的机会。

剖宫产：有些产妇为了减少分娩时的痛苦，常常要求进行剖宫产，殊不知剖宫产对孕妇增加危险因素，因此必须在有指征时才做剖宫产。剖宫产对胎儿和新生儿各有利弊，有利的一面为：①减少前置胎盘出血、脐带受压和第二产程延长；②对患妊娠高血压综合征和糖尿病，以及母婴血型不合，新生儿溶血病患婴可提早分娩及时处理；③剖宫产不易出现产伤。但剖宫产也有不利的一面，如①足月儿增加湿肺发生率；②对早产儿可能增加呼吸窘迫综合征的发生。

臀位产：臀位产的足月儿发生窒息和产伤比胎位正常者高6倍，早产儿窒息和颅内出血的发生率也比头位产高。

镇痛

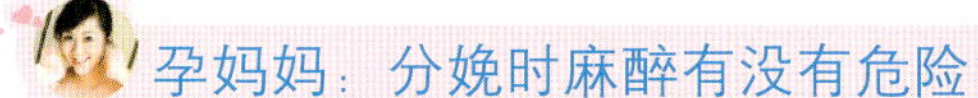

孕妈妈：分娩时麻醉有没有危险？

专家面对面

麻醉所存在的风险，让许多孕妇在生产前总忐忑不安。麻醉有这么可怕吗？麻醉在生产中的必要性及风险性，唯有先了解麻醉，才可以让每一位孕妇都能安心度过产程。

生产一定需要麻醉吗？剖宫产是一定需要麻醉的，而自然产则在产妇选择做无痛分娩时才需要。麻醉属于侵入性的处置，所以一定有其副作用及并发症，但其实麻醉是在帮助产妇度过生产过程，减轻疼痛，并在发生产科并发症或急症时，协助产妇及胎儿维持生命症象。所以在了解麻醉的必要性及风险后，并不需要害怕麻醉。生产常用的麻醉方式，包括区域麻醉及全身麻醉，各有其优缺点、适应症及禁忌症。

局部麻醉：脊椎麻醉、硬脊膜外麻醉，优点是危险性低，孕妇保持清醒状态，可参与分娩，配合医务人员工作。

一般来说，区域麻醉危险性较低，但需要产妇配合。生产所采用的麻醉方式，基本上以区域麻醉为主，其中又以脊椎麻醉及硬脊膜外麻醉为大宗。

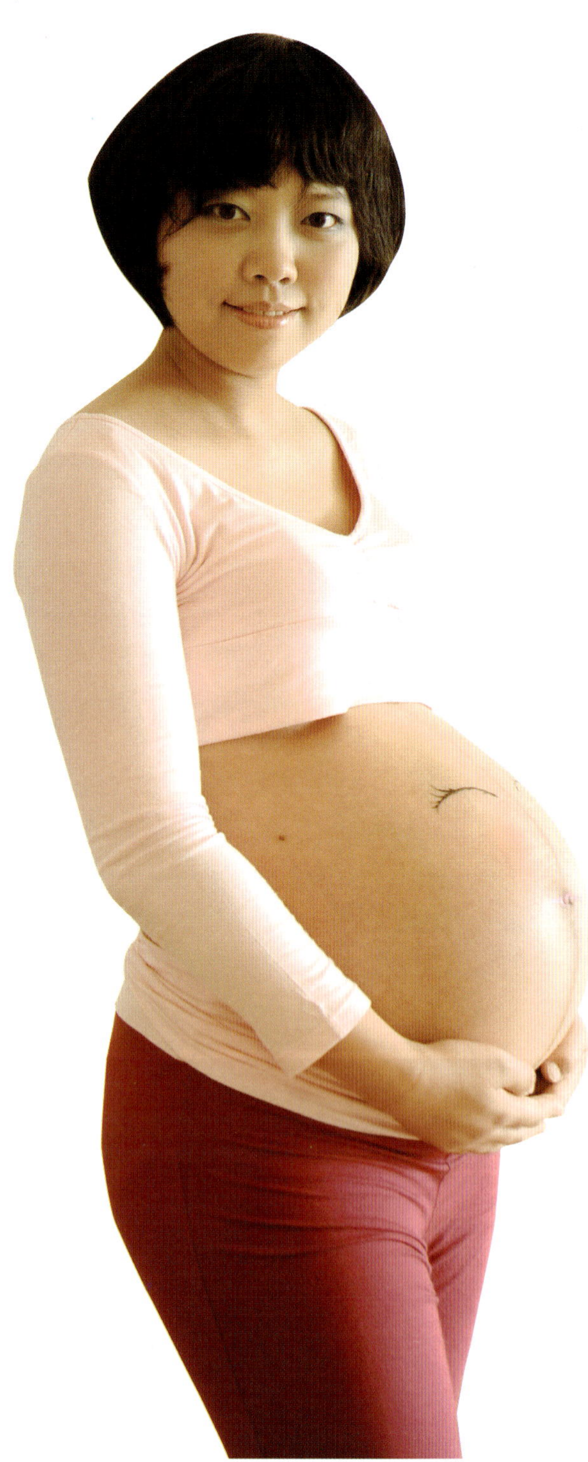

脊椎麻醉及硬脊膜外麻醉即俗称的半身麻醉，就是老一辈人说的“龙骨针”，需要产妇侧躺并弯腰，脊椎麻醉及硬脊膜外麻醉打完后产妇的腹部及下肢麻木且无法施力，但意识清醒，故产妇可以参与生产的过程，并在第一时间听到宝宝的哭声，这是全身麻醉没办法做到的。

局部麻醉由于麻醉药物是作用在产妇的神经，直接抑制疼痛的传导，故可以达到良好的止痛效果并对宝宝几乎没有影响。不管对产妇对或胎儿来说，半身麻醉都是比较安全的，所以生产所采用的麻醉方式是以半身麻醉为主。

不适合区域麻醉的状况。

产妇如有凝血方面的问题，譬如说身上出现不明原因的淤血或出血点，或小伤口却出血很久，或抽血检查发现凝血异常，皆不宜接受半身麻醉。因怕施行半身麻醉时，不凝血而形成大血块压迫到脊髓，如不幸发生时，需紧急手术将血块清出，以免对脊髓造成永久性的伤害。但如果凝血功能是正常的，则几乎不会发生此并发症。

另外某些产科急症，如产妇大出血、胎儿严重窘迫、胎盘剥离、脐带脱出等需立即把胎儿娩出者，则全身麻醉较好，因其麻醉诱导较快。如果产妇有主动脉瓣狭窄等心脏病，因其特殊生理化，全身麻醉较适宜。当产妇无法配合时，则不宜半身麻醉。基本上麻醉医师会根据剖宫产的原因来选择适合的麻醉方式，如无以上特殊问题，一般还是以半身麻醉为主。

剖宫产以区域麻醉为主

区域麻醉中的脊椎麻醉及硬脊膜外麻醉，施打时的姿势皆是产妇侧躺并弯腰，但两者还是有很多差异的。脊椎麻醉的作用时间较快，几乎一打完下肢就开始麻了，硬脊膜外麻醉则是打完后慢慢麻，

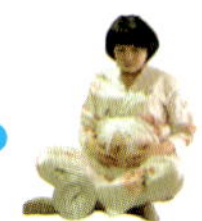

等到能开刀时，约需20分钟；脊椎麻醉的麻醉程度较强，术中患者一般对开刀部位没有感觉且下肢没办法动，硬脊膜外麻醉则开刀部位可能没有痛觉但还存有知觉，且下肢肌力也未完全阻断；脊椎麻醉打完后不留导管，硬脊膜外麻醉则可放置导管，可在术中追加麻醉药或做术后止痛用。

硬脊膜外麻醉技术比较困难，且有可能意外将麻醉药物注入血管内或脊椎内而造成毒性反应，甚至有生命危险，脊椎麻醉则不会有此并发症。两者皆有头晕、恶心、呕吐、胸闷、发抖等副作用，但脊椎麻醉发生的几率较高。

因为以上种种差异，无痛分娩是以硬脊膜外麻醉方式为主，既达到止痛效果又不影响孕妇用力将胎儿娩出，有导管可持续给药直到分娩。至于剖腹产时用哪一种麻醉方式，则看麻醉医师的习惯而定，即麻醉医师所熟练的方式就是最好的麻醉方式。

无痛分娩以硬脊膜外麻醉为主。

无痛分娩是以硬脊膜外麻醉方式为主，之前提到剖腹产时的硬脊膜外麻醉技术比较困难，且有可能意外将麻醉药物注入血管内或脊椎内造成毒性反应甚至有生命危险，那选择无痛分娩时有没有可能发生呢？

基本上无痛分娩时硬脊膜外麻醉所投与的麻醉药物剂量与剖腹产时的不一样，为了达到良好的止痛效果又不影响产妇用力将胎儿娩出，麻醉药物剂量会比剖腹产时用得少，这样的剂量即使意外将麻醉药物注入血管内或脊椎内也不会有毒性反应，所以无痛分娩还是很安全又有效的。

生产是喜悦的事，却因待产时太痛苦而影响亲子关系或夫妻关系真的很不合适。自然产时若不进行无痛分娩真的很不人道。当然麻醉医师的经验也很重要，如此，就能拥有安全又少痛的生产过程，尽享做妈妈的乐趣。

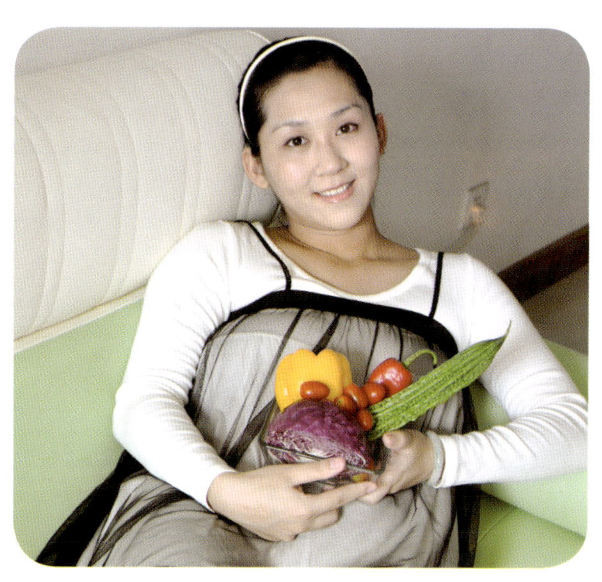

全身麻醉全身麻醉先乐后苦

全身麻醉有“睡一觉起来就开完刀”的优点，有些紧张的产妇会以此为由，希望剖宫产时麻醉方式是全身麻醉。全身麻醉做法是将麻醉药物包括镇静安眠药及肌肉松弛剂由静脉投与，待产妇睡着后进行气管内管插管，之后以吸入性麻醉药物为主，开刀开多久吸入性麻醉药就开多久，所以其实不容易发生开刀中就醒来或开完醒不过来的情形。

如果全身麻醉醒来时就表示麻醉药物已代谢掉，故伤口马上感到疼痛；而区域麻醉并不会因手术结束而失去麻醉效果。麻醉效果取决于药物的作用时间，一般约两个小时，之后麻醉慢慢退去，伤口渐渐痛起来，之间可投以止痛药来止痛。所以我们会说全身麻醉是“先乐后苦”，区域麻醉是“先苦后乐”。

全身麻醉的危险性较高

全身麻醉将麻醉药物由静脉投与，故这些药物有可能经由胎盘血流而进入胎儿体内，即产妇睡着胎儿也睡着，孕妇、胎儿都被麻醉了。全身麻醉需进行气管插管，如气管内管插管失败，无法给予足够的换气，产妇及胎儿都有缺氧的危险，而产妇因怀孕生理上的变化，有较高的困难插管的几率。

全身麻醉诱导时投与镇静安眠药后，产妇即失去某些保护机制，此时若产妇呕吐，有可能将呕吐物吸入肺部而产生吸入性肺炎，致肺部无法适当的换气。凡此种种，可知不管对产妇或胎儿来说，全身麻醉的危险性皆较高，所以生产所采用的麻醉方式是以半身麻醉为主，产妇可不要因为害怕打区域麻醉针或希望“睡一觉起来就开完刀”而要求全身麻醉哦，这样会失去很多区域麻醉的好处且对产妇或胎儿都较危险。

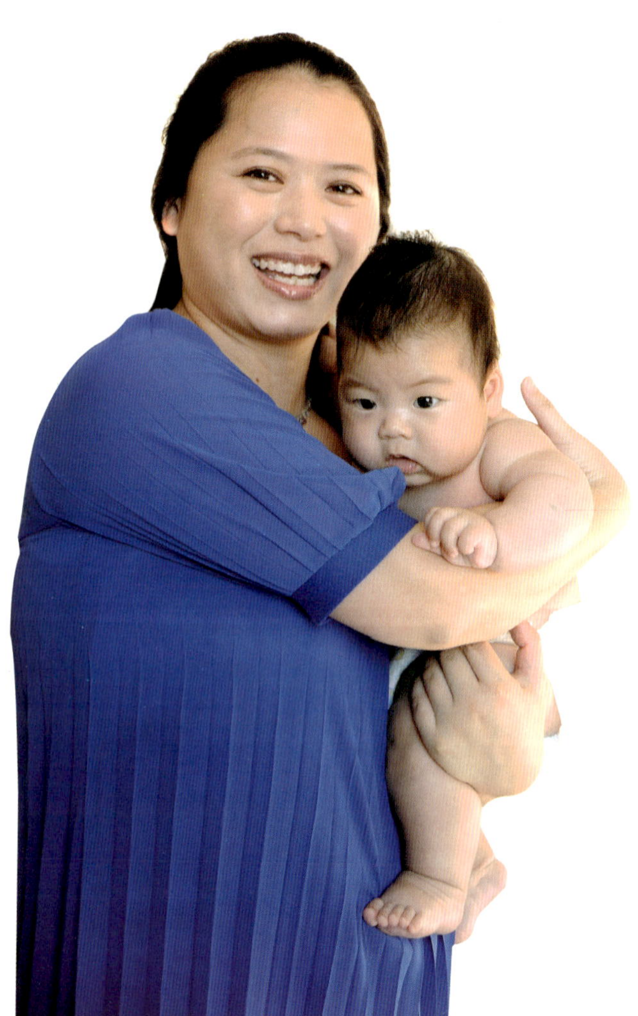

剖宫产的利弊

有些产妇及家人认为，剖宫产可免受痛苦，既不改变体形，又能保证婴儿的安全，剖宫产生的孩子很聪明等，因此盲目地追求剖宫产。这主要是对正常分娩缺乏正确的认识，其实，阴道分娩对母子更有好处：

对于胎儿，分娩过程中子宫有规律的收缩，能使胎儿的肺得到锻炼，出生后有利于新生儿呼吸的建立，促进肺成熟，出生后很少发生肺透明膜病；分娩时宫缩和产道的挤压作用，可将胎儿呼吸道内的羊水和黏液排挤出来，使新生儿湿肺和吸入性肺炎的发生率大大减少；免疫球蛋白G（IgG）在自然分娩过程中，可由母体传给胎儿，剖宫产儿缺乏这一获得抗体的过程，因而自然分娩的新生儿具有更强的抵抗力。

对产妇来说，分娩阵痛时子宫下段变薄，上段变厚，宫口扩张。这种变化使产妇产后子宫收缩力增强，有利于产后恶露排出，子宫复原，减少产后出血。且免受麻醉和手术的影响，产后恢复快。

剖宫产是解决母婴并发症和难产的一种手段。随着医疗技术水平提高，尽管手术的安全性提高了，但手术的危险如麻醉意外、羊水栓塞等依然存在，新生儿吸入性肺炎的发生率较高，还可能发生产后出血、盆腔粘连等。分娩后，产妇身体恢复得也较慢。

由此可见，阴道分娩才是正常的分娩途径。孕妇在妊娠后应有充分的思想及心理准备，如果没有异常情况，为了母亲和婴儿的健康，应尽量争取阴道分娩。

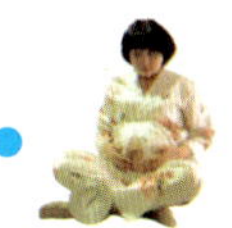

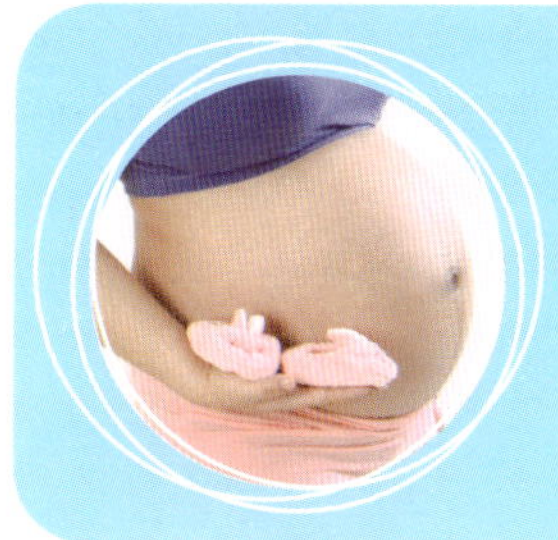

五、异常分娩

异常分娩又称难产。引起难产的因素包括产力、产道、胎儿及产妇精神心理因素。产程延长会增加分娩期母儿并发症，严重者可直接危及母儿生命。

产道异常

产道包括骨产道和软产道，产道异常可导致难产，以骨产道异常为多见。

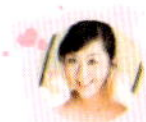

孕妈妈：骨产道是什么？

专家面对面

骨产道就是我们平时说的骨盆。所谓骨产道异常主要是指骨盆狭窄，还包括畸形骨盆。

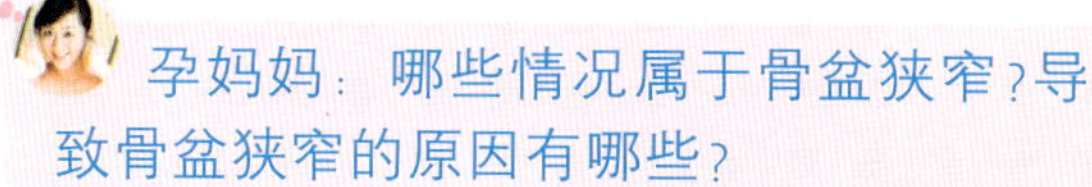

孕妈妈：哪些情况属于骨盆狭窄？导致骨盆狭窄的原因有哪些？

专家面对面

骨盆径线过短或骨盆形态异常，使骨盆容积小于胎儿能够通过的限度，阻碍胎儿下降，影响产程进展都属于狭窄骨盆。狭窄骨盆可以是一个径线过短或多个径线同时过短，无论哪种类型的骨盆狭窄均影响产道通畅。造成骨盆狭窄的原因有先天发育异常、出生后营养、疾病及外伤等。

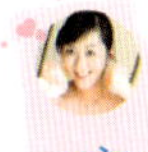

孕妈妈：如何判断我的骨盆是否狭窄？

专家面对面

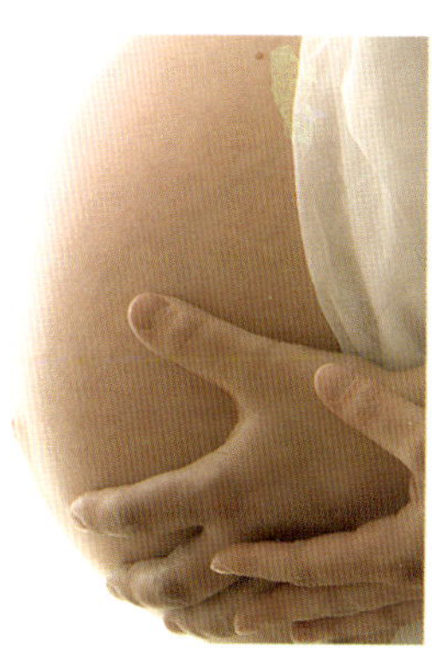

最精确的测量方法是做X线检查，但是这项检查对母儿双方均不利，现在已经不再应用。孕妈妈不能够自己判断自己的骨盆是否有异常，在产前检查的28～36周，医生会通过腹部检查及测量骨盆的各个径线判断你的骨盆是否有问题，一般在妊娠37周时，医生会再次检查及测量骨盆，并结合估计宝宝的体重，对孕妈妈的分娩方式做出预测，即所谓的骨盆鉴定。

孕妈妈：如果医生鉴定我的骨盆狭窄，我就一定不能自己生吗？

专家面对面

近年来绝对的骨盆狭窄很少见，较多见的是相对性骨盆狭窄。必须根据狭窄骨盆的类型、程度，同时参考产力、胎儿大小以及胎心等因素综合判断分析，决定分娩方式。所以说，不是被医生确诊为骨盆狭窄就一定不能够自己生。如果宝宝较小，骨盆的异常没有影响产程的进展，就可以经阴道试产，但是，骨盆出口平面狭窄及严重的骨盆畸形是不能试产的。

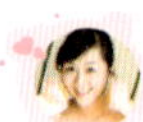

孕妈妈：什么是软产道？

专家面对面

软产道由子宫下段、宫颈、阴道及骨盆底软组织构成。软产道异常同样可导致异常分娩。软产道异常可由先天发育异常及后天疾病因素引起。

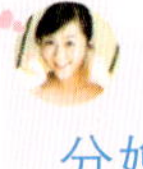

孕妈妈：我有阴道横隔，可以阴道分娩吗？

专家面对面

如果横隔厚直接阻碍胎儿下降，使产程停滞，则需要剖宫产分娩。如横隔随着胎儿的下降被撑薄，医生可以将横隔切开，等到宝宝娩出后再缝合残端就可以了。

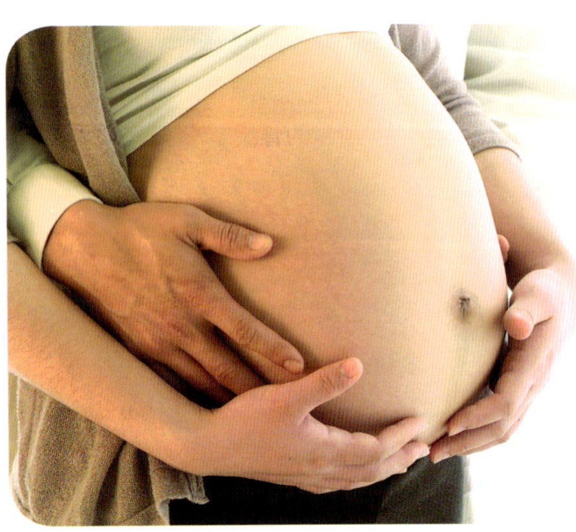

孕妈妈：我生第一个宝宝时是剖宫产，第二次可以选择自己生吗？

专家面对面

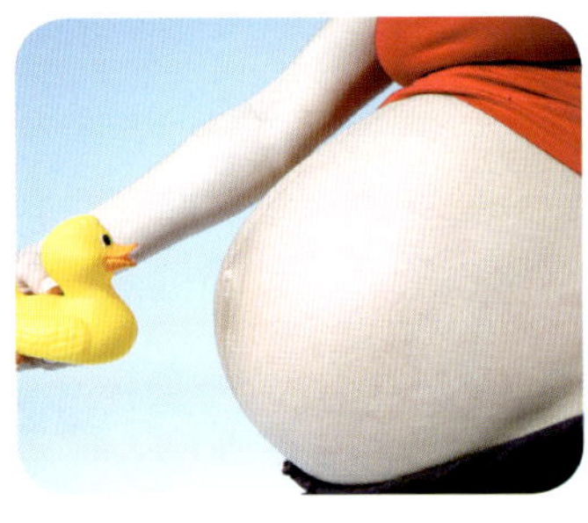

主要看第一胎的手术指征是否依然存在，如第一次手术是因为妊娠期高血压、臀位、胎儿窘迫、巨大儿等原因，再次妊娠以后，各项正常，可以在医生的严密监护下经阴道分娩。但在产前或在试产过程中发现子宫破裂征象应立即改行剖宫产。如第一次手术是因为骨盆狭窄等本次妊娠仍无法消除的原因引起，则再次妊娠仍需剖宫产。另外对前次剖宫产次数大于两次者亦不宜试产。

孕妈妈：我因为宫颈炎症做过宫颈的治疗，对分娩有影响吗？

专家面对面

宫颈慢性炎症经冷冻、电刀或手术切除治疗，或宫颈内口松弛经环扎手术治疗，均可使宫颈局部形成瘢痕、挛缩、狭窄或者缺乏弹性，在分娩时影响宫颈扩张。如经过软化宫颈无效时，则应剖宫产。

孕妈妈：患有阴道炎，能经阴道分娩吗？

专家面对面

一般来说，阴道炎不影响阴道分娩。但是，

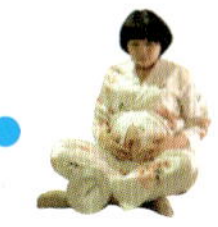

在分娩过程中，如行会阴侧切术或会阴组织有裂伤时，阴道炎症可影响伤口的愈合，可能导致伤口的感染。而且，阴道有炎症时，阴道粘膜充血水肿，比较薄嫩及脆弱，在分娩过程中容易发生裂伤，甚至伤及肛门。所以，在孕前及孕期患有阴道炎均应积极治疗。

孕妈妈：我曾经动过阴道的手术，可以经阴道分娩吗？

专家面对面

若瘢痕不严重且位置低时，可行会阴切开术后经阴道分娩，若瘢痕严重，曾行生殖道修补手术，或瘢痕位置高时，均应行剖宫产术。

产力异常

子宫收缩力是分娩过程中最重要的产力，贯穿于分娩全过程。子宫收缩力异常，称为产力异常。

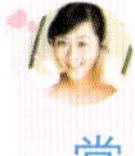

孕妈妈：在分娩过程中发生产力异常，有什么影响吗？

专家面对面

首先说说对产程的影响，产力异常可使产程进展缓慢或停滞。

其次产力异常对孕妈妈也有不良影响，直接影响产妇的休息及进食，加上分娩时体力消耗，可致产妇精神疲惫、全身乏力，严重者可引起脱水，手术产率增加。而且还可因产程延长，产道受压过久导致产后排尿困难，甚至发生尿瘘或粪瘘。同时，还可因子宫收缩乏力导致产后出血，并使产褥感染率增加。

第三，对肚子里的宝宝来说，胎儿在宫内缺氧容易导致胎儿窘迫，产程延长使胎头及脐带等受压及手术助产机会增加，易发生新生儿产伤，使新生儿窒息、颅内出血及吸入性肺炎等发病率增加。

胎位异常

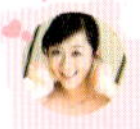

孕妈妈：胎位不正时有什么解决办法吗？

专家面对面

胎位不正是在分娩过程中导致难产的主要原因。若不能得到及时而正确的矫正，将会给产妇和

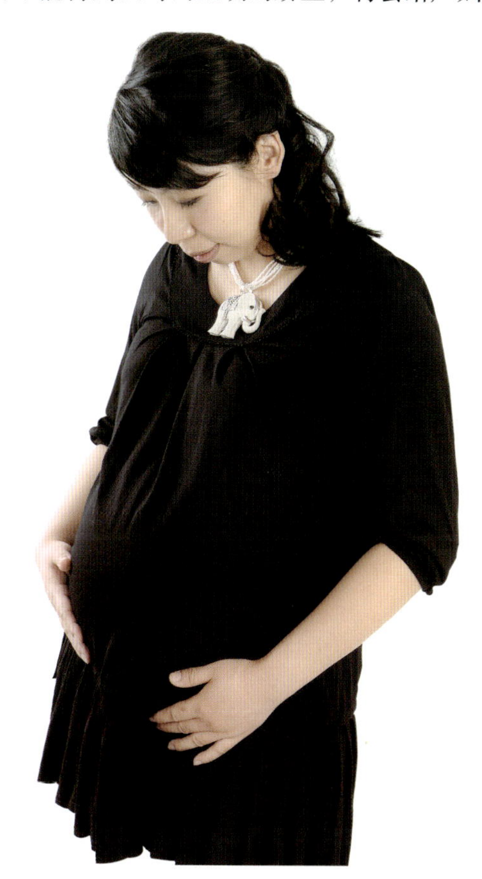

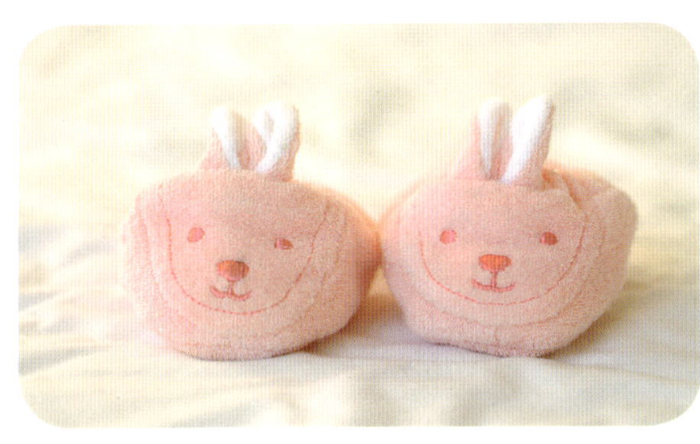

婴儿带来不良后果。胎儿在娩出前，应以枕前位占绝大多数、枕先露者为正常胎位。除此以外，如枕后位、臀位、横位、高直位等均属于胎位不正的范畴。孕妇一般无任何自觉症状，只有在例行产前检查时，才能通过腹部触诊、阴道或肛门指诊或B超等方法确诊。

中医学将胎位不正称谓“倒产”、“横产”、“偏产”等，认为主要由于气血虚弱或气滞血淤所致。西医学认为胎位不正之病因与孕妇骨盆狭窄，子宫畸形，经产妇或腹壁过紧或过松，羊水过多或过少，软产道伸展不良，或有肿瘤，胎儿自身发育过大或异常等有关。

胎位异常以臀先露最常见。妊娠30周前，臀先露多能自行转为头先露，不需处理。若妊娠30周后仍为臀先露，应予矫正。矫正方法有胸膝卧位，激光照射或艾灸至阴穴以及外传胎位术。

随着剖宫产手术的安全性的提高，不管什么类型的胎位异常，都可以作为剖宫产的指征，在发生胎位异常时，剖宫产是比较安全和有效的选择。

孕妈妈：医生说我的宝宝横在我的肚子里，这是怎么回事？

专家面对面

医生所说的横位也是胎位异常的一种，即胎肩先露。主要见于以下几种情况：

1.多产妇腹壁过度松弛。

2.未足月胎儿，尚未转制头先露时。

3.前置胎盘，阻碍胎体旋转。

4.子宫畸形或肿瘤，阻碍胎头衔接。

5.羊水过多。

6.骨盆狭窄。

孕妈妈：如果是横位，选择什么分娩方式？

专家面对面

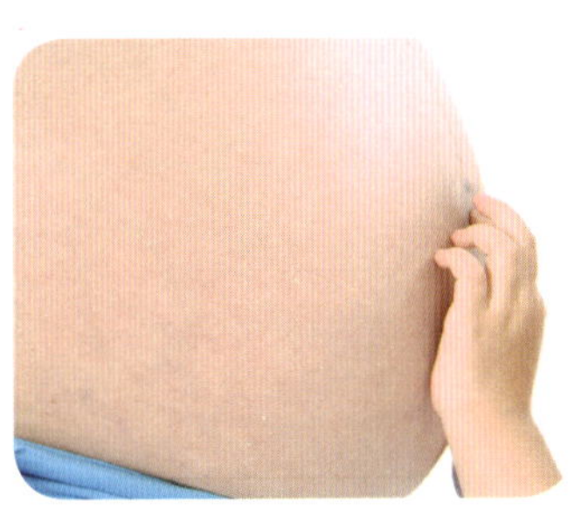

应根据胎产次、胎儿大小、胎儿是否存活、宫颈扩张程度、胎膜是否破裂以及有无并发症等，综合判断决定分娩方式。若初产妇已达妊娠足月且胎儿存活，无论宫口扩张程度及胎膜是否破裂，应行剖宫产术；若经产妇已达足月且胎儿存活，一般情况下，首选剖宫产分娩，若胎膜已破，宫口已开大，胎儿不大，可在全身麻醉下行内倒转术，以臀先露分娩；若出现子宫破裂征象，无论胎儿死活，为抢救产妇生命，均行剖宫产术；因横位分娩并发症多，应定期产前检查，及时纠正。

分娩并发症

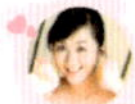

孕妈妈：什么是前置胎盘？

专家面对面

“前置胎盘”绝大多数发生在孕妈妈怀孕28周

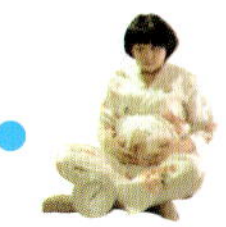

之后，会伴随出血现象，其特点是无痛性出血，常发生在半夜，医师通常要依靠超声波检查来诊断，不过，有时候连超声波都检查不出。

由于胎盘盖到了子宫颈口，当胎儿要从子宫颈口出来时，一收缩子宫颈口就会扩张，一扩张就会与胎盘剥离而出血，大部分孕妇不会感到疼痛，但是，出血量却是一次比一次多。

“前置胎盘”又可以分为四大类型：完全型、部分型、边缘型及低位型。除了完全型和部分型前置胎盘的孕妇需要剖宫产外，边缘型和低位型前置胎盘者可以考虑自然分娩。不过，出血量如果非常多，多到威胁了孕妈妈的安全，医师都会施行剖宫产，并且尽量不安胎。因此，建议有前置胎盘的孕妇一定要多卧床休息，少活动，尽量不要憋尿，这样才能稍微控制出血。

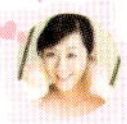

孕妈妈：什么是胎盘早剥？

专家面对面

“胎盘早期剥离（胎盘早剥）”是非常难以诊断的一种情况。因为胎盘通常应该在胎儿出生后才与子宫分离，但"胎盘早剥"却是胎盘在胎儿尚未出生前就已经剥离了。由于胎盘是胎儿营养和氧气的来源，所以，胎盘一旦剥离后，就没有氧气输送给胎儿了，如果胎儿已经感染，即使通过手术分娩出来，仍很危险，在新生儿阶段就很可能存在很多问题，甚至马上出现缺氧现象。

“胎盘早剥”的最大特点是出血，并有剧烈腹部疼痛。如果发生在分娩的过程中，这种疼痛和分娩的疼痛混合在一起，会使医师难以诊断；如果发生在孕期33～35周时，由于已经有很明显的疼痛，而且整个子宫变得硬邦邦的，所以，医师可以使用一些仪器和手段来决定是否需要紧急处理。

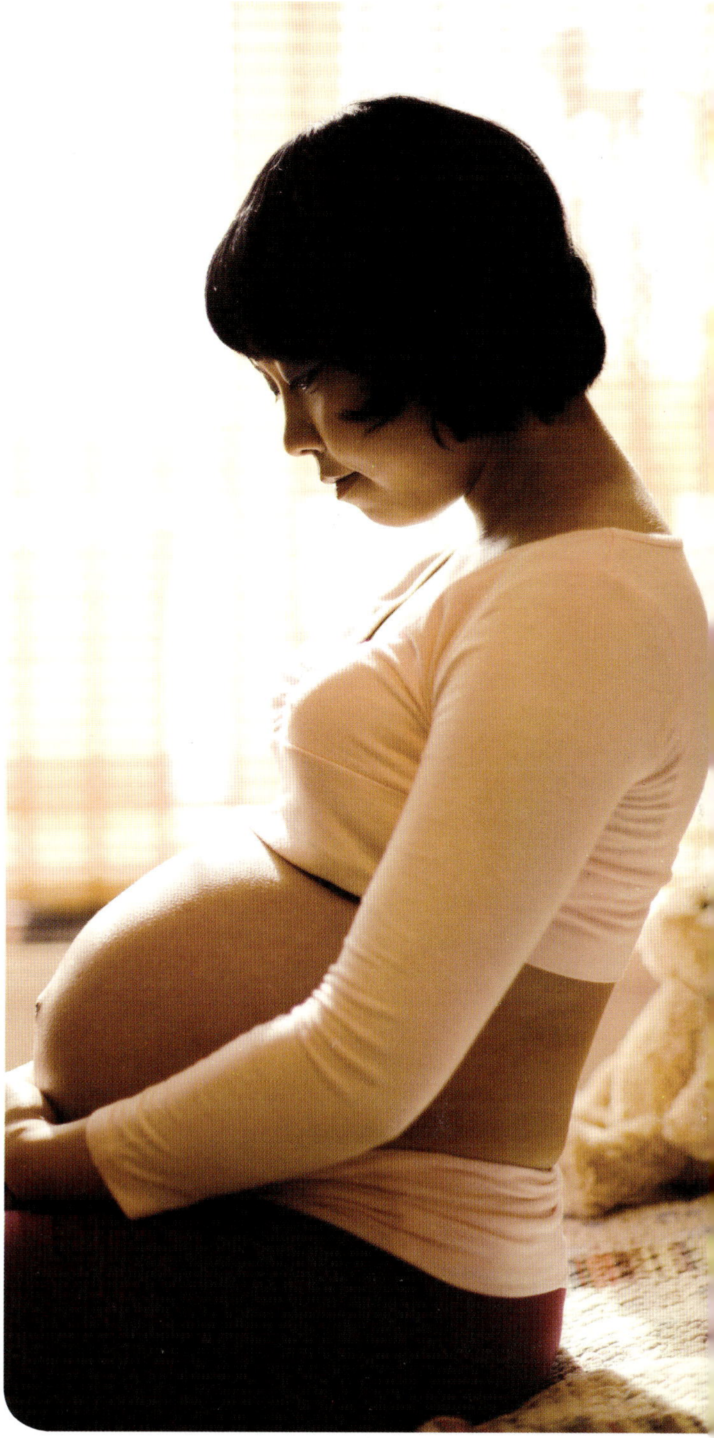

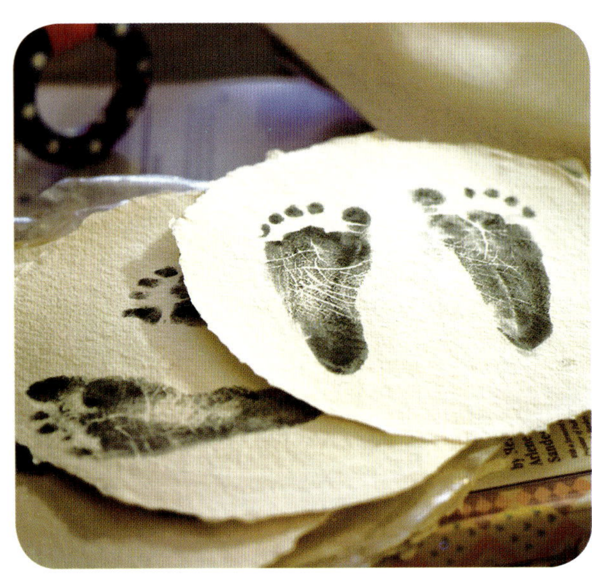

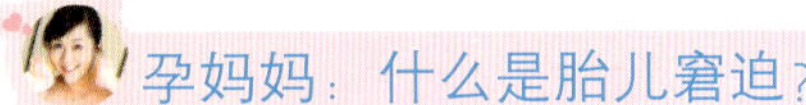

孕妈妈：什么是胎儿窘迫？

专家面对面

所谓的胎儿窘迫是指通过胎儿的心跳变化判断出他有缺氧或不舒服的现象，也就是当胎儿血液中的含氧量低到一定程度时，胎儿的心跳就会变慢。

“胎儿窘迫”可出现许多不同的情况，例如：胎儿心跳变快、变慢、心率变化小、羊水里有胎便，缺氧的原因主要有脐带受到压迫、子宫收缩太强、胎盘功能不好、脐带绕颈、破水太久而没有羊水等。

由于胎儿发生窘迫，其心跳会发生变化，所以，医师会用胎心监护仪来观察胎儿心跳的变化。正常的胎儿心跳应在每分钟120～160次，并呈现上下波动的曲线。如果胎儿心跳每分钟超过160次或低于120次，都提示胎儿存在宫内缺氧的情况。

当然，也不是每个胎儿心跳变慢都属于窘迫，有的窘迫只是短暂的，很快就可恢复，医生只需给产妇吸氧、输注大量液体，或让孕妈妈侧躺就可以改善状况了。万一出现严重的胎儿窘迫，会危害到胎儿的生命时，医生会采取措施，让孩子尽快出生。

孕妈妈：什么是脐带脱垂？

专家面对面

“脐带脱垂”绝大部分发生在胎位不正、破水的情况下。如果胎儿的胎位是“足位”，也就是在子宫内双脚朝下，当一只脚滑下时，脐带常常会跟着滑落。如果胎位正常，但胎头仍没进入骨盆腔固定，此时如果发生脐带脱垂的话，胎儿反而更危险，因为母体一旦出现破水，胎儿脐带脱垂下来，胎头可能因为往下降而直接压迫到脐带，也就是胎儿自己把自己的血液供应阻断了，这会在3分钟内造成胎儿极为严重的缺氧或死亡。

所以，医生通常会让产妇“头低脚高”地躺着，好让胎头或胎儿身体离开压迫位置，再将手伸入产道内，将胎儿往上顶，使胎儿不要压迫到脐带，然后赶紧施行剖宫产。

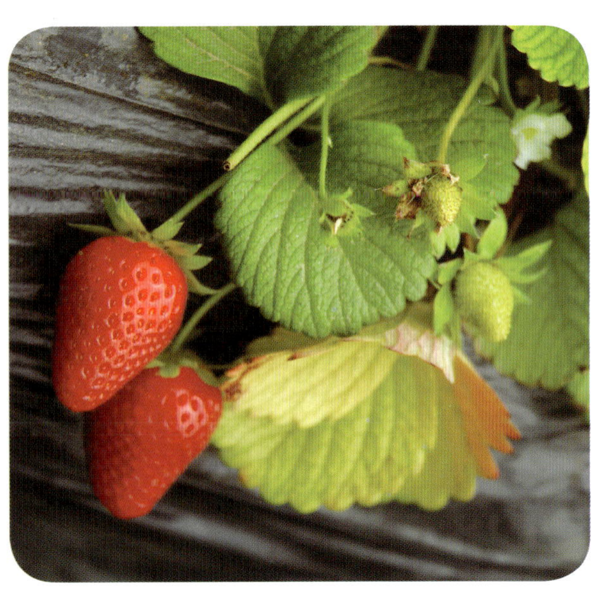

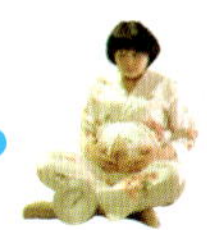

孕妈妈：什么是产时及产后大出血？

专家面对面

分娩时本来就会出血，例如胎儿、胎盘娩出后子宫内的出血。在整个分娩过程中，出血量如果超过400毫升，就认为是“大出血”。

如果产妇在产程中大出血，而胎儿仍无法尽快娩出时，医生通常会考虑产妇的安全而施行剖宫产，然后，再寻找出血点，采取措施止血。

导致产中及产后大出血的常见原因有子宫收缩不好或产道裂伤，胎盘因素或凝血功能障碍等，医师会采取一定的手段来止血，包括伤口缝合、加强子宫收缩或尽量将不完全剥离的胎盘刮干净等。

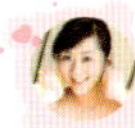

孕妈妈：什么是子宫破裂？

专家面对面

二十多年前的“子宫破裂”，绝大多数发生于分娩过多胎的妈妈，是由于子宫长期撑开，导致子宫壁被撑得很薄，产妇在强力收缩的时候造成子宫破裂。

近年来的“子宫破裂”则常见于做过剖宫产的孕妈妈，不过，此类破裂较多见于“直式剖宫产”，而目前新式的“横切式”剖宫产不易发生子宫破裂。

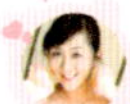

孕妈妈：什么是羊水栓塞？

专家面对面

所谓“羊水栓塞”就是大量羊水进入孕妇的血液中，造成栓塞现象，并大量消耗掉凝血因子，造成凝血功能障碍，使产妇发生休克及大出血，甚至死亡。由于这种情况几乎无法事先预防或预知，使产妇的死亡率高达90%。

当产妇发生羊水栓塞时，如果医院没有充足的鲜血供应，即使输入大量凝血因子，也会因大量羊水进入血液中而被消耗掉。因此，医生最常用的方法就是给妈妈输入大量新鲜血液，但即使如此，也常常无法减弱这种血流不止的现象或循环功能的衰竭。

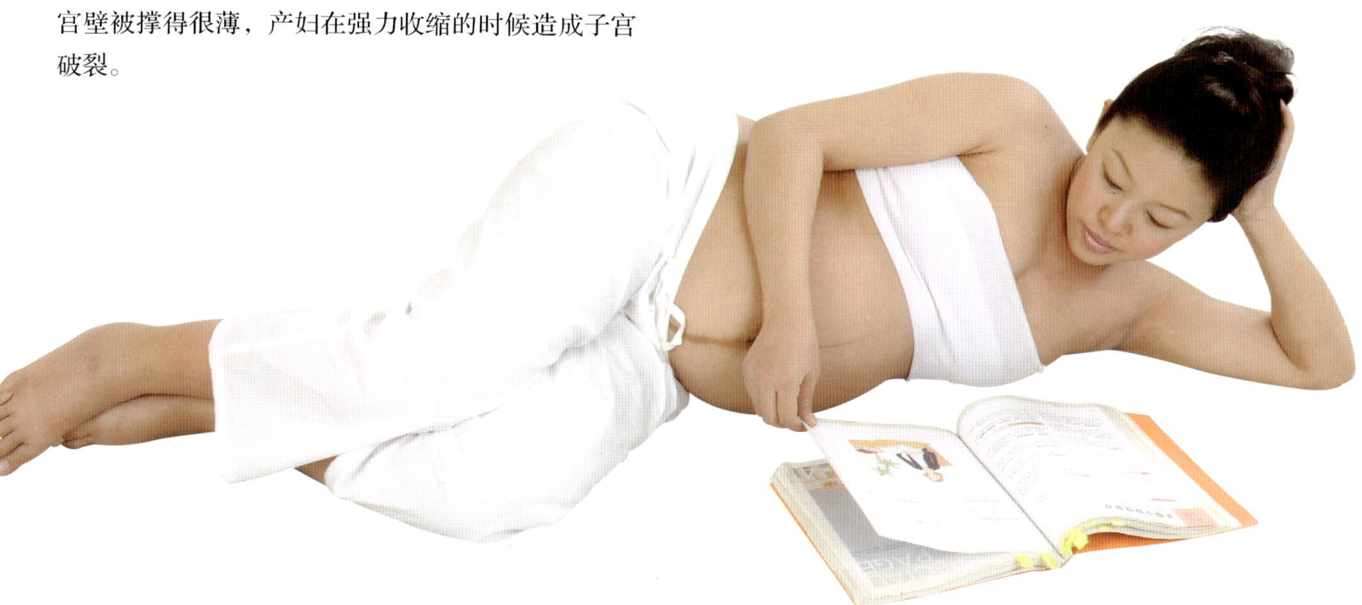

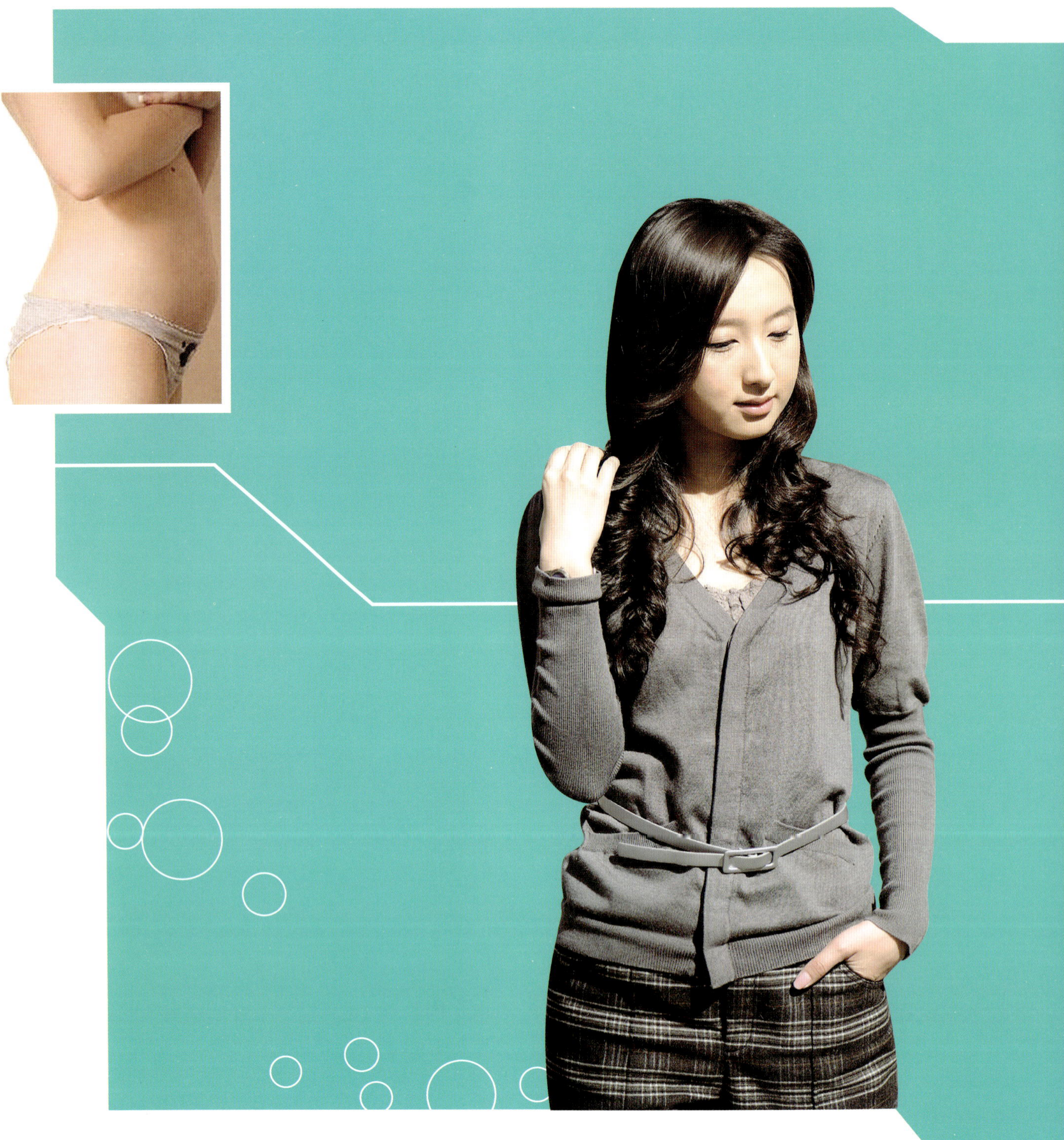

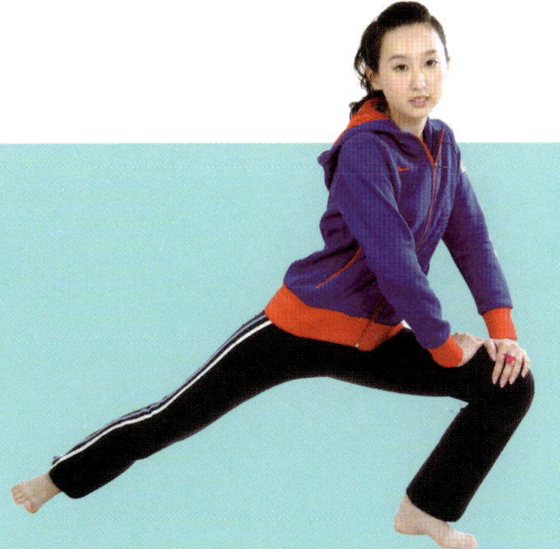

第五章　产后恢复
——美丽与生产两不误

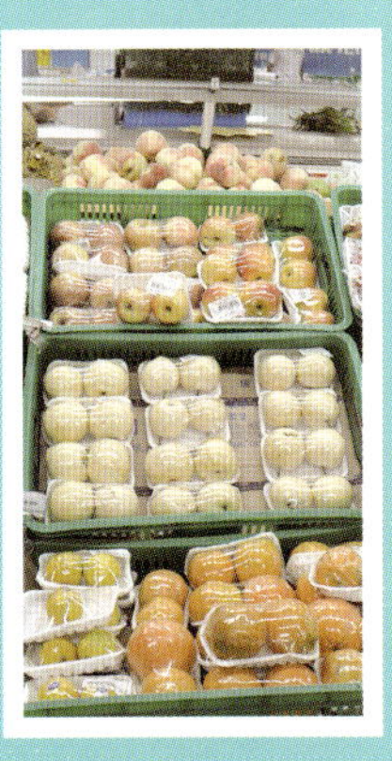

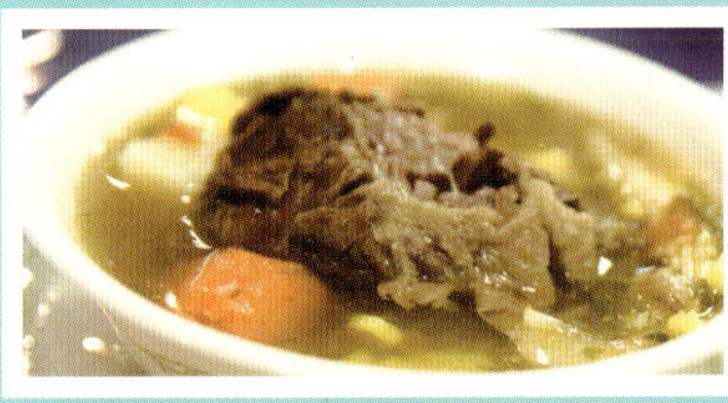

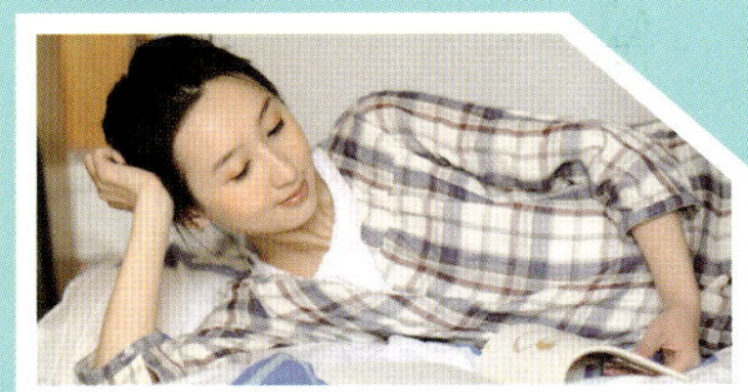

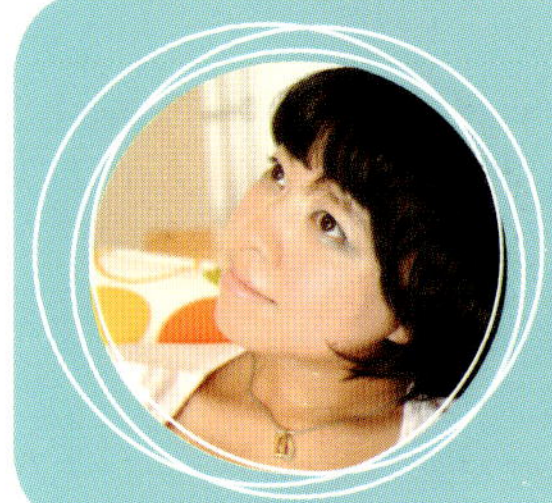

一、产后康复好坏关系女人终生

分娩以后，除乳房外，产妇全身各器官和组织，尤其是生殖器官，都要回复到到妊娠前状态。这种变化相当缓慢，需要6～8个星期才能完成，这一段时间就叫做“产褥期”。

此时子宫颈口尚未全闭，子宫内又留有胎盘剥离面创口，细菌很容易侵入而在恶露（产褥期间的阴道排出物，为血液、坏死蜕膜组织等的混合物）的培养下滋生繁殖，引起炎症，再加上分娩时的体力消耗，使产妇的抵抗力大大降低，易于感染疾病。所以产褥期虽然比妊娠期短得多，它的重要性并不不亚于妊娠期，产后康复的好坏，关系终生。

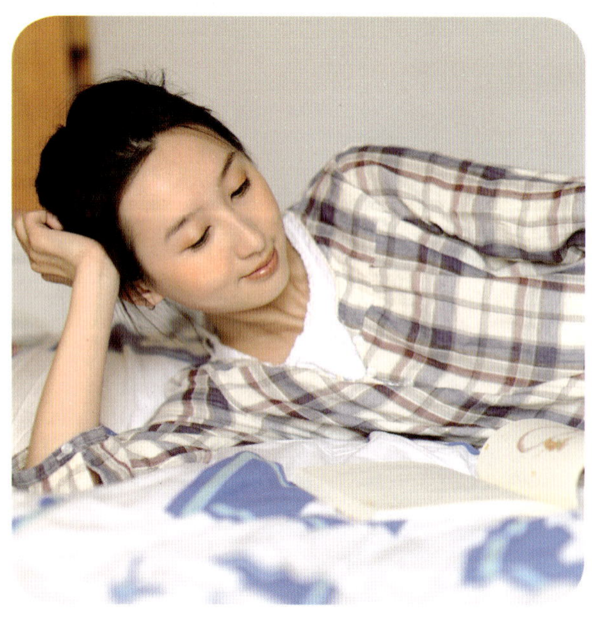

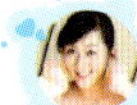

妈妈：什么是月子？

专家面对面

在医学上，月子指的是产褥期。

产褥期主要是指从分娩结束到产妇身体恢复至孕前状态的一段时间。在正常的妊娠过程中，胎儿以及胎盘娩出以后，子宫就要有所恢复。胎盘剥离的创面完全愈合大概需要六周的时间，因此一般把产褥期定为产后的第六周，也就是说从胎儿娩出以后到产后第六周这段时间叫做产褥期，民间俗称“月子”。由于新妈妈要3～4个月的时间才能恢复到孕前的健康状况，所以以广义来说产后3～4个月都可以称为月子期。

产褥期母体各系统变化很大，虽属生理范畴，但子宫内有较大创面，乳腺分泌功能旺盛，容易发生感染和其他病理情况，及时发现异常并进行处理非常重要。

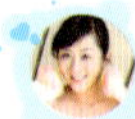

妈妈：坐月子有多重要？

专家面对面

在坐月子的过程当中，实际上是妈妈整个的生殖系统恢复的一个过程。恢复得不好，会影响产妇以后的身体健康。

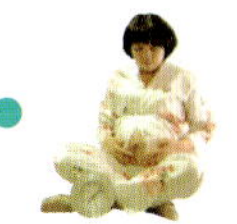

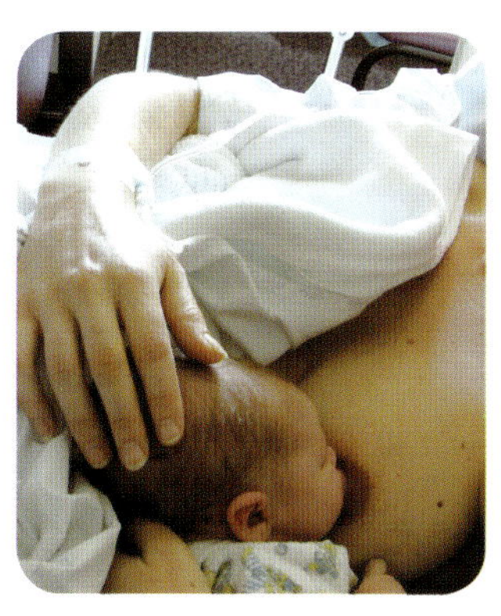

产前孕妇担负着胎儿生长发育所需要的营养，母体的各个系统都会发生一系列的适应变化。子宫肌细胞肥大、增殖、变长，心脏负担增大，肺脏负担也随之加重，妊娠期肾脏也略有增大，输尿管增粗，肌张力减低，蠕动减弱。其他如肠骨内分泌、皮肤、骨、关节、韧带等都会发生相应改变。

产后胎儿娩出，母体器官又会恢复到产前的状态。子宫、会阴、阴道的创口会愈合，子宫缩小，膈肌下降，心脏复原，被拉松弛的皮肤、关节、韧带会恢复正常。这些形态、位置和功能能否复原，则取决于产妇在坐月子时的调养保健。若养护得当，则恢复较快，且无后患；若稍有不慎，调养失宜，则恢复较慢。

而且，坐月子这一段时间是产妇的多事之秋，产褥感染、乳腺炎、子宫脱垂、附件炎等多种严重威胁产妇健康的疾病，都可在这段时间内发生。同时，民间许多关于“坐月子”的陈规旧俗，也会给产妇带来困惑和压力。

所以要依据身体各系统器官的生理变化，科学地对待“坐月子”。

子宫的生理变化

子宫体由大变小：经过漫漫的40周怀孕，子宫变为原来的数十倍大，功能和外貌都变得大不相同。原来是子宫为了容纳新来的娇客，经由荷尔蒙的变化，子宫会变厚、柔软、血液供应增加，整个变为一个空心大肉球，子宫各组织层充满着血液。生完之后，奥妙的人体就会经由一个和缓的过程，让子宫恢复原貌。

子宫内膜重建：产后胎盘和胎膜与子宫壁分离，残留的蜕膜开始分化成两层，表层会坏死，随恶露由母体排出以后，从子宫内膜的基底层，会再长出一层新的子宫内膜。产后10天左右，除了胎盘附着面外，其他部分的子宫腔会全部被新生的内膜所覆盖。刚刚分娩后，胎盘附着部分的子宫壁面积约手掌大，到产后2周左右，直径已经能缩小到3～4厘米，但产后6～8周才能完全愈合。

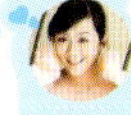

妈妈：生产完多久后，子宫可恢复到怀孕前的情形？

专家面对面

子宫约在产后4～6周复原。产后子宫恢复的速度很快，在胎盘排出之后，子宫会立即收缩，在腹部用手可以摸到一个很硬并呈球形的子宫体，它的最高处和肚脐的水平同高。以后子宫底的高度，会每天下降1～2厘米，大约在产后10～14天内，子宫变小，降入小盆骨腔内。这时，在腹部就摸不到子

小贴士

子宫不易恢复的原因：

- 胎盘或胎膜残留于子宫腔内。
- 子宫蜕膜脱落不全。
- 合并子宫内膜炎或盆腔内炎症。
- 子宫过度后屈，使恶露不容易排出。
- 合并子宫肌壁间肌瘤。
- 排尿不利，膀胱过度充盈，致使子宫不能下降至盆腔。
- 产妇年龄较大、健康状况差、分娩次数多或多胎妊娠，也往往会影响子宫的复原能力。

宫底了。约在产后六周就可恢复到怀孕前的情形。

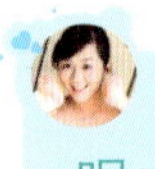

妈妈：我如何判断产后子宫复旧是否良好？

专家面对面

子宫的收缩恢复是否良好，可从两项外表的指标来判断：如果子宫恢复良好，检视刚生完宝宝的子宫底，从肚脐可以触摸得到，到约两个星期，子宫就无法摸到，除非是长子宫肌瘤；恶露的颜色从鲜红、暗红、深黑到淡红色，最后无色。

妈妈：有什么方法帮助子宫收缩呢？

专家面对面

促进子宫收缩的最佳方案：按摩子宫加药物子宫收缩剂。

按摩子宫：产后子宫恢复靠收缩，但子宫收缩靠什么呢？靠自然机制，也就是生产发动之后，子宫就不断地收缩，排空了再排空，让子宫腔不会有空隙。我们传统上教导产妇按摩子宫，是用手轻揉下腹部子宫，间接刺激子宫从而促使它收缩。当感觉子宫像石头样硬时为佳。

药物子宫收缩剂：如果发现有产后出血过多的现象，使用子宫收缩剂是最好的选择，因为发挥作用会比较快。中药生化汤是中医老祖宗的智慧，有化淤血、补血的作用，化掉的淤血(血块)流出来之后，子宫自然会收缩，生化汤比较适合在产褥期的保健。总之医院使用收缩剂主要是防止产后出血之用，而生化汤对于产褥期“帮助”子宫恢复则有显著的效果。原则上，生化汤不要喝太久，出院之后服用一周左右即可，若服用过多或服用时间太长(超过10天以上)则子宫容易出血不止。

小贴士

无论自然产或剖宫产，住院期间，医生常会开一些促进子宫收缩的药物，故不宜长时间服用生化汤，以免造成子宫过度收缩而疼痛。

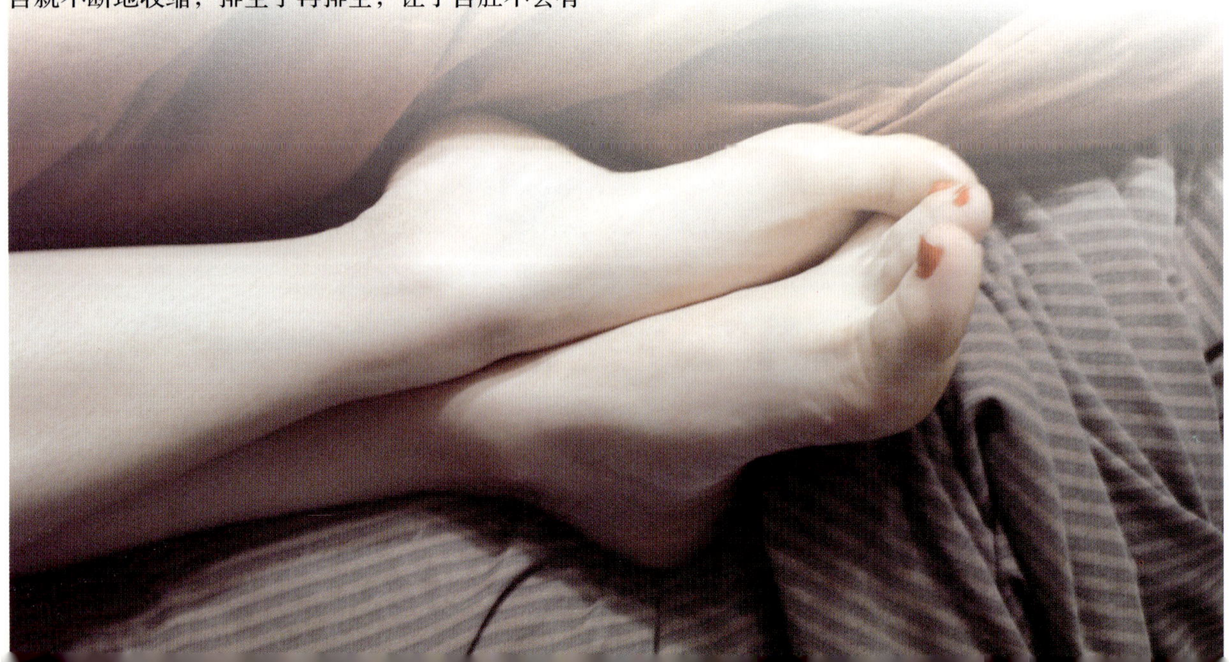

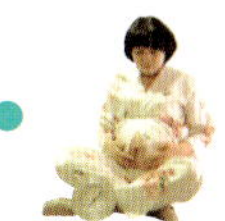

产后子宫复原的密码

产后应及时排尿，不使膀胱过胀或经常处于膨胀状态。

产褥期应避免长期卧位。产后6～8小时，产妇在疲劳消除后可以坐起来，第二天应下床活动，以利于身体生理机能和体力的恢复，帮助子宫复原和恶露排出。如果子宫已经向后倾屈，应做膝胸卧位来纠正。

产后应该哺乳。因为婴儿的吮吸刺激，会反射性地引起子宫收缩，从而促进子宫复原。

注意阴部卫生，以免引起生殖道炎症。

刺激乳头可帮助子宫收缩。

妈妈：什么叫子宫复原不全？

专家面对面

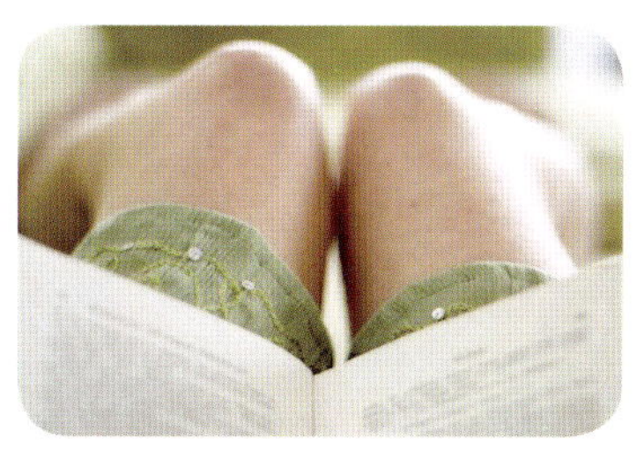

子宫复原不全是指产后已经多日，子宫收缩不好，还是比较大而柔软，迟迟不能恢复到原来的形状，而褐色恶露却常常持续不断。

如果子宫迟迟不入盆腔，在耻骨上区总能摸到子宫底，有时还有压痛，恶露量多，且为暗褐色或红褐色，就应考虑为子宫复原不全，如有臭味，可能已经并发感染了。

子宫复原不全者，血性恶露明显增多，且持续时间延长，可能长达10天左右（正常情况约为3～4天）；恶露混浊或有臭味，有时可能发生大量出血；血色恶露停止后，白带（也称白恶露）增多，产妇有时感到小腹坠胀或疼痛。

妈妈：子宫收缩不良会有大出血的危险吗？

专家面对面

当子宫内尚有血块或是残留有胎盘时，子宫会先被血块填塞，然后，子宫平滑肌就会停止收缩，这时候就是所谓的子宫收缩不良，会有大量出血的危险(血崩)。这种产后出血就是在产褥期最危险的事了，往日将生产视为到鬼门关走一趟，就是这原因。幸而现在医疗条件都能妥善处理，与往日的情况不可同日而语。

妈妈：是子宫收缩不良造成下腹突出吗？

专家面对面

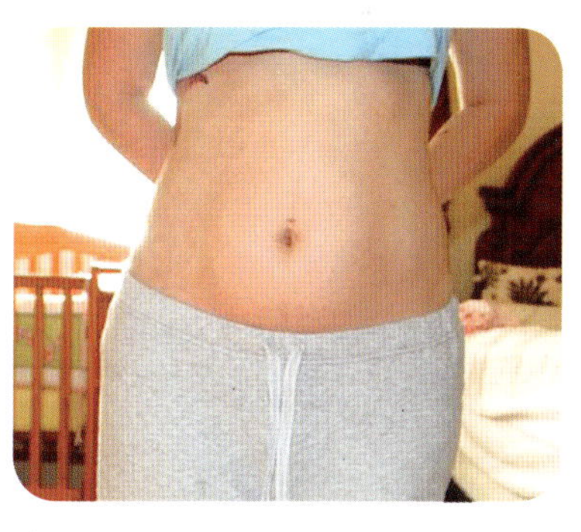

前面提过，子宫体积缩小、恶露减少至消失是子宫恢复的指标，因而常有人将下腹部突出归为子宫收缩不良。事实上不然，产妇小腹无法消除，常常是因为怀孕时将小腹的皮肤撑松，以至于无法缩小，其实多数产妇的子宫仍然是收缩正常的，但如果在小腹部仍然能摸到一团东西，就可能是子宫收缩不良了。不过事实上还要看恶露减少的情况，有时候子宫体积没有缩小是因为长有子宫肌瘤，这些都需要再到医院检查，如果是真的子宫收缩不良，最主要的危险是会造成产后大出血，这是真正需要加以注意的地方。

妈妈：听说剖宫产后恶露比自然阴道生产还干净得快，为什么？

专家面对面

这是因为大部分的产科医生在剖宫生产时，宝宝出生取出胎盘后，会检查子宫内还有没有残留的部分胎盘，并顺便把子宫腔内清理一遍，医生已经帮忙清出了，所以剖宫产后恶露比自然阴道生产还少。

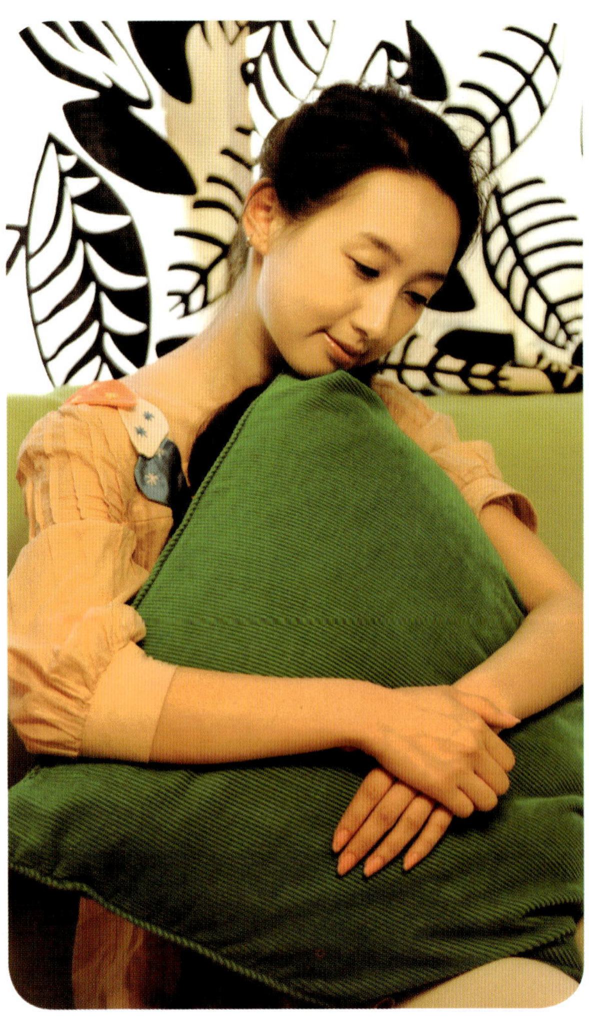

阴道的复旧及维护

妈妈：在月子里我的阴道会发生什么变化？

专家面对面

生产时阴道会较为松弛、宽阔，产后逐渐复原，但很少能完全回到未生产前的状态。约3周后阴道折皱便会回复。阴道及会阴的裂伤也会逐渐复原。产后要注意会阴部的卫生，以避免感染，整个恢复过程大约需要6个星期。

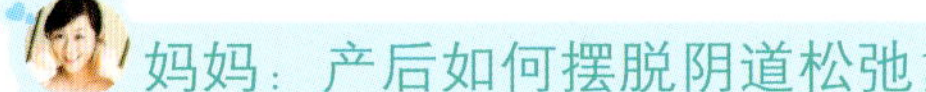

妈妈：产后如何摆脱阴道松弛？

专家面对面

经过自然分娩的女性，因为阴道是胎儿娩出的通道，一般出生的婴儿头部直径约有10厘米，即分娩时阴道要扩张到10厘米，正常阴道直径为2.5厘米，经过出生孩子的挤压，阴道扩张明显，肌肉和处女膜痕受到彻底破坏，弹性明显下降。

产后阴道松弛的原因有很多，阴道助产造成阴道损伤；胎儿过大，在自然分娩时造成了产伤；多次分娩；产后缺乏运动；产褥期恢复盲目减肥，不注意营养或者过于劳累进而导致盆腔肌肉群恢复不良等。但非只有自然分娩会导致阴道松弛，在临产时盆腔的肌肉和韧带都会充分延伸，为宝宝的出生做好产道准备。因而即使行剖宫产，也会有阴道松弛现象。

阴道本身有一定的修复功能，产后出现的扩张现象在产后3个月即可恢复。但毕竟是经过挤压撕裂，阴道中的肌肉受到损伤，所以阴道弹性的恢复需要更长的时间。产后需要及时通过一些锻炼来加

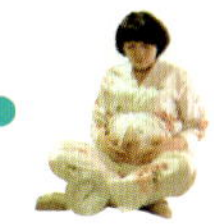

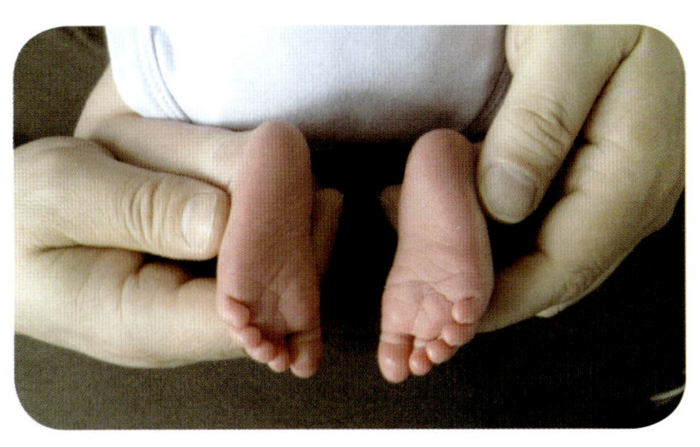

强弹性的恢复，促进阴道紧实。

我国传统的养生功法“收肛提气”，能很好地锻炼骨盆腔肌肉，帮助新妈妈摆脱阴道松弛。具体方法是：每天早晚在空气清新的地方，深吸气后闭气，如忍大、小便状收缩肛门，如此反复100次以上。当习惯了以后，平时生活中都可以进行，不在于次数的多少，有时间就可以进行上述锻炼。经过一定时间的训练，盆腔肌肉的张力就会大大改善，阴道周围肌肉也就变得丰实、有力，阴道松弛就可以不药而愈了。

国外的“中断排尿”训练，也可以提高阴道周围肌肉张力的。具体方法是：小便时进行排尿中断锻炼，排尿一半时忍着不排让尿液中断，稍停后再继续排尿。如此反复。经过一段时间的锻炼后，阴道周围肌肉张力提高，阴道就变窄了。

卵巢、输卵管

妈妈：在月子里我的卵巢、输卵管会发生什么变化？

专家面对面

卵巢：产褥期会有相对性的不孕。未哺乳的妈妈，平均约产后10周左右才会排卵。最早则可在产后6周排卵，如有哺乳，则排卵可延长至28周左右才来。

输卵管：产后输卵管内细胞数目及体积都减少，约6～8周以后，会恢复到未怀孕时的构造。

会阴

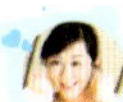

妈妈：分娩后会阴很痛怎样护理？

专家面对面

用0.2%苯扎溴铵液擦洗外阴，每日2～3次，平时应尽量保持会阴部清洁及干燥。会阴部有水肿者，可用50%硫酸镁液湿热敷，产后24小时后可用红外线照射外阴。会阴部有缝线者，应每日检查伤口周围有无红肿、硬结及分泌物，于产后3～5日拆线。若伤口感染，应提前拆线引流或行扩创处理，并定时换药。

妈妈：侧切分娩的新妈妈要注意什么？

专家面对面

许多经历过自然分娩的产妇都知道，在分娩的时候医生可能要在她们的下身——会阴部剪上一

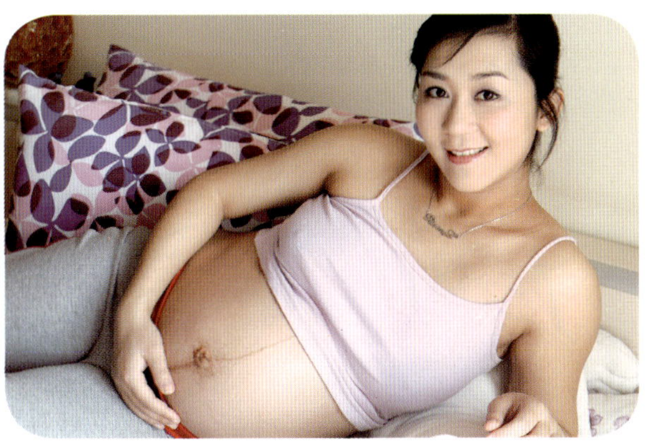

刀，以便胎儿顺利出生，这在医学上称为会阴切开，根据切开的部位不同分为会阴中切和会阴侧切，后者简称侧切。由于会阴的解剖位置导致伤口不易用敷料覆盖，所以伤口是暴露的，而产后大量的恶露自阴道排出，且阴道内本身寄生着大量的条件致病菌，因此，会阴伤口容易发生异常。

可能出现的异常情况

伤口血肿：表现为在缝合后1～2小时刀口部位即出现严重疼痛，而且越来越重，甚至出现肛门坠胀感。此时应立即告诉医护人员，及时进行检查，可能是医生在缝合时止血不够。对这种情况，只要及时拆开缝线，清除血肿，缝扎住出血点，重新缝合伤口，则疼痛会很快消失，绝大多数可以正常愈合。

伤口感染：表现为在产后2～3天，伤口局部有红、肿、热、痛等炎症表现，并可有硬结，挤压时有脓性分泌物。遇到这种情况，应服用合适的抗生素，并拆除缝线，以便脓液流出。同时可采用理疗来帮助消炎，或用1：5000的高锰酸钾温水溶液坐浴。采取这些措施后，由于会阴部血运丰富，有较强的愈合能力，故一般1～2周后即会好转或愈合。

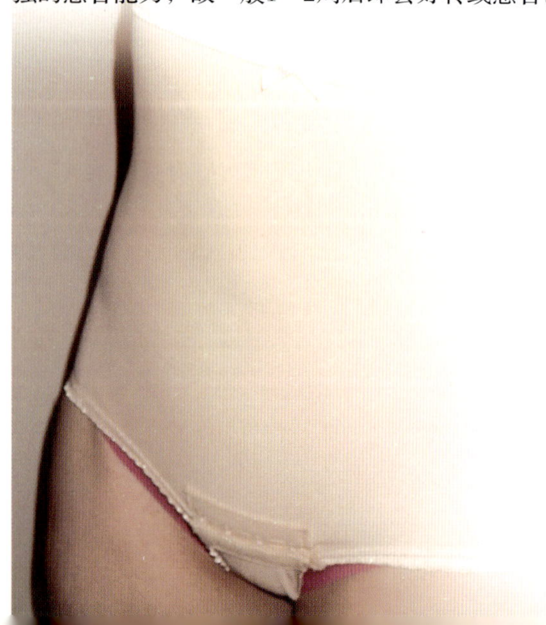

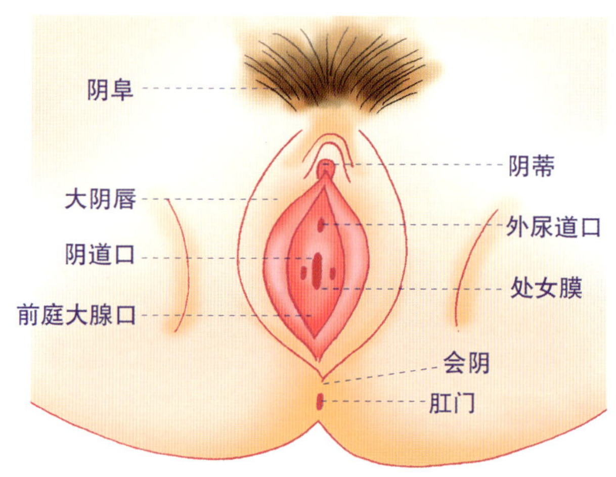

伤口拆线后裂开：有个别产妇在拆线后发生会阴伤口裂开，此时如已经出院，应立即去医院检查处理。如果伤口组织新鲜，裂开时间短，可以在妥善消毒后立即进行第二次缝合，5天后拆线，大多可以再次长好；如伤口组织不新鲜，且有分泌物，则不能缝合，可用高锰酸钾溶液坐浴，并服抗生素预防感染，待其局部形成瘢痕后愈合。

会阴伤口的护理要点

拆线前：拆线前每天可用1：1000新洁尔灭等消毒液冲洗两次，大便后也要冲洗1次，并应避免大便等脏物的污染；

拆线后：拆线后多数产妇此时已回到家中，如恶露还没有干净，仍应坚持每天用温开水洗外阴两次。同时应保持大便通畅，以免伤口裂开，必要时可服些轻泻剂。最好采用坐式大便，并避免蹲坑时间太长。另外，拆线后伤口内部尚不牢固，故不宜过多走动，也不宜进行动作太大的锻炼。

正常的情况下：一般会阴伤口在拆线前会有不适感，坐时也可能疼痛，拆线后一般会减轻，但需2~3周后才会完全恢复正常感觉。有的产妇在产后10天左右，发现阴道掉出带结的肠线头，对此不必惊

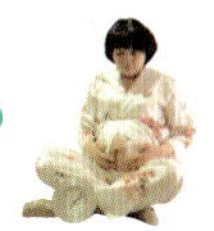

慌，那是从阴道口脱落的肠线。如果在会阴部有丝线，则应找医生及时拆除，以免引起感染。

骨盆维护

妊娠和分娩时期，产科医生经常会听到孕产妇诉说身体出现腰痛、耻骨疼痛、臀部疼痛等，这些困扰新妈妈们的疼痛是怎么回事呢?

引起疼痛的原因与耻骨联合部的松弛、骨盆的松弛有关。诊断方法很简单，使用B超就能诊断出耻骨联合部的松弛。

疼痛产生的机制：骨盆由骶骨、尾骨、髂骨、坐骨、耻骨融合而成，左右两块耻骨在骨盆前正中连接，形成耻骨联合，上下附有韧带。怀孕时内分泌激素使耻骨联合部位逐渐分开，韧带随之松弛，分娩时内分泌激素使耻骨联合处软骨溶解。耻骨联合的松弛，到生产分娩时达到最大幅度，有时甚至会发生分离。特别是初产妇，在分娩时为了让胎宝贝顺利通过，往往用力猛烈地把耻骨联合撑开，损伤了耻骨和周围韧带，产生耻骨部位疼痛。因此，新妈妈在产后下蹲或拿重物时，乃至排便都感到耻骨处有疼痛感，严重疼痛的新妈妈在行走时甚至迈不开腿，用不上劲，有时还会出现尿失禁、子宫下垂、子宫脱位等让产妇痛苦的情况。自然分娩后，

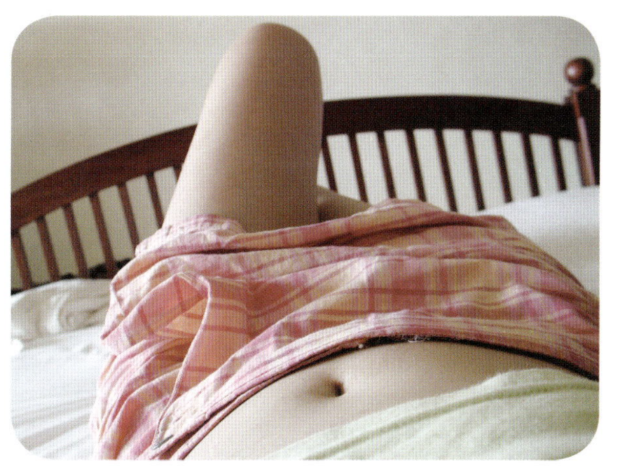

耻骨联合分离是产科最常见的骨盆损伤，新妈妈在发生这些问题时，不必过分恐慌。那么产妇应该如何防治因耻骨联合松弛而导致的这些疼痛呢?

应对措施：

- 控制适当的孕期体重，过度肥胖将增加骨盆底负担与产后恢复困难。
- 产前与产后的骨盆底肌肉运动(提肛运动）。
- 随着激素作用减退，耻骨痛在产后会逐渐减轻，如果在怀孕时即出现耻骨疼痛，当时就应减轻活动，甚至卧床休息。
- 如果胎宝宝过大，最好考虑剖宫产，或进行适当的会阴切开术，以免造成耻骨联合分离和周围韧带严重损伤。
- 疼痛严重时，新妈妈必须卧床休息，并采用骨盆恢复带固定骨盆，这样会有助于耻骨的恢复。
- 平时多吃虾、牡蛎等富含钙的食物，也可在医生指导下服用补肝肾类药物。
- 产后注意多休息，减少上下楼梯以及走斜坡路的活动。走路时一定注意放慢速度，步子也不可迈得太大，避免加重耻骨损伤。
- 产后6~8周若有持续症状，应尽早就医治疗。

还可使用产后骨盆恢复带，矫正变形的骨盆，重塑体形，满足健康与美丽的双重需要。

小贴士

刚出月子不能久站、久蹲。有些产妇以为，只要出了月子就表明身体恢复得差不多了。于是，一出了月子就不在意久站、久蹲或剧烈运动了。其实，盆腔里的生殖器官在这时并没完全复位，功能也没有完全恢复，如果不注意防护，仍然会影响生殖器官复位。

小贴士

产褥期间母体各系统的变化很大，虽属生理范畴，但子宫内有较大的创面，乳腺分泌功能旺盛，容易发生感染和其他病理情况，为保障母婴身体健康，应做好产褥期的护理和保健，实施产褥期保健指导，应当注意及时发现异常并进行处理。

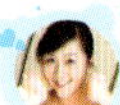

妈妈：生完孩子后多久来月经？

专家面对面

第1次月经的来临，经常是不排卵。未哺乳的妈妈月经一般在6～8周时会来，据统计70％在12周以前会来。而在哺乳的妈妈，何时排卵、何时来月经，则取决于其喂母乳的时间长短。

其他系统的变化

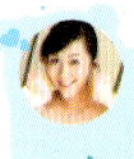

妈妈：在月子里我的乳房会发生什么变化？

专家面对面

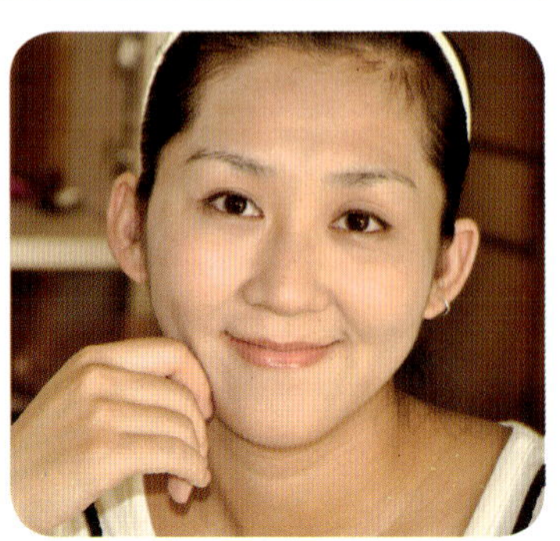

产后第2天至第4天，乳房开始充血，腺胞的数目增加，从而产生乳汁。第一次的乳汁可以自然产生，但要持续泌乳则要有吸吮的刺激。这个刺激可经神经传至下视丘，从而促进催产激素的产生及分泌，使腺泡肌上皮细胞收缩，促使乳汁的分泌。初乳呈深柠檬黄色，一般在产后第二天开始排出，约可持续5天左右，在接下来的四周内逐渐转变为真正的母乳。

妈妈：在月子里我的身体会发生什么变化？

专家面对面

心脏血管系统：心输出量在生产的第1～2产程开始增加，产后因胎盘消失及周边组织间液回到血管，促使多余的液体回到循环中。产后短时间内心输出量更高，以后心输出量降至生产前的40％，而约2～3周可恢复到未怀孕时状态。

泌尿系统：怀孕时导致泌尿系统的扩张，在产后2～8周内逐渐回复正常。在生产过程中，会对膀胱造成伤害，因此产后常发生膀胱过涨及排不空的情形。须特别注意泌尿道感染的可能性。产后4～6小时，一定要上厕所，必要时需要加以导尿。

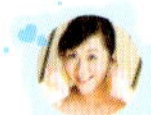

妈妈：产后排尿困难怎么办？

专家面对面

产后尿量明显增多，应鼓励产妇尽早自解小便。产后4小时即应让产妇排尿。若排尿困难，应解除怕排尿引起疼痛的顾虑，鼓励产妇坐起排尿，用热水熏洗外阴，用温开水冲洗尿道外口周围诱导排尿。下腹部正中放置热水袋，刺激膀胱肌收缩，也可针刺关元、气海、三阴交、阴陵泉等穴位，或肌注甲硫酸新斯的明1mg或加兰他敏注射液2.5mg，促其排尿。若使用上述方法均无效时应予导尿，必要时留置导尿管1～2日，并给予抗生素预防感染。

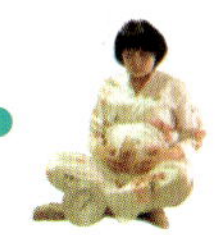

妈妈：我产后开心地哈哈大笑、咳嗽时，尿就不能自控地排出来，真是十分狼狈。这是怎么回事？

专家面对面

尿失禁是孕妇的常见问题。导致尿失禁的内因是女性尿道相对比较短，外因是生产时胎儿通过产道，使得膀胱、子宫等组织的肌膜受伤，弹性受损，尿道松弛而失去应有的功能。当患者腹部用力、腹压增加的时候，尿液会不自主流出，尤其当咳嗽、打喷嚏时最容易发生。建议产妇在产育期避免过早劳动，应注意预防便秘。产妇在家要有意识地经常做缩宫运动，慢慢恢复盆底肌肉的收缩力。一段时间后失禁便会自行缓解、消失，如果情况仍未好转，则需要到泌尿科或产科求诊。

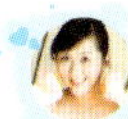

妈妈问：如何解决产后便秘？

专家面对面

产后因卧床休息，食物中缺乏纤维素以及肠蠕动减弱，常发生便秘。应多吃蔬菜及早日下床活动。若发生便秘，应口服缓泻剂或用开塞露塞肛或肥皂水灌肠。

产后护理

妈妈：生完孩子为什么要在产房观察两小时？

专家面对面

产后2小时内极易发生严重并发症，故应在产室严密地观察产妇，处理好此期非常重要。除协助产妇首次哺乳外，不断观察阴道流血量，最好用弯盘放于产妇臀下收集，并注意子宫收缩、宫底高度、膀胱充盈否等，并应测量血压、脉搏。若发现子宫收缩乏力，应按摩子宫并肌注子宫收缩剂(麦角新碱或缩宫素)。若阴道流血量虽不多，但子宫收缩不良、宫底上升者，提示宫腔内有积血，应挤压宫底排出积血，并给予子宫收缩剂。

若产妇自觉肛门坠胀，多有阴道后壁血肿，应行肛查确诊后给予及时处理。若产后2小时一切正常，将产妇连同新生儿送回病室，仍需勤巡视。

妈妈：许多产妇分娩后或多或少都会感到腰腿痛，这又是为什么呢？

专家面对面

这要从怀孕讲起，妊娠期间，胎儿的发育使子宫增大，同时腹部也变大，重量增加，变大的腹部向前突起，为适应这种生理改变，身体的重心就必然发生改变，腰背部的负重加大，所以孕妇的腰背部和腿部常常感到酸痛。到了分娩的时候，现在产妇分娩时多采用仰卧青蛙位，产妇在产床上时间较长，且不能自由活动，分娩时要消耗掉许多的体力和热量，致使腰部和腿部酸痛加剧。在产褥期和坐

小贴士

要少用止痛药物：剖宫产术后麻醉药的作用逐渐消失，腹部伤口的痛觉开始恢复，一般在术后数小时，伤口开始剧烈疼痛。为了能够很好休息，使身体尽快复原，可请医生在手术当天或当夜给用一些止痛药物。

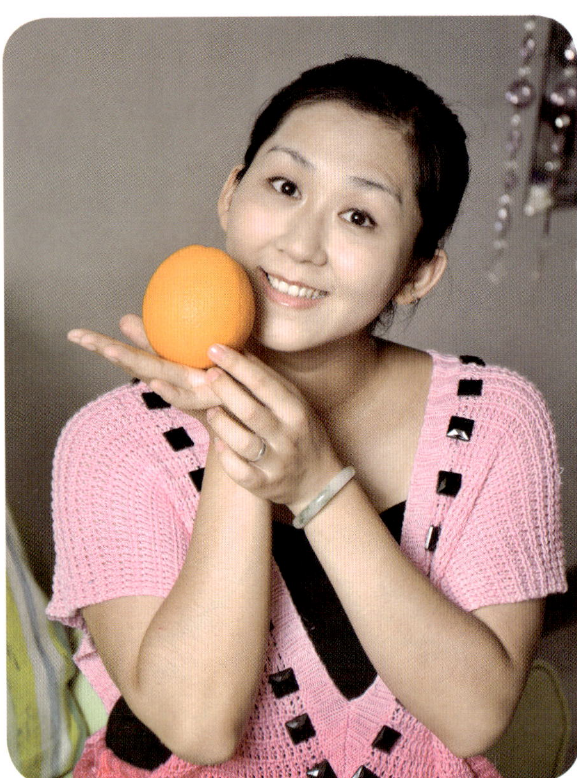

月子期间，有的产妇不注意科学的休养方法，活动锻炼不得法，有的产妇过早地参与劳动，还有的产妇产后睡弹簧床，这些都不利于腰腿部的恢复，这种种情况都可以引起产后腰腿部疼痛。

产妇在产后感到腰腿痛一般说是属于生理性的变化，是可以恢复的，如果属于怀孕和分娩引起的疼痛，一般在产后1周后疼痛就会减轻。在坐月子期间注意劳逸结合，将会恢复得很好。如果疼痛不但不见减轻，相反逐渐加重，要请医生医治为好。

妈妈：产后一定要做体检吗？产后多少天去检查？

专家面对面

如果不去做检查，就不能及时发现异常并及早进行处理，容易延误治疗或遗留病症。因此，产后6～8周应到医院进行一次全面的产后检查，以便了解全身和盆腔器官是否恢复到孕前状态，了解哺乳情况。如有特殊不适，更应提前去医院进行检查。

剖宫产术后

妈妈：经历剖宫产的妈妈的产后恢复与自然产妈妈有什么不同？

专家面对面

剖宫产毕竟是一个手术，与正常的阴道分娩相比，术中出血量增多，术后易发生感染。

剖宫产术后不能很快恢复进食，可能会使泌乳减少，使哺乳的时间推迟，不能及时给孩子喂奶。

剖宫产恢复起来没有阴道分娩那么快。通常自然分娩4天后即可以出院，但剖宫产6～7天伤口才能愈合、拆线。

选择剖宫产，孩子因为没有经过产道挤压的过程，并发症会比自然分娩的孩子高，尤其是新生儿湿肺等呼吸系统的疾病发生率增加。

至于生产对将来的夫妻生活，不论是剖宫产还是自然产，均不会造成明显的影响。

在此之后，对疼痛多做一些忍耐，最好不要再使用药物止痛，以免影响肠蠕动功能的恢复。一般来讲，伤口的疼痛在3天后便会自行消失。

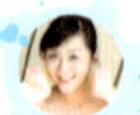

妈妈：剖宫术后应注意些什么？

专家提示

术后应该多翻身：麻醉药物可抑制肠蠕动，引起不同程度的肠胀气，因而发生腹胀。因此，产后宜多做翻身动作，促进麻痹的肠肌蠕动功能及早恢

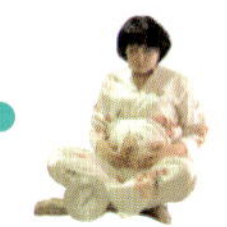

复，使肠道内的气体尽快排出，术后12小时，可泡一些番泻叶水喝，以帮助减轻腹胀。

卧床宜取半卧位：剖宫产术后的产妇身体恢复较慢，不能与阴道自然分娩者一样，在产后24小时后就可起床活动。因此，剖宫产者容易发生恶露不易排出的情况，但如果采取半卧位，配合多翻身，那么就会促使恶露排出，避免恶露淤积在子宫腔内，引起感染而影响子宫复位，也利于子宫切口的愈合。

术后注意排尿：为了手术方便，通常在剖宫产术前要放置导尿管。术后24～48小时，麻醉药物的影响消失，膀胱肌肉才又恢复排尿功能，这时可以拔掉导尿管，只要一有尿意，就要努力自行解尿，降低导尿管保留时间过长而引起尿路细菌感染的危险性。

保持阴部及腹部切口清洁：术后2周内，避免腹部切口沾湿，全身的清洁宜采用擦浴，在此之后可以淋浴，但恶露未排干净之前一定要禁止盆浴；每天冲洗外阴1～2次，注意不要让脏水进入阴道；如果伤口发生红、肿、热、痛，不可自己随意挤压敷贴，应该及时就医，以免伤口感染迁延不愈，使整个产假都“泡”在伤口处理上。

尽力早下床活动：只要体力允许，产后应该尽量早下床活动，并逐渐增加活动量。这样，不仅可增加肠蠕动的功能，促进子宫复位，而且还可避免发生肠粘连、血栓性静脉炎。

不要进食胀气食物：剖宫产术后约24小时，胃肠功能才可恢复，待胃肠功能恢复后，给予流食1天，如蛋汤、米汤，忌食牛奶、豆浆、大量蔗糖等胀气食物。肠道气体排通后，改用半流质食物1～2天，如稀粥、汤面、馄饨等，然后再转为普通饮食。

产褥期绝对禁止房事：剖宫产术后100天，如果阴道不再出血，经医生检查伤口愈合情况良好，可以恢复性生活。但是，一定要采取严格的避孕措施，避免怀孕。否则，有疤痕的子宫容易在做刮宫术时发生穿孔，甚至破裂。

注意做健身锻炼：剖宫产术后10天左右，如果身体恢复良好，可开始进行健身锻炼。方法为：仰卧，两腿交替举起，先与身体垂直，后慢慢放下来，两腿分别做5次；仰卧，两臂自然放在身体两侧，屈曲抬起右腿，并使其大腿尽力靠近腹部，脚跟尽力靠近臀部，左右腿交替做，各做5次；仰卧，两膝屈曲，两臂交叉合抱在胸前，后慢慢坐成半坐位，再恢复仰卧位；仰卧，两膝屈曲，两臂上举伸直，做仰卧起坐；俯位，两腿屈向胸部，大腿与床垂直并抬起臀，胸部与床贴紧，早晚各做1次，每次做时，从2～3分钟逐渐延长到10分钟。

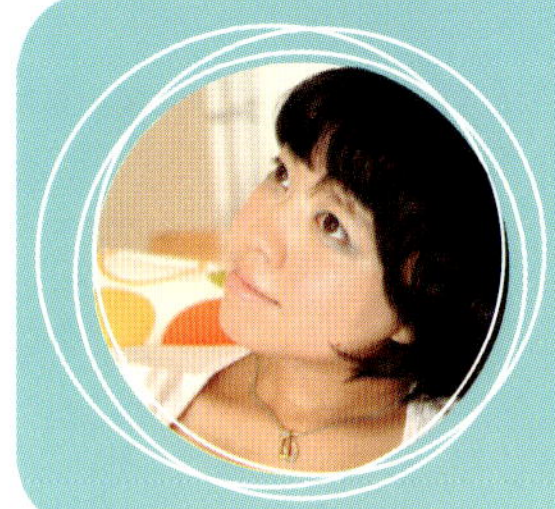

二、产后饮食起居

饮食

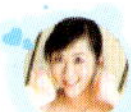

妈妈：生完孩子多长时间可以吃饭？

专家面对面

正常产后1个时可让产妇进流食或清淡半流食，以后可进普通饮食。食物应富有营养、足够热量和水分。

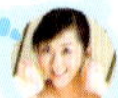

妈妈：在月子里我应该如何进行饮食？

专家面对面

产后的前几天，产妇的身体非常虚弱，既要恢复自身的生理功能，同时还要哺乳，因此，产妇需要充分的热量和各种营养素以补充分娩和哺乳的消耗，同时还要照顾到你尚未完全恢复的肠胃功能。

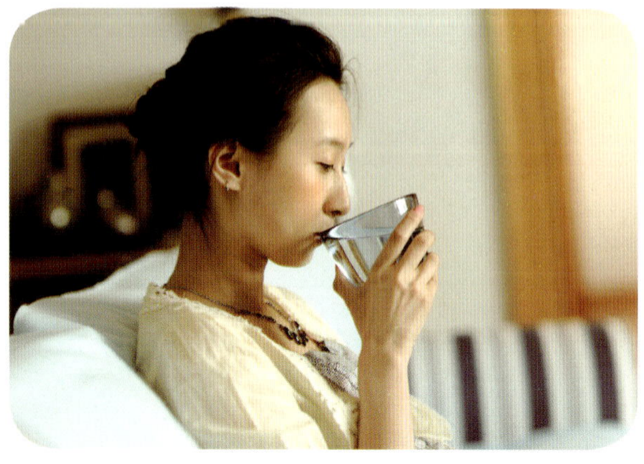

饮食特点

食物要松软、可口、易消化吸收。

少吃多餐：你的胃肠功能还没有恢复正常，你要少吃多餐，可以一天吃五到六次。

干稀搭配：这样更利于消化和保证奶水充足。干的保证营养供给，稀的保证足够水分。

荤素相宜，清淡适宜。

不宜食用生、冷、硬的食物。

不宜过度、过快进补。

小贴士

要多吃富含蛋白质、矿物质和维生素的食物，像蛋、鱼、肉、虾、豆类、新鲜蔬菜和水果等。总之，同怀孕期间相仿，不应偏食或挑食。饭菜要多样化，粗细粮搭配着吃，荤素夹杂着吃，唯有这样，身体才会康复得快，奶水才会量多质好，如在夏季，尚需多饮西瓜汁，多喝冬瓜汤以清热解暑。

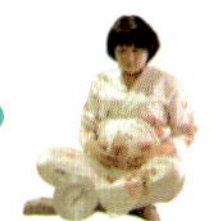

小贴士

太油腻的食物会令人反胃，妈妈摄入油脂过多可能会让乳汁也增加油，使宝宝发生腹泻。

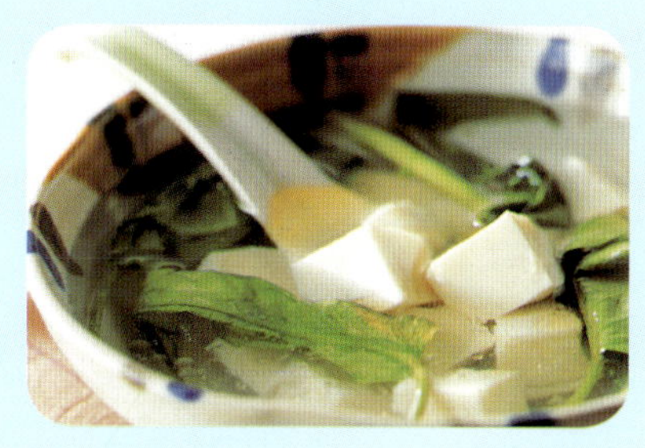

每日饮食内容

- 粮食400克～600克。
- 蛋类200克（4个）。
- 肉类200～250克。
- 豆制品50～100克。
- 牛奶250克。
- 汤水1000～1500毫升。
- 蔬菜500克（其中绿叶菜不少于250g）。

产妇分娩后的食疗，应根据生理变化的特点循序渐进，不宜操之过急。尤其在刚分娩后，脾胃功能尚未恢复，乳腺开始分泌乳汁，乳腺管还不够通畅，不宜食用大量油腻催乳食品，应遵循“产前宜清，产后宜温”的传统，少食寒凉食物，避免进食影响乳汁的巧克力等。

小贴士

药膳不能凭一知半解，自行胡乱配制，要在专业人士的指导下进行滋补。

不同时期的饮食重点

产后第一周以开胃为主，拒绝油腻，口味要清爽。不论是哪种分娩方式，新手妈妈在刚刚升级的最初几日里会感觉身体虚弱、胃口比较差。如果这时强行吃下重油重腻的“补食”，只会让胃口更加减退。在产后的第一周里，可以吃些清淡的荤食，如瘦牛肉、鸡肉、鱼等，配上时鲜蔬菜一起炒，口味清爽营养均衡。橙子、柚子、猕猴桃等水果也有开胃的作用。本阶段的重点是开胃而不是滋补，胃口好，才会食之有味，吸收也好。

产后第二周以补血为要，多吃补血食物并补充维生素。进入月子的第二周，妈妈的伤口基本上愈合了，经过上一周的精心调理，胃口应该明显好转。这时可以开始尽量多食补血食物，调理气血。苹果、梨、香蕉能减轻便秘症状又富含铁质，动物内脏更富含多种维生素，是很好的维生素补剂和补血剂。

小贴士

营养其实在汤料里，所以煲汤不用一大锅；煲的时间也不要太长，不然会让汤料变得粗糙难咽。

分娩后半月要进行催奶。宝宝长到半个月以后，胃容量增长了不少，吃奶量与时间逐渐建立起规律。妈妈的产奶节律开始日益与宝宝的需求合拍，反而觉得奶不涨了。其实，如果宝宝尿量、体重增长都正常，两餐奶之

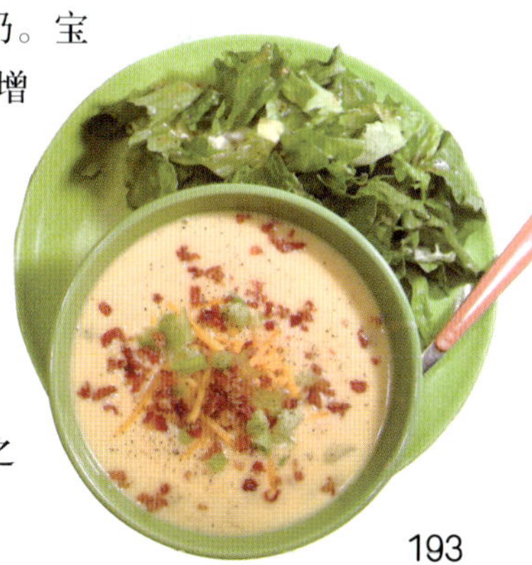

间很安静，就说明母乳是充足的。有些妈妈会担心母乳是否够吃，这时就可以开始吃催奶食物了。

催奶不应该只考虑量，质也非常重要。传统认为妈妈应该多吃蛋白质含量高的汤，最近的研究发现，被大家认为最有营养，煲了足足8小时才成的广东靓汤，汤里的营养仅仅是汤料的20%左右，所以科学的观点是汤汁要吃，料更不能舍弃。

新妈妈应当保持孕期养成的每日喝牛奶的良好习惯，多吃新鲜蔬菜水果。总之吃得好，吃得对，既能让自己奶量充足、又能修复元气且营养均衡不发胖，这才是新妈妈希望达到的月子“食”效。

总之，月子里的饮食要多种多样，荤素兼备，富于营养和易于消化。

提倡健康新观念，碰碰月子饮食习惯的“地雷区”

妈妈说母鸡可以催奶，帮助产妇身体康复。太太从医院一回家，我就天天给她炖母鸡吃。可太太乳汁非但没有增加，甚至还出现了回奶的现象。为此，我非常困惑，直到昨天到医院咨询才解除了疑团，原来都是母鸡惹的祸。看来，老经验也不能全信，有时碰碰妈妈所说的月子“地雷区”也不会错。——摘自一位丈夫的日记

在中国人的传统观念里，“坐月子”就意味着不停地吃，好像要把大堆的营养食物塞进产妇的身体里，才能让她及早地恢复元气。因此，生活中常常出现有的产妇每天吃一只母鸡，坐完月子后就再也不想吃有关鸡的食物了。

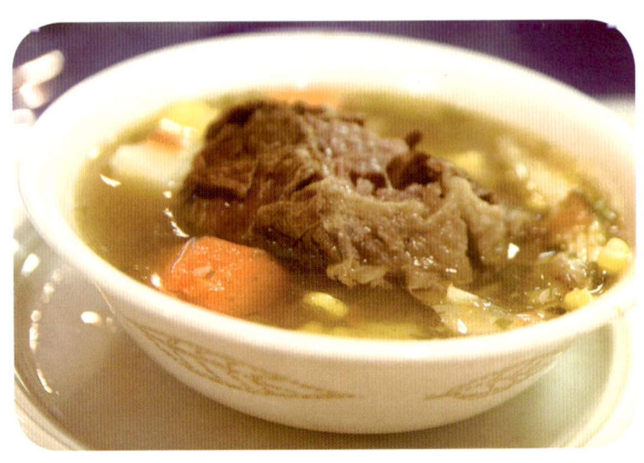

在给妻子准备月子食物时，如果你只是一味盲从长辈们的谆谆教导，告诫自己不要踩到“地雷区”，反而会进入真正的“雷区”。有些所谓的老经验并没有科学依据，因此，你要从现代医学和营养学的角度，为自己寻找一双慧眼，去分辨事实的真相。当然，对于可以碰的“地雷区”，就大胆尝试吧。

多吃公鸡

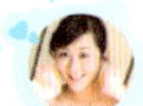

妈妈：为什么不能专吃母鸡不吃公鸡？

专家面对面

在传统的营养观念里，母鸡是营养价值较高的食物，能增加产妇体质、增强食欲，还能促进乳汁的分泌。但现代营养学证明，母鸡不但不能增乳，还会导致回奶的现象。到底哪一种说法是正确的呢？相信许多新爸爸会一下陷入左右为难的状况。

母鸡体内含有大量的雌激素，产妇大量食用后，会导致体内雌激素的含量大幅度提高，催乳素功能减弱甚至消失。同时母鸡含有的脂肪较多，易导致产妇乳汁中脂肪含量过高，引起新生宝宝消化不良、腹泻等症状。其实，相比母鸡，公鸡更有利于母婴的身体健康。公鸡体内含有的雄激素能对抗雌激素，降低产妇的雌激素含量，如果把大公鸡清炖并连同睾丸一起吃，无疑会促使乳汁分泌。同时公鸡所含脂肪较母鸡少，产妇吃了不容易发胖，有助于哺乳期保持较好的身材，也不容易引起宝贝发生腹泻，对婴儿的身体健康起着潜在的促进作用。

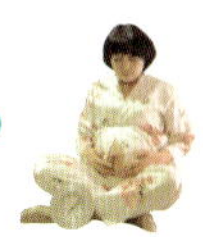

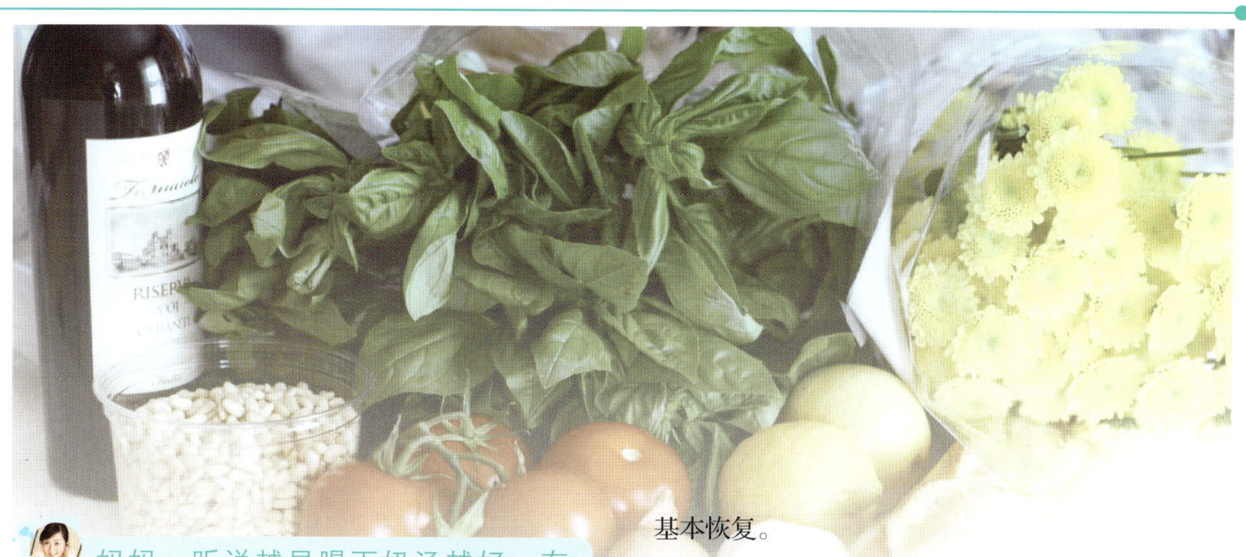

妈妈：听说越早喝下奶汤越好，有科学依据吗？

专家面对面

多喝汤的确可以补充产妇身体里的水分，增加乳汁的分泌。但产奶的前提是乳腺管全部畅通，如果乳腺管不畅通，分泌出的乳汁会堵在乳腺管内，引起乳房胀痛。因此，产后不要急于喝催奶汤，应先让宝宝吮吸妈妈的乳房，以促进乳腺管的全部畅通。

在妻子乳腺管全部畅通后，丈夫可为妻子准备一些清淡少油的汤，如鲫鱼豆腐汤、黄鳝汤等，对妻子下奶有所帮助。不要给妻子喝过于油腻的汤，这样会增加妻子乳汁中的脂肪含量，伤害宝宝尚未发育成熟的消化功能。

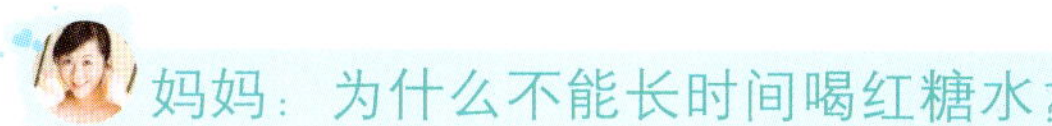

妈妈：为什么不能长时间喝红糖水？

专家面对面

有些产妇在月子里一个劲地喝红糖水，认为能够活血化淤和补血，促进产后恶露排出。红糖确实是产后的补益佳品，但也并不是喝得越久越好。因为，在产后10天左右恶露开始逐渐减少，子宫收缩基本恢复。

传统中医认为，红糖性温，具有益气、活血、化食的作用，这虽是正确的说法，但也不能凭此成为产妇必不可少的营养补品。由于红糖具有活血作用，喝红糖水时间过长，就会使恶露的血量增多，造成继续失血，引起贫血。因此，产后红糖不宜久食，喝红糖水的时间以7～10天为宜，不然会造成不良后果，伤害产妇的身体健康。

妈妈：把菜做得越淡越好吗？

专家面对面

有些产妇以为在产后最初几天里吃盐会伤胃，会浮肿，不利于身体恢复，她们总是吃很淡的饭菜，甚至一点盐也不放，其实这样做只会适得其反。因为，产妇在月子里出汗较多，乳腺分泌也很旺盛，体内容易发生缺水。如果不吃盐只会加重身体脱水，不利于体力尽快恢复。研究证实，饭菜里放一些盐对产妇是有益处的。产妇在分娩头几天里身体要出很多汗，乳腺分泌也很旺盛，体内容易缺水、缺盐，从而影响乳汁分泌。产妇的食物中应该适量放一些盐，避免月子里出汗过多造成身体脱水，影响身体恢复和乳汁分泌。

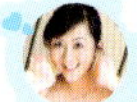

妈妈：蔬果水气大，月子期间应忌食吗？

专家面对面

不少老人认为水果、蔬菜水气大，常被归为生冷食物，产后进食蔬果，通常被认为会对产妇的胃肠产生不良影响，还会引起腰酸背痛，其实这种说法并不科学。蔬菜和水果富含人体“三宝”，即维生素、矿物质和膳食纤维，可促进胃肠道功能的恢复，增进食欲、促进糖分、蛋白质的吸收利用，帮助达到营养均衡的目的。对产妇的身体恢复和乳汁分泌都是必要的。产妇分娩后代谢旺盛，出汗量和尿量增多，若不能及时补充水果、蔬菜，易引起便秘。特别是在炎热的夏天，产妇更应适当地吃些蔬果，以防中暑。

当然，水果、蔬菜的种类繁多，不是每种都适合产妇。丈夫应细心地为妻子挑选，避免不合适的食物伤害妻子的身体。如梨等性寒的食物，产妇应少食用，以免引起腹泻等症。蔬菜应经过适当地烹调，以去除食物本身的寒性，减少对产妇的伤害。

只要产妇胃肠无不适，吃新鲜蔬菜和水果大有益处，尤其是便秘的产妇。

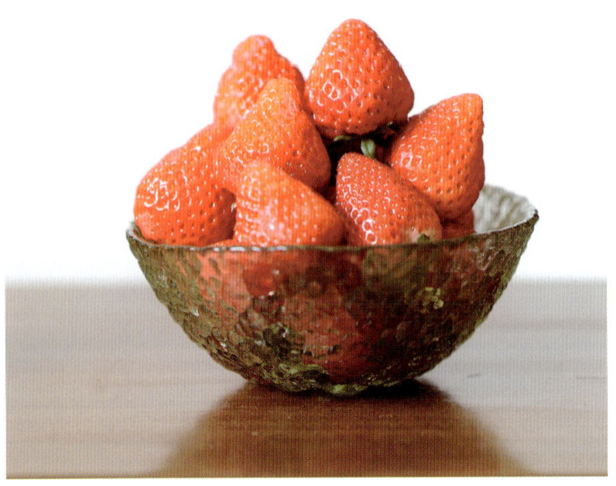

小贴士

吃蔬果正确的做法：从可进食正常餐开始，每日半个水果，数日后逐渐增加至1～2个水果。蔬菜开始每餐一两左右，逐渐增加至每餐4两左右。

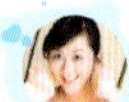

妈妈：为什么喝了麦乳精奶变少了？

专家面对面

虽然麦乳精营养丰富，味道可口，能够滋补身体，但产妇在哺乳期间常喝麦乳精是不科学的。因为麦乳精中的麦芽会抑制乳腺分泌。哺乳期产妇经常喝麦乳精，就会使乳汁的分泌量明显减少，所以中医历来把麦芽作为回乳的用药。

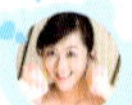

妈妈：巧克力能增加体力是否要多吃？

专家面对面

巧克力中所含的可可碱会进入母乳，并通过哺乳进入宝贝的体内，损害宝贝的神经系统和心脏，导致消化不良、睡眠不稳、哭闹不停等。另外，常吃巧克力会影响产妇的食欲，造成身体所需的营养供给不足。这样，不仅影响产妇的身体康复，还会影响宝贝的生长发育。

妈妈：为什么不能经常喝茶水？

专家面对面

多进汤汁固然可增加乳汁分泌，但茶叶中含有的鞣酸会影响肠道对铁的吸收，容易引起产后贫

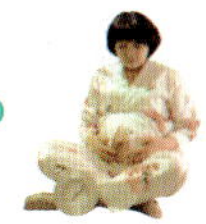

血。而且，茶水中还含有咖啡因，产妇饮用茶水后不仅难以入睡，影响体力恢复，咖啡因还可通过乳汁进入宝贝的身体内，导致发生肠痉挛或突然无故地啼哭。

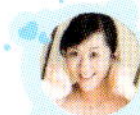

妈妈：为什么不能只喝汤不吃肉？

专家面对面

产后适当多喝一些鸡汤、鱼汤、排骨汤、豆腐汤等，确实可促进乳汁分泌。但同时也要吃肉，因为很多营养都在肉里，并不完全在汤里。如果只喝汤而不注意吃肉，就会影响身体对营养的摄取。

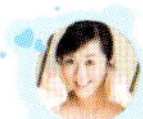

妈妈：为什么不能每天大量吃鸡蛋？

专家面对面

尽管鸡蛋富含优质蛋白质，营养价值很高，很适合产妇食用，但并不是吃得越多越好。鸡蛋吃多了人体并不能完全吸收，反会增加肠胃的负担，影响其他各种食物的摄取，造成营养摄取不均衡，不仅不利于产妇的身体康复，而且也不利于乳汁分泌。一般来讲，每天给产妇吃2～3个鸡蛋就可以了，以免引起消化不良，加重肝肾负担，导致身体发福。另外，身体补充高蛋白不应该只吃鸡蛋，还应拓宽食谱。

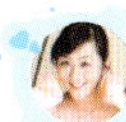

妈妈：为什么不能每天不限量地喝汤？

专家面对面

汤饮味道鲜美，如鲤鱼汤、蛋花汤等，不仅容易消化吸收，还可促进乳汁分泌。因此，每个产妇在月子里都少不了喝汤。但喝汤也是有学问的，不可为了增加乳汁分泌就无限制地喝，否则容易引起

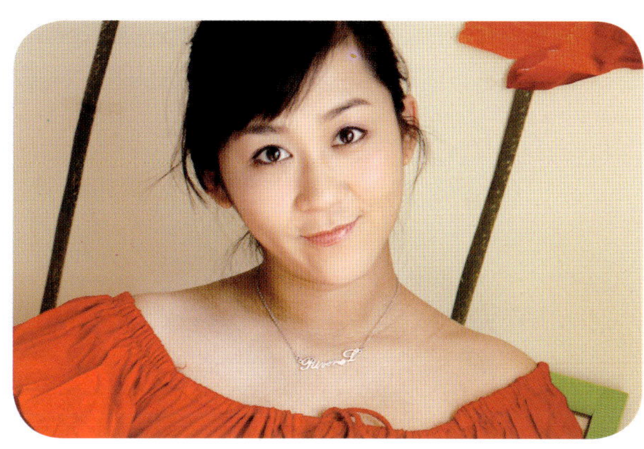

乳房胀痛，处理不恰当就会引起乳腺炎。

妈妈：母乳喂养成功主要靠鸡汤、鱼汤吗？

专家面对面

妈妈乳汁的分泌从根本上是依靠新生儿吸吮母亲乳头的刺激，这种刺激反射性的促进生乳素的分泌，使妈妈的乳汁能源源不断地供给自己的宝宝。更为奇妙的是，当孩子刚出生，新生儿的食量很少，吸吮能力也很弱，相对地妈妈的乳汁也少，当宝宝逐渐长大，食量增加，同时吸吮能力也逐渐增加，妈妈的乳汁也会增加，以适应宝宝的需要。

因此可以说母乳喂养的初期，尤其要强调母亲的直接喂养，那种采用吸奶器，吸出母乳喂养宝宝的方法，不利于母乳喂养的成功。因此除特殊情况，如乳头皲裂等，都应该由母亲直接哺乳。母乳喂养还有更重要的作用，就是加强母子感情，亲身体验做母亲的感觉。当宝宝吸吮着妈妈的乳头时，那种神妙的感觉是什么都代替不了的。

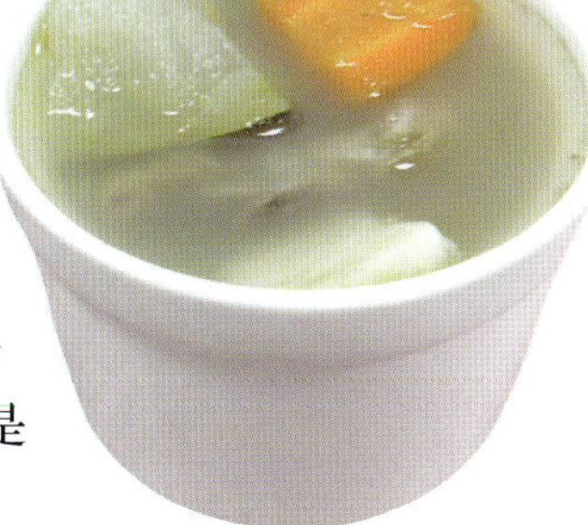

另外，分娩中，产妇体力消耗甚大，胃肠肌张力及蠕动减弱，需要一周左右才能恢复，因此，不宜进食比较油腻的鸡汤、鱼汤等。一周后，再增加鸡汤鱼汤等高蛋白的富有营养的汤汁食物，以帮助下奶。

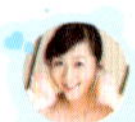

妈妈：麻油鸡是坐月子的必备品吗？

专家面对面

麻油鸡历来是民间坐月子的主食，特别是在南方。它是一道营养非常丰富的佳肴，产妇吃了不仅可以补气补血，滋补虚弱的身子，还可健脾开胃，能使身体尽快恢复元气。

麻油鸡是产妇的滋补佳品，尤对产后身体虚弱者调补身体十分实用，但需注意以下几点：

- 麻油用量不宜多，每次1～2匙即可。
- 麻油不宜久煮，应在煮好汤后再加入，以免发生氧化增加自由基。
- 麻油鸡中最好不要加酒，以免酒精进入母乳。酒精的作用与麻油正好相反，不仅抑制子宫收缩，还会促使血管扩张，增加阴道出血量。
- 麻油鸡不可过量滋补。现今，产妇普遍运动少，体内各个器官的活力偏低。如果在产后一味滋养进补麻油鸡，就会摄入大量油脂。这样，对体质原本虚弱的产妇并无多大益处，反而容易造成营养过剩，影响日后瘦身。

妈妈：月子里吃些杜仲日后不容易腰疼吗？

专家面对面

女人怀胎十月，加之分娩时消耗大量气力和出血，容易损伤腰膝筋骨，使之日后不适。吃些杜仲，可以补充气血，填精补髓，滋养肝肾，强壮筋骨，加速身子复原，避免日后腰膝出现疼痛。

月子里吃杜仲可以防止腰部疼痛，但需注意以下几点：

很多人喜欢把杜仲熬成水后再加上腰花煮着吃，这样味道不大好，产妇大多都不太喜欢。如果把杜仲磨成粉装入胶囊里，就可避免让产妇直接吃颗粒粗糙的杜仲粉，服用起来非常方便。

月子里，产妇可在每次进餐后服用2～4粒，整个月子里大约服用150～200克杜仲粉。这样，即可对预防产后腰疼有帮助作用。

小贴士

麻油中含有丰富的不饱和脂肪酸，进入体内可以转化为前列腺素。前列腺素能够促使子宫收缩和恶露排出，帮助子宫尽快复原。同时，麻油还有软便作用，避免产妇发生便秘。麻油中丰富的必需氨基酸，对于气血流失的产妇恢复身体确实有很好的滋补功效。

小贴士

产后吃一些杜仲，有助于增进松弛的盆腔关节韧带的功能恢复，加强腰部和腹部肌肉的力量，尽快保持腰椎的稳定性，减少腰部受损害的几率，从而防止腰部发生疼痛。而且，杜仲还可减轻产后乏力、晕眩、小便频等不适。

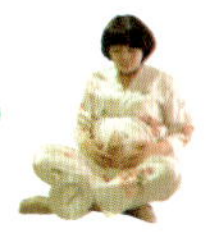

起居

卧室：产妇睡的房间要安静、清洁和冬暖夏凉。不论冬夏，窗户都要常开，使室内空气新鲜。大热天更要注意空气流通，否则容易中暑。

休息与活动：刚分娩后，产妇十分疲乏，所以，头两天内应当好好卧床休息。虽然卧床休息，但仍须多翻身、多活动。可起床洗漱和大小便，起床之前要先坐起片刻，不觉头昏才可下床。如果素来身体强健，疲劳已经消除，产后24小时就可起床。至于起床以后的活动量应当慢慢增加。起床的第一天，早晚各在床边坐半小时，第二天可以在房里走走，以后再逐渐增加活动范围与时间。

清洁卫生：产后必须早晚刷牙，注意口腔卫生，否则易患牙病。产后汗多，下身又有恶露不断流出，因此，必须注意清洁卫生。产后可以洗澡，但要看季节、环境条件和产妇身体强弱而定。一般说来，秋冬揩身，春夏洗澡。但是洗澡绝对不能盆浴。以防污水流入阴道引起感染。除了揩身和洗澡之外，必须每天用温开水洗涤外阴1~2次，尤其在大便后，卫生巾更需勤换。

肛提肌收缩运动：平卧，大腿靠拢，两脚交叉，尽力抬起臀部，然后放松。连续10~20次，以后逐渐增加。如果坚持锻炼，有助于骨盆肌肉托力的恢复。

妈妈：在月子里我应该注意些什么？

专家面对面

保证吃好、休息好：由于分娩会使产妇的身心极度劳累，所以分娩后的第一件事就是让产妇美

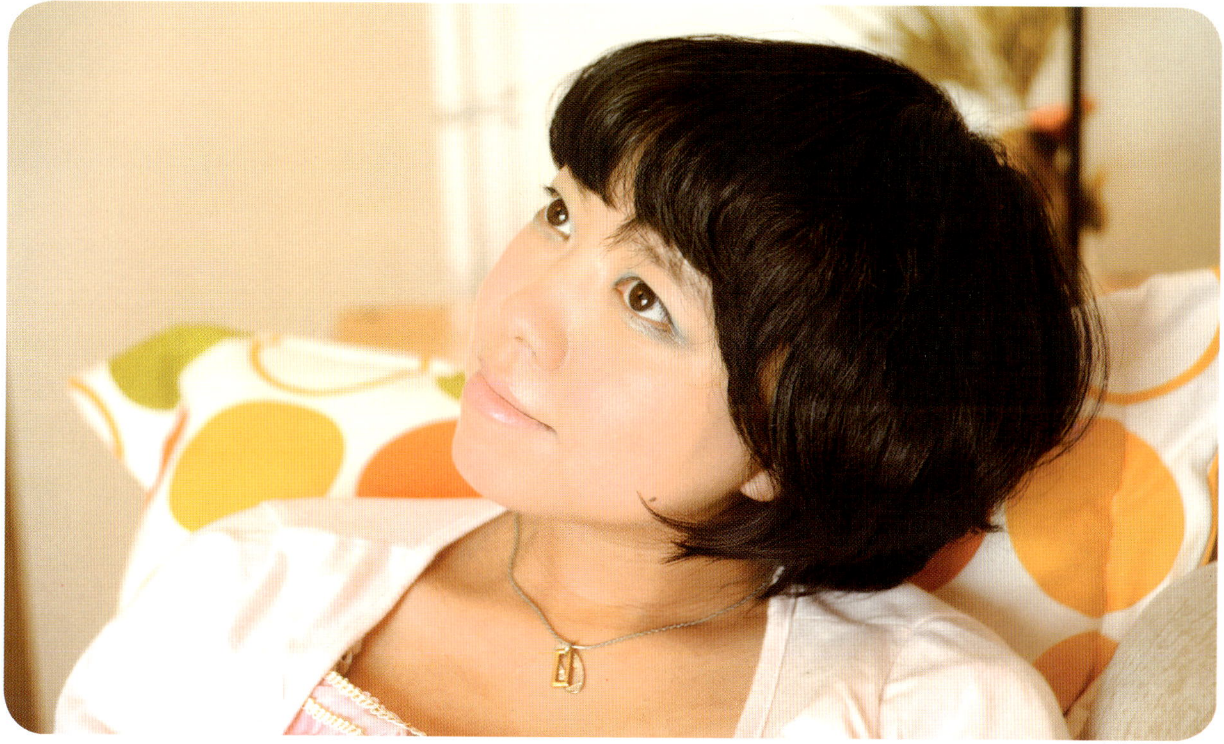

美地睡一觉，家属不要轻易去打扰她。睡足之后，应吃些营养高且易消化的食物，同时要多喝水。月子里和哺乳期都应吃高营养、高热量、易消化的食物，以促使身体迅速恢复及保证乳量充足。

尽早下床活动：一般情况下，经阴道正常分娩的产妇在产后第二天就应当下床走动。但应注意不要受凉并避免冷风直吹。也可以每天做一些简单的锻炼或产后体操，有利于恢复良好的体形。

产后1个星期，产妇可以做些轻微的家务，如擦桌子、扫地等，但持续时间不宜过长，更不可干较重的体力活，否则易诱发子宫出血及子宫脱垂。

特别注意个人卫生：月子里产妇的阴道分泌物较多，每天应用温开水清洗外阴部。勤换会阴垫并保持会阴部清洁和干燥。

产后由于出汗多，要经常洗头、洗脚、勤换内衣裤，保持体肤的清洁。洗澡以淋浴为宜，以免脏水流入阴道发生感染。

产妇坐月子期间，进食次数较多，吃的东西也较多，如不注意漱口刷牙，容易使口腔内细菌繁殖，发生口腔疾病。过去，有不少妇女盲目信奉"坐月子不能刷牙"老规矩，结果坐一次月子毁了一口牙。产妇每天应刷牙一、两次，可选用软毛牙刷轻柔地刷动。每次吃过东西后，应当用温开水漱口。

居室内要经常通风，室内温度不可太高，也不可忽高忽低。过去常有将门窗紧闭，不论何时产妇都要盖厚被的说法，这是十分危险的，尤其是在夏季，极易造成产妇中暑。

尽早喂宝宝母乳：分娩后乳房充血膨胀明显，尽早哺乳有利于刺激乳汁的分泌，使以后的母乳喂养有个良好的开端，还能够促进子宫收缩、复原。哺乳前后，产妇要十分注意保持双手的清洁以及乳头、乳房的清洁卫生，防止发生乳腺感染和新生儿肠道感染。

合理安排产后性生活：恶露未干净或产后42天以内，由于子宫内的创面尚未完全修复，所以要绝对禁止性生活。如果为了一时之欢而忘了"戒严

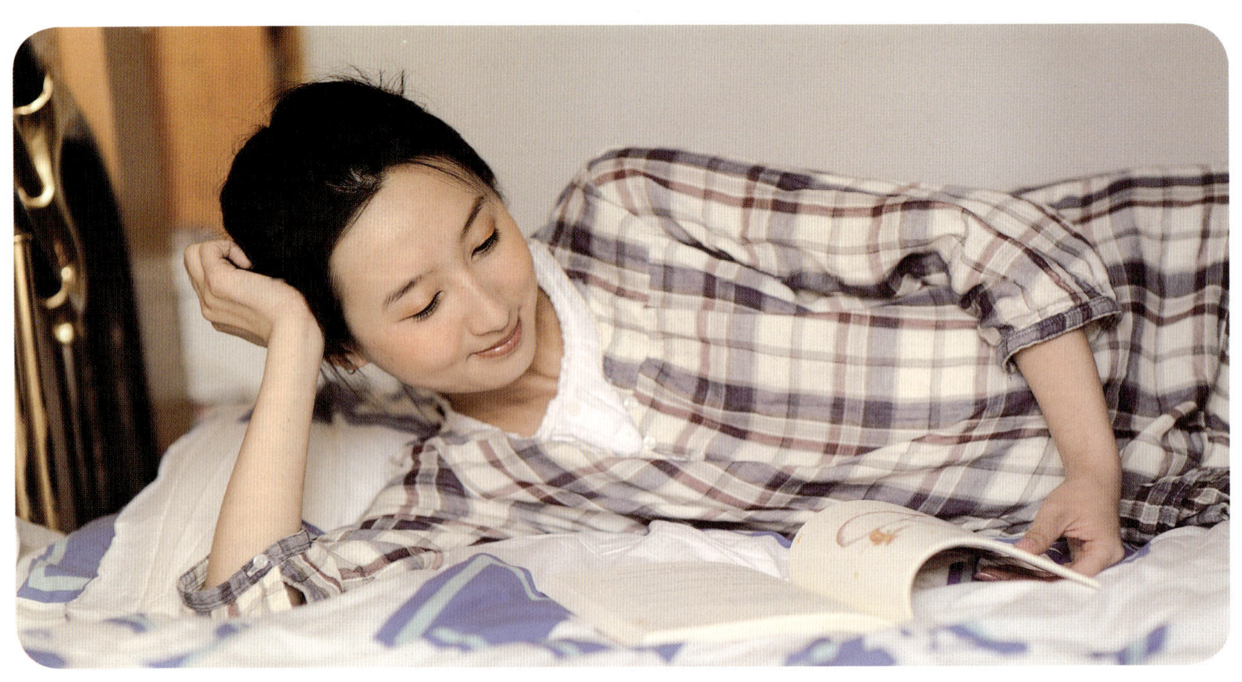

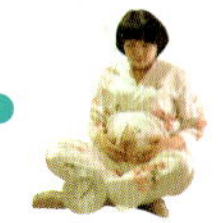

小贴士

哺乳应勤喂夜哺，即按需哺乳，只要宝宝要吃，就应满足。尤其是产后5～7天内分泌的乳汁叫初乳，具有高营养和免疫的双重作用，初乳中含有丰富的抗感染物质，孩子日后不容易患肥胖、糖尿病、冠心病，还可预防某些过敏性疾病，如湿疹、哮喘等。

令”，很容易造成产褥期感染，甚至造成慢性盆腔炎等不良后果。

恶露干净较早的产妇，在恢复性生活时一定要采取可靠的避孕措施，因为产褥期受孕也是常见的事，应引起重视。

按时产后检查：产后42天左右，产褥期将结束，产妇应到医院作一次产后检查，以了解身体的恢复状况。万一有异常情况，可以及时得到医生的指导和治疗。

不要吹风、受凉：如果室内温度过高，产妇可以适当使用空调，室温一般以25℃～28℃为宜，但应注意空调的风不可以直接吹到产妇。产妇应穿长袖衣和长裤，最好还要穿上一双薄袜子。产妇坐月子期间不可碰冷水，以防受凉或产生酸痛的现象。

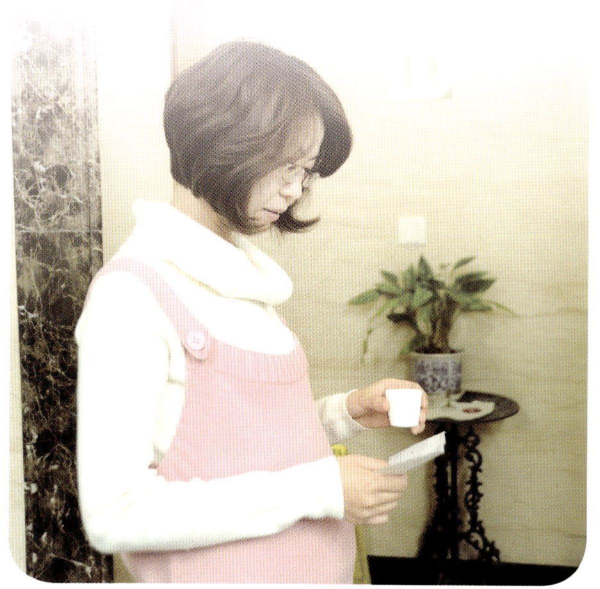

注意事项

- 产妇胃肠功能较虚弱，应少量吃东西。
- 产妇的胃肠对冷刺激很敏感，不要吃过凉的蔬菜和水果。如果过凉容易导致胃肠淤血，影响消化功能。
- 产妇的胃肠抵抗力弱，一定要注意食物是否清洁卫生。
- 忌瘦身。哺乳妈妈的饮食，必须以均衡、丰富为原则，不能因为想减肥就拒绝吃肉类或油脂，这样会降低乳汁的品质，如果担心哺乳期间变胖，可以考虑在烹调上做调整。

产后首先要把身体养好，再考虑瘦身、减肥的问题。如果妈妈产后想要喂食母乳，瘦身计划应该暂缓实施。其实只要妈妈能把握好均衡的饮食原则，适时补充蛋白质、钙质，既可以让乳汁分泌不再匮乏，也可以有效地控制体重。

分娩像是一场重体力劳动，消耗妈妈的体力，照顾新生儿又颇费精力。新手妈妈确实需要通过合理的饮食来调补身体。哺乳妈妈为了供应足够的高质量乳汁，更需要提高维生素的摄取量，包括适当提高维生素B_1、维生素B_2、烟硷酸、维生素A、维生素C的摄入，还需要保持一定量钙、磷、铁的摄入。

药补不如食补，话是不错，可是并不代表着坐月子时就一定要整锅整锅地喝汤，或者每天一只老母鸡或猪蹄膀往肚子里塞。这里我们就把整个月子分为三个阶段，将每阶段的吃法逐一介绍给新手妈咪们。

碰碰月子里起居雷区

为了使月子里的产后女性尽快恢复起来，老人们总是叮嘱你这不能做，那个不能吃！如月子不能洗澡、不能梳头……其实坐月子，这些禁忌真的不用太过顾及！

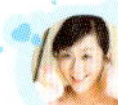

妈妈：月子里不能受风、受凉吗？

专家面对面

坐月子的传统观念很多，怕风怕凉是其中之一。究其原因，还是由于想当年老人们年轻时的经验，经验并不错，但是时代不同了，当时的条件与现在相比，已经有了天壤之别，那时一位产妇得了病，传下来就成了受风受凉的结果，目前家里暖气空调俱全，无论什么气候都没问题，只要避免对流风直接吹，就不会出现因为受风受凉造成的产后疾病。而且，产后家里客人多，空气流通不好，更应该及时通风换气，以预防疾病的发生。

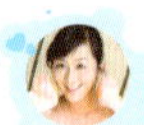

妈妈：“奶不胀不抱仔“对吗？

专家面对面

在哺乳过程中，有些妈妈认为，“奶不胀不抱仔”，医生认为这样做不利于催乳。一般认为产妇催乳有6条金原则：①营养均衡；②少食多餐；③足量饮水；④心情愉快；⑤休息足够；⑥勤喂夜哺，即按需哺乳。此外，正确的哺乳姿势也很重要。

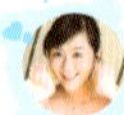

妈妈问：分娩后必须卧床休息吗？

专家面对面

分娩后的妈妈自认为急需卧床休息，因此产后一直不下床，为宝宝喂奶也选择躺位。其实分娩后不论是自然分娩还是剖宫产，都需要早期下床活动，以防止下肢血液循环不畅，造成下肢静脉栓塞，甚至肺栓塞。长期不下床活动，下肢肌肉还

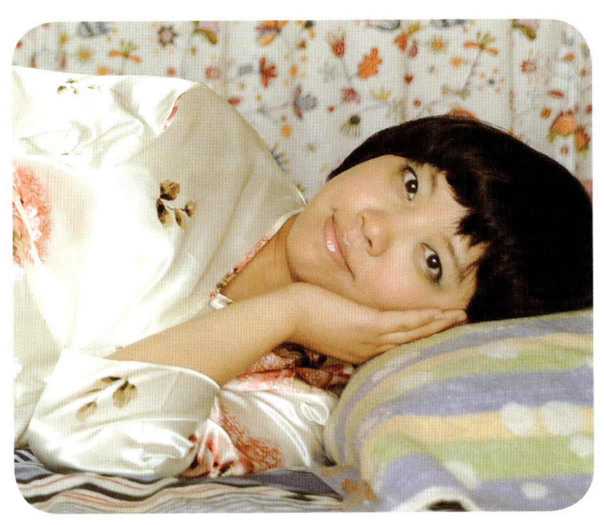

可能产生废用性萎缩，对今后正常生活造成麻烦。因此，分娩后提倡早期下床活动，可绑上束腹带后下床活动。不需要绝对卧床休息，但尽量不要提重物，并尽量不要抱大小孩，以免腰酸背痛。一周后即可做产后形体恢复操，积极的锻炼不仅有助于子宫的复旧，还能促进盆底、会阴肌肉弹性的恢复，对产后性生活的恢复有益。

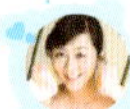

妈妈：产妇产后发脾气是因为事儿多吗？

专家面对面

分娩后的产妇常常会焦虑、烦躁，甚至对于家人也可能有过分的语言和行为，严重者可成为产后抑郁症。这种状态大约有50%甚至以上的产妇都可出现。为此，丈夫和家里的妈妈、婆婆可能认为产妇实在娇气、事儿多，这么多人伺候着，还不满意，因此生气、不理解，家庭矛盾也会从此产生。

其实这种反常行为是由于身体激素变化的结果，并不是娇气造成的。因此对产妇应该理解，格外体贴，以维护产妇正常良好的情绪，这也是为孩子创造一个良好家庭氛围的重要条件。

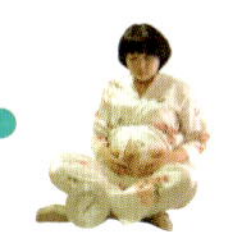

妈妈：月子里不可刷牙，否则日后牙齿会过早掉落吗？

专家面对面

民间素有“生个孩子掉颗牙”的说法，认为月子里刷牙漱口会动摇牙根，伤及牙肉，造成牙齿过早松动、脱落或牙齿流血等。因此，使很多产妇在月子里不敢轻易刷牙。为什么民间会形成月子里不刷牙的习俗？因为在怀孕期间，孕妇在内分泌激素的作用下，会出现牙龈充血、水肿、易出血的现象，特别是在刷牙的时候。过去科普知识不普及，孕妇对在孕期如何摄取钙等营养了解得不够，结果导致身体缺钙，使很多人在生完孩子后牙齿确实变坏了，由此，很多人就认为产妇不能刷牙。

现代医学认为，产妇在月子里一定要刷牙漱口，不然的话牙齿反易被损害。产妇在月子里每天要进食大量的糖类、高蛋白食物，这些食物大多细软，本来就失去了咀嚼过程中的自洁作用，容易为牙菌斑的形成提供条件。如果不刷牙，就会使这些食物的残渣留在牙缝中，在细菌作用下发酵、产酸、导致牙齿脱钙，形成龋齿或牙周病，并引起口臭、口腔溃疡等。

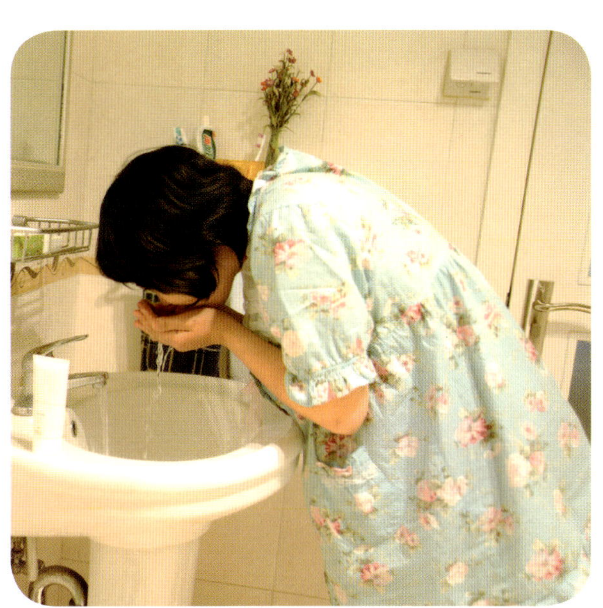

月子里一定要天天刷牙。只要体力允许产后第二天就应该开始刷牙，最好不超过3天。但需要注意以下几点：

1.在孕期注意摄取钙质，保持口腔卫生，避免使牙齿受到损害。

2.产妇身体较虚弱，正处于调整中，对寒冷刺激较敏感。因此，切记要用温水刷牙，并在刷牙前最好先将牙刷用温水泡软，以防冷刺激对牙齿及齿龈刺激过大。

3.每天早晚和睡前各刷一遍，如果有吃夜宵的习惯，吃完夜宵后再刷一遍。

4.可在产后3天采用指漱，即把食指洗净或在食指上缠上纱布，把牙膏挤于手指上并充当刷头，在牙齿上来回、上下擦拭，再用手指按压齿龈数遍。这种方法可活血通络，坚固牙齿，避免牙齿松动。

妈妈：坐月子不能洗澡、不能梳头吗？

专家面对面

妇女产后汗腺很活跃，容易大量出汗，乳房胀还要淌奶水，下身还有恶露，形成全身发粘，几种气味混在一起，身上的卫生状况很差，极容易生病，这就要求产妇比平常更需要多注意卫生，多洗澡、洗头、洗脚。从科学道理上讲，产后完全可以洗澡、洗头、洗脚。只有及时洗澡、洗头、洗脚，才可使身上清洁和促进全身血液循环，加速新陈代谢，保持汗腺孔通畅，有利于体内代谢产物由汗液排出，还可以调解植物神经，恢复体力，解除肌肉和神经疲劳。

其实梳头与坐月子没有直接关系。坐月子期间完全可以照常梳头。梳头不仅仅是美容的需要，它的作用可分为两个方面：一方面梳头去掉头发中的灰尘、污垢，可以使头发清洁，起到讲究卫生的作用。另一方面，通过木梳刺激头皮，提高人的精神，使人心情舒畅，促进局部皮肤血液循环，以满足头发生长所需的营养物质，防止脱发、早白、发丝断裂、分叉等。因此，产后梳头只能有益而无害，不可能带来麻烦和后遗症。

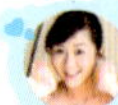妈妈：为什么不能洗发后马上扎辫子？

专家面对面

有的产妇洗澡后，头发还没有干时就把湿发扎成了辫子，并且马上去睡觉。这样，很容易使湿邪侵袭体内，日后引起头痛、颈痛。

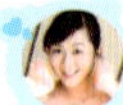妈妈：为什么不能长久看书或上网？

专家面对面

产后过早或长时间看书、上网，会使产妇特别是孕期合并妊娠高血压者眼睛劳累，日后再长久看书或上网容易发生眼痛。所以，在产褥早期不宜多看书或上网，待身体康复后量力而行。

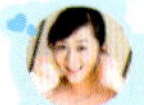妈妈：为什么不能吃辛辣食物？

专家面对面

月子里胃口不佳时，有些产妇会吃一些辛辣食物来开胃，可辛辣食物有害于产妇的健康。因为，刚分娩后的产妇体内有热，容易出现口舌生疮、大便秘结等不适，甚至引起痔疮。而且，产妇体内的热会通过乳汁影响宝贝，使宝贝患病。因此，产后1个月内不宜吃蒜、辣椒、胡椒、茴香、韭菜等刺激性食物。

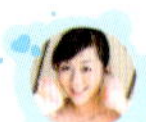妈妈：产后洗澡应注意哪些问题？

专家面对面

洗澡应采用淋浴，不可用池浴或盆浴。每次淋

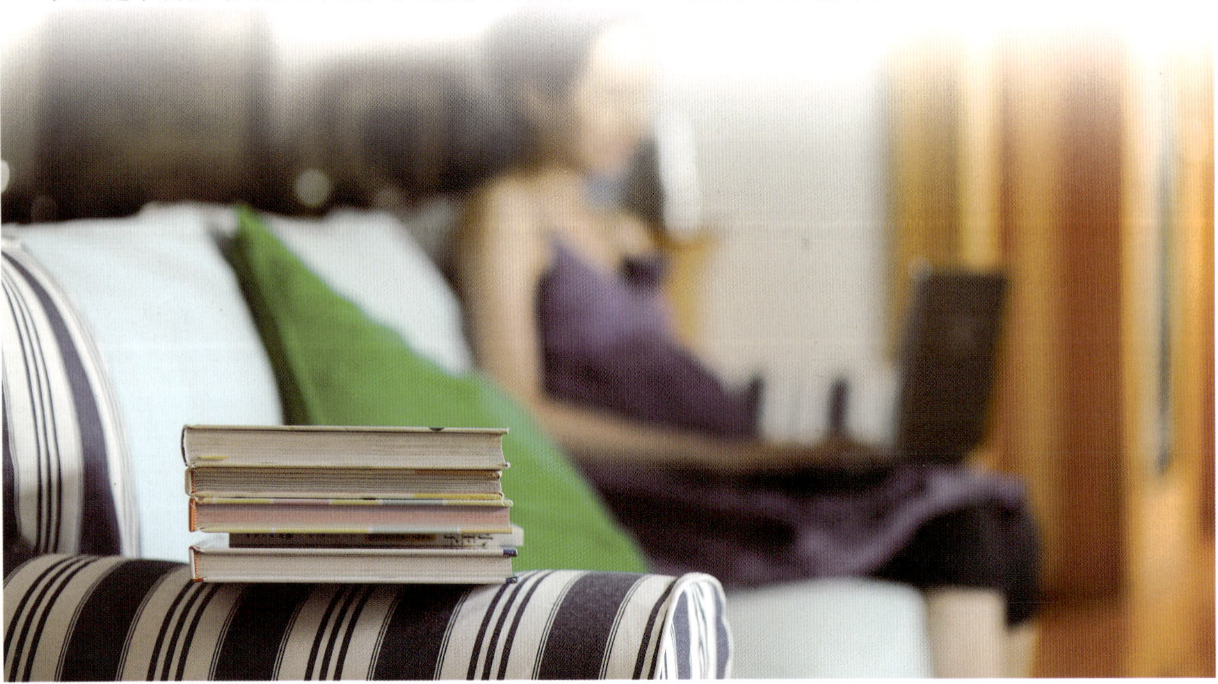

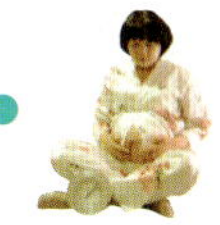

浴以10～15分钟为宜，有些在夏天坐月子的产妇，为了身体舒爽会用不太热的水冲凉。这种一时贪凉的举止，往往会带来许多后患。产后触冷会使气血凝滞，以至于恶露不能顺畅排出，导致日后身痛或月经不调。洗澡的水应该与体温接近，浴水温度以34℃～36℃为宜，浴室的室温应不低于20℃。产后24小时就可以淋浴，也可在产后1～5天内开始。

传统习惯认为产妇不能洗澡，而且不区分天热或天冷都要穿得厚厚实实，头上还要戴上帽子，因此有不少产妇在产褥期间全身都长满了浓疱疥疮。她们不知道淋浴不但不影响产妇的健康和恢复，而且会迅速解除妇女分娩过程中的疲劳，使产妇顿觉精神舒畅，促使其早日恢复。

但如有会阴裂伤或有切口未愈合时，则不宜淋浴，可用温水浴代之。此外，产妇每次洗澡或擦澡后都应及时更换衣服。

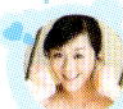

妈妈：什么时候可以穿塑身内衣？

专家面对面

穿着紧身的塑身内衣会影响身体的卫生，不利于产后恢复，特别是剖宫产者。专家建议最好在产后1个月开始穿着，不过，哺乳的产妇还是应坚持使用哺乳文胸。

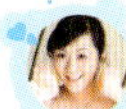

妈妈：为什么不能过量摄取营养？

专家面对面

过量摄取营养会使产妇的身体肥胖起来，不仅使体形难以恢复，影响心理健康，还会导致体内糖和脂肪代谢失调，增大糖尿病、冠心病等疾病的发生率。另外，过量摄取营养也容易使宝贝吸收过量，引起宝贝肥胖。

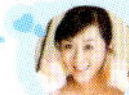

妈妈：为什么不能过早做剧烈运动？

专家面对面

产后及早运动，对促进体力恢复和器官复位有很好的促进作用，但一定要根据自身情况适量运动。有些产妇急于恢复身材，月子里便开始进行大运动量或较剧烈的锻炼。这样，会影响尚未康复的器官恢复，还会影响剖宫产刀口或侧切伤口的愈合。

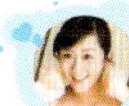

妈妈：产后可以喝水吗？

专家面对面

产后并非不能喝水，只是怀孕时已有许多水分积存在体内，加上坐月子时，可能喝了很多补汤汁，所以身体的水肿会持续得久一点。产后若想要减重，不要喝太多水，水肿可能可以消得快一点。

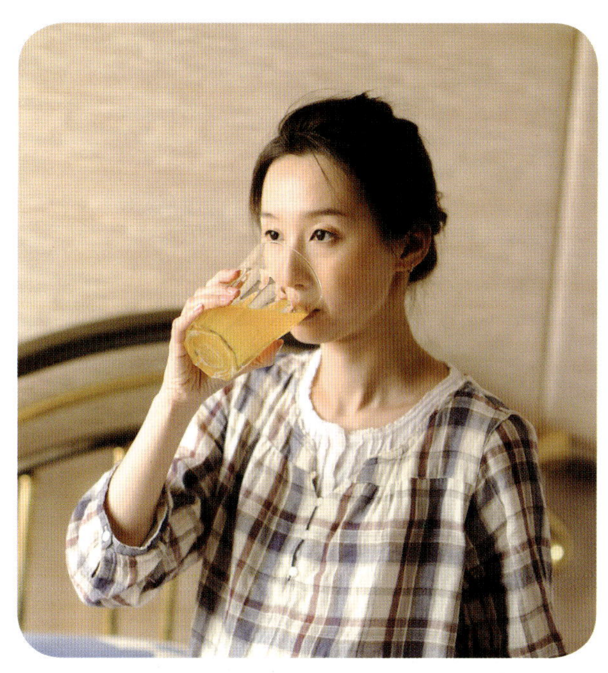

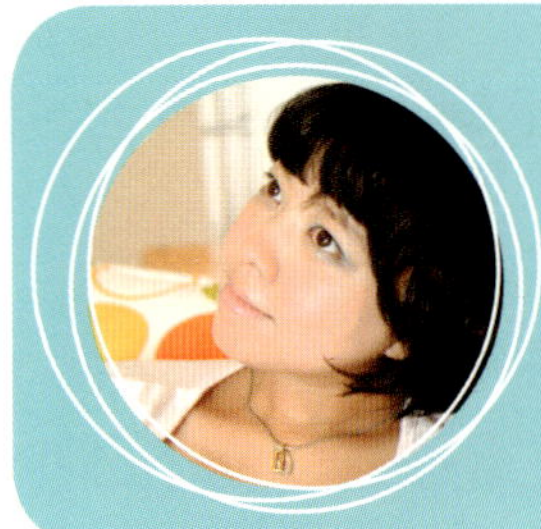

三、产后保健

新妈妈美胸技巧

产后是女性胸部保健的绝佳时机，妈妈们只要护胸、健胸方法得当，不仅可以维持乳房原貌，而且还可以使乳房变得更加丰满、结实。

疏通：给健康加份“保险”

“产后妈妈”乳房出现变形、病变主要是因为打回奶针、停止哺乳等原因，如果妈妈们能在断奶后3个月及时到专业机构进行乳房疏通，就完全可以避免这种状况，还会有事半功倍的效果。乳房疏通被称为“绿色健胸”。乳房疏通原理是通过有氧运动达到深层疏通，既可以避免乳汁留在腺管内可能造成的堵塞、感染等病变，又可以使乳房恢复到之前的形状。此外，女性在怀孕前，也应该做乳房疏通，这样可以防止将来生育后因乳腺堵塞而不能哺乳，给自己和宝宝的健康加一份“保险”。

哺乳：使乳房“再发育”

不少妈妈都认为，哺乳是导致乳房下垂、松弛的主要原因。但专家指出，母乳喂养不会影响乳房原貌，而且如果按照医生指导哺乳，母亲的乳房在哺乳期后还会变得更加丰满、结实。哺乳过程中，婴儿吸吮乳头的动作会不断刺激母亲乳房内分泌乳汁的乳腺组织，乳腺组织接受外界刺激越多就越发达，这与肌肉运动越多便越结实的道理一样。因此，坚持母乳喂养的母亲在哺乳期后，乳房会变得更大、更坚挺，而并非松弛、下垂。即使个别母亲在孩子断奶后出现上述情况，通过体操健胸等手段，乳房也完全可以恢复。

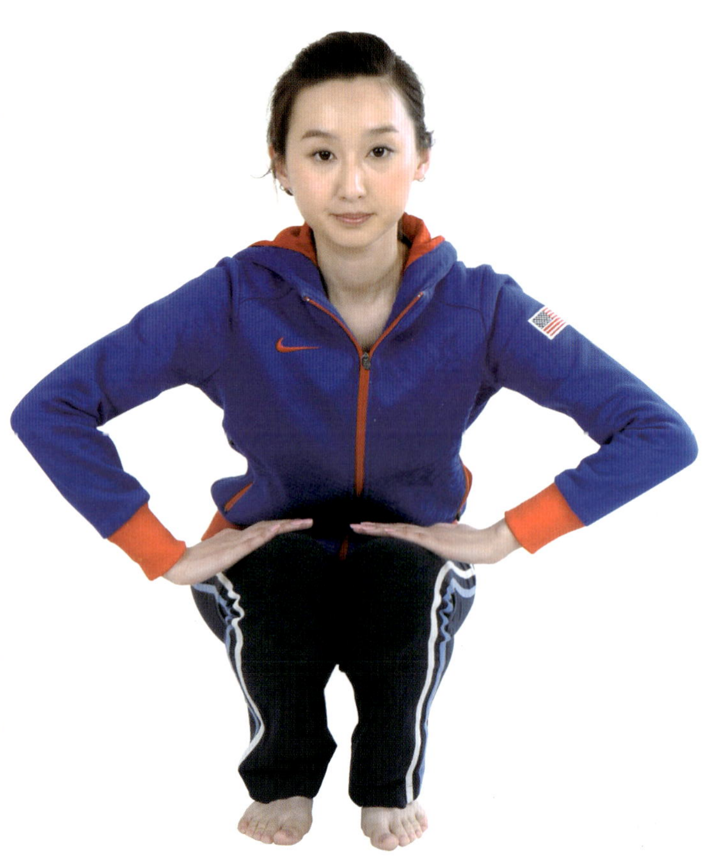

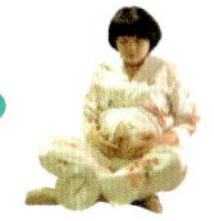

运动：最经济的美乳方法

在去专业机构健胸的同时，“产后妈妈”还可以在家配合做一些简单的扩胸运动，帮助锻炼胸部肌肉。不过，健胸运动不是一日之功，需要长期坚持才能使乳房看上去更坚挺、结实和丰满。当然，如果能做一些专门的产后恢复操则更好。做运动时一定要根据自己的身体恢复情况来做，产后6个月内一定要注意运动强度，不要做太过激烈的运动，锻炼时从轻微运动开始，循序渐进。此外，如果正在哺乳时进行健胸计划，应尽量在锻炼前哺乳，避免过度剧烈的手臂运动，还应大量喝水以防止脱水。

饮食：不应节食减肥

胸部保养再配以合理的营养饮食，会让你有意外的惊喜。许多爱美妈妈减肥后发现该减的地方没减下去，不该减的胸部却变小了。原因就是只顾一味减肥，却未注意补充营养。“产后妈妈”不应节食减肥。有些妈妈面对自己发胖的身体，急于进行节食减肥，节食的后果是使乳房的脂肪组织也随之受累，乳房随之缩小。对于“产后妈妈”，体重需要1年左右的时间才能逐渐恢复，因此不要急于节食减肥，应当采用其他方法。

小贴士

当雌激素分泌增加时，可使乳房更加美丽，B族维生素是体内合成雌激素的必需成分，维生素E则是调节雌激素分泌的重要物质。因此，产后妈妈应该多吃富含这类营养的食物，如瘦肉、蛋、奶、豆类、胡萝卜、莲藕、花生、麦芽、葡萄、芝麻等。

此外，大小适中的胸罩、愉悦的心情、正确的喂奶方式、经常按摩乳房、沐浴乳房等，都有助于“产后妈妈”再次拥有挺拔、健康的胸部。

新妈妈美胸禁忌

妈妈：我喂奶过程中乳房变得过分硕大，还有轻微发烧。孩子长时间吮吸乳头，不久，乳头有了皲裂，整个乳房又红又肿，整个身体发烫。去医院经检查为乳腺炎。我该怎么办？

专家面对面

产后乳房的变化会衍生出一些问题，要提高警惕。为了保持乳房清洁，预防乳腺炎，分娩后应用肥皂及清水洗净乳房、乳头，每次哺乳前洗手，用温开水擦洗乳头。乳头若有皲裂，每次哺乳后，可涂10%的鱼肝油铋剂或10%复方安息香酸酊，促进愈合，严重者应停止哺乳，按时将奶挤出，或用消毒的玻璃吸奶器吸出再哺喂。

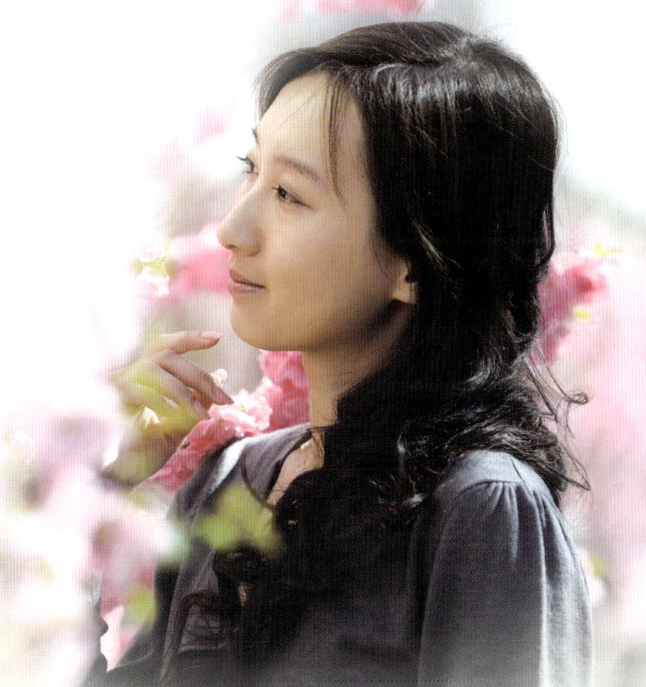

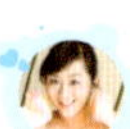

妈妈：孕妇产后乳房松弛怎么办？

专家面对面

有些女性在生完孩子后，为了使乳房不松弛，保持身材不走样，放弃给孩子哺乳。给孩子喂奶后，乳房就真的无法保持原状了吗？

其实，大多数妈妈产后并不会出现乳房松弛。但也有几种情况会影响胸部挺拔：

- 生育多胎，乳房会变得松弛。
- 年龄大了，乳房会因重力的作用变得松弛，这是不可避免的。
- 哺乳时间过长，比如一般提倡喂4～10个月，但有些妈妈喂到两岁；每次哺乳时间过长，有些妈妈让孩子含着乳头睡觉，一喂就是1个小时，这种情况较多见。
- 有些人乳房较大，本身就松，哺乳后会变得更松。

产后采用一些正确的保养方法，就能让乳房保持健美。比如：

健胸操：这是最经济、有效的方法。产后若及时进行胸部肌肉锻炼，能使乳房看上去坚挺、结实、丰满。但健胸运动需要长期坚持，效果才明显。

戴合适的胸罩：从哺乳期开始，就要坚持戴胸罩。如果不戴胸罩，重量增加后的乳房会明显下垂。穿胸罩时，要选择大小合适、有钢托的款式。

喂奶姿势正确：哺乳时，应两个乳房交替喂奶，每次时间不超过20分钟。

经常按摩：将一只手的食指、中指、无名指并拢，放在对侧乳房上，以乳头为中心，顺时针由乳房外缘向内侧划圈。两侧乳房各做10次，可以促进局部的血液循环，增加乳房的营养供给，并有利于雌激素分泌。

沐浴乳房：在沐浴时，使用花洒冷热交替喷洒乳房，有助于提高胸部皮肤张力，促进乳房血液循环。

配合饮食：多吃富含维生素E和B的食物，如瘦肉、蛋、奶、豆类、芝麻等，也有利于保持乳房的健美。

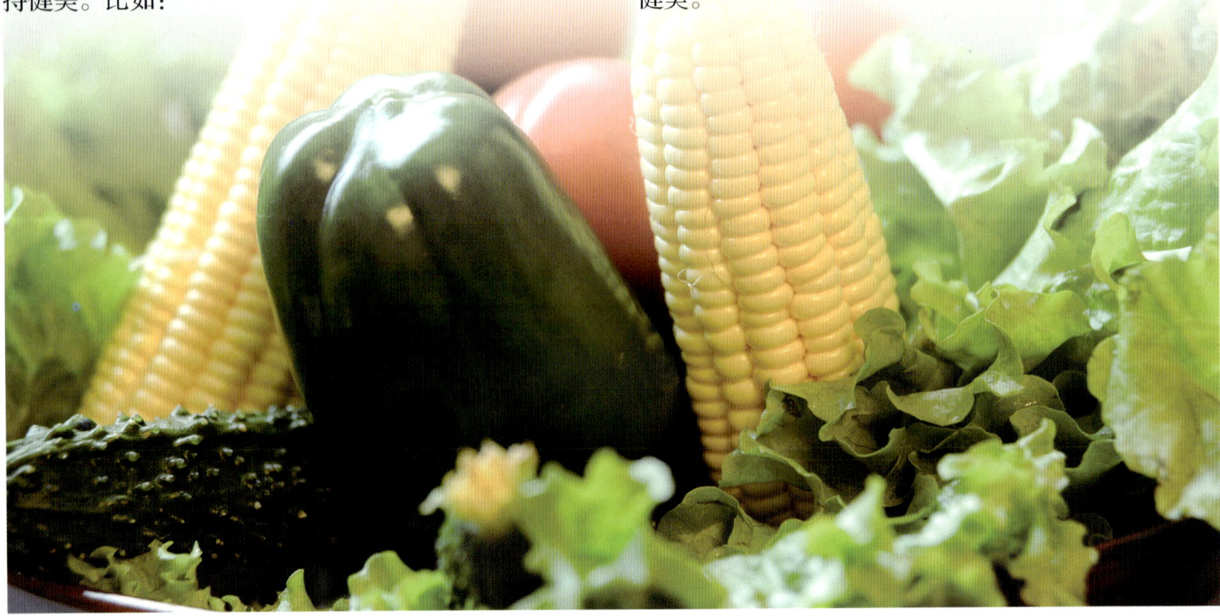

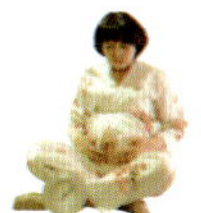

产后减肥

怀孕、生产是个漫长又艰辛的过程，虽然如此，但是却从未能阻止任何一位女人渴望成为母亲的决心。但是有一件事却常常成为产后妇女的梦魇，即是以往曼妙的身材从此不复再见。其实，只要有正确的观念，加上耐心和毅力，要恢复原来的身材，并不是一件不可能的事。

体重增加的原因

怀孕期间，由于长期大量的孕激素分泌，使体内的脂肪组织合成增加，且向心性集中，妊娠期间标准的体重增加为12～13公斤左右，其中3～4公斤的重量为胎儿体重，加上羊水重量、胎盘重量，因此在生产之后，体重可以马上减轻5～6公斤，在接下来的一个月当中，身体会把留滞的水分排掉(约2～3公斤左右)。剩下的3～4公斤左右的重量大部分为在孕期时所增加的脂肪重量。

简单地说，在产后一个月之后所增加的体重(和产前比较)，才是我们净增加的体重。而这些重量绝大部分都是以脂肪形态存在身体的各部位。减重的目的就是把这些多余的脂肪减掉。

体重不减的原因

体重增加或减少，是由热量的摄取和消耗的情形来决定，当你吃进去的热量多过你所消耗的热量时，多余的热量就会被转化成脂肪储存起来，造成肥胖。反之，则会消耗脂肪，使体重下降，达到减肥的目的。

产后体力尚未复原，身体虚弱，活动减少，热量消耗自然减少；哺乳期食欲良好，食量增加，营养摄入过多；产褥早期孕激素水平尚未明显下降，生理作用依然存在。

温馨提示

无论孕期还是产后，平衡膳食、制定合理的饮食结构是日常饮食的关键。既要保证小宝宝和新妈妈营养摄入充分，又要避免营养过剩。

蛋白质、碳水化合物及脂肪类食物要搭配好，只偏好鸡鸭鱼肉蛋等荤菜，当然容易导致产后发胖。甜食、油炸食品、动物油、肥肉、动物内脏等都属于高脂类食物，爱美的新妈妈要少吃。

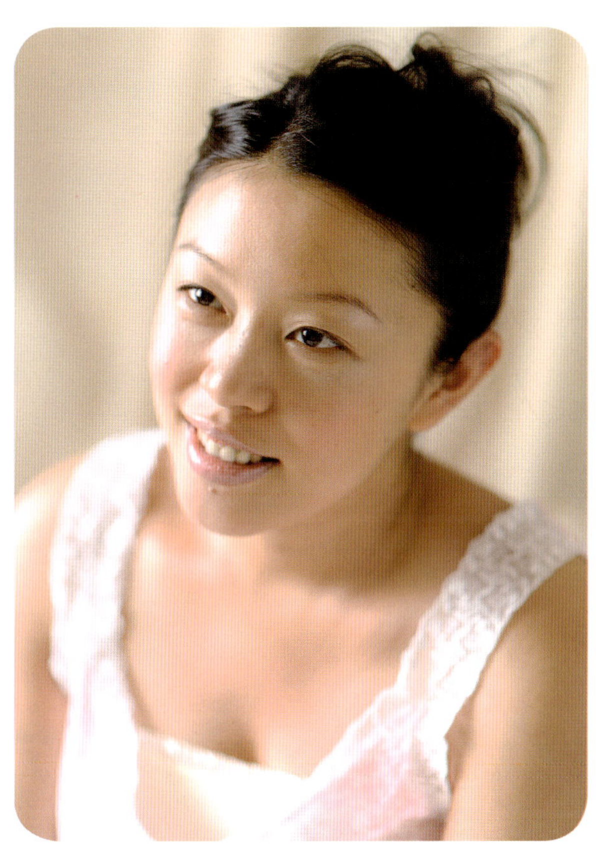

温馨提示

产后运动逐渐增加，由简到繁，由少到多，由轻而重，循序渐进。

产后如何进行运动

自然分娩的新妈妈，在产后第一天可以做一些简单的活动，如翻身、抬腿、缩肛。这些活动对产后身体恢复非常有帮助。

剖宫产的新妈妈，在拆线前可以翻身或下地走路，拆线后一周才能适量地活动。

产后第一周，回到家中的新妈妈可以尝试做一些轻微家务，坚持饭后散步。这些活动可以调节身体的新陈代谢，促进体内脂肪分解，消耗多余能量。

产后一个月，如果身体恢复较快，新妈妈可以开始在床上做一些仰卧起坐、抬腿活动，以此锻炼腹肌和腰肌，还可以减少腹部、臀部的脂肪。

产后简单恢复运动

呼吸运动：仰卧，两臂放在后脑，深呼吸，使腹壁下陷，然后将气呼出。

举腿运动：仰卧，两臂伸直，平放在身边，左右腿轮流高举，与身体成一直角。

缩肛运动：仰卧，两膝分开，再用力合拢，同时用力收缩及放松肛门，锻炼骨盆底肌肉，预防肌肉松弛。

产后减重基本原则

基本上，在产后的第一个月不必马上急着减肥，这段时间应该尽量吃营养的食物(但是要注意食物的热量)，多休息(可以维持日常活动，但是要避免提重物或激烈的塑身运动)，并且保持愉快的心情。至于体重方面，只要维持在比刚生产完少2～3公斤即可(怀孕时体内多余的水分)。不要太过于心急恢复原来的身材，免得弄坏了自己的身体，反而得不偿失。

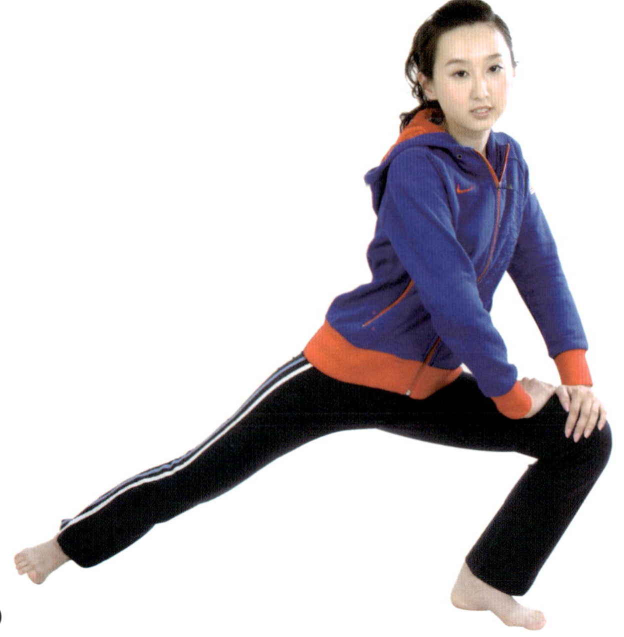

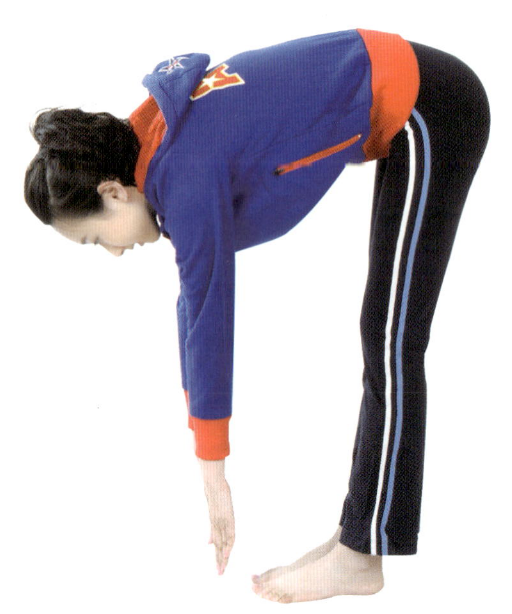

减重计划应该在产后4～6周(看身体复原情况而定)开始进行，要注意刚开始不要把目标订得太高，免得达不到目标时，反而失去了坚持下去的斗志。因此订定一个合理可行的计划，事关减重成功与否。

以下几点原则提供大家参考：

- 设定产后6～8个月回复原来体重。
- 拟定有氧运动计划，从每天10分钟开始，逐渐增加到每天至少30分钟。
- 找志同道合的人一起运动，互相鼓励。
- 吃高营养、低热量、低胰岛素的食物。
- 哺喂母乳者，每周减重不宜超过0.5公斤，热量摄取不得低于1800大卡。
- 哺喂母乳者不宜使用药物减肥。
- 每天测量体重。

常见的概念误区

生完孩子就节食：产后42天内，新妈妈不能盲目节食减肥。刚生产完，身体还未完全恢复到孕前的程度，加之新妈妈还担负着繁重的哺育任务，此时正是需要补充营养的时候。产后强制节食，不仅会导致新妈妈身体恢复慢，严重的还有可能引发产后各种并发症。

产后服用减肥药、减肥茶：减肥药主要通过人体少吸收营养，增加排泄量，达到减肥目的，减肥药同时还会影响人体正常代谢。哺乳期的新妈妈服用减肥药，大部分药物会从乳汁里排出，这样就等于宝宝也跟着你吃了大量药物。新生婴儿的肝脏解毒功能差，大剂量药物易引起宝宝肝功能降低，造成肝功能异常。

产后立即做运动：产后立即剧烈运动减肥，很可能导致身体子宫康复放慢并引起出血。严重的还会引起生产时手术断面或外阴切口再次遭受损伤。

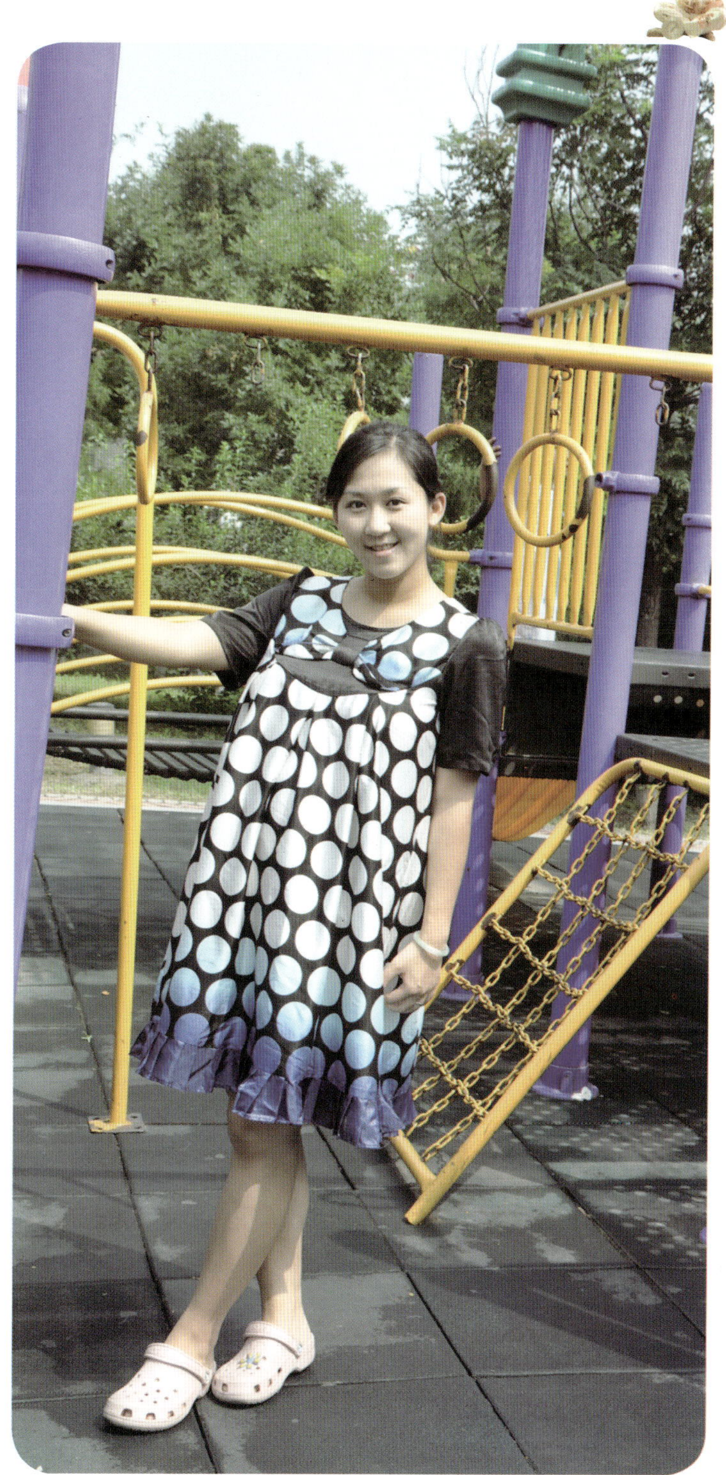

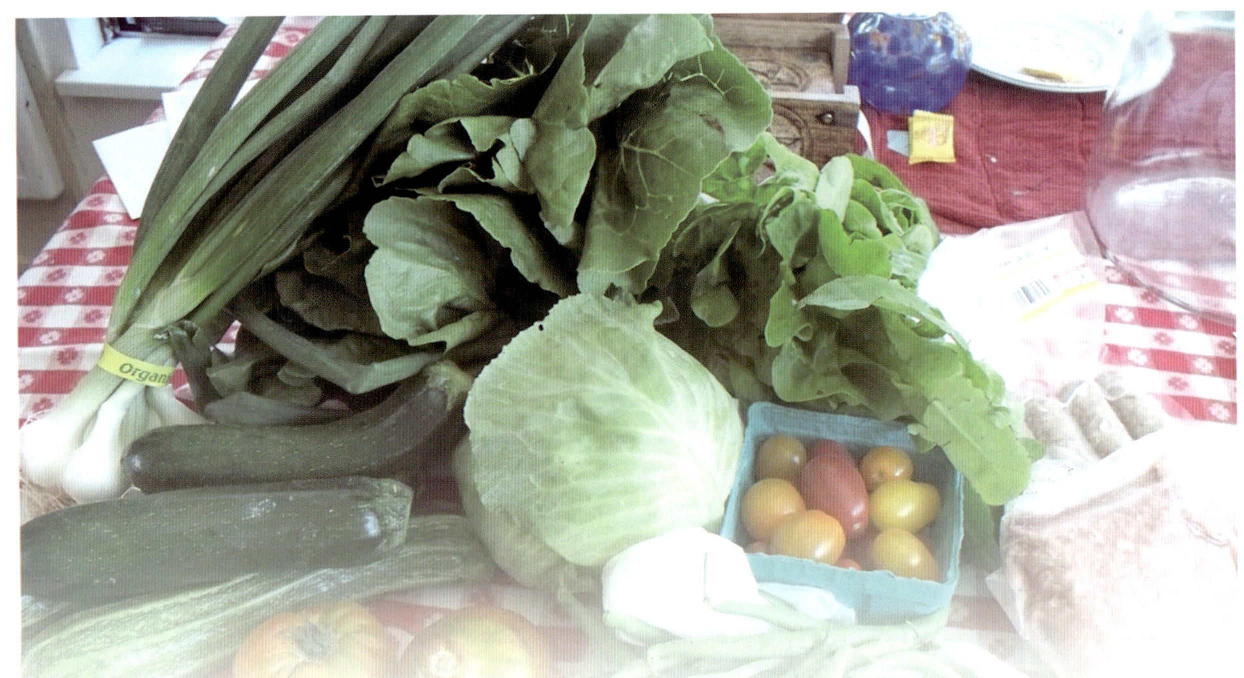

一般来说，顺产4～6周后妈妈才可以开始做产后瘦身操，剖宫产则需要6～8周或更长的恢复期。剖宫产妈妈产后运动情况会更加危险。

贫血还要坚持减肥：生育时失血过多，容易造成产后贫血。产后贫血的新妈妈身体恢复比较慢。如果，此时又急着瘦身，没有很好解决身体贫血的问题，更容易加重贫血的情况。

再次提醒新妈妈们，产后不宜立即减肥，有贫血的新妈妈，更要注重补充含铁丰富的食物，多吃菠菜、红糖、鱼、肉类、动物肝脏等。

减肥急于求成：产后减肥不能操之过急，月子和哺乳期间瘦身非常伤身，新妈妈必须格外注意。中医讲，产后出血，气虚，气血不足，这时候最需要调养身体，补充营养，绝对不可以不顾及自己身体，强行减肥。

母乳喂养定能减肥：提倡母乳喂养首先因为母乳是小宝宝最好的天然食物，其次喂奶还可以促进子宫收缩，有利于新妈妈产后恢复。尽管哺乳时会消耗母亲体内的脂肪，但哺乳期间，宝宝需要的营养量大，新妈妈本来就会吃得比较多，如果再不断进食多于身体需求的高热量食品，这样不但不能达到瘦身的目的，反而会使脂肪更多地堆积。因此要减肥，我们可以从两方面来着手。

减少热量的摄取，增加热量的消耗，或两者同时进行。根据传统的坐月子文化，产妇要补4～6周，并且要尽量的卧床休息，在大补特补的时候，如果没有注意到食物的热量，很容易就吃进一大堆高热量的食物，而长期卧床休息，使得身体的基础代谢变慢，热量的需求下降，在双重因素的作用下，当然体重就不容易被控制下来。

另外，内分泌系统的改变(荷尔蒙下降、甲状腺功能低下)，也会造成身体代谢变慢，还有一些患了产后忧郁症的人，由于长时间卧床或暴饮暴食，使得体重不降反升。综合以上的因素，我们不难理解，为什么有些人在生完小孩之后，身材就从此走了样。

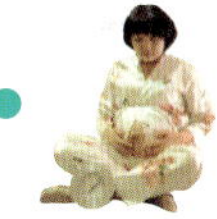

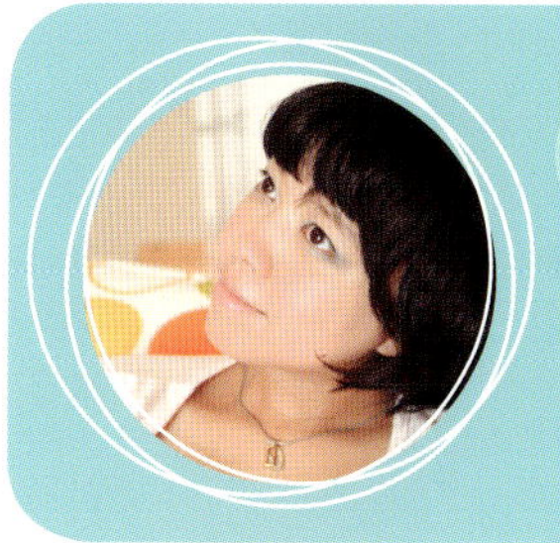

四、计划生育

如何避孕

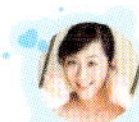

妈妈：产后是安全期吗？

专家面对面

这样的例子很多，有的还没有来月经就怀孕了。很多人没有这方面的常识，以为哺乳期不会怀孕，又不好意思咨询医生，结果产后没有多久又怀孕，对妇女的身体是极大的伤害。所以即使处于哺乳期，夫妻同房也应使用工具避孕或放置节育环等手段来避孕。

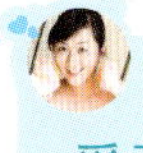

妈妈：生产后，月经来后才会排卵受孕吗？

专家面对面

事实并非如此，产后第一次月经还没来以前，就有可能排卵受孕，不想密集怀孕的夫妻，应做好避孕措施。

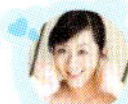

妈妈：产后采取何种避孕方式为好？

专家面对面

产后尤其是哺乳期，子宫非常柔软，内膜尚未完全恢复，卵巢功能亦未健全，没有规律的“安全期”，哺乳期间又不宜服用药物，所以建议使用安全套节育。产后半年以后，如果停止哺乳，可采用药物或节育环避孕。

再孕时机

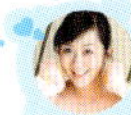

妈妈：何时生第二胎比较好？

专家面对面

25～35岁是妇女最佳生育年龄，自然分娩的产妇身体恢复比较快，但是考虑到工作、家庭及教育的因素，建议在宝宝2～3岁后尝试再怀孕。如果妇女已经超过35岁，想生第二胎要趁早，宝宝周岁后，即可尝试怀第二胎。剖宫产的产妇间隔时间要适当延长，尤其是手术后有长期发热、出血及伤口愈合欠佳者。

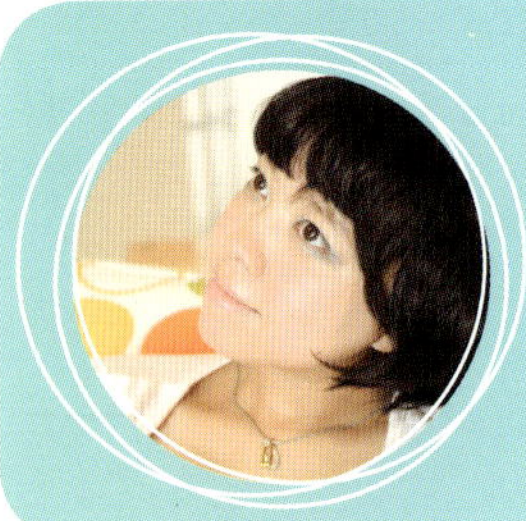

五、心理调节

产后忧郁

50%～57%的妈妈在产后第一周都会出现没有明显理由的悲伤和焦虑而常常哭泣。这种情况开始于产后第一周(1～4天)，正常情况两周内自动减缓。

霍太太今年26岁，是个很漂亮的女性，性格温柔恬静，很难想象她会做出很疯狂的事情。恰恰就是这个柔弱女子，曾经试过三次抱着刚出生没多久的BB欲踏上不归路。幸亏被她老公发现及时阻止。霍先生告诉我："阿玲(霍太太)心地善良，从不和别人产生争执，可是自今年初生完小孩后，整个人都变了，常常拿鸡毛蒜皮的小事大吵大闹。骂我打我也无所谓，可是孩子才刚出生……"霍先生掩面而泣："再这样下去，我也被她搞得崩溃了。"

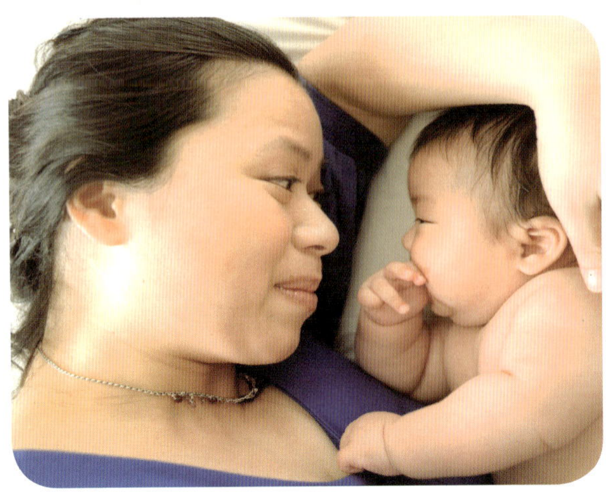

这是比产后忧郁更严重的症状，在10个产妇中大约有1个受其影响。你可能经历"高声"与"低声"频繁的哭泣、易怒和疲劳，以及感到犯罪、焦虑和不能照顾你自己和你的宝贝。症状的范围从轻微到严重，可能是产后几天出现或者逐渐出现，甚至一年后出现。症状可持续几周到一年。

对孕妇做产前、产后抑郁及婴幼儿发育追踪研究，发现产前抑郁者占17.4%，产后抑郁者占14.6%。而且，越是学历高的女性，越容易发生产后抑郁。

新妈妈产后情绪低落和抑郁，不仅对自己的健康不利，更会影响小宝贝的发育。研究表明，大约3/4抑郁母亲的孩子会发生行为问题，妈妈的抑郁不仅对宝贝发育产生影响，而且使他们的慢性疾病增多，身体素质下降，易感很多疾病，甚至使宝贝发生意外事故的危险性增加。

从心理方面分析，妇女妊娠后，特别是第一次，精神上会有较大的压力，如分娩疼痛，能否恢复到过去的状态、老公有否趁机出外拈花惹草、生男孩还是女孩、小孩会有毛病吗……产后，产妇从兴奋状态转入疲倦，情绪从高亢转入比较低落，部分产妇会出现感情脆弱、焦虑，有时候有失眠、头痛等问题。严重的，可能日日以泪洗面，甚至有自杀倾向。一般产后两三天会出现上述症状，十天左右症状将自动减轻或消失。倘若症状持续恶化，需要注意是否患有产后忧郁症。

如果真的患上此症，丈夫应该尽量陪伴，分担育婴责任，减轻产妇的劳累和心理负担。忍耐妻子的挑剔与野蛮，因为她是病人。产后由经验丰富的助产护士上门指导及时传授护理和育婴技巧，有利于帮助产妇度过产后的情感脆弱阶段。

预防措施

海鱼可以降低产前或产后忧郁。这是因为海鱼体内含有一种叫做Ω—3脂肪酸的营养物质，尤其是大马哈鱼、金枪鱼、沙丁鱼和鲱鱼中含量较丰富，服用鱼肝油也可以补充这种物质。

妈妈：为什么医生对我说产后两小时的监护非常重要？

专家面对面

因为产后2小时内极易发生严重并发症，故应在产室严密地观察产妇，处理好此期非常重要。除协助产妇首次哺乳外，不断观察阴道流血量，最好用弯盘放于产妇臀下收集，并注意子宫收缩、宫底高度、膀胱充盈否等，并应测量血压、脉搏。若发现子宫收缩乏力，应按摩子宫并肌注子宫收缩剂(麦角新碱或缩宫素)。若阴道流血量虽不多，但子宫收缩不良、宫底上升者，提示宫腔内有积血，应挤压宫底排出积血，并给予子宫收缩剂。

若产妇自觉肛门坠胀，多有阴道后壁血肿，应行肛查确诊后给予及时处理。若产后2小时一切正常，将产妇连同新生儿送回病室，仍需勤巡视。

妈妈：产后一定要做体检吗？

专家面对面

如果不去做检查，就不能及时发现异常并及早进行处理，容易延误治疗或遗留病症。因此，产后6～8周应到医院进行一次全面的产后检查，以便了解全身和盆腔器官是否恢复到孕前状态，了解哺乳情况。如有特殊不适，更应提前去医院进行检查。

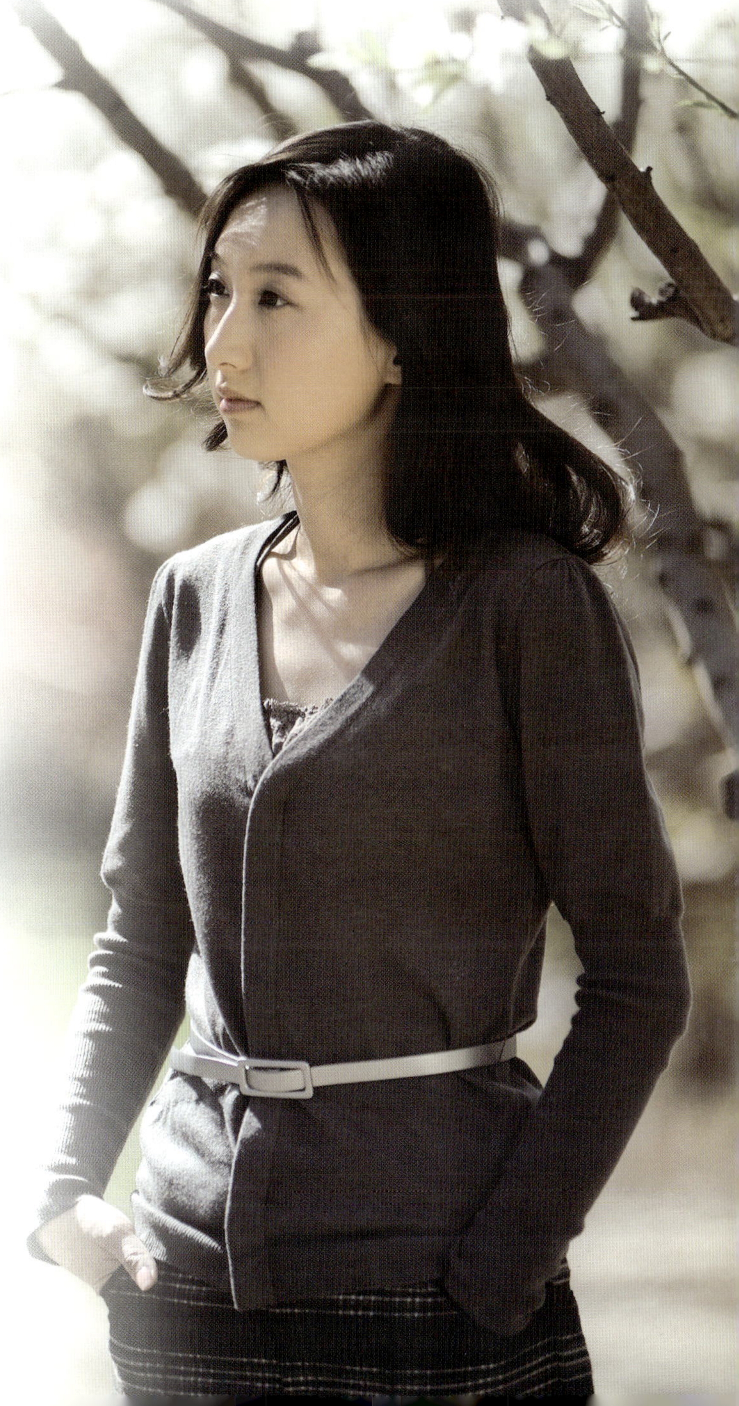

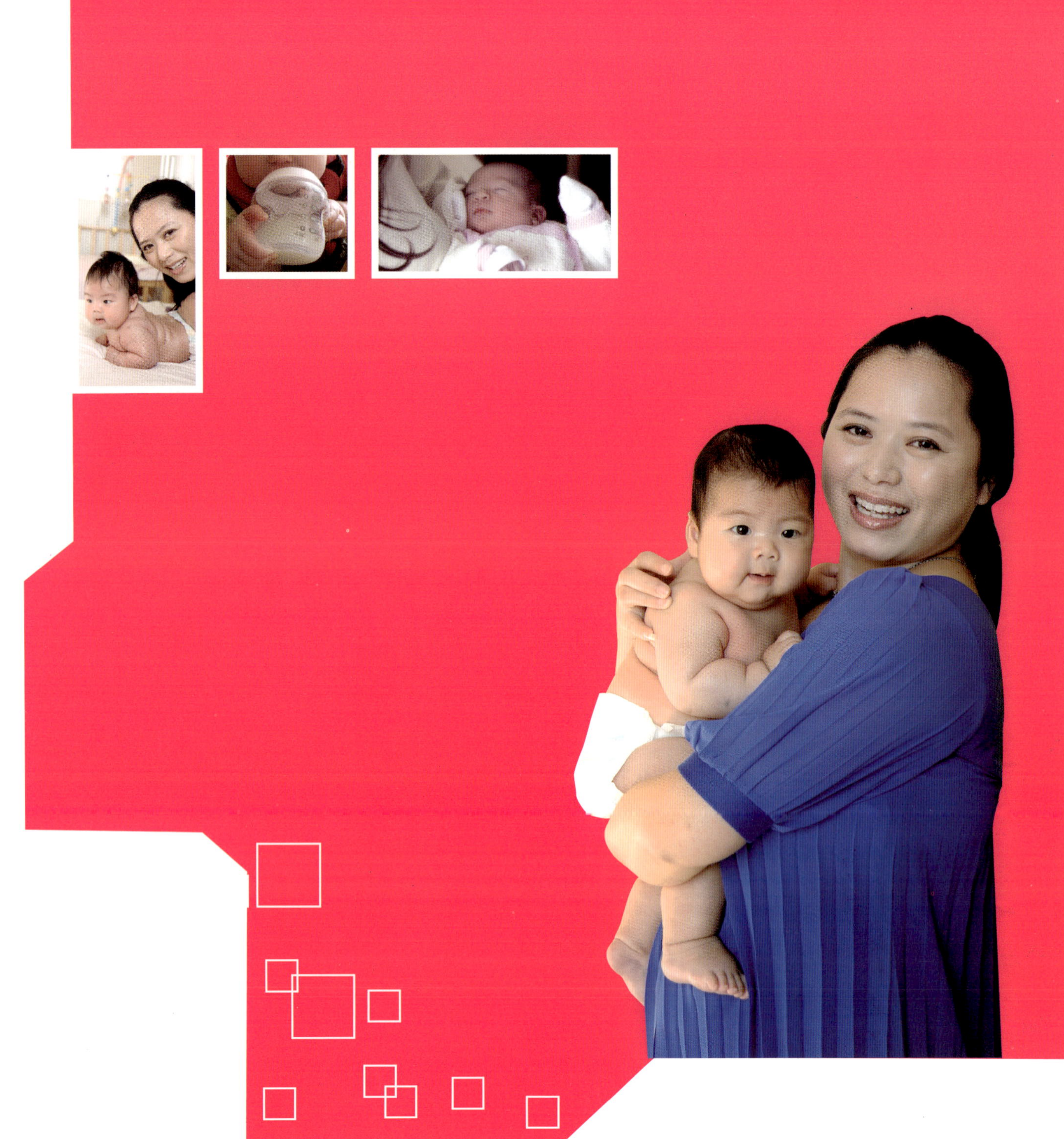

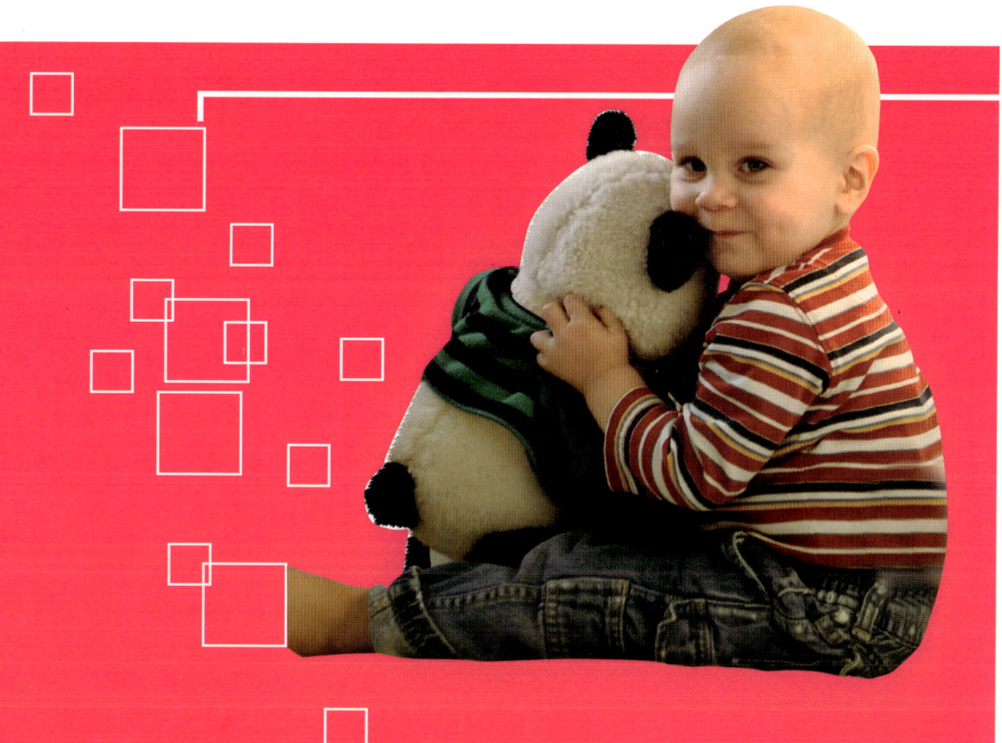

第六章　母乳喂养
——和宝宝最亲密的接触

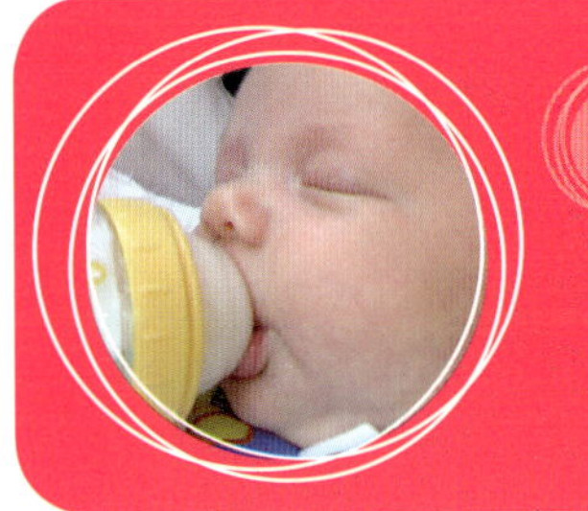

一、母乳喂养是人类的本能

很多人都是母乳喂养的，但是哺乳动物里的母乳喂养有一个问题，就是没有办法母乳喂养的要占30%～50%，这产生的后果只有一个问题，就是死亡，所以像老虎之类的哺乳动物数量就很少。要是所有的老虎都可以母乳喂养的话，老虎的数量就和我们人类一样多了。

到了人类怎么办？人类有奶。但是我们也有工作、有压力，有很多的社会因素的影响，不见得大家都有奶，这个时候就要进行他乳喂养。历史上曾经出现过的他乳有牛奶、马奶、驴奶等，不过大多时候还是用的牛奶。原因是它比较普遍，全世界各地都有。驴奶在17世纪的英国比较流行；用马奶喂养，则现在到我们国家一些偏远的、贫穷的地区还可以看到。

随着儿科的进步，儿科大夫要处理宝宝营养不良的问题，就经常要用到这些奶。而随着食品工业技术的进步，现在慢慢发展成为奶粉，后来发展成配方奶粉。配方奶粉最初是由儿科大夫制作的，一直到现在，在国际上配方奶粉的成分也是儿科大夫参与研究的。配方奶粉的发展是儿科为了治疗营养不良的宝宝，或是抢救低重儿、早产儿的一个医疗手段和医疗措施。所以配方奶粉的发展，一开始是作为一个医疗手段，对于那些没有办法母乳喂养的宝宝，要让他们活着怎么办？于是发展到配方奶粉，配方奶粉唯一的目的就是能够达到像母乳那么好。但是否可能？随着技术发展来看是逐步可能的，这主要是从五个方面改造：第一是微量元素的改造，第二是维生素的改造，第三是脂肪的改造，

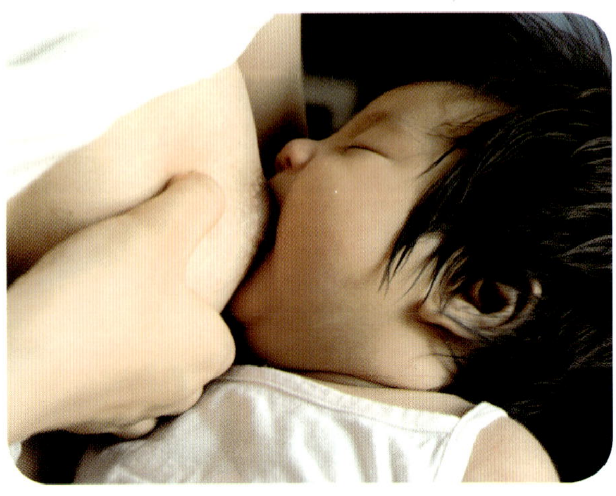

第四是蛋白质的改造，第五是生物活性的改造。

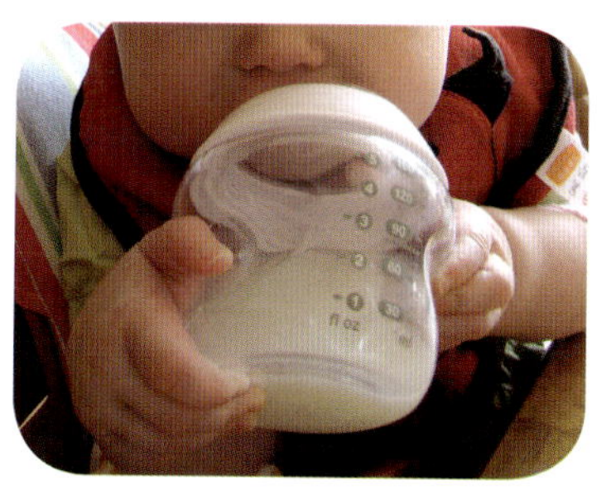

这五个方面从19世纪末就开始了，1878年是德国带头开始做的配方奶粉，大家的目标是期望它像母乳那么好。随着大家对母乳的了解，母乳中的那些成分慢慢被大家知晓，人们都想尽量通过人类的技术把这些成分加进去，其中有一个里程碑的变化就是DHA。它是多链不饱和脂肪酸的一个进步（多链不饱和脂肪酸是脂肪改造当中最新的一个产品，是为了趋近于母乳而研制出来的），这个进步属于在母乳当中成分的发现方面的一个重要部分。

科学和技术是没有止境的，今天的前沿性研究发现，妈妈的乳晕中含有四百多种极微量的东西，其具体含量还没有研究清楚，但宝宝在吸吮的时候，这些微量元素对宝宝的智力发育很好，而如果把母乳挤出来再拿瓶子喂养，就没有这些微量东西了。所以，还是提倡直接的母乳喂养。

乳房的结构

乳房主要由腺体、导管、脂肪组织和纤维组织等构成，其内部结构有如一棵倒着生长的小树。在乳腺内有不同走向的结缔组织纤维束，连接于皮肤和胸筋膜之间，称为乳房悬韧带（Cooper韧带），对乳腺起支撑作用。输乳管约15～20根，以乳头为中心呈放射状排列，汇集于乳晕，开口于乳头，称为输乳孔。输乳管在乳头处较为狭窄，继之膨大为壶腹，称为输乳管窦，有储存乳汁的作用。乳腺导管开口处为复层鳞状上皮细胞，狭窄处为移形上皮，壶腹以下各级导管为双层柱状上皮或单层柱状上皮，终末导管近腺泡处为立方上皮，腺泡内衬立方上皮。

母乳的成分

妈妈：乳汁中都有哪些营养成分？

专家面对面

母乳营养成分多，营养丰富，蛋白质、脂肪、糖的比例适当，蛋白质总量虽较少，但其中白蛋白多而酪蛋白少，（母乳蛋白35％为酪蛋白，牛乳为80％），故在胃内形成凝块小，易被消化吸收。且母乳蛋白质含量少，对肾脏负担也较牛乳为小。含不饱和和脂肪酸的脂肪较多，供给丰富的必需脂肪酸，脂肪颗粒小，又含较多解脂酶，有利于消化吸收。乳糖量多，又以乙型乳糖为主，促进肠道乳酸杆菌生长。含微量元素如锌、铜、碘较多，尤其在初乳中，铁含量虽与牛乳相同，但其吸收率却高于牛乳5倍，故母乳喂养者贫血发生率低。钙磷比例适宜（2：1），易于吸收，较少发生低血钙症，且矿物质总量低，对肾脏负担小。母乳还含有较多的消化

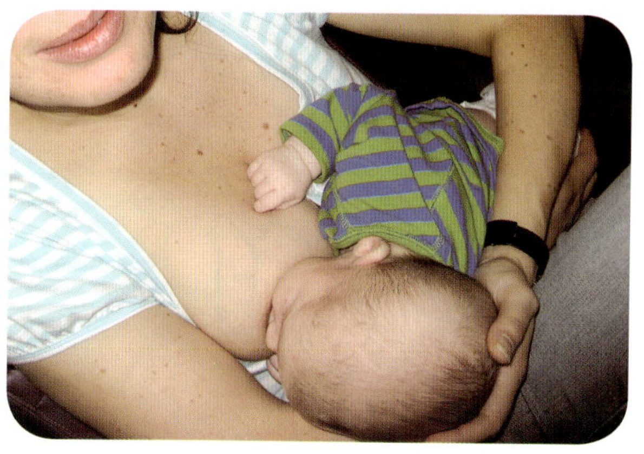

酶如蛋粉酶、乳脂酶等，有助于消化。

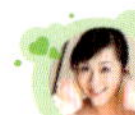

妈妈：母乳稀薄，宝宝能吃饱吗？

专家面对面

母乳是宝贝的甘泉，特别是3个月内的宝贝更加依赖母乳的滋养。虽然母乳看上去稀稀的，可尝着是甜甜的，这是因为它含有较少的蛋白质和较高的糖分（碳水化合物）。

有的妈妈总以为自己的乳汁看上去像水一样，没有营养。看着嗷嗷待哺的宝贝，很多妈妈总担心宝宝没有吃饱，迫不及待地给宝宝换配方奶。其实，母乳绝对是宝贝最迷恋的美味，任何乳品都无可替代。

初乳与成熟乳

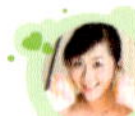

妈妈：初乳与成熟乳有区别吗？

专家面对面

妊娠后期，孕妇乳房内逐渐开始蓄积少量的乳汁，生产后1～3天内分泌的乳汁，叫做初乳。产妇分娩前受孕酮和雌激素影响，催乳作用受到抑制，分娩后上述激素影响明显减少，所以需尽早刺激乳腺开始分泌乳汁。

初乳与以后分泌出的成熟乳汁相比，脂肪和糖较少而蛋白质较多，适合新生儿的消化吸收。初乳含有许多的免疫物质，其中具有抗病能力的免疫球蛋白含量比成熟乳高20～40倍。若新生儿在出生3～4天甚至5天后才开奶，这些宝贵的免疫物质就将失去。初乳中还含有复合铁质蛋白，具有减弱细菌活动和消灭细菌的作用。含有的溶菌酶，具有阻止细菌、病毒侵入婴儿机体的功能。

母乳喂养的意义

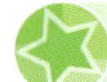

母乳喂养对妈妈的益处

有助于产妇恢复：哺乳可以刺激子宫收缩利于恶露排出，促进子宫的复旧；有助于产妇的体型恢复并且保护母亲不受一些疾病的侵扰。

减少妇科癌症：哺乳减少乳腺癌、子宫癌的发生。多种研究表明，哺乳使母亲体内催产素分泌增加，雌激素分泌水平降低，因而减少了雌激素对子宫的刺激，有利于预防妇科疾病，尤其是妇科肿瘤，如子宫癌、子宫内膜癌、乳腺癌、卵巢癌及子宫肌瘤的发病率。民间有这样一句话形容子宫：不长孩子就长瘤子。哪怕仅仅哺乳几个月，患乳腺癌的几率会大大少于从未哺乳的妇女。与从未哺乳的妇女相比，哺乳期超过25个月的妈妈们患乳腺癌的几率要减少三分之一。妇女不妊娠和哺乳使得子宫长期受雌激素的刺激，没有“休整”时间，因而易长肿瘤。

预防相关疾病：当妇女妊娠、哺乳时，雌激素分泌减少，催产素分泌增加还能促进消化吸收功能，对患有消化系统疾病的母亲也有治疗作用，哺乳还可预防尿路感染和骨质疏松。

自然的避孕方法：一项对哺乳起码一年以上的美国母亲的调查发现，有些母亲在6个月左右开始来月经，有些母亲却在两年半以后才重新有月事。平均无月经期是14.6个月。月经期的减少，也与减低罹患乳腺癌、卵巢癌等绝症的几率有着直接的关联。

适宜的心理调适：哺乳令母亲身体放松，心情愉快，喂奶中的妈妈非常安详，宝宝也吃着吃着就安静地睡着了，好像两个人都服用了天然镇静剂。事实恰恰如此，母乳中含有一种天然促进睡眠的蛋白质，能让宝宝安然入睡，而宝宝的吮吸动作也

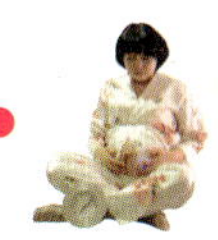

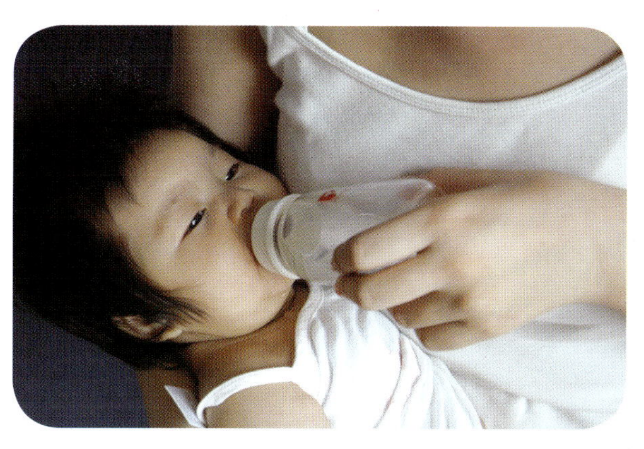

会使妈妈体内分泌有助于放松的激素。工作繁忙的母亲忙碌一天之后，喂奶能够让自己放松下来，劳累疲乏的感觉会随之自然消失。哺乳时，母爱随着乳汁输送进宝宝的小嘴里，宝宝的脸蛋变得光泽红润，妈妈的心里也会升起难以比拟的自豪感。妈妈们通过哺喂母乳，更加细腻地了解自己的身体，也更加深刻地享受自己的女性角色。

节省开支：奶粉价格上涨的速度是牛奶价格上涨的六倍。一个吃奶粉的婴儿，每个月要吃掉600～1000元人民币，一年就是7000～12000元。再算上在奶瓶、消毒用具、提早添加辅食、避孕工具等方面的附加费用，还有为烧开水和消毒奶瓶而缴纳的电费、煤气费等，这些钱一年之内就可以为家里添一台数码摄像机。

有益环保：有国家统计过，假设该国奶粉喂养率仅仅上升20%，在两年内将会使国家花费一千万美元，而且这个预算不包含燃料、运输以及医疗费用。他们还计算出来，用于烧开水的燃料将会吞噬掉整整一片森林。每三百万名吃奶粉的婴儿就会消耗掉四亿五千万桶奶粉，扔掉的空桶相当于七万吨金属。

培养亲情：用母乳给孩子喂奶时，肌肤相亲，最能培养孩子与母亲之间的感情。最最重要的一点：哺乳帮助新妈妈做一个好妈妈。母乳喂养是母亲理解和满足宝宝需求的最自然最有效的途径。首先，哺乳的母亲在生理上迥异于不哺乳的母亲。哺乳母亲体内旺盛的荷尔蒙—泌乳素和催产素，激发她们产生更加强烈的母爱。其次，哺乳时母子身体之间的亲密接触与交流，使妈妈和宝宝在身心两方面感到合二为一，在宝宝的需求得到满足的同时，母亲对于爱抚和关怀的需求也得到了满足。哺乳的母亲对于宝宝需求的反应更加直觉，较少约束。宝宝饥饿和焦虑的信号在母亲体内引起生理反应（泌乳），她感觉到一股马上要抱起宝宝给他喂奶的冲动，这种及时的反应给母子二人带来温馨的感觉。母亲通过喂奶，更加深刻细致地了解宝宝的性格和需要，也更加充分地掌握成功养育自己孩子。

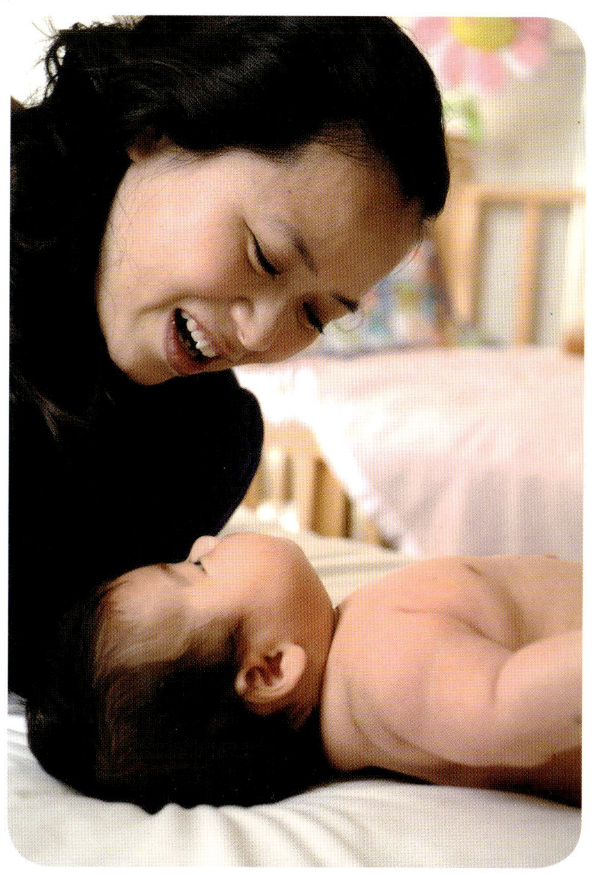

喂养方便：不用为了选购奶粉而发愁，避免了冲泡奶粉的劳动。

可以使妈妈更漂亮：哺乳能促进女性乳房丰满，能改善消化吸收功能，使瘦弱的女子体态相对丰满。还可改善睡眠，可使母亲精神愉快，对生活充满信心，有利于母亲的健康。哺乳使母亲变得善良慈祥，这些都能增加女性的魅力。

防止肥胖：研究结果表明，哺乳有助于母亲在产后恢复和保持体形，防止肥胖。

母乳喂养对宝宝的益处

有利于消化：母乳中的酶和其他物质既利于小儿消化又利于营养物质的吸收，而配方奶尽管非常接近母乳成分，但母乳种的某些成分确实难以仿造，母乳与配方奶之间并非完全相同。

有利于吸收：母乳中含有适宜在婴儿胃肠道生长的有益细菌，很快就可以建立肠道正常菌群，有利于各种营养物质的吸收。而且母乳缓冲力小，对胃酸中和作用弱，在胃内停留时间较牛奶短。

有利于婴儿大脑的发育：母乳含优质蛋白质、必需氨基酸及乳糖较多，人乳中的卵磷脂可作为乙酰胆碱前体；鞘磷脂可促进神经髓鞘形成；长链不饱和脂肪酸可促进大脑细胞增殖；乳糖有利于合成脑苷肪和糖蛋白，可促进中枢神经系统发育。此外人乳中尚有较多的生长调节因子，如牛磺酸等，这些都是促进神经系统发育的重要因素。

母乳具有增进婴儿免疫力的作用：有助于宝宝抵抗病菌。孩子刚出生时，抵抗力微弱，病毒容易入侵，导致耳疾、腹泻、口腔溃疡、百日咳等。记录显示，母乳喂养的孩子患病几率比吃奶粉的孩子低很多。因为：

母乳含有免疫蛋白，尤以初乳中为高，在胃肠道内不受酸碱度影响，不被消化，可结合肠道内细菌、病毒等病原体和过敏原，阻止其侵入肠粘膜，有抗感染和抗过敏的作用。此外母乳尚有少量lgG和

温馨提示

等到宝宝出生，妈妈进入了哺乳期，就更应该到儿科来，而且应该妈妈和宝宝一起来。在期间，最重要的一件事就是母乳喂养。

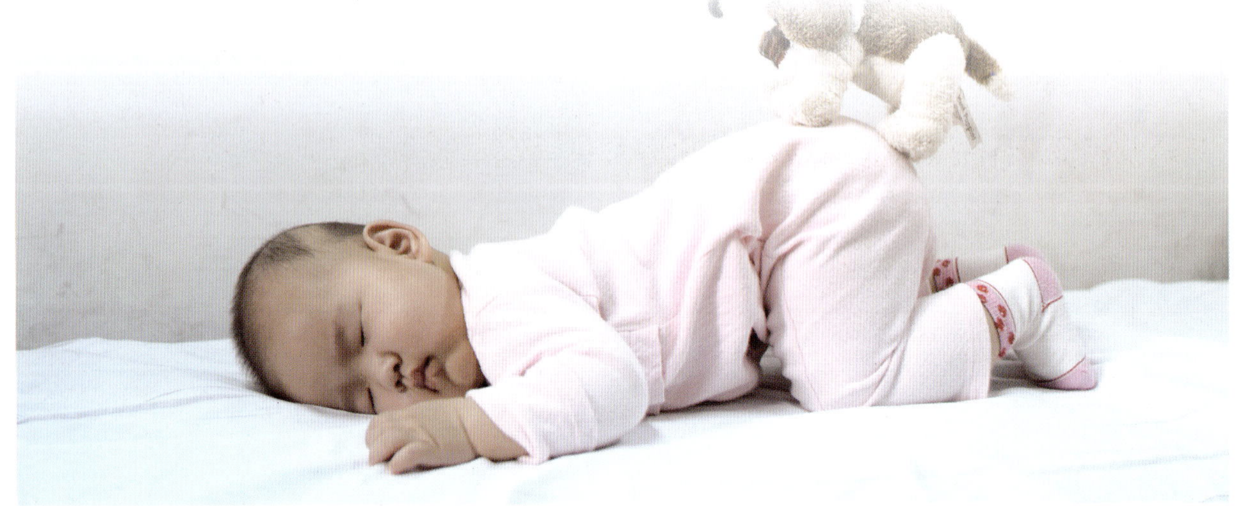

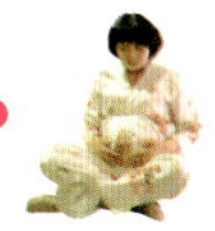

lgM抗体、B及T淋巴细胞、巨噬细胞和中性颗粒细胞，也有一定免疫作用。

母乳含有比牛乳较多的乳铁蛋白可抑制大肠杆菌和白色念珠菌的生长，有抗感染作用。

其他如双歧因子可促进双歧杆菌、乳酸杆菌生长，抑制大肠杆菌、减少肠道感染，溶酶菌，乳酸过氧化氢酶、抗葡萄球菌因子补体等在预防小儿肠道或全身感染中起一定作用等。

温度适宜易于喂养：母乳的温度十分适宜，母乳既不会太凉也不会太热，婴儿随时可以吸吮。正是宝宝所需要的。乳量随小儿生长而增加，温度及分泌速度也较合宜，几乎为无菌食品，直接喂哺手续简便，又十分经济。

预防婴儿肥胖：母乳喂养可防止以后的儿童期肥胖。

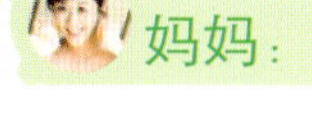

妈妈：母乳喂养对婴儿智力有何影响？

专家面对面

新的研究显示，母乳喂养的婴儿精神更健康。至少喝6个月母乳的孩子的心理明显比那些喝代乳品的孩子更健康。另外，前者出现反社会和违法行为等问题的概率更低。研究人员表示，母乳在婴儿出生后的头一年里在大脑发育上扮演着一个重要角色。

专家建议新妈妈母乳喂养孩子至少6个月。

英国政府也建议，为确保孩子吸收足够的营养物质，女性应该在上述时间内母乳喂养。英国已经成为欧洲母乳喂养比例最低的国家之一，有三分之一的女性在生产后6周内就开始用代乳品。负责这项研究的科学家用了16年的时间对2500个孩子的生长状况进行跟踪调查。他们分析了不同年龄孩子们的智力或行为问题。他们发现，比起母乳喂养6个月的孩子，那些少于6个月的孩子出现心理问题的概率高了55%，但是，当后者长到10岁时，这个比例降到37%。研究还发现，在6个月时间里不靠母乳成长的孩子到8岁时出现反社会行为等问题的概率是61%。

其他研究显示，母乳有助于婴儿抵抗胃病、胸腔感染、哮喘、湿疹和过敏性反应。许多年来，专家都对母亲说，母乳喂养可提高孩子智商。但是，一项新的研究却显示，妈妈遗传给孩子的智力在这方面比母乳更好。

妈妈：母乳喂养对妈妈自身有哪些弊端？

专家面对面

影响休息和工作，要分配出更多时间给宝宝，

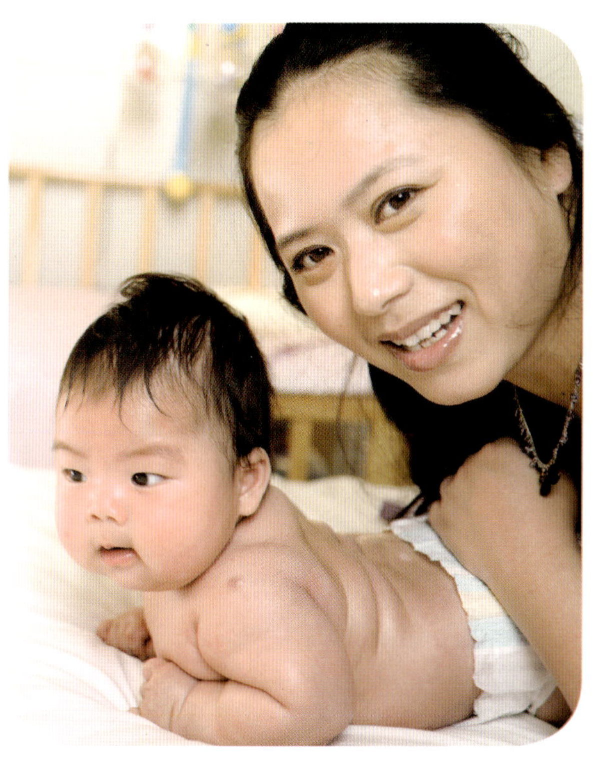

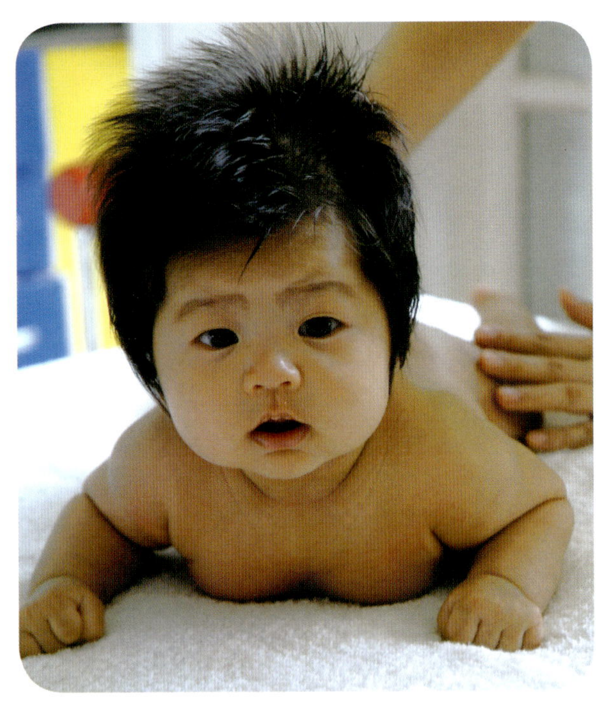

因为宝宝吃奶的频率高，会影响母亲工作、出差和旅游。有的母亲在哺乳期会由于工作忙或出差等不能按时给婴儿喂奶，会给母亲或婴儿带来许多麻烦。

影响母亲的身体，有时会出现乳房酸痛。有的妇女会有婴儿吸吮奶头的不适感，经过适当的调整或休息，多数妇女会消除这种感受。

患有疾病的母亲对婴儿实施母乳喂养会使婴儿受到健康的威胁。患有艾滋病、肝炎等疾病，正在接受化疗、服用抗癫痫药物等的母亲，不宜实施母乳喂养，因为疾病或药物成分会随乳汁传递给婴儿。

做过乳房手术的母亲也不便实施母乳喂养。部分乳房被切除的母亲由于奶量不足或输奶管被切断，难以供给母乳。

咖啡因可能会超量。母亲难免要喝咖啡等饮料，其中的咖啡因成分对婴儿不利。母亲每日摄入的咖啡因不应超过300毫克，相当于3杯咖啡。

妈妈：怎样才能坚持喂母乳？

专家面对面

放松心情：有的母亲在抱着软绵绵的初生婴儿时，心情紧张，导致血液无法顺畅地流到乳房，流出来的乳汁自然不够，因此，哺乳时该保持轻松的心情。

以舒适的姿势哺乳：有的母亲在抱婴儿授乳时，为了迁就婴儿吮吸乳汁，长时间低头、缩肩或弯腰，结果导致颈项、肩膀或腰部酸痛。

其实，哺乳的姿势，无论是坐着或躺着，除了要让婴儿轻易吮吸乳汁，母亲也应该感觉舒服才对。如果多次尝试还找不到适合的姿势，市面上有一些可以帮助母亲以舒适姿势来哺乳的哺乳垫，不妨一试。

不要因乳汁少而放弃：如果流出的乳汁量少的话，更应该多让婴儿吮吸乳房，因为，婴儿的吮吸动作，会刺激乳房出奶，这称为“条件反射”。

确保婴儿正确地含着乳房：如果婴儿长期吮吸、拉扯乳头的话，乳头会皲裂或损伤，造成疼痛，因此，正确的做法是把整个乳头和乳晕都放在婴儿的嘴里。

护理乳头：如果乳头破损，再与衣物摩擦，会感到疼痛，也会减缓复原的速度。

确保充足的休息：有的母亲认为自己的身体好，在坐月子期间，家务下厨样样事情自己来做，缺乏精力造奶，乳汁自然会少，因此，哺母乳的母亲最好获得家人的协助和配合，尽量争取时间，好好休息，保留精力为婴儿提供充足和优质的母乳。

摄取足够营养：哺乳消耗母体大量热能，因此，母亲应该摄取大量卡路里、蛋白质和Ome克a不饱和脂肪酸的食物。

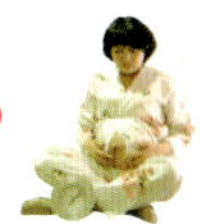

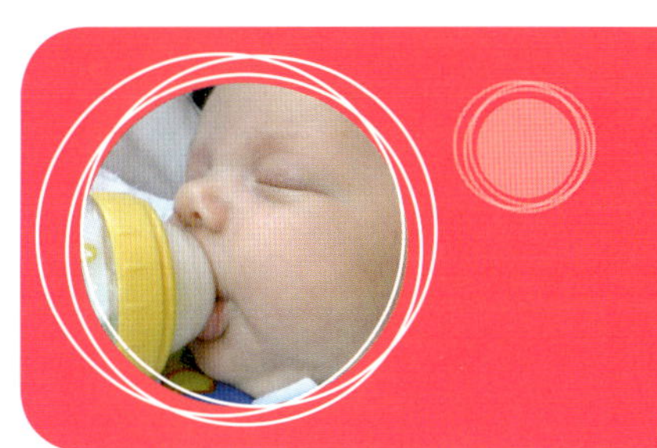

二、母乳喂养的方式

妈妈牢记四要素

时间：喂奶越早越好，无奶也要给婴儿吸吮，这样可以刺激乳汁分泌。

喂奶前：先要给小孩排小便，换好尿布，盖好被子，然后洗好手，用温水擦洗净奶头，挤去少许奶汁，再给孩子开始喂奶。

喂奶时：将奶头放在婴儿的舌头上，使全部的奶头紧紧被吸住，不致漏气。母亲用手指把住乳房，防止奶汁过急引起婴儿咳呛。每次喂奶应让婴儿吸空一侧再吸另一侧。

喂奶后：把婴儿抱起轻拍背部，使吸入胃里的空气排出。再让婴儿向右侧睡，头部抬高、少动、防止吐奶。两次喂奶中间可喂些葡萄糖水或白开水，给婴儿增加必要的水分。

熟练掌握正确的哺乳方法

产后尽快给孩子哺乳：由于在生产时使用了大量的镇痛剂和麻醉剂，奶水可能需要好几天才能到来。即使奶水没来，也要让孩子吮吸，这在医学上叫做“初乳”。初乳非常有益，它除能促使奶水更快到来之外，还可以唤醒母子的免疫系统，催生各种抗生素。

哺乳前应用温开水清洗乳头：切忌使用肥皂、酒精、洗涤剂等，以免除去保护乳头和乳晕皮肤的天然薄膜，造成乳头皲裂，影响哺乳。哺乳结束后，可挤出少量乳汁，均匀地涂抹在乳头上，以保护乳头表皮。乳母应穿柔软的棉质衣衫，不宜穿化纤材料或质地粗糙的布料上衣，以防对乳头的不良刺激。同时应防止乳房挤压、损伤，以免影响泌乳质量。如果乳汁分泌不足或乳房胀痛不适，可轻轻按摩，以促进乳房血液循环和乳汁分泌。

保持舒适的姿势：在喂奶的过程中，母亲要放松，姿势要舒适。可以坐在低凳上或床边，膝上放一个枕头抬高宝宝。把宝宝放在腿上，头枕着母亲的胳膊，母亲用手臂托着宝宝的后背和小屁股，使小脸和小胸脯靠近母亲，下颌紧贴着乳房。母亲用手掌轻托起乳房，先用乳头刺激宝宝口周皮肤，待宝宝一张嘴，趁势把乳头和乳晕一起送入宝宝嘴里。要让

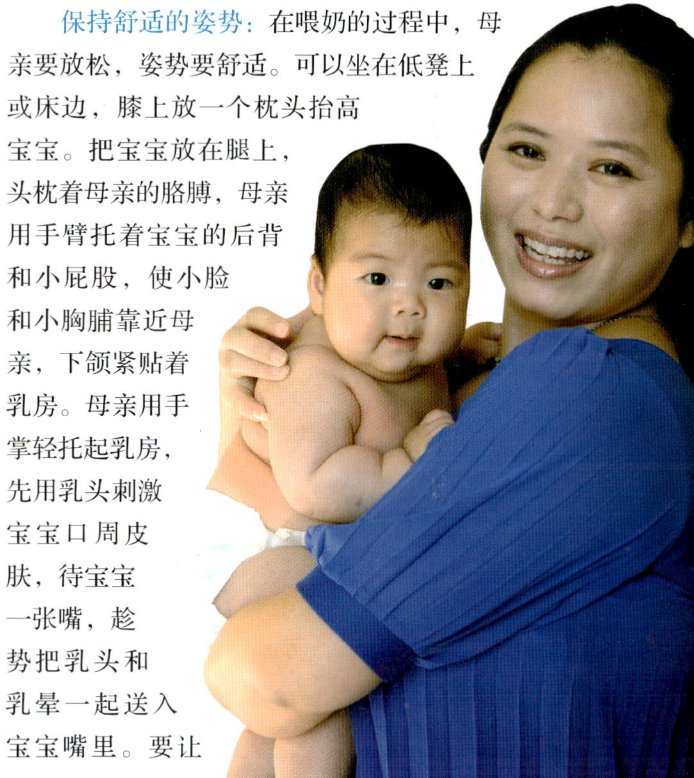

宝宝含住乳头及乳晕的大部分，这一点非常关键，否则光靠叼住奶头吸吮是不可能得到乳汁的。

由于宝宝为得到乳汁会拼命去吸吮乳头，在头几次哺乳时，母亲会感到阵阵疼痛，乳头也容易被宝宝吮破，但坚持一下，往往就会成功了。哺乳顺利时，母亲可以感到婴儿双唇和牙龈有节律地挤压乳晕，吸吮动作缓慢而有力，乳汁源源不断地流入宝宝口内，并一口口地吞咽下去。母亲一边喂一边用手指按压乳房，以便于宝宝吸吮，又不会使宝宝的小鼻子被堵住。喂完后，要用手轻拍宝宝后背，使其打嗝，以将吸入的空气排出。

母亲可以坐也可以躺着喂宝宝，无论何种姿势，最重要的是使母亲和宝宝都感到舒适、轻松。母亲的两臂要放在实处，背后用枕头或靠垫垫牢，然后抱近宝宝以乳头触及宝宝面额，在宝宝转过头寻找乳头时，顺势将宝宝的身体稍侧，使其腹部贴近母亲的胃部。

两个乳房交替哺乳，以免造成左右奶量相差悬殊，影响将来的形状。一般情况下，让新生儿吸空一侧乳房后，再吸吮另侧乳房，应等到婴儿自己松开乳头后，方可拔出。如果母亲因某种原因想中止哺乳，应先将手指放进婴儿口中，使其停止吸吮，然后拔出乳头。每次喂奶都应给婴儿足够的时间吸吮，大致为每侧10分钟，这样才能让婴儿吃到乳房后半部储存的后奶。后奶脂肪含量多，热能是前奶的2倍。如果母婴一方因患病或其他原因不能哺乳时，一定要将乳房内的乳汁挤出、排空。每天排空的次数为6～8次或更多些。只有将乳房内的乳汁排空，日后才能继续正常分泌乳汁。

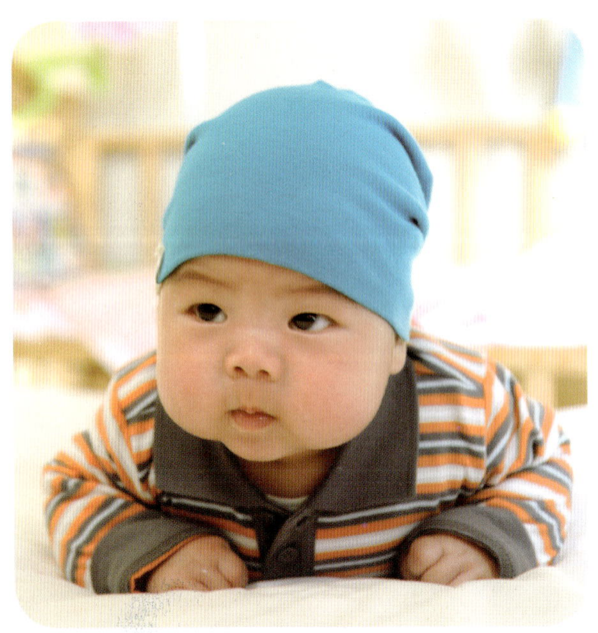

温馨提示

帮助宝宝含住乳头和乳晕：

- 在宝宝张大嘴时，帮助宝宝含住乳头和大部分乳晕，因为挤压乳晕才能使乳汁流出，仅仅吸吮乳头，会使乳头疼痛，而且由于吸吮到的乳汁少，宝宝可能哭闹甚至拒绝吸吮。
- 若母亲乳房很大，应用食指和中指在乳晕根部托按乳房，以免妨碍宝宝鼻部通气。这样做还可以防止奶水流得太快，引起宝宝呛咳。
- 奶胀时乳头的伸展性差，宝宝不能有效地吸吮，这时可用手将乳汁挤出一些，或用热毛巾敷敷，使乳房柔软，帮助宝宝有效地吸吮。

掌握哺乳时间

产后半小时内开始哺乳，此时乳房内乳量虽少，通过新生儿吸吮动作刺激泌乳。废弃定时哺乳，推荐按需哺乳，生后24小时内，每1～3小时哺乳一次。生后2～7日内是母体泌乳过程，哺乳次数应频繁些，母体下奶后一昼夜应哺乳8～12次。最初哺乳时间只需3～5分钟，以后逐渐延长至15～20分钟，哺乳期以10个月至一年为宜。乳汁确实不足时，应及时补充按比例稀释的牛奶。

为晚上喂养方便，应将婴儿的小床放在母亲的房间内，但如果父母中有人抽烟的话，不要与婴儿在同一房间，以免引发婴儿猝死综合征。如果婴儿在另一个房间睡，晚上应保持室内黑暗，并尽量不要惊扰孩子，使孩子认识到晚上是睡眠时间，而不是玩耍时间。

难产婴儿的哺乳

如果婴儿由于难产生下来后嗜睡，必须将婴儿唤醒喂奶，以免造成婴儿低血糖影响大脑的发育，同时也会促进泌乳，还可避免奶胀。必要时可借助枕头或软垫垫一下肘部。

行剖宫产术的母亲在恢复期喂奶时，更应借助于枕头或软垫，不能让婴儿躺在腹部，以免压迫刀口引起母亲疼痛。

奶粉和母乳混合喂养

过早添加配方奶会使婴儿混淆奶头，并会降低母乳的分泌能力，多数泌乳方面的专业人士建议，在婴儿出生后3周前不要给婴儿任何人工奶头，母乳喂养有利于健康这一说法主要体现在最初的两个月的母乳中。

母亲短时外出时的喂养

母亲应尽量将外出时间与给孩子喂奶的时间错开或给宝宝喂奶后外出，下次喂奶前返回。若做不到这样，可用吸奶器将奶挤出，放在冰箱中保存，在宝宝需要时给予哺喂。若母亲外出一天以上，可给宝宝喂牛奶、奶粉等，母亲则应定时将乳汁挤出，以刺激乳汁的分泌，以免母亲回来后乳汁分泌减少，无法满足宝宝的需要。

母亲生病时的喂养

母亲患一般疾病，如乳头破裂、乳腺炎、感冒、肠胃不适等，原则上并不影响母乳喂养。此时母亲体内的抗体可以通过乳汁传给宝宝，也可提高宝宝抵抗疾病的能力。这种情况下母亲用药应慎重，要告诉医生你正在哺乳，请医生帮助选择对宝宝无不良影响的药物。

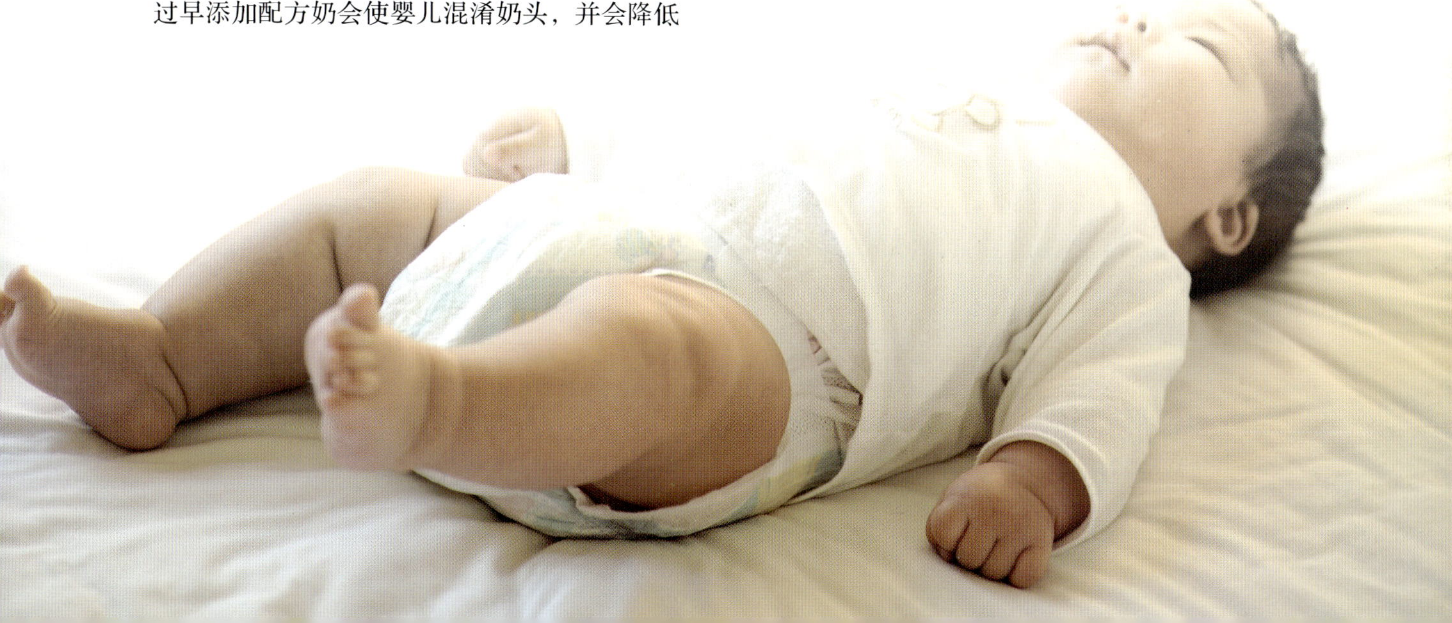

妈妈：产后乳汁不足怎么办？

专家面对面

若出现乳汁不足，除指导哺乳方法、按时哺乳并将乳汁吸尽、适当调节饮食外，可选用下述方法催乳：

针刺合谷、外关、少泽等穴位，用强刺激手法;气血虚弱者取足三里穴，用弱刺激手法，每日一次。

服用中药。肝郁气滞型选用下乳涌泉散(当归川芎、花粉、白芍、生地、柴胡、青皮、漏芦、桔梗、木通、白芷、山甲、甘草、王不留行)加减;气血虚弱型选用通乳丹(人参、黄芪、当归、麦冬、木通、桔梗)加减，纱布包好，用猪蹄2只炖烂吃肉喝汤。此外，也可用成药催乳饮催乳。

催乳食谱

阿胶大枣羹：阿胶250克，大枣1000克，核桃500克，冰糖500克。将核桃除皮留仁，捣烂备用。将大枣洗净，兑适量水放锅内煮烂，用干净纱布滤去皮核，置入另一锅内，放入冰糖、核桃仁文火炖。同时，将阿胶放碗内上屉蒸烊化后，加在大枣、阿胶锅内熬成羹即成。产后每日早晨服2～3汤匙，有补气血、调脾胃、润燥滋阴作用。本药羹对绝大多数产妇的产后康复、身体机能调理、催乳下奶都十分有效。特别是冬天生孩子的产妇，服用效果尤佳。

花生大米粥：生花生米（带粉衣）100克，大米200克，将花生捣烂后放入淘净的大米里煮粥。粥分两次（早午或早晚各一次）喝完，连服3天。花生米富含蛋白质和不饱和脂肪，有醒脾开胃、理气通乳的功效，粉衣有活血养血功能。此粥对产妇产后血虚有一定疗效。

猪蹄通草汤：猪蹄1只，通草3克，加水1500毫升，放入锅（砂锅为佳）内共煮，先用武火，水开后改文火，煮1只猪蹄，连续服3～5天。猪蹄在午餐时吃掉。因猪蹄含丰富的蛋白质和脂肪，有较强的补血、活血作用。通草可利水，通乳汁。二者配伍，对产妇有康复身体，通乳之功效。

猪骨通草汤：猪骨（腔骨、排骨、腿骨皆宜）500克，通草6克，加水1000毫升，熬1～2小时，熬成猪骨汤约1小碗，加入少许酱油，一次喝完，每日喝一次，连服3～5天。猪骨有补气血、生乳作用，对产妇有通乳汁、补身体、促康复的功效。

黄花炖瘦肉：干黄花菜（又名金针菜）25克，瘦猪肉250克，煮或炖至熟烂做菜佐餐。亦可用同量黄花菜与猪蹄1只共煮来吃。

清淡肘子：猪肘子1只，当归、王不留行各1份。三者按100∶2∶2比例，用清水文火炖煮至烂熟。午餐吃肉，晚餐喝汤。当归为补血调经的妇科要药，且有润肠通便作用。王不留行有行血调经、催乳、消肿功效。猪肘肉具有丰富的蛋白质和脂肪。三者相配，有活血补血、通经下乳、强健身体作用，对产后无乳且体虚者尤宜。

母乳喂养的新颖用法

台湾母乳协会发挥创意，教妈妈将多余的母乳，DIY制成辅食，非常有趣！母乳也可以加入其他食物，制成宝宝辅食。台湾母乳协会建议妈妈，可以利用库存的母乳，或现挤母乳做辅食，具有很高的营养价值。为了减少营养素被破坏，烹调过程中尽量将母乳的加热温度，维持在摄氏60度以下。

母乳虾仁炒蛋

材料：蛋黄一个、虾仁3克、花椰菜10克、母乳10毫升。

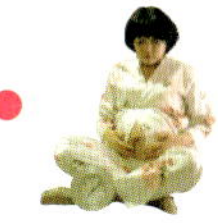

制作方式：

1.蛋黄打散加入母乳搅匀。

2.将虾仁烫熟，切成细碎状备用；花椰菜洗净，放入水中煮软。

3.用不粘锅、微火，将母乳蛋液翻炒至熟，将虾仁、花椰菜放入略微翻炒一下，熄火即可。

营养分析：热量74.66千卡／蛋白质3.77克／脂质6.15克／糖类0.90克／维生素A 1072国际单位／维生素B_1 0.05毫克／维生素B_2 0.11毫克／维生素C 1.13毫克／钙31.9毫克／磷112毫克／铁1.14毫克

母乳苹果地瓜泥

材料：地瓜一片15克、苹果6克、葡萄干一颗、母乳50毫升。

制作方式：

1.先将地瓜洗净，放入电饭锅蒸熟，待凉。

2.再将苹果去皮，切薄片煮软；葡萄干用水泡软备用。

3.食用时，用汤匙捣烂，再加入母乳，稠稀的程度视母乳加入量而定。

营养分析：热量51.1千卡／蛋白质0.91克／脂质1.45克／糖类8.69克／维生素A 2282.3国际单位／维生素B_1 0.06毫克／维生素B_2 0.02毫克／维生素C 4.08毫克／钙21.78毫克／磷19.11毫克／铁0.18毫克

母乳鸡蓉玉米浓汤

材料：玉米酱50毫升、鸡肉4克、母乳30毫升、洋香菜叶少许。

制作方法：

1.鸡肉煮熟撕成细碎备用。

2.高汤或水煮滚后，放入玉米酱、鸡肉煮至沸腾熄火。

3.待略凉，食用时再加入母乳。

营养分析：热量52.28千卡／蛋白质1.87克／脂质1.16克／糖类8.71克／维生素A 3.3国际单位／维生素B1 0.04毫克／维生素B_2 0.028毫克／维生素C 2.17毫克／钙11.44毫克／磷29.4毫克／铁0.92毫克

母乳甜蜜蜜西米露

材料：西米露50克、水蜜桃3克、红腰子豆2克、母乳20毫升。

制作方式：

1.先将西米露煮至透明熄火，待凉。

2.再将罐头水蜜桃和蜜豆用汤匙压碎，加入母乳，糖随意。

营养分析：热量197.73千卡／蛋白质0.82克／脂质0.58克／糖类47.79克／维生素A 22国际单位／维生素B_1 0.03毫克／维生素B 20.01毫克／维生素C

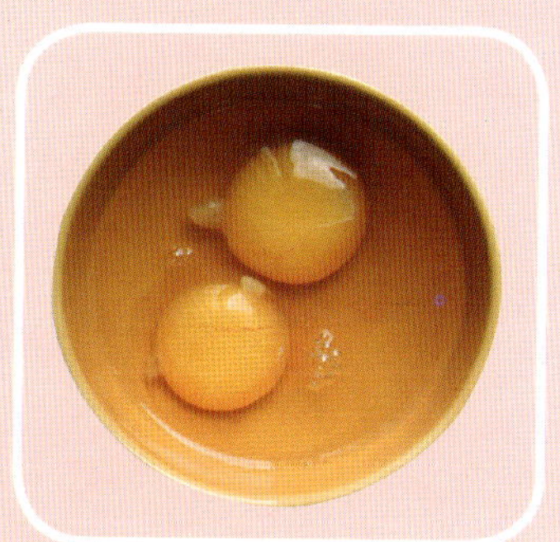

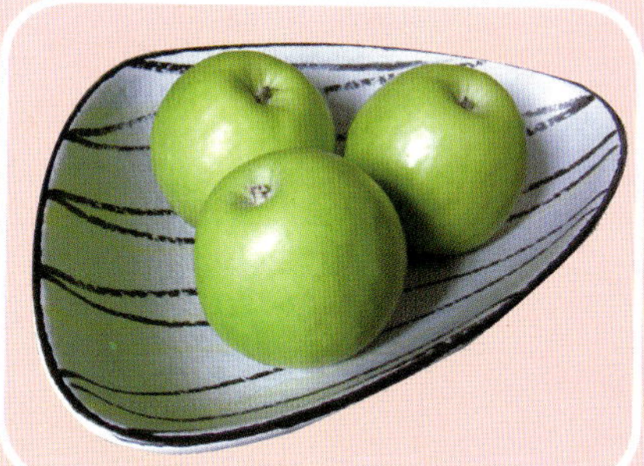

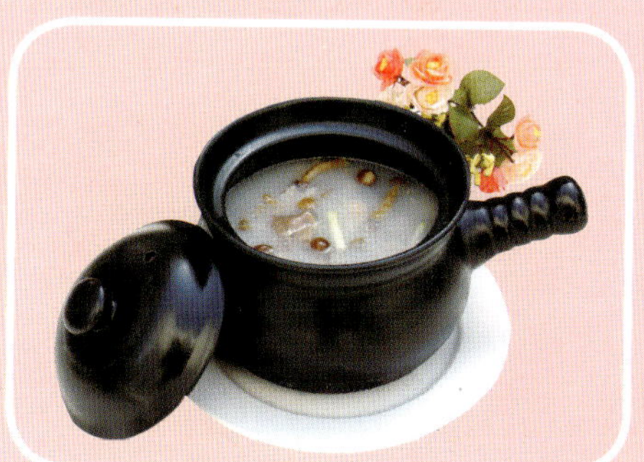

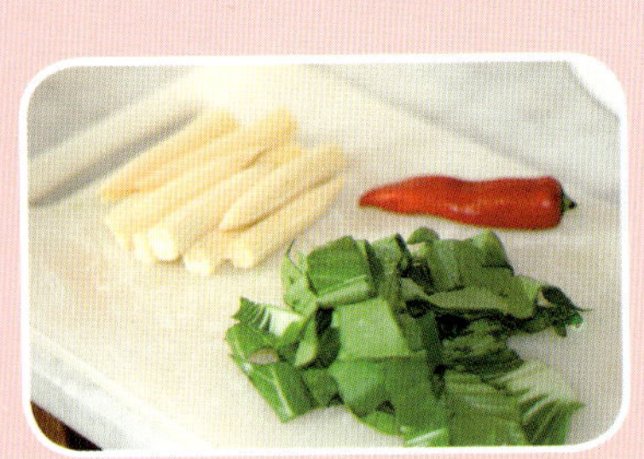

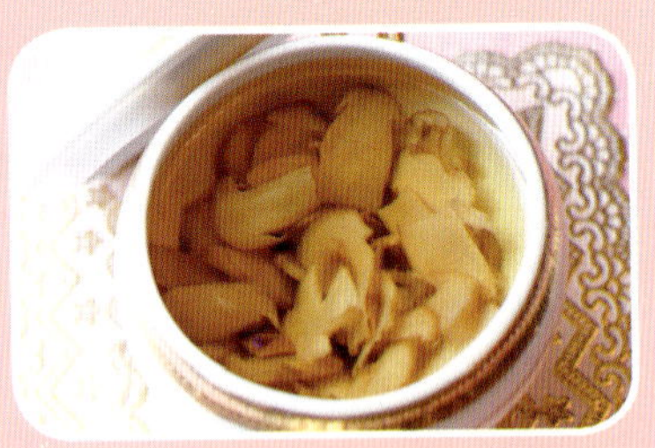

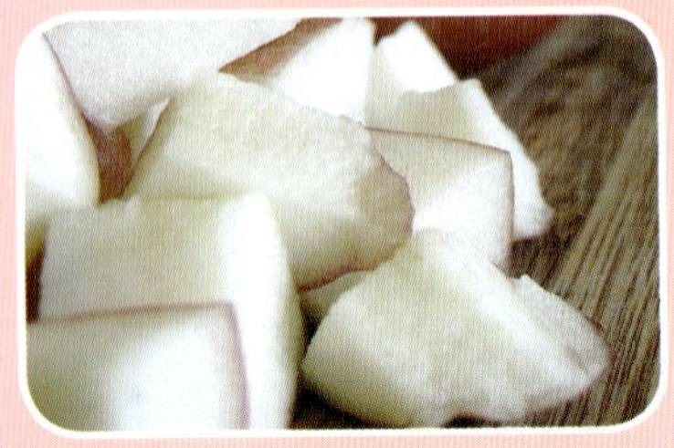

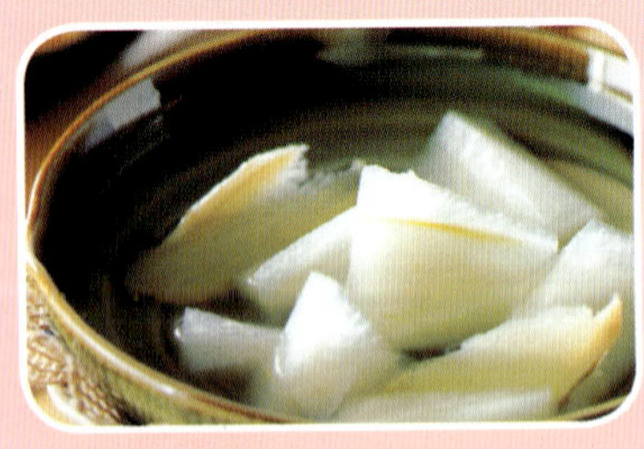

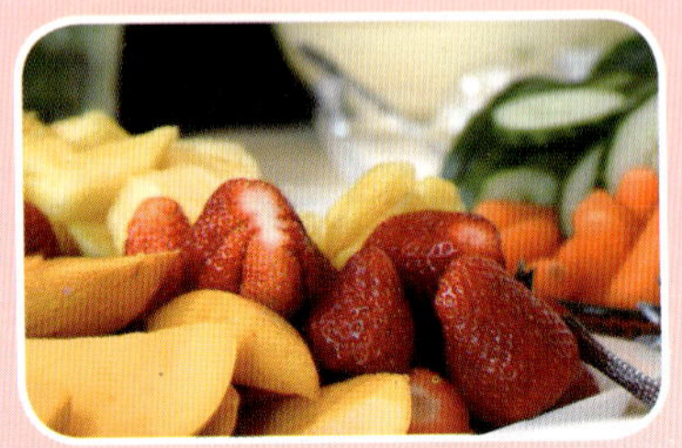

6.02毫克 / 钙11.52毫克 / 磷17.03毫克 / 铁0.59毫克

母乳面包布丁

材料：烤面包20克、葡萄干4克、面粉5克、母乳50毫升。

制作方式：

1.吐司面包一块，烤至微硬，切丁备用。

2.面粉加入母乳调匀，糖少量，热锅后加入面粉糊，微火加热至稠状。

3.葡萄干泡软撕碎，与面包丁一起加入面糊中搅拌即可食用。

营养分析：热量65.55千卡 / 蛋白质1.67克 / 脂质1.66克 / 糖类11.39克 / 维生素A 2.7国际单位 / 维生素B_1 0.061毫克 / 维生素B_2 0.02毫克 / 维生素C2.14毫克 / 钙20.07毫克 / 磷19.71毫克 / 铁0.22毫克

母乳吻仔鱼稀饭

材料：小鱼5克、白饭25克、红萝卜10克、青豆仁3克、母乳20毫升。

制作方式：

1.将水和饭煮成稠状，加入煮熟的小鱼、胡萝卜、青豌豆仁，煮滚即完成。

2.熄火加入母乳拌匀。

营养分析：热量74.64千卡 / 蛋白质2.299克 / 脂肪1.565克 / 糖类12.7克 / 钙9.82毫克 / 钠79.99毫克 / 磷32.7毫克 / 铁0.224毫克 / 维生素B_1 0.0119毫克 / 维生素B_2 0.0347毫克 / 烟碱素0.3675毫克

母乳鸡蓉稀饭

材料：鸡肉3克、白饭25克、胡萝卜10克、母乳20毫升、芝麻海苔少许。

制作方式：

1.鸡肉煮熟撕成细碎备用。

2.白饭和水煮成稠状，放入鸡肉和熟软的胡萝卜，煮滚即可。

3.待略凉加入母乳和芝麻海苔。

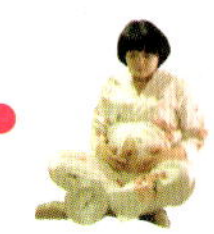

营养分析：热量61.65千卡／蛋白质1.738克／脂肪0.727克／糖类11.77克／钙7.58毫克／钠5.76毫克／磷21.96毫克／铁0.106毫克／维生素B_1 0.0132毫克／维生素B_2 0.0113毫克／烟碱素0.4265毫克

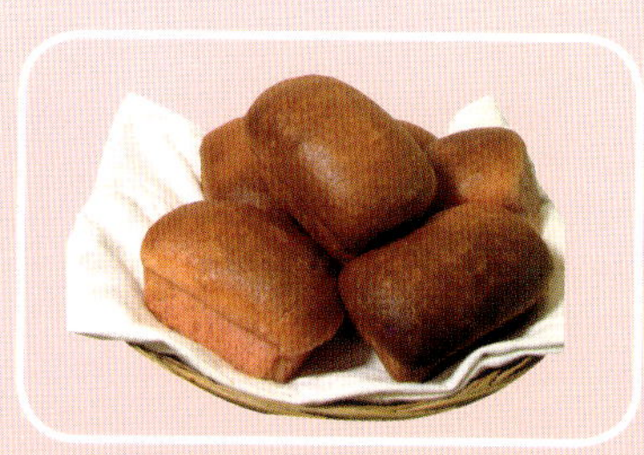

母乳海鲜乌龙面

材料：乌龙面30克、虾仁6克、太白粉1茶匙、母乳50毫升、香菜叶少许。

制作方式：

1.将乌龙面放入沸水中，煮至熟软，备用。

2.将虾仁切成细碎状，放入50毫升的滚水中待熟，加入太白粉水勾芡待汤汁呈浓稠状，熄火加入母乳再搅拌一下。

3.淋在乌龙面上，洒上香菜叶〈微量亦可不加〉装饰。

营养分析：热量42.1千卡／蛋白质0.709克／脂肪1.562克／糖类6.264克／钙17.56毫克／钠7.77毫克／磷12.98毫克／铁0.1毫克／维生素B_1 0.01毫克／维生素B_2 0.015毫克／烟碱素0.1027毫克

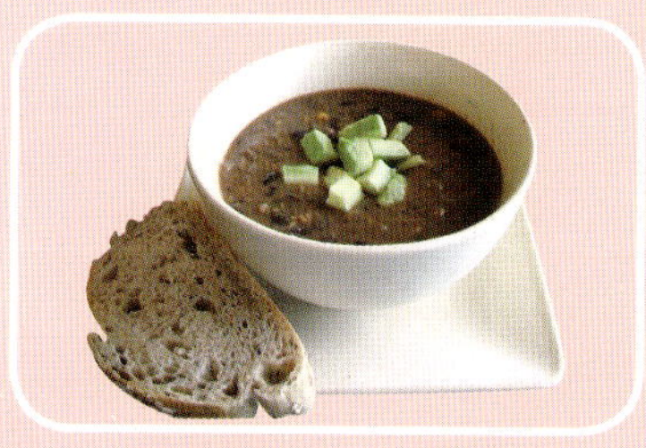

母乳法式香煎吐司

材料：烤面包10克、蛋黄液20克、母乳10毫升、西红柿酱少许。

制作方式：

1.吐司面包两块略烤一下，去边用刀切成可爱的形状。

2.蛋黄打散加入母乳搅匀倒入盘子里，将面包放入蛋液中沾裹每一边，动作要快避免湿透。

3.用不粘锅，微火煎熟，淋西红柿酱装饰。

营养分析：热量103.1千卡／蛋白质4.32克／脂肪6.92克／糖类5.76克／钙31.3毫克／钠59.3毫克／磷117.4毫克／铁1.15毫克／维生素B_1 0.056毫克／维生素B_2 0.123毫克／烟碱素0.28毫克

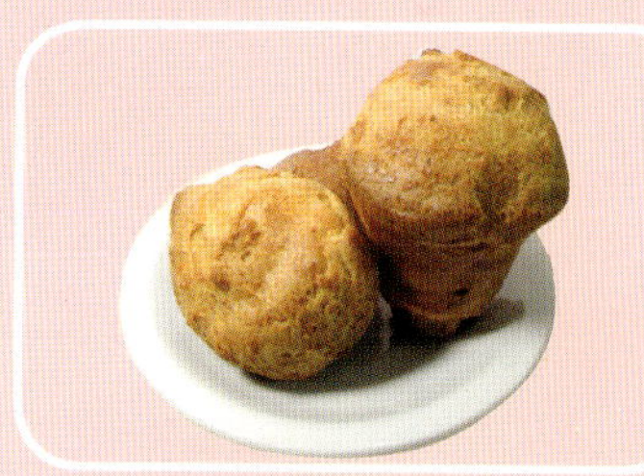

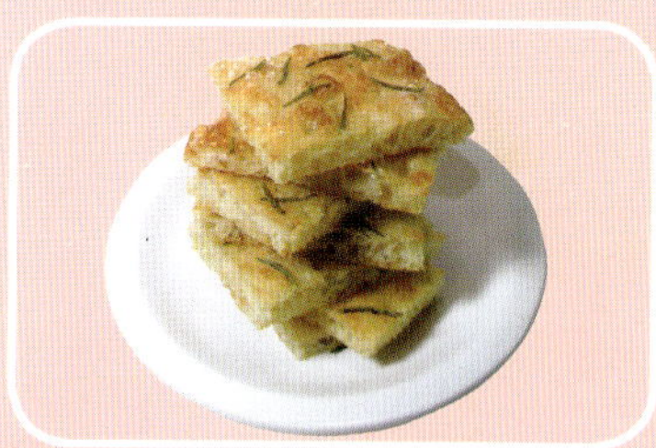

母乳红鸡面糊

材料：胡萝卜5克、鸡肉3克、面粉8克、母乳50毫升。

制作方式：

1.将鸡肉烫熟后切成薄片，胡萝卜放入水中煮至熟软。

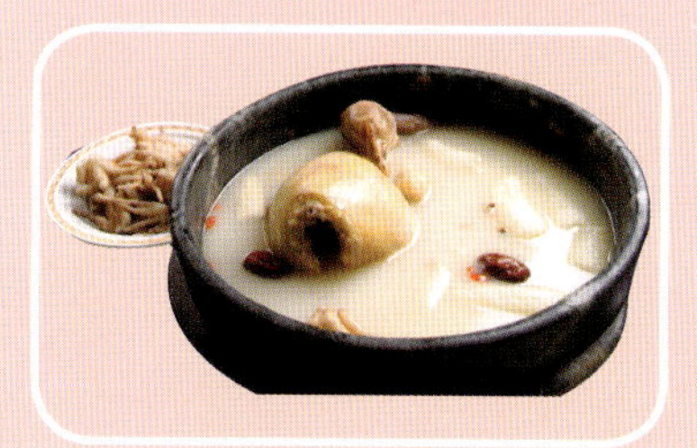

2.面粉与母乳调匀，热锅后加入面粉糊，微火加热至浓稠状。

3.将鸡肉与压碎的红萝卜拌入，即可食用。

营养分析：热量64.74千卡／蛋白质2.395克／脂肪1.714克／糖类9.814克／钙52.166毫克／钠20.39毫克／磷13毫克／铁25.23毫克／维生素B_1 0.188毫克／维生素B_2 0.025毫克／烟碱素0.029毫克。

职场妈妈的母乳喂养

每日内尽可能多次地给宝宝喂母乳，特别是夜间哺乳，如果可能，带婴儿一起去上班，或者在休息的时候回家给宝宝喂奶。或托人定时把宝宝带到你工作的地方喂奶，在夜间、清晨、节假日，只要母亲在家，就继续坚持母乳喂养。上班当天母亲早起一些，留出半小时左右挤奶，将奶挤在一个干净的瓶或杯子里，再用一块清洁的布盖好或加盖放入冰箱或家中最凉爽的地方，在母亲上班期间，由家人喂给婴儿吃。

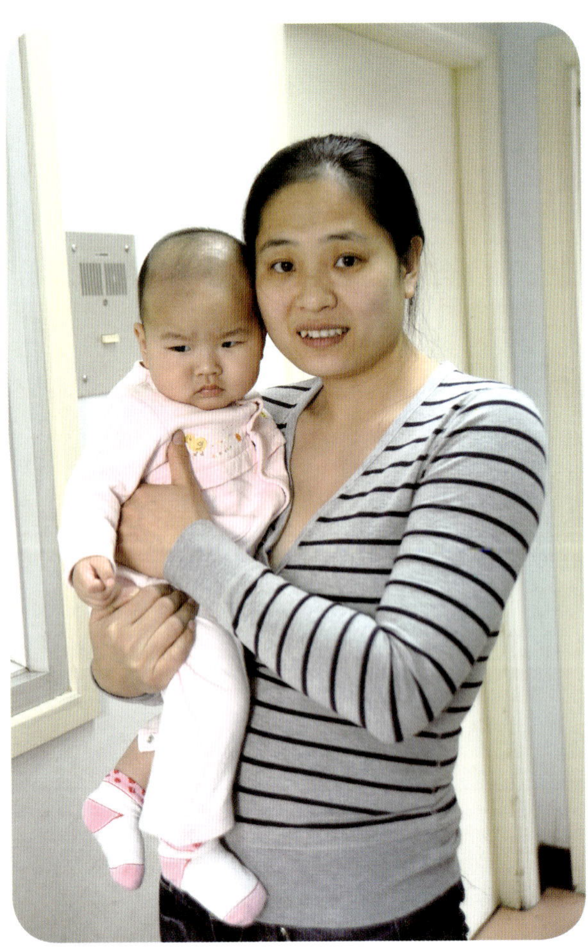

白天工作间隔，母亲最好能坚持挤奶2~3次（约3小时一次），以免奶胀、漏奶和乳汁分泌量的减少。单位无冷藏设备时，可自备保温桶（内放冰块），将挤出的奶放入储奶杯冷藏保存，下班时带回家，放入凉箱，留给婴儿第二天吃。无条件保存奶时，你可挤掉，这样能促进母乳分泌，保证泌乳量不减少，以便母亲下班回家有足够的奶水喂养婴儿。用挤出的母乳喂婴儿时，不需重新加热煮沸（因加热会破坏母乳中的抗病物质）只需在杯子或奶瓶外用热水复温后即可哺喂婴儿。复温的奶最好一次喂完，不可留到下次再喂婴儿。

挤奶方法：

- 准备一个经过消毒的茶杯或广口瓶，彻底洗净双手，把杯子放在桌上或拿在另一只手中收集挤出的乳汁。
- 身体前倾，用手将乳房托起。把大拇指放在乳头上方乳晕处，食指放在乳头下方乳晕处。
- 用拇指和食指的内侧向胸壁处挤压乳晕，使乳头夹在拇指与食指之间，做“挤、捏、挤、捏……”的动作，刚开始可能无乳汁流出，但挤了几次后，乳汁就开始滴下。若喷乳反射活跃，乳汁会不断流出。
- 用同样的方法，不同角度的双侧挤压乳晕，要尽量使所有乳腺小叶中的乳汁都排出。

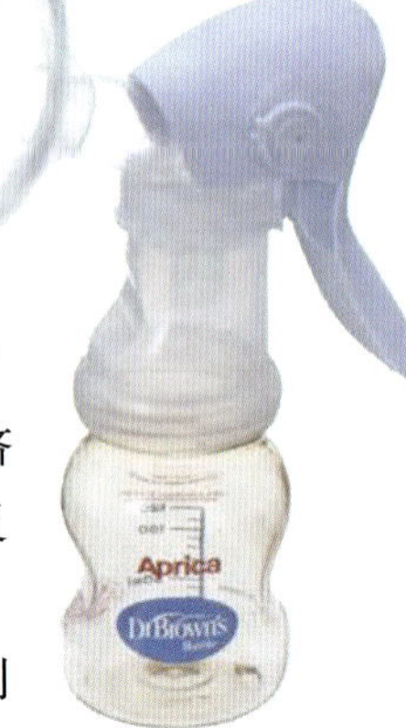

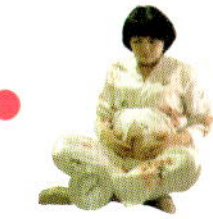

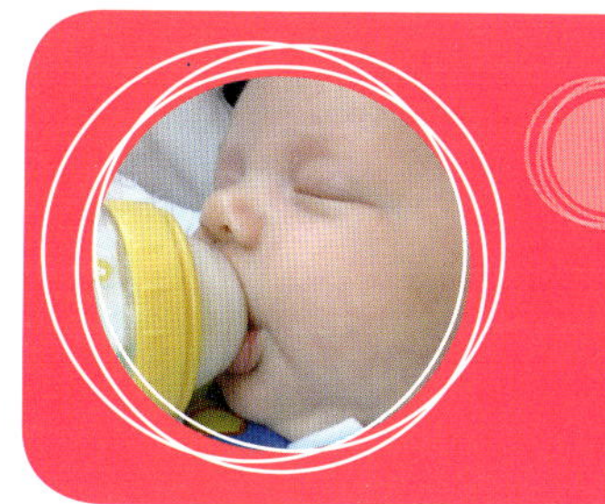

三、母乳喂养的常见问题

喂养过程中的问题

妈妈：宝宝吐奶是怎么回事？怎样避免？

专家面对面

由于此时宝宝的胃肠道尚未发育成熟，开始喂奶时会出现吐奶的现象，但随着月龄增长吐奶现象会慢慢消失。值得注意的是对吐奶的现象不能掉以轻心，如果妈妈喂养不当也可导致宝宝出现吐奶现象，因此在每次喂奶结束后，妈妈应抱起宝宝，把宝宝的头靠在自己的肩上，轻轻拍打宝宝的背部，约5分钟左右让宝宝打几个嗝，直到宝宝把喂奶时吞入的空气排出后，再将宝宝放到床上。

妈妈：宝宝总是没吃完奶就睡着了，我该怎么办？

专家面对面

0～3个月的宝宝在哺乳时很容易疲劳，常会在哺乳时就睡着了，此时可轻轻把宝宝弄醒，继续哺乳，不要让宝宝养成含着乳头睡觉的不良习惯。同时哺乳时母亲也不能睡觉，如果母亲睡觉会出现乳房堵住宝宝的口、鼻现象，导致宝宝呼吸困难或缺氧而窒息，易造成生命危险。

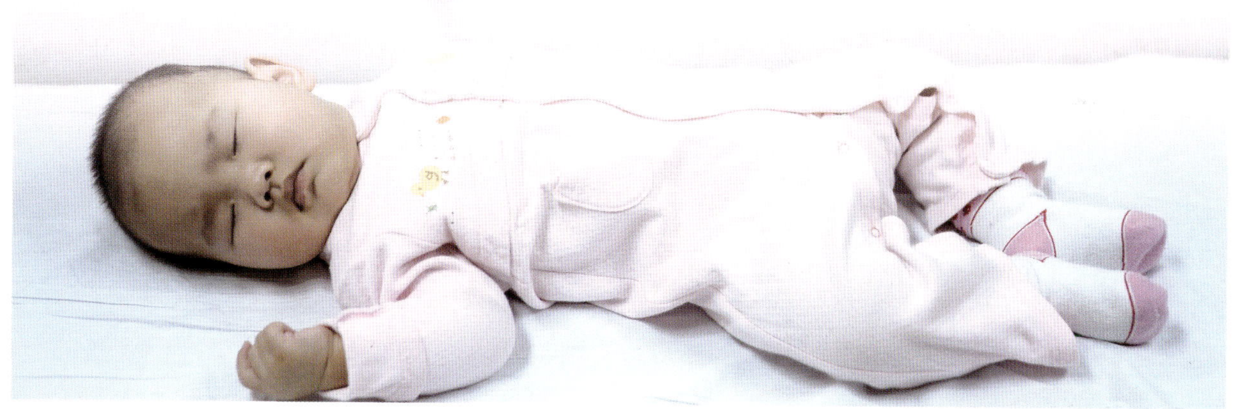

妈妈：对于早产儿的喂养要注意些什么？

专家面对面

对于早产或低出生体重的宝宝，在第二个月开始单纯的母乳喂养，常会显示出乳量的不足，因此需要另外补充辅助饮食，可考虑对宝宝进行混合喂养，且需要在医生的指导下，适当补充各种维生素和微量元素。切忌不要大量为宝宝补充各种维生素和微量元素，以维生素A为例，如果补充过量对宝宝将是有害的，维生素A的补充量如果一天内达6000微克，一个月以后宝宝会出现食欲减退、皮肤红斑、听力减退、神经系统损伤等中毒症状。因此无论是足月新生宝宝还是早产或低出生体重宝宝在7个月之前不宜多吃胡萝卜。

妈妈：乳房胀痛正常吗？怎么办？

专家面对面

若发生乳房胀痛，多因乳腺管不通致使乳房形成硬结，可口服维生素B_6或散结通乳中药，常用方剂为柴胡(炒)、当归、王不留行、木通、漏芦各15克，水煎服。同时用热毛巾热敷配以揉乳房，促使乳汁畅流。

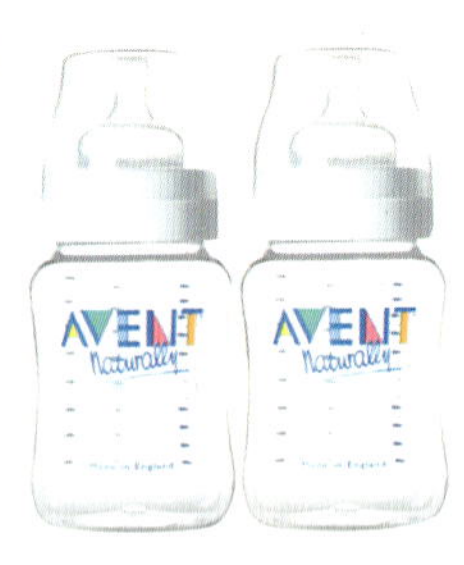

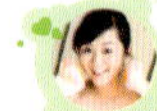

妈妈：出现乳头皲裂怎么办？

专家面对面

乳头破裂多是由于宝宝不正确的吸吮方式造成的，如只含住乳头，未将大部分乳晕也含在口中而造成乳头皮肤损伤。正确的处理方法是每次喂奶先喂健侧，再喂患侧，喂奶后，将剩余奶挤出并留几滴奶涂在乳头上；哺乳间隔让乳房多暴露在空气或阳光中。保持乳头干燥，有助于乳头破损皮肤的愈合。轻者可继续哺乳，每次哺乳后应在皲裂处涂敷蓖麻油铋糊剂，于下次哺乳前洗净。皲裂严重者应停止哺乳，并涂以上述药物。若有吸乳器，可用吸乳器将乳汁吸出后喂给新生儿。

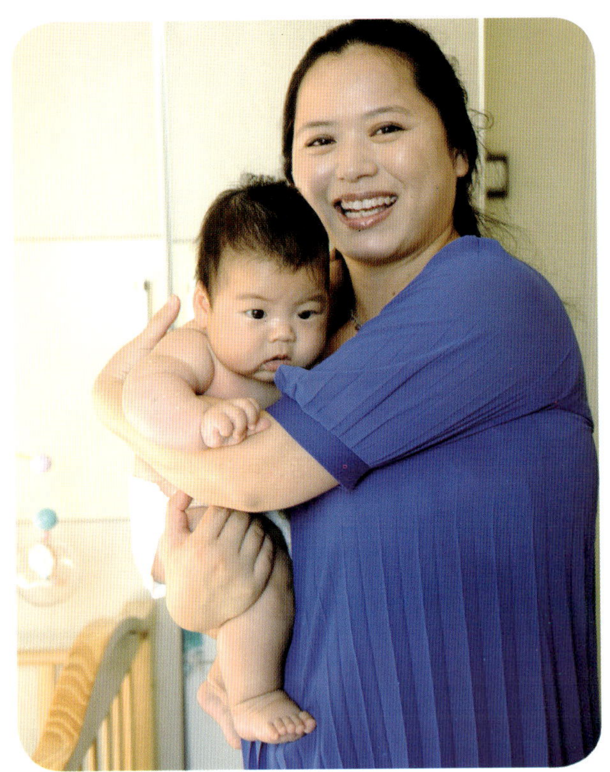

妈妈：何谓乳腺炎？有哪些症状？怎么办？

专家面对面

乳房红、肿、热、痛、乳房涨大变硬、发烧

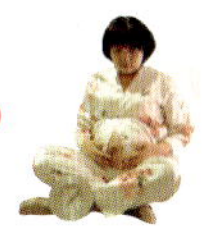

等，就可能是乳腺炎，怀疑乳腺炎时应尽速就医。患乳腺炎时，要把乳汁尽量吸出，以免乳汁成为细菌的温床，还要服用抗生素杀细菌来治疗。

妈妈：母乳喂养要坚持多久？

专家面对面

母乳喂养坚持8个月。很多年轻母亲，出于对自己体形的考虑，或者是工作上的压力，在孩子两三个月时就开始断奶，这对宝宝来说，既不公平也不利于他的成长。有条件的话，可让宝宝吃到8个月再断奶。因为从宝宝8个月起，母乳的营养成分开始降低，母乳量也逐渐减少，渐渐不能满足宝宝的需求了。

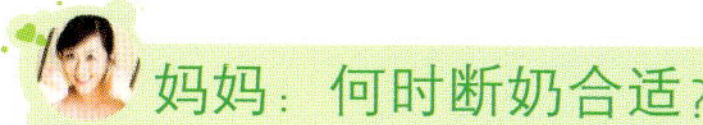

妈妈：何时断奶合适？

专家面对面

断奶太早或者断奶太晚都不合适宝宝的成长。宝宝断奶时间最好不要超过一岁，以免由于宝宝过分依恋乳汁，而较少摄入肉、鱼、饭菜及其他辅食，造成消瘦、营养不良、体质差、经常生病等不良后果。

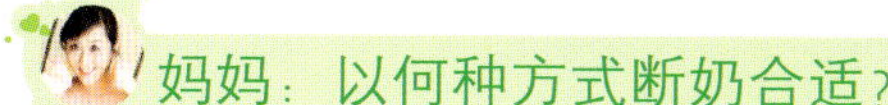

妈妈：以何种方式断奶合适？

专家面对面

断奶是宝宝出生后需要和母亲一同共渡的第一个关口，对双方来讲都是一个大事，都要在心理和生理上适应和接受，因此粗暴的断奶方式非常不可取，必须逐渐过渡有个准备阶段。宝宝在4个月左右就需为断奶做准备。适当地为宝宝添加辅食，让宝宝开始认识母乳以外的食物。这样不仅利于宝宝的生长发育，均衡营养，还可以训练宝宝的咀嚼和吞咽功能。随着前面4个月的铺垫，此时8个月的宝宝已经习惯甚至喜欢添加辅食，于是妈妈可以从减少一次哺乳开始，用辅食来代替。以后逐渐减少哺乳次数直到最后彻底用奶粉和辅食代替母乳。一般情况下，断奶需要2~3天的时间，就算宝宝很不适应，断奶在一周之内也能完成。尽管最初断奶时宝宝会有些急躁、不适应的反应，但是妈妈给宝宝更多爱抚的同时不要迁就他，以免不能成功断奶还纵容宝宝的坏脾气。断奶期间妈妈最好亲自喂他吃饭菜，还要多陪伴他，让他感到虽然吃不到母乳了，妈妈还是在他身边关心照顾他、保护他，减少断奶对宝宝的心理伤害。

小贴士

当母亲患有心脏病、高血压、糖尿病、肾脏病等慢性病时，只要没有严重的并发症，可在医生的指导下坚持母乳喂养。

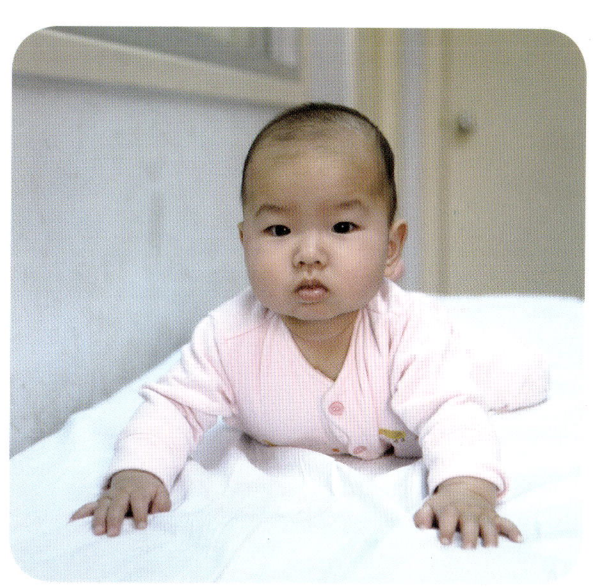

母乳喂养的误区

妈妈：现在市场上大力宣传配方奶粉，那么到底是配方奶好还是母乳好呢？

专家面对面

而今，很多父母认为配方奶价格大都较贵，而且很多都是进口品牌，所以，它的营养一定好过母乳。其实，对于0～12个月的婴儿来说，母乳绝对是最好的。这时候，婴儿消化能力极弱，抵抗力也非常差。母乳是专门为宝宝设计的食品，不仅容易消化、极度安全，其中的成分还会随着宝宝的成长自动调整，又富含促进生长和抵抗疾病的活性物质。目前发现母乳中的微量活性成分达四十多种，无论人工改造的婴儿奶粉如何“高级”，都无法与健康妈妈的母乳相比。

不过，如果妈妈确实奶水不足，或者妈妈生病没法喂奶，那么退而求其次，就一定要选婴儿奶粉了。婴儿配方奶粉以牛奶为基础，但模拟母乳的成分进行了很大的调整，大大降低了蛋白质和钙含量，减少了奶油，又添加了植物油、维生素和矿物质，比普通牛奶更适合1岁以内幼儿的需要。只能说，它的目标是无穷逼近母乳，但永远不可能超越母乳。

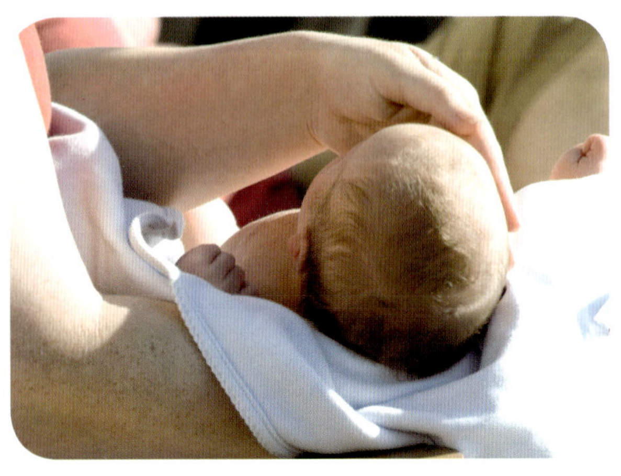

妈妈：断奶就是不喝奶了？

专家面对面

很多地方的人没有喝奶的习惯，认为孩子已断奶，就不用再喝奶了，包括牛奶和其他乳制品在内，其实这是一个误解。断奶意味着孩子已经不用依赖母乳，能够从其他食品中获得营养了。这些食品也包括了牛奶、奶粉和酸奶等。有人以为，牛奶不好消化，其实这是针对1岁以内的婴儿而言的。1岁后的宝宝已经能够消化纯牛奶当中的营养成分了，所以不必把牛奶兑稀，比起日常其他食品来说，牛奶已经非常容易消化了。宝宝在1～3岁之间，咀嚼和消化能力还是比不上成年人，特别需要一些营养价值高、消化吸收容易的食品，而奶制品就是这样的东西。如果一点儿不碰奶制品，宝宝很难得到足够多的钙，维生素B_2和维生素A、维生素D也有缺乏的风险。所以，幼儿营养专家都建议每天“早一杯、晚一杯”地喝牛奶。

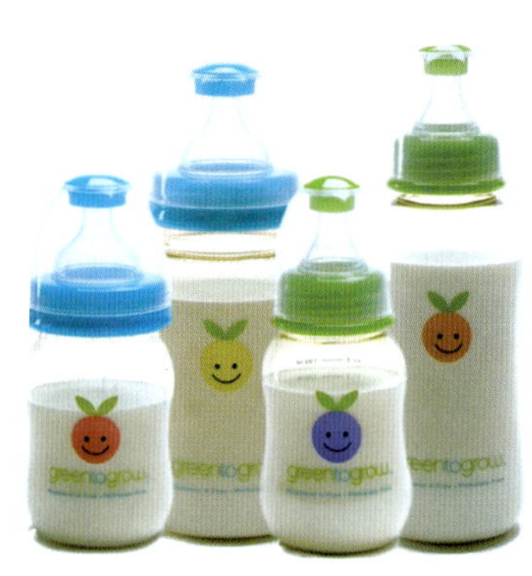

这里说的“喝牛奶”，包括了奶粉、酸奶、奶酪等各种营养价值很高的奶制品，可是不包括乳饮料（也就是所谓的酸乳饮品、乳酸菌饮料、果奶等各种有甜味的含奶饮料）。国际公认，酸奶的

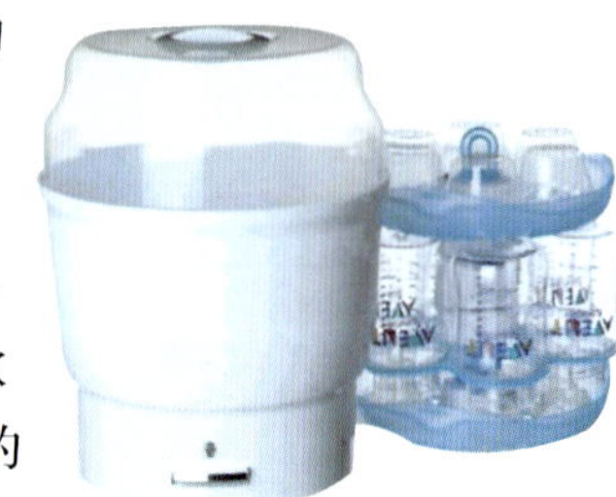

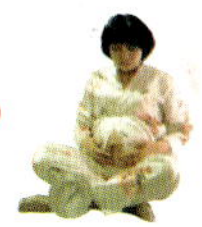

营养价值不低于牛奶，其中的钙更容易吸收，还能帮助宝宝提高免疫力，促进消化吸收，减少患痢疾肠炎的危险。所以，早上一杯鲜奶，下午或者晚上喝一杯酸奶，是断奶后宝宝的最佳选择。这样的好习惯，应当保持到青春期，成年以后，每日1杯奶即可。

不宜哺乳的情况

不宜哺乳的情况多数原因为母亲患有严重的疾病或传染病，如活动性结核、肝炎、严重心脏病、精神病、恶性肿瘤、肾病等。妈妈若患乳腺炎时，也不要中断给孩子喂奶，而应把挤出的乳汁经过煮沸消毒后再喂食，防止乳汁中含有细菌对孩子不利，等乳腺炎疮愈合，再让孩子吸吮。

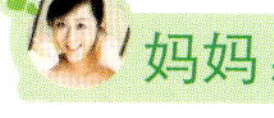

妈妈：乙型肝炎带原者可以喂母乳吗？

专家面对面

原则上乙型肝炎带原者是可以正常怀孕、生产，由于哺乳是长达数月的行为，其间病毒复制水平会有变化，乳汁成分也会变化，所以母乳喂养仍存在感染风险。

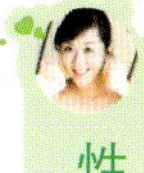

妈妈：我有乙型肝炎，且e抗原呈阳性，会传染给小孩吗？

专家面对面

妊娠初期，孕妇需抽血检查乙型肝炎病毒标志及DNA。若HBsA克、HBeA克同时都呈阳性，HBV-DNA定量检测大于1×106，有宫内感染HBV的风险。应该在胎儿出生时联合免疫即可阻断产时感染，具体措施就是：乙肝疫苗和乙肝免疫球蛋白同时在不同部位注射。担心的话，生产时可提醒医护人员，你的HBsA克、HBeA克同时都呈阳性，请记得帮新生儿打免疫球蛋白。

温馨提示

下列情况也不适宜哺乳

如果母亲患有活动性结核、癌症、重症的肾脏疾病、精神疾病、糖尿病以及急性传染病等，或母亲患某种慢性疾病需长期药物治疗，而这些药物又可使宝宝中毒或出现成瘾现象等，应立即停止母乳喂养，改选其他喂养方式。

退奶：产妇因病不能哺乳，应尽早退奶。退奶方法有：

- 溴隐亭0.25毫克，每日2次，早晚与食物共服，连续用药14日，对已有大量乳汁分泌而需停止哺乳者，效果满意。停药后偶有少量乳汁分泌2～3日，以同样剂量继续服用数日即可停止。
- 大剂量雌激素抑制垂体催乳激素的分泌而退奶，但必须在分娩后2小时内尽早开始服用，常用己烯雌酚5毫克，每日3次，连服3日，以后每日服5毫

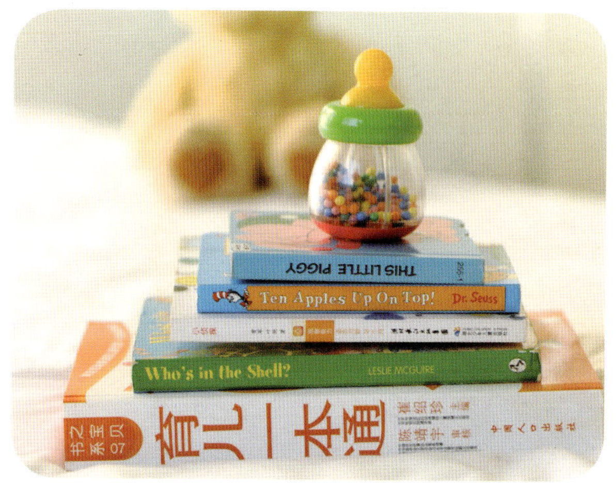

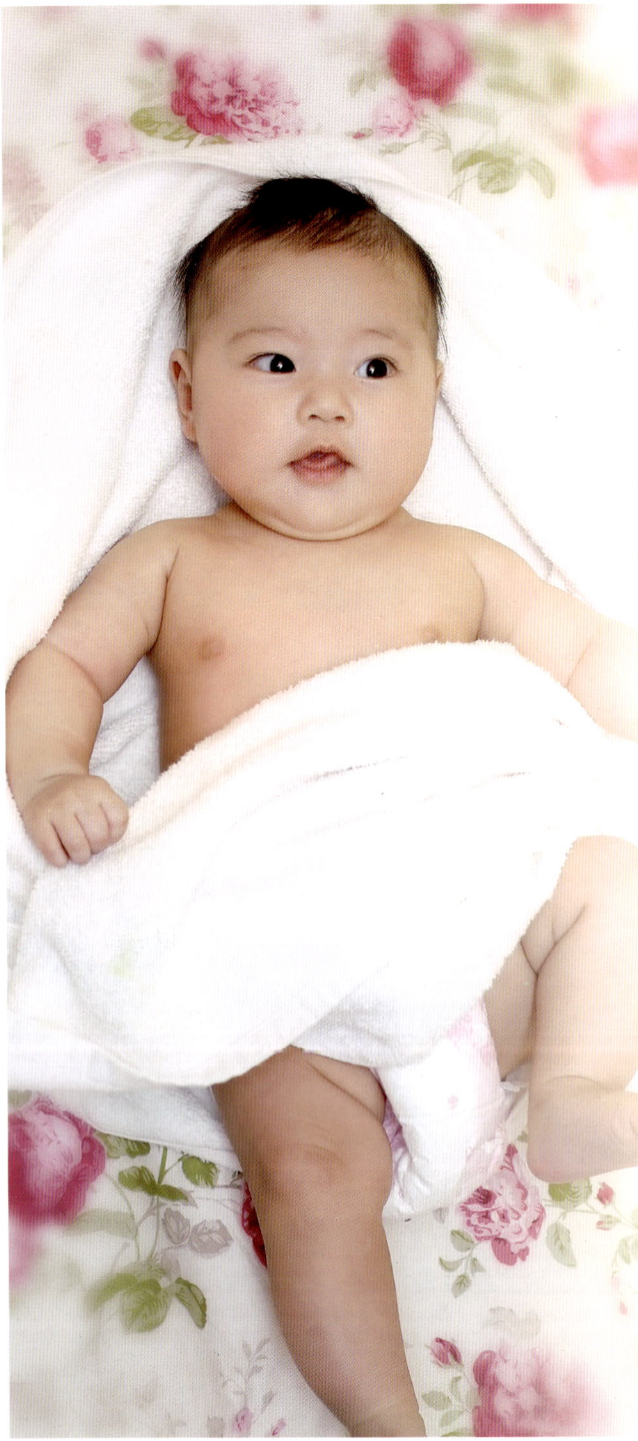

克，再服3日，其后每日服2毫克，再服3日，同时紧束双乳，少进汤类，用药期间不可挤乳。

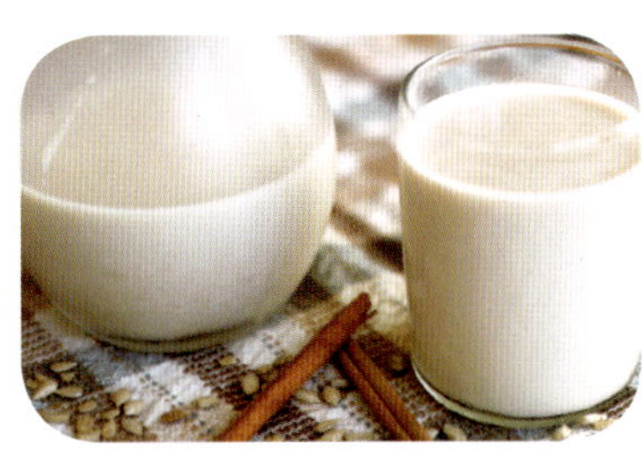

- 生麦芽60～90克，水煎当茶饮，每日一剂，连服3～5日。
- 针刺临泣、悬钟等穴位，两侧交替，每日一次，用弱刺激手法，7次为一疗程。
- 芒硝250克分装两纱布袋内，敷于两乳房并包扎，湿硬时更换。

妈妈：宝宝能不能空腹喝牛奶？

专家面对面

很多人都在报纸杂志上看到过这样的饮食禁忌：牛奶不能空腹喝，酸奶不能空腹喝……结果妈妈看着宝贝餐前饿了，却不敢给他喝牛奶，只能给他饼干甜点和膨化食品之类充饥，真是非常可惜！

既然不满1岁的宝宝都可以空腹喝奶而不会不消化，没有人听说宝宝喝奶之前要先来块小点心。那么，以断奶后宝宝的消化能力，即便空腹，也可以充分消化牛奶。有人说，空腹喝牛奶，蛋白质会当作能量被消耗，这种担心是没必要的。实际上，牛奶中含有约4.5%的乳糖，它属于碳水化合物，会优先分解提供能量，此外牛奶中还含有3%左右的脂肪，也起到供应能量的作用。因此空腹喝奶并不会造成蛋白质的浪费。

那么为什么会说牛奶空腹喝不能吸收呢？其实这话并不是针对幼儿，而是针对成年人而言的。

宝宝们天生具有很强的“乳糖酶”活性，消化奶里面的乳糖可说轻而易举。然而，如果断奶之后很久不再喝奶，慢慢地，乳糖酶就会“用进废

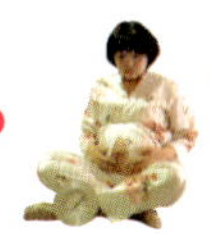

退”，结果乳糖不消化，“穿小肠而过”，直接进了大肠。这一下可不要紧，一方面乳糖对肠道产生刺激，造成脱水和腹泻；另一方面，大肠细菌有了这么好的营养，便疯狂地繁殖起来，产生大量气体，造成肠鸣和胀气。如此一来，当然会妨碍营养吸收了。在空腹喝牛奶的时候，乳糖下得更快，症状就更厉害。所以，喝牛奶不舒服的成年人一定要记得，最好吃点儿东西再喝牛奶。

宝宝却与大人不同。因为生下来就是空腹喝奶，所以消化乳糖的能力一直非常强。母乳中的乳糖比牛奶还要多，所以断奶后宝宝消化它是轻而易举的事情，不可能发生空腹喝牛奶不吸收的问题。只要让宝宝一直经常喝奶，就无需考虑什么空腹不空腹。饿的时候给宝宝喝牛奶，可要比给他吃零食健康得多呢！

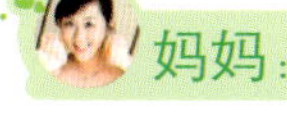

妈妈：宝宝喝奶粉都有什么优缺点？

专家面对面

优点：1.使用方便。如使用奶粉，无论是母亲、保姆或是其他人，在任何时间任何地点都可以给宝宝喂奶。2.使母亲获得自由。母亲可以摆脱哺乳的约束，从事自己的工作或其他事务。

缺点：1.缺乏抗生素和活性物质。即使再好的人造奶粉，也比不上自然的母乳。2.不防菌。奶瓶、奶嘴不卫生，奶粉过期或有质量问题，水的温度不够、变质，或冲泡时间过长，都有可能含有病菌，对宝宝健康造成不利。3.成本高。好的奶粉多为进口，价格昂贵。调查显示，多数使用奶粉的家庭每月的奶粉开支都会高达数百元。4.准备时间长。给孩子准备奶粉，用开水冲泡，再凉到适当的温度，需要较长的准备时间，而在孩子突然要喝时，往往不是太热就是太凉。

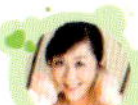

妈妈：如何用奶瓶给宝宝喂奶？

专家面对面

由于宝宝抵抗力较弱，容易受细菌感染，因此在冲奶之前应先洗手，所有的奶瓶、奶嘴与奶盖均应用开水煮或以其他方式消毒5至10分钟。冲奶时必须使用干净、安全的饮用水，同时为了确保杀灭全部细菌，还应将水煮沸5分钟，冷却备用。将温度适宜的温开水冲入放有适量奶粉的奶瓶中，盖好奶瓶，摇动奶瓶，使奶粉完全溶解。试一试温度，如果合适，就可以给宝宝喂奶了。

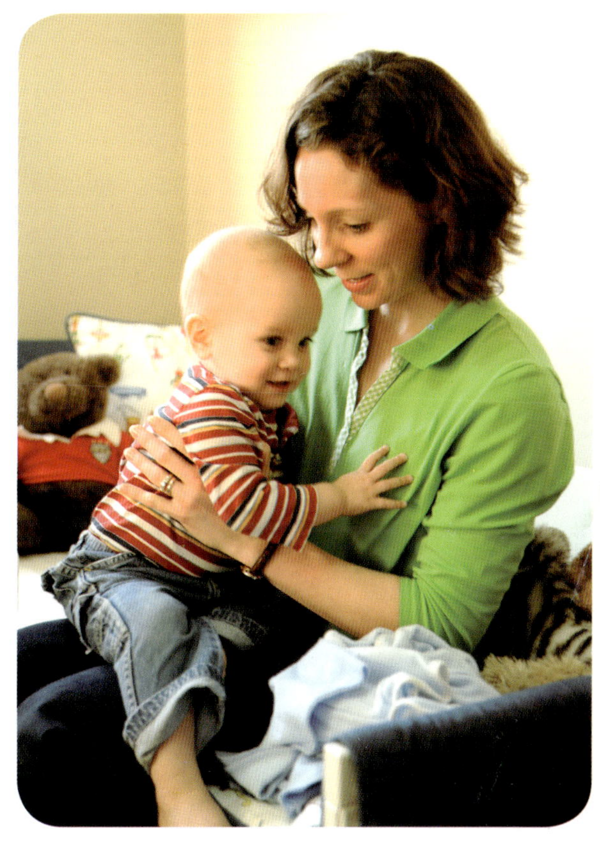

用奶瓶喂婴儿时应该注意将其抱紧，倾斜奶瓶使瓶颈内充满奶水，这样婴儿不会吸入太多空气。奶水要能从奶嘴迅速滴出，但不可像一道水流流出。如果奶嘴洞孔太小，可用消毒过的针头使它加大。如果太大，请更换奶嘴，因为喂得太快可能会引起婴儿肠绞痛。喂奶过程中要时不时地将奶瓶拿开，让婴儿休息一下。通常他在10至15分钟内会将奶吃完。如果他没吃饱，可以再冲调一些给他。

婴儿吃饱之后，通常会自行停止吸奶，并放弃奶嘴，甚至睡着了。喂奶时间的长短取决于宝宝自己，不要强迫宝宝吃或者不吃。

大部分初生婴儿不满月时吃奶频率较高，每2到3小时吃一次，令妈妈很辛苦。满月后大多会形成规律，3至4小时吃一次，食量也会有所增加。

妈妈问：为什么宝宝要选藻类DHA？

专家面对面

既然大家都知道母乳中的DHA对人体非常有益，那妈妈要做的就是给宝宝选用藻类DHA。因为大家知道，DHA可以从深海鱼油里面取出，也可以从藻类当中提取，只是深海鱼油中含有EPA比较多，EPA小宝宝不能吃。而且鱼油中如果EPA含量比较多的话，DHA和EPA的比例会产生变化，对小宝宝不利，所以小宝宝不可以吃。从学术界方面比较一致的看法来看，藻类DHA婴幼儿阶段吃比较合适。

现在市场上有两种提取DHA的方法，一种是从鱼油当中提取的，一种是从藻类当中提取的，两种区别在哪里？鱼油提取因为是在鱼类脂肪当中提取，可能因为鱼生长过程当中食物问题造成产品的问题；海藻类提取的话，因为是直接从海洋当中提取，没有食物链系，不含任何色素，没有污染，是比较安全的。藻类DHA含量高，EPA含量极低，如果从藻类中提取DHA，DHA和EPA的比例为20∶1，如果是从鱼油提取，则是4～5∶1。藻类提取是纯天然、植物性的，抗氧化能力强，如果深海鱼油提取的话，它的性质比较活跃，就很容易氧化变腥。所以深海鱼油提取的DHA是有利于老年人、成年人的，因为EPA是有降血脂、稀释血液的作用。藻类提取的DHA则最有利于婴幼儿的吸收，并可以有效促进宝宝视网膜的发育。

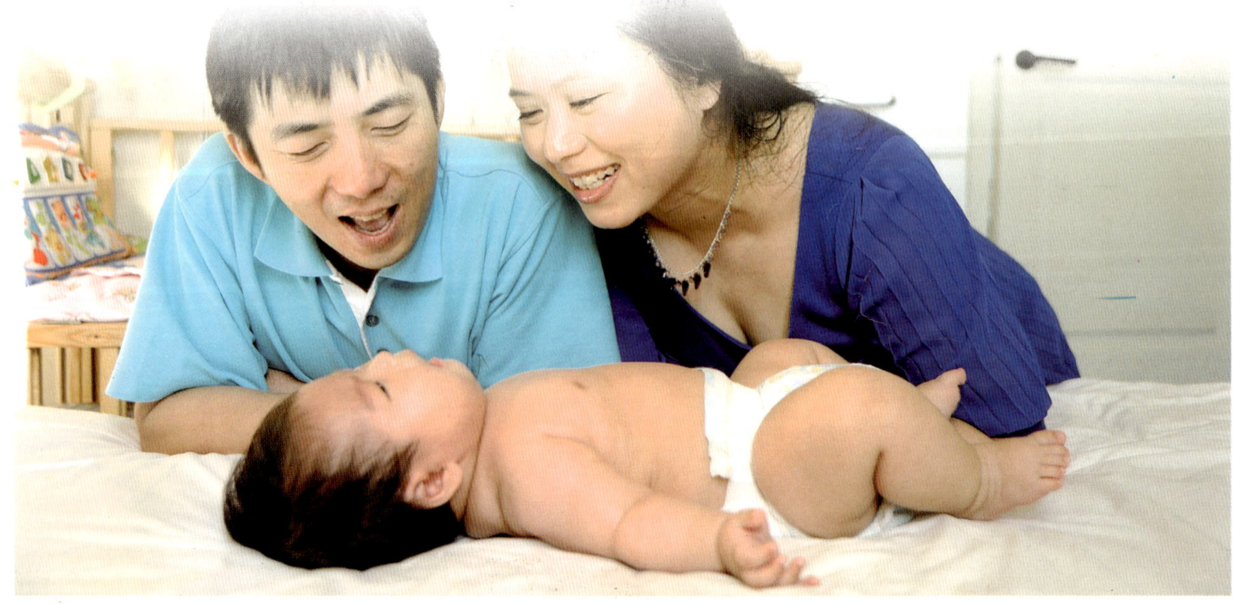